KB032885

요가 인문학

요가 인문학

yoga 人文學

역사, 철학, 수행법의
정신 문화사적 이해

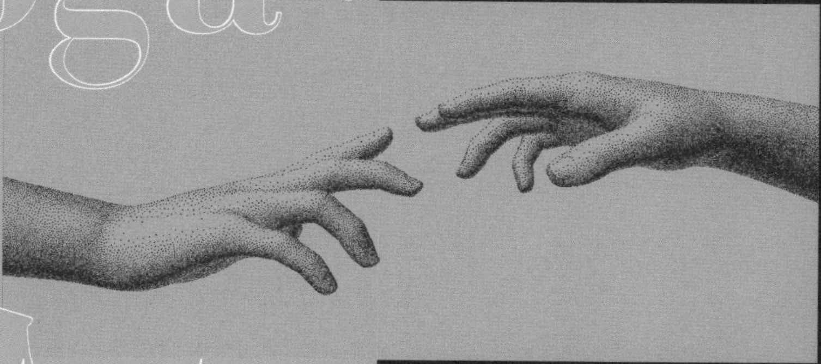

이정수 · 이동환 지음

판미동

무슨 힐링을 위한 에세이가 아니다, 이것은 어디까지나 교과서. 글자 그대로도 그렇고, 흔히 '교과서적'이라고 할 때의 그 어감대로 정통적이고 엄격하다는 뜻으로도 그렇다. 따라서 요가의 배경과 뿌리가 얼마나 넓고 깊은지 감히 가늠조차 안 될 때 살며시 이 책을 펼쳐 주시면 되겠다. 요가 지도자도, 수행자도, 나 같은 입문자도 각자의, 그리고 그때그때의 수준과 관심사에 맞춰 읽을 수 있으니 가히 가정 상비할 만하다. 힌두교와 불교, 철학/신학에서 해부학까지, 인도의 역사와 언어마저 아우른다. 어마어마한 참고 문헌들이 뒷받침되었지만, 뭣보다 몸과 정신으로 직접 겪어서 다져진 생각이 곳곳에 스며들어 있다. 현대인의, 그리고 외국인의 관점에서 받아들이기 어려운 것은 어렵다고 말하고, 논리적인 정합성이 부족한 부분은 부족하다고 솔직하게 말해 주어서 더욱 믿음직스럽다.

— **박찬욱** 영화감독

매일 앉아서 일고여덟 시간 뇌 노동을 하는 내게, 몸을 움직이는 삶은 늘 바라는 바지만, 요원했다. 섣불리 몸을 움직였다가, 여기저기 곳곳에 통증만 일으켜, 앉아 있을 수도 서 있을 수도 누워 있을 수도 없는 상태를 수시로 만났다. 그러다 오 년 전 어느 날, 더는 몸도 뇌도 움직일 수 없는 상태가 되고, 마음마저 피폐해져 버렸다. 뇌 따로 몸 따로 마음 따로인 줄 알았는데, 이것들이 결국은 한패였다. 그때, 지인의 권유로 이동환·이정수 선생님의 요가 클래스를 만났다. 그리고 지금까지, 매주 두 번 이상, 두 선생님에게 요가 수업을 받으며 나는 그렇게 염원했던 몸을 움직이는 삶, 그래서 뇌가 움직이는 삶, 그래서 마음이 환해지는 삶에 들어섰다. 세상에나, 내가

이렇게 살 수 있다니!

“건강한 몸에 건강한 영혼이 있어요. 몸이 없으면 영혼도 없지요. 몸과 영혼은 하나죠.” 요가 수업 초창기, 두 선생님이 내게 해 주셨던 말씀이다. 그 말씀을 듣고 내 몸에 얼마나 미안했는지. 나에게 몸은 정신, 마음보다 늘 다음 순위거나 아예 순위에 끼지 못해 방치되는 수준의 대접을 받았다. 한 번도 제대로 살펴 주지 않아 놓고, 내 뜻대로 안 움직인다고 맘에 안 들어 하며 나약하다 탓만 했는데…… 나는 요가 수업 전엔 아침마다 백팔배로 마음에 안부를 묻고 하루를 시작했다. 그러나 이젠 마음의 안부만이 아닌 몸에도 똑같이 안부를 묻는 삶을 살고 있다. 오늘은 어디가 불편한지, 어떻게 해 주었으면 좋겠는지 몸과 상의하고, 두 선생님에게 요가 수업을 받는다.

『요가 인문학』, 『요가 해부학』은 이동환·이정수 선생님의 요가에 대한 치열한 열정, 요가를 이어 온 숱한 선지식들에 대한 경외심, 인간의 몸에 대한 끝없는 탐구와 검증과 이해, 인간 자체에 대한 한없는 존중이 고스란히 정리된 역작이다. 집필 기간 4년, 끝없이 탐구하며, 정리하고, 배워 가며, 지치지 않고 완성한 이 책이 요가를 알고 싶은, 요가를 사랑하는, 요가를 필요로 하는 많은 이들에게 전해지길 간절히 바라는 마음이다. 두 분의 노고엔 깊은 존경과 찬탄과 박수를.

— **노희경** 작가

『요가 인문학』, 『요가 해부학』 저자들과의 인연은 요가보다는 위빳사나 수행을 통해서였다. 2002년 인도를 순례할 때 부다가야와 뿌네에서 고엥까위빳사나 10일 코스를 두 차례 수행한 뒤 한국에 돌아와서도 종종 한국의 유일한 고엥까위빳사나센터인 전북 진안의 담마코리아에서 10일 코스

를 몇 차례 한 바 있다. 고엥까위빳사나는 전 세계 140여 개 센터에서 고엥까의 생전 법문에 따라 수행하는데, 한국어 통역 녹음이 바로 이동환 원장의 목소리였다. 이 원장이 '요가의 전설'인 아엥가로부터 요가를 직접 사사했을 뿐 아니라, 불교 수행의 신기원을 연 고엥까로부터 직접 위빳사나까지 배워 2003년 한국인 최초로 고엥까위빳사나 법사가 됐다는 사실이 관심을 불러일으켰다.

그를 직접 만나 보니, 몇 달 혹은 몇 년간 요가를 배워 딴 수료증을 걸어놓고, 화려한 인테리어 장식으로 호기심을 자극하는 '얼치기 요기'들과는 확연히 달랐다. 고엥까위빳사나센터에서 법사를 비롯한 운영진 어느 누구도 물질적 보상을 받지 않고 봉사를 하는, 그 헌신을 눈여겨보지 않을 수 없었다.

게다가 태권도를 비롯한 여러 무술로 몸 수련을 하며 준비된 몸을 갖춘 그가 몸을 귀신처럼 다룬다는 아엥가를 만나 요가를 배웠으니, 물 만난 물고기가 아닐 수 없었다. 더구나 고엥까를 만나 마음 수행까지 더했으니, 양수겸장이 된 셈이다. 위빳사나 가운데서도 고엥까위빳사나는 몸의 감각 스캔과 호흡을 중시하니, 몸 수행을 더욱 깊게 이끌 것은 두말할 나위가 없는 일이다.

그만큼 그의 요가 지도도 남다른 구석이 있는 듯하다. 온종일 책상에 붙어 일만 하느라 몸이 상할 대로 상한 후배에게 이 원장에게 요가를 배워 볼 것을 권했고, 그 후배는 이 원장에게 요가를 배워 몸이 놀라울 만큼 좋아졌다면서, 나를 볼 때마다 희색을 띠어 나도 기분이 좋았다.

그런 이 원장이 오랜 탐구의 결정판을 책으로 내니 반갑기 그지없다. 지금까지 요가에 대한 책은 많았으나, 이동환·이정수 저자처럼 몸과 마음, 학문까지 총체적으로 요가를 공부하고 수도한 이는 찾아보기 어렵기 때문이다. 우리 시대 인도를 헤매지 않고도, 한국에서 그와 같은 분들을 만날 수 있는 것은 행운이다. 그들이 온몸으로 온 마음으로 담아 책을 내주니, 반갑고 감사하다.

— **조현** 한겨레신문 종교전문기자, 유튜브 조현TV휴심정 운영자

이정수·이동환 선생님의 『요가 인문학』 출간을 축하하며 기쁜 마음으로 추천한다. 지금까지 우리나라에서도 요가 관련 번역서나 저서가 다수 출간되었지만, 『요가 인문학』은 십수 년 동안 인도에서 '삶'으로 직접 경험한 인도 사상과 요가를 담고 있다는 점에서 특별하다. 또한 요가를 인도 사상의 여러 전통 중 하나로 다루어 온 기존의 접근 방식과는 달리, 저자는 요가를 중심으로 인도 영성 전통의 다양한 관점을 서술하고 있으며, 필요에 따라서는 붓다의 수행법과 요가를 대비함으로써 요가의 의미를 더욱 분명하게 드러내고 있다.

인도의 영성 전통은 해탈을 지향한다는 점에서 요가라는 공통분모를 지니며, 사실 인도 사상은 곧 요가라 해도 무방하다. 왜냐하면 인도의 영성 전통에서는 이론과 실천이 서로 다르지 않기 때문이다. '안다'는 것과 '된다'는 것이 별개가 아니라는 말이다. 『요가 인문학』은 실천 수행의 관점에서 인도 사상을 재해석함으로써, 인식과 존재의 경계를 넘나드는 인도 사상, 또는 의식의 확장과 존재의 전환을 동시에 수반하는 요가를 전하고 있다. 『요가 인문학』은 특히 다양한 인도 사상의 맥락에서 폭넓게 요가를 공부하고 수련하고자 하는 사람들에게 권할 만한 책이다. 오랫동안 인도에서의 공부와 소중한 수련 경험을 『요가 인문학』으로 풀어서 우리나라 요가계에 선물한 두 저자에게 깊은 감사의 뜻을 전한다.

— **이거룡** 선문대학교 대학원 통합의학과 교수

차례

일러두기

1. 이 책에서는 한글 표기법에 어긋나지 않는 한 싼스끄리뜨어 발음에 가깝게 표현하였다.(아써너 āsana / 우뻐니셔드 Upaniṣad / 냐녀요가 Jñāna-Yoga 등) 단, 이미 보편화된 일부 용어는 발음 표기를 유연하게 적용하였으며, 기출판된 책은 그 고유한 서명을 그대로 실었다. 자세한 내용은 이 책의 부록 '싼스끄리뜨어 발음 해설'을 참조하면 된다.

2. 싼스끄리뜨어 발음이나 해석을 한글로 옮길 때 독자들의 이해를 돕기 위해 로마자 싼스끄리뜨어(IAST), 영어, 한자 등을 병기하였다. 동일어가 반복되면서 내용 이해에 문제가 되지 않을 때는 발음이나 해석만 싣고 병기는 생략하였다.

3. 전통 문헌, 경전, 단행본 등은 『 』, 편명, 찬가, 기타 장르는 「 」, 세부 출처는 [ ]로 표기하였다. 싼스끄리뜨어나 빠알리어 경전의 원문 출처를 밝힐 때 ṛtambharā tatra prajñā [I.48] 과 같이 로마자 싼스끄리뜨어 뒤에 따로 서명 언급 없이 꺾쇠괄호로 출처만 밝힌 경우는 모두 『요가 쑤뜨러』의 원문이다.

머리말

인도에 처음 갔을 때, 10년 이상을 머물면서 인도 철학을 공부하고 요가와 명상을 수행하게 되리라고는 상상하지 못했다. 2004년 가을, 지금은 돌아가신 금오 김홍경 선생님이 우리가 살고 있었던 인도의 중서부 뿌네pune에 한 달간 머물다가 달라이 라마가 머물고 계시는 다람살라로 여행을 떠나시면서, 인도 철학을 재미있게 공부할 수 있는 책이 있었으면 좋겠다는 바람을 말씀하셨었다. '내가 과연 할 수 있을까?' 하고 의구심이 들긴 했지만, 그럼에도 그 기대에 부응하고 싶었던 마음이 이 책을 쓰게 된 계기로 작용한 것 같다.

이 책은 박사 논문 작업을 위해, 하타요가Haṭha-Yoga의 대표 경전인 20개의 『요가 우빠니샤드Yoga Upaniṣad』를 토대로 알려진 다양한 요가의 종류가 어떻게 드러나고 있는지를 규명하면서 떠올렸던 아이디어에 따라 구성되었다. 기존 인도 철학서의 제반 구성과 내용이 대표적인 육파六派 철학의 각기 다른 가르침에 따른 설명이라고 한다면, 『요가 인문학』은 해탈에 이를 수 있는 방법 또는 수단으로 요가를 받아들이는 각파의 다양한 관점을 필요할 때마다 붓다의 가르침과 대비하며 밝히는 설명이다. 요가를 공부하고 수련하는 사람들에게 개론적인 교재로 활용될 수 있도록 구성하려 노력한 책이다.

1장은 요가의 기원과 역사, 정의 등을 『붸더Veda』와 함께 10가지 종류의 전통 문헌에서 살펴본다. 2장에서는 인도 철학의 특색과 요가의 관련성을 밝힌다. 3장에서는 인도 육파 철학 중 가장 먼저 형성되었다고 알려져 있으며 불교 철학과도 유사점이 있는 쌍키여Sāṅkhya학파 철학의 우주의 전개와 소멸에 대한 형이상학적 이론들을 소개한다. 4장에서는 해탈에 이르는 수단으로서의 명상을 강조하는 요가학파의 철학을 쌍키여학파의 철학과 비교한다. 5장에서는 『요가 쑤뜨러Yoga Sūtra』를 바탕으로 하는 라저요가Rāja-Yoga와 대비되는, 몸의 정화를 강조하는 하타요가Haṭha-Yoga의 생리학에 대하여 살펴본다. 6장에서는 몇몇 후기 하타요가 경전들의 내용을 요약하여 소개한다.

7장부터는 요가의 명상과 현대 심리학과의 관련성을 이해해 보고, 8장에서는 명상을 함으로써 누릴 수 있는 심리 치료적 효과를 살펴본다. 9장에서는 요가 명상을 불교 명상과 비교하면서 명상이 무엇인지 정의하고자 한다. 10장에서는 인도인의 삶 속에 스며들어 있는 요가의 정신문화적 현상이 그들의 전통 의학인 아유르붸더Āyurveda에서 발견되고 있음을 밝히고자 한다. 11장에서는 붸단떠Vedānta 철학을 바탕으로 하는 아디 샹꺼러Ādi Śaṅkara의 '앎Jñāna의 요가'와 라마누저Rāmānuja와 님바르꺼Nimbārka 등의 '신앙Bhakti의 요가'를 개략적으로 살펴본다.

12장과 13장에서는 현대 인도 문화의 뿌리로 작용하고 있고 신앙Bhakti 운동 형태로서 발현된 뷔슈누Viṣṇu를 중심으로 하는 봐이슈너뷔즘Vaiṣṇavism과 쉬봐Śiva를 숭배하는 샤이뷔즘Śaivism을 다루며, 이 힌두 종파들이 불교와 함께 동남아시아로 전파된 경로 등을 알아본다. 14장에서는 후대 하타요가의 이론에 영향을 끼친 딴뜨릭요가Tantric-Yoga를 딴뜨리즘Tantrism의 발생 및 발달, 그리고 실천적인 딴뜨릭 수행법들이 어떻게 불교에 전파되었는지와 함께 살펴본다. 마지막으로 15장에서는 힌두인들의 성전인 『바가왓 기따Bhagavad Gītā』를 이해하고, 우리의 삶에서 자신에게 던져야 할 질문인 '결과에 집착하지 않는 평온한 마음의 행위를 어떻게 할 것인가?'를 까르머요가Karma-Yoga를 통해 제기하고자 한다.

싼스끄리뜨어Sanskrit와 빠알리어Pāli를 배우며, 아엥가요가Iyengar-Yoga와 위빳사나Vipassanā 명상을 수행하면서 이론적인 공부와의 연결이 쉽지 않았던 어려움들이 기억난다. 그 혼란스러움 앞에 선우善友의 안내가 절실히 필요함을 느끼며, 스스로 경험한 만큼 정리하고 점검하려 한 시도가 이 책의 내용들이 된 듯하다. 이 책의 출판을 통하여 나와 같은 혼돈을 겪을 수도 있는 사람들에게 조금이라도 도움이 될 수 있기를 기도한다.

마지막으로 손수 노트를 정리해 주면서 차분히 싼스끄리뜨어 문법을 가르쳐 주셨던 조쉬Joshi 선생님, 빠알리어 문법을 설명하기 전에 합장을 하고 삼귀의三歸依를 같이 염송해 주셨던 또 다른 조쉬Joshi 선생님, 논문 작업에 필수적이던 20개의 『요가 우빠니셔드』를 강독해 주셨던 랄레Rale 선생님을 추억한다. 더불어 싼스끄리뜨어와 빠알리어를 배울 수 있도록 이끌어 주셨던 당시 함께 공부했던 스님들에 대한 고마움도 잊을 수 없다. 이 책의 출판을 위해 함께 애써 주신 출판사 판미동의 편집부에 감사의 마음을 전하며, 이 책의 전반적인 내용을 점검하면서 철학과 불교(빠알리어)를 전공한 자신의 장점을 바탕으로 오류들을 수정하고 수행적 관점에서의 조언을 통해 내용이 더욱 풍부해지도록 한 나의 친구이자 도반, 공저자인 남편에게 존경을 표현하고 싶다.

안산 기슭에서
이정수 두 손 모음

1장

요가의 기원

요가는 어디서 어떻게 시작되었을까? 『요가 쑤뜨러』 등 고대 경전에서는 요가를 무엇이라 정의하고 있을까? 『붸더』 『우뻐니셔드』 등 10가지 종류의 전통 문헌을 통해 요가의 바탕이 된 힌두 사상을 아우르며, 요가의 기원과 정의, 목적과 역사를 살펴본다.

요가의 기원

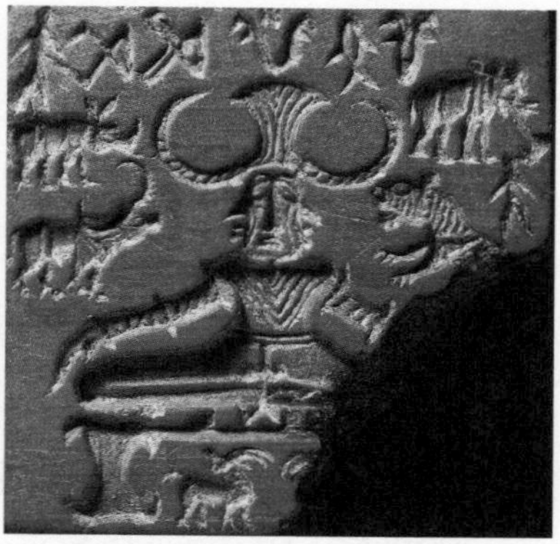

빠슈빠디 씰. 적갈색 점토(terra)를 유약을 바르지 않고 구운(cotta) 테라코타(terracotta) 인장이다.

일반적으로 요가의 기원은 고대 4대 문명 발상지 중 하나인 인더스 문명의 하랍빠와 모헨조다로 유적지에서 발견되는 빠슈빠디 씰Paśupati seal에서 추적한다. 빠슈빠디Paśupati는 동물의 왕으로서 힌두인들이 숭배하는 3신[1] 중 하나인 쉬뷔Śiva와 동일시된다. 씰Seal은 인장印章이라 번역하는데, 금은이나 뿔, 나무 등을 재료로 글씨, 그림, 문양을 새겨 인주나 잉크를 발라 찍거나 점토 등에 눌러 개인 혹은 집단이 특정한 사실을 증명할 수 있도록 하는 물품이다.

인더스 문명은 기원전 3000년기年紀 중엽부터 약 1000년 동안 인더스강 유역을 중심으로 번영한 고대 문명이다. 인더스강은 인도 서북부에서 발원하여 파키스탄 국경 부근의 뻰잡Punjab[2]지방을 거쳐 인도양으로 흘러가는 강이며, 이 강을 따라 문명이 발생한 유적들이 발견되었다. 특히 파키스탄 하랍빠Harappa에서 최초로 유적지가 발견되어 하랍빠 문명이라고 부르기도 한다. 현재 이 지역은 매우 건조하고 황량한 지형이지만 기원전 약 3000년

1 힌두 신화에 따르면, 이 세상을 창조한 브람마(Brahmā)신과 이 세상을 유지·관장하는 뷔슈누(Viṣṇu)신, 그리고 파괴와 개벽의 쉬뷔(Śiva)신이 세상의 주기(yuga)에 따라 각각의 역할을 하고 있다고 한다. 이 세 신은 뜨리무르띠(Trimūrti)라고 불리는데, '세 개의 형상'이라는 뜻의 뜨리무르띠는 기독교의 삼위일체(三位一體, Trinity)처럼 힌두교의 주요 신인 브람마·뷔슈누·쉬뷔가 통합되어 일체화된 궁극의 실체인 브람먼(Brahman)의 인격신으로도 정의된다. 하지만 현실의 고통으로부터 구원을 갈구했던 힌두인들에게 브람마는 철학적 위상만 남게 되고, 복을 비는 대상이 된 뷔슈누와 쉬뷔 이 두 신은 많은 신도들이 모여 힌두교의 2대 종파를 형성하였는데, 이에 관해서는 수많은 신화가 전해지고 있다.

2 Punjab이라는 단어는 panj(다섯)+āb(물)의 복합어로 다섯 개의 강이 흐르는 지역을 뜻하는 지역명이다. 한자로는 오하(五河)강 유역이라고도 하는데, 인도 서북부에서 발원하여 파키스탄과의 국경 지역인 이 오하강 유역을 거쳐 인도양으로 흘러가는 강이 인더스강이다.

경에는 인더스강의 영향으로 매우 비옥하고 산림이 울창하여 사람이 살기 좋은 여건을 가지고 있었다.

인더스 문명을 대표하는 고대 유적으로는 모헨조다로Mohenjo-Daro가 있다. 당시 많은 사람이 모여 살았던 도시를 형성했던 곳이며 지금도 구운 벽돌로 만들어진 도시 건축물과 배수 시설, 대욕장大浴場 등이 남아 있다. 또한 테라코타로 만든 토우와 청동으로 만든 조각상도 출토되었다. 하랍빠와 모헨조다로 유적지에서 발견된 유물 중에는 연화좌蓮華坐, padma āsana 자세로 앉아 있는 요기들 모습을 묘사한 그림과 남근男根을 세우고 있는 그림, 또는 자궁에 식물이 자라고 있는 테라코타 인장[3]이 발견되기도 한다. 쉬버Śiva의 원형으로 간주될 수 있는 신에 대한 의례, 그와 병행된 동물 숭배 및 남근 숭배, 대지의 여신[4]에 대한 의식儀式에서 드러나는 식물 숭배 및 물 숭배 등 이러한 테라코타에서 후대에 발전된 딴뜨리즘Tantrism[5]의 흔적을 유추할 수 있다.

인류 최초의 순록과 개 사육은 이미 3만 년 전에 알타이 지방에서 시작되었고, 이러한 고대 북유라시아인Ancient North Eurasian의 유전적 토대 위에 새로이 성장한 인도유럽어족의 북유라시아인 후손들은 알타이산맥 서쪽 카자흐스탄 초원 등지에서 말 사육 및 청동기 대량 생산에 성공했다고 한다.[6]

이들의 특징적 유전자는 기원전 18세기 카자흐스탄의 안드로노보Andronovo 문화에서 본격적으로 발견되었는데, 붉은 머리카락 색깔로 드러나는 이

3 점토로 조형한 작품을 그대로 건조시켜 구운 테라코타 인장은 고대에 귀중한 물품을 봉함하거나 하여 소유자를 밝힐 목적으로 사용했을 것으로 추정된다. 이러한 인장이 주목을 끄는 이유는 당시의 사회적 관심사와 더불어 인장을 사용하는 사람의 품격과 위상을 반영하는 것으로 인식되기 때문이다.

4 인도 창조 신화에 나오는 대지의 여신 쁘르트뷔(Pṛthvi)는 자신의 위대한 몸 위에 수많은 생명체를 올려놓고 행복을 누리게 한다고 한다. 또한 그녀가 대지 위에 뿌린 우유는 식물의 씨앗이 되어 생명을 번창시켰다고 한다.

5 딴뜨리즘은 1세기 중반부터 발달하기 시작한 밀교 전통으로 5세기 이후 인도 전역에서 유행한 철학적·종교적 운동을 지칭하는 말로 알려져 있다. 딴뜨리즘(Tantrism)은 '확장하다, 증가하다, 계속되다'는 의미의 싼스끄리뜨 어근 √tan에서 파생한 명사로, 앎의 확장, 의식의 확장을 통해 고통의 속박과 한계로부터 벗어나 해탈을 달성하기 위한 특정 행법을 가리키기도 한다. 이에 대한 구체적인 설명은 이 책의 '14장 딴뜨리즘'에서 찾아볼 수 있다.

6 카자흐스탄 북쪽 보타이(Botai, 기원전 3700~3100) 유적 등에서 최초의 말 사육 흔적이 발굴된 것으로 보아, 이 지역이 말과 수레, 그리고 인도유럽어의 고향일 가능성이 높다.

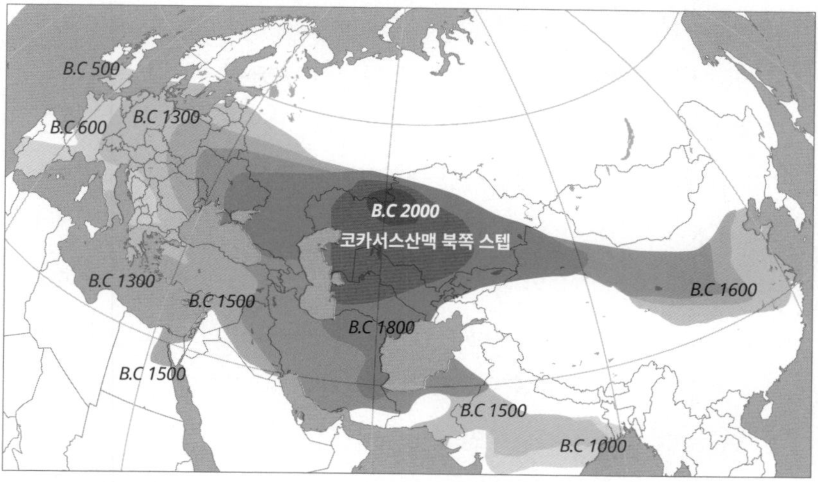

기원전 2000년경 코카서스산맥 북쪽 스텝 지역에서 시작된 아리안족의 시기별 이동 경로

유전자가 인도의 서쪽 자락에도 지역적으로 집중 분포한다고 한다. 그 발생지가 정확히는 불분명하지만, 코카서스산맥 북쪽 스텝 지역의 200개 이상의 유골을 분석해 본 결과, 이 유전자를 보유한 인도인들은 동서양을 가르는 우랄산맥 등지에서 내려온 것이 아니라, 알타이 지역에서 카자흐스탄 초원을 경유하여 인도로 내려온 것으로 판명되었다고 한다. 즉 코카서스산맥 북쪽의 스텝[7] 지역이 바로 아리안의 고향이라 할 수 있는 것이다.[8] 이들이 서쪽으로는 유럽까지, 남쪽으로는 이란과 인도로 이주해 온 과정을 "아리안의 대이동"이라고 한다.

인더스 문명은 방사성 탄소 연대 측정법에 의하면 기원전 2400~1800년

7 스텝 기후는 연 강수량이 250~500mm로, 이러한 기후에서는 나무가 자라지 않지만 짧은 풀들의 초원 지대가 펼쳐져 주민들은 목축업으로 생활한다. 이 기후는 사막 주변에 나타나며 비옥한 흑토가 분포하는 곳에서는 관개 시설을 이용하여 밀 농사가 성행하기도 한다.

8 시베리아의 알타이산맥은 한민족의 발상지 가운데 하나로 꼽히는 곳이다. 서쪽으로는 중앙아시아, 동쪽으로는 몽골과 만주를 잇는 초원길에 있는 이 산악 지방은 수만 년 동안 많은 유목민의 피난처이자 동서 문화의 교차로가 된 곳이다. 인도유럽어는 시베리아 북방 툰드라 언어를 이어받았기 때문에, 이런 북방 언어를 잘 보존하고 있는 우리말과 여러모로 유사성을 지니고 있는 것으로 보인다.

에 성숙한 단계가 되었다고 하는데, 이 문명의 급속하고 전반적인 붕괴는 그 기원만큼이나 고고학자들에게 잘 이해되지 않는 당혹스러운 것이었다. 그 멸망이 전쟁 같은 침략에 의한 갑작스러운 것이었는지, 아니면 환경적 요인에 의해 지역에 따라 점진적인 붕괴였는지 확실하지 않기 때문이다.

게다가 모헨조다로와 같은 토착 원주민들의 유적이 발견되면서, 오히려 토착 드라뷔더Dravida인들의 도시 국가 문명 수준이 나중에 들어온 이들의 수준보다 더 우월하였을 것이라는 점이 입증되었다고 한다. 또한 모헨조다로를 비롯한 인더스강 유역 도시들이 기원전 2000년대 전반에 장기간 계속된 홍수로 침수되어, 하랍빠인들이 인더스강의 범람 지역에서 멀리 떨어진 곳으로 재정착했다는 증거가 발견됐다고 미국 우즈홀해양학연구원Woods Hole Oceanographic Institution, WHOI에서 발표했다.[9]

이 연구원의 해양학자 리비우 지오산Liviu Giosan 박사는 기원전 약 2500년경에 시작된 인더스강 유역의 기온과 기상 패턴 변화에 따라 여름철 몬순 강우량이 점차 줄어들면서 하랍빠 도시 인근의 농경이 어렵거나 불가능하게 됐다고 말한다. 하랍빠인들이 히말라야 산기슭으로 옮겨간 뒤 1000년 동안에는 농경에 충분한 비가 내렸을 것으로 보고 있지만, 결국에는 이 지역에도 가뭄이 닥쳐 문명 자체가 종국을 맞은 것으로 추정된다는 것이다. 인더스 문명이 전적으로 기후 변화로 인해 사라졌다고 말할 수는 없다. 같은 시기에 철기와 말, 마차를 가진 아리안의 문화가 유입되고 있긴 했지만, 겨울 계절풍이 한 가지 역할을 했을 가능성이 매우 높다고 한다. 한편 빙하기 도래가 중앙아시아 아리안족의 남하를 촉진해 인더스 문명 지역으로 유입시켰을 것이란 견해도 있다.

북유럽에서 중앙아시아의 카자흐스탄을 경유해 이주해 온 인도 유러피

9 이 연구는 기후 저널 《과거의 기후(Climate of the Past)》 2018년 11월 13일 자에 실렸다.

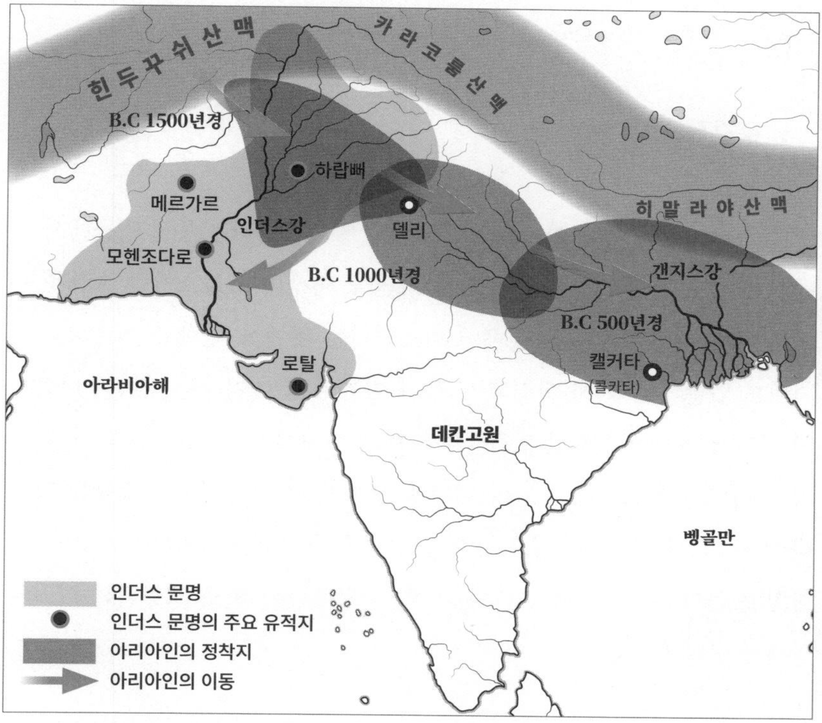

인더스강 유역에서 인도 대륙으로 아리안의 시기별 이동 경로

언계에 속하는 백인계 아리아인들이 힌두꾸쉬Hindu Kush[10]산맥을 넘어와 인더스강 유역에 정착한 때는 장기간 홍수가 일어났던 시기보다 200~300년 뒤의 일이다. 이러한 사실에서 유추할 수 있는 것은, 대홍수 이후 인더스 문명의 말기에 유입된 이주민들이 토착 문화를 흡수하면서도 강우량이 점점 줄어 척박해지는 환경을 떠나, 보다 비옥한 곳을 찾아 갠지스강 유역으로 거주지를 이동해 가면서 붸더 문화를 발전시켜 간 것이 아닌가 하는 것이다.

10 힌두꾸쉬(Hindu Kush)는 중남아시아로부터 히말라야 서쪽까지 펼쳐진 약 800km에 달하는 산맥이다. 지금의 아프가니스탄 중동부로부터 북쪽으로는 타지키스탄 아래, 남동쪽으로는 파키스탄 북동부와 인도 북부, 북동쪽으로는 중국과 네팔의 국경까지 이른다. 꾸쉬(Kush)는 산이나 산지를 의미한다.

요가의 정의

1. 문자적 정의

요가Yoga라는 단어는 싼스끄리뜨어 √yuz(멍에를 씌우다)라는 동사 어근에서 유래된 명사로 결합과 합일의 의미를 지닌다. 야생마나 들소처럼 종잡을 수 없이 날뛰는 마음을 붙들어 매어 다스린다는 뜻에서 '멍에를 씌우다'라는 의미도 있는데, 여기서 확장되어 '몸과 마음의 합일'이라는 의미를 나타내게 되면서 명상이라는 말과 동격의 의미를 지니게 되었다고 할 수 있다. 명상적 측면에서 요가는 주의의 대상에 오롯이 의식의 초점을 맞추는 다러나dhāraṇā, 대상에 의식의 초점이 맞은 상태를 유지하는 디야너dhyāna, 대상과 합일된 몰아沒我의 집중된 상태를 뜻하는 써마디samādhi로 표현되는 의식의 상태를 나타낸다.

2. 『요가 쑤뜨러Yoga Sūtra』[11]의 정의

"요가는 마음 작용의 지멸止滅이다."

Yogaḥ citta vṛtti nirodhaḥ | [I.2]

스와미 뷔붸까넌더Vivekananda가 "요가는 마음이 다양한 형태로 요동치지 못하도록 하는 것이다Yoga is a restraining the mind from taking various forms."라고 말하고, 아엥가Iyengar 선생님이 "의식이 흔들리지 않도록 하거나, 의식이 변하지 않도록 제어하는 것Yoga is a restraint of mental modifications/suppression of the fluctuations of consciousness."이라고 설명하듯이 요가는 마음citta의 작용vṛtti을 제어하여 멈추는

11 『요가 쑤뜨러』 저자를 문법학자 빠딴잘리와 동일인으로 추정하여 그 편찬 연대를 기원전 2~3세기경으로 추측하는 학자들이 있는가 하면, 기원후 4~5세기경으로 보는 경우도 있다.

것nirodha으로 이해된다. 이에 대해서는 '4장 요가 철학의 이해'에서 자세히 살펴볼 것이다.

3. 붸단떠Vedānta학파[12]의 정의

붸단떠학파의 『우빠니셔드Upaniṣad』에서는 요가를 일반적으로 지봐뜨먼jīvātman과 빠러마뜨먼paramātman, 즉 개아個我와 범아梵我의 결합이라는 의미로 사용하며, 범아일여梵我一如라고 하는 해탈의 상태를 그 목표로 한다. 아뜨먼Ātman은 원래 호흡의 의미로 사용되다가 차차 생명 활동의 중심적인 힘, 즉 영혼을 나타내게 되었는데, 동시에 만물에 내재하는 영묘한 힘, 그 본질을 표시하는 것으로도 사용되었다. 여기에는 지뷔jīva와 빠러머parama의 구분이 있어서, 지봐뜨먼jīvātman은 개인에 깃든 영혼을, 빠러마뜨먼paramātman은 최고의 정신을 뜻한다. 빠러마뜨먼paramātman은 우주정신의 원리를 나타내며 현상 세계의 기초를 이루는 진리로서 브람먼Brahman[13]과 동의어다. 여기서 지봐뜨먼은 인간 개인의 정신 원리를 나타내지만 결국은 빠러마뜨먼과 그 본질을 동일하게 보았기 때문에 하나로 합일을 추구하는 매개 수단으로 요가를 만나게 된다. 그때 '하나는 많은 것으로 드러나고, 그 많은 것은 궁극적으로 하나로 돌아간다.'는 궁극적 자아의 발견이 '네가 바로 그다tat tvam asi.' 또는 '내가 바로 브람머다aham brahma asmi.'라는 문장으로 표현된다.

---

12 『붸더(Veda)』는 가장 오래된 정통 힌두교의 신성한 지식과 지혜가 담긴 계시경전이다. 'Veda'는 싼스끄리뜨 동사 어근 √vid(알다)에서 파생된 명사로 '지식'을 뜻한다. 붸단떠(Vedānta)라는 말은 문자 그대로 『붸더(Veda)』의 끝(anta), 『붸더』의 결론 부분, 『붸더』의 가르침과 지혜의 절정을 뜻하는데, 이 용어는 붸더기의 마지막 작품인 『우빠니셔드』를 가리킨다. 붸단떠는 힌두 철학을 대표하는 여섯 학파 중 하나로 자리 잡았다.

13 '부풀어 오르다, 확장하다, 커지다'는 뜻의 싼스끄리뜨 어근 √bṛh에서 파생되어 어간 n으로 끝나는 브람먼(Brahman)은 중성 명사로서 추상적 의미의 영적 지식이나 신성한 파장, 또는 성령의 스며듦을 뜻한다. 이 단어는 스스로는 변화하지 않지만 모든 변화의 원인으로 모든 존재의 질료인(質料因)과 작용인(作用因), 형상인(形相因)과 목적인(目的因)이 되는 우주의 궁극적인 실체, 최상의 원리라는 의미를 내포하며, 최고의 자아를 뜻한다. 이 단어의 단수 주격은 브람머(brahma)인데, 이것이 인격을 갖춘 창조주로서 드러날 때 남성 명사로 간주하며, 그 단수 주격을 브람마(Brahmā), 한자로는 범천(梵天)으로 표기한다. 범천(梵天)은 힌두교에 나오는 창조의 신으로, 유지의 신 뷔슈누, 개벽의 신 쉬붜와 함께 뜨리무르띠(Trimūrti)를 이루는 신이다.

4. 「바가왓 기따Bhagavad Gītā」의 정의

힌두교도들의 성전인 『바가왓 기따』는 요가를 마음의 본성을 깨우치는 훈련 방법으로 설명한다. 다시 말하면 마음의 평정을 지키기 위해 자신을 훈련하는 체계적인 방법이자, 잘 균형 잡힌 마음으로 행위하는 기술을 의미한다. 이것은 까르머요가Karma-Yoga의 개념이다.

5. 「요가 우빠니셔드Yoga Upaniṣads」의 정의

『요가 우빠니셔드』에서 요가는 쁘라너prāṇa와 어빠너apāna의 결합[14]을 의미한다. 이 둘의 결합을 지바뜨먼jīvātman과 빠러마뜨먼paramātman의 결합과 비슷하다고 이해한다. 이 두 가지 쁘라너의 결합이 이루어질 때 꾼덜리니kuṇḍalīni의 각성이 이루어진다고 한다.[15]

요가의 목적

『요가 쑤뜨러』 4장 34절에는 요가의 목적에 대한 설명이 아래와 같이 나온다.

까이뷜려kaivalya, 獨存는 뿌루셔Puruṣa의 목적이 완수되어 비워짐으로써 구나guṇā가 가라앉고, 또 (뿌루셔의) 고유한 성질인 의식의 힘이 확립되는 것이다.

Puruṣa-artha-śūnyānāṃ guṇānāṃ pratiprasavaḥ kaivalyaṃ svarū-

14 요가 생리학에서 쁘라너와 어빠너의 결합은 가슴 부위의 상승 에너지와 복부의 하강 에너지가 서로 방향을 바꾸어 만나 꾼덜리니(kuṇḍalīni) 각성이 이루어진다고 알려져 있다.

15 「요가쉬카 우빠니셔드(Yogaśikhā Upaniṣad)」 I.68, 82, 「요가땃뜨워 우빠니셔드(Yogatattva Upaniṣad)」 V.40

pa-pratiṣṭhā vā citi-śaktiḥ iti [IV.34]

쌍키여-요가 철학에서 까이뷜려kaivalya, 獨存는 순수정신 뿌루셔Puruṣa가 물질적 개체의 속박으로부터 벗어나는 해탈을 성취해서 의식 본연의 상태로 존재하는 것을 뜻한다. 까이뷜려는 해탈mokṣa, 열반nirvana과 같이 깨달음의 상태를 표현하는 동의어로, 요가는 까이뷜려의 성취를 그 목적으로 한다. 인도 철학의 제 학파에서는 삶의 목적을 해탈로 규정하고 있는데, 해탈이라고 하는 궁극의 상태에 대한 정의와 설명에는 조금씩 차이를 보이면서도 해탈을 성취하기 위한 수단으로는 모두 요가를 받아들이고 있다.

요가의 바탕이 된 힌두 사상의 발달

1. 슈루띠Śrúti, 天啓 문헌

힌두 경전: 슈루띠 문헌

<table>
<tr><td rowspan="6">슈루띠
Śrúti
天啓書</td><td rowspan="2">붸더
Veda</td><td colspan="2">① 쌍히따Saṃhitā, 本集 :
리그 붸더Rig Veda, 싸머 붸더Sāma Veda
여주르 붸더Yajur Veda, 어터르워 붸더Aṭharva Veda</td></tr>
<tr><td colspan="2">② 브람머너Brāhmaṇa, 梵書
③ 아런녀꺼Āraṇyaka, 山林書</td></tr>
<tr><td rowspan="4">④ 우빠니셔드
Upaniṣad</td><td>리그 붸더 계열</td><td>아이떠레여Aitareya</td></tr>
<tr><td>여주르 붸더 계열</td><td>브리허다런녀꺼Bṛhadāraṇyaka
이셔Isha, 따잇띠리여Taittirīya
꺼터Kaṭha, 슈웨따슈워떠러Śvetāśvatara</td></tr>
<tr><td>싸머 붸더 계열</td><td>찬도겨Chāndogya, 께너Kena</td></tr>
<tr><td>어터르워 붸더 계열</td><td>문더꺼Muṇḍaka, 만두껴Māṇḍūkya
쁘라슈너Praśna</td></tr>
</table>

『붸더Veda』: 힌두 사상의 기원

힌두 사상의 기원을 『붸더Veda』 경전에서 찾는데, 『붸더』는 기원전 17~8세기경에 유러피언 유목민 아리안Āryan[16]족이 수 세기에 걸쳐 인도로 이주하며 뻔잡Punjab 지방에 터를 잡고 정착하는 과정에서 원주민인 드라뷔더Drāviḍa족의 문화를 흡수 통합하며 새로운 종교, 관습을 체계화하는 과정에서 신들의 계시를 자신들의 언어인 싼스끄리뜨어Sanskrit[17]로 받아 적은 경전이라고 한다. 하지만 실질적으로는 아리안 통치자들이 고대 인도의 전설, 종교, 야사, 영웅담, 관습 등을 총망라하며, 계급 차별화를 통해 통치 기반을 다지기 위한 이념적 근거로서 집대성한 경전이라는 측면을 무시할 수 없다. 이러한 계급 차별화는 오늘날까지도 인도에 잔재하는 카스트 제도의 뿌리가 되었다. 아리안족은 인간들이 두려움을 갖는 자연 현상, 즉 폭풍우, 홍수, 질병, 태양 등과 같은 불가항력적인 초자연 현상에다 지방적 특성과 부족에 따라 토속 신, 영웅들을 융합시켜 신격화시키는 작업을 통해 『붸더』의 신들을 창조해 냈다.[18] 아리안족은 신성 통치를 위해 신과 인간의 매개체인 사제 계급, 즉 브람민brahmin[19] 계급의 지위를 다졌는데, 왕이나 귀족, 부호들도 절대 넘볼 수 없는 신성한 계급이었다. 아리안족은 오직 사제들만이 신의 말씀인 성전이나 종교 서적을 보거나 읽을 수 있으며 비록 왕이라 할지

---

16 싼스끄리뜨 단어 '아리여(ārya)'는 고대에 인도-이란 사람들이 붸딕 싼스끄리뜨어를 사용하면서 붸더 문화 규범을 따르는 자신들을 가리키는 용어로 사용했지만, 원래는 언어와 문화적 배경을 가리키는 단어였지 인종을 가리키지는 않았다고 한다. 기원전 5~4세기 붓다 시대에 이 단어는 '고귀한, 거룩한' 등의 의미를 나타내게 되었고, 19세기에 들어와서 서양 작가들에 의해 인종적 의미를 내포하게 되었다고 한다.

17 Saṃskṛta를 영어식으로 Sanskrit로 표기하는 것이 정착되었다.

18 『붸더』에 근원을 둔 브람먼교에선 창조의 신 브람마(Brahmā, 梵天)를 최고의 숭배자로 삼으며 브람마신의 머리에서 나온 지식이 『붸더』이며 그것은 곧 "신의 지식의 총체"이기 때문에 거역할 수 없는 믿음이라고 강조한다. 훗날 힌두 신화 시절이 도래했을 때 『붸더』의 폭풍우 신인 루드러(Rudra)를 쉬붜신으로, 태양신 수리여(Sūrya)를 뷔슈누신으로 동격화하였다.

19 이는 우주의 궁극적 실체인 브람먼(Brahman)에 관련된 신분 계급으로, 영적 지식을 소통하는 사람을 뜻하는 남성 명사 브람머너(brāhmaṇa)가 제의서 『브람머너(Brāhmaṇa)』와 발음이 같기 때문에 혼돈을 피하기 위해 영어 문화권에서는 이 사제 계급을 브람민(brahmin)으로, 한자 문화권에서는 바라문(婆羅門)이라고 표기한다. 이 책에서는 브람민(brahmin)으로 표기하기로 한다. 『붸더』 경전에 의하면 이들은 브람마의 입에서 나왔다고 한다.

라도 그 신성한 작업을 넘볼 수 없게 제도화했다.

『붸더』 문헌은 『쌍히따Saṃhitā, 本集』, 『브람머너Brāhmaṇa, 梵書』, 『아런녀꺼Āraṇya-ka, 山林書』, 『우빠니셔드Upaniṣad』, 『쑤뜨러Sūtra』 다섯 부문으로 분류되는데, 『쑤뜨러』를 제외한 나머지 네 부류의 문헌들은 모두 슈루띠Śrúti, 즉 신으로부터 직접 들은 것 또는 밝혀진 것이라는 의미에서 천계서天啓書라고 하여, 계시 문학을 이루고 있다. 슈루띠에 속한 문헌들은 초기 『붸더』 문헌들의 시대로부터 근대 초기 『우빠니셔드』의 시대까지 힌두교의 전 역사에 걸쳐 성립되었는데, 힌두교 전통에 따르면, 슈루띠 각 문헌의 최초 성립은 고대의 리쉬Riṣi, 賢者[20]가 써마디samādhi, 三昧 속에서 "진리의 우주적인 소리"를 직접 들은 후 그것을 사람들이 이해할 수 있는 문자로 옮김으로써 이루어진 것이라고 한다. 슈루띠의 신성神性에 대한 이러한 믿음은 육파 철학 중 특히 미맘사Mīmāṁsā 전통에서 두드러진다.

① 『쌍히따Saṃhitā, 本集』: 4종의 근본 경전

『붸더』 문헌 중에서 첫 번째 『쌍히따』는 '결집된, 집성된 근본 경전'이라는 뜻에서 본집本集이라 번역한다. 여기에는 『리그 붸더』·『여주르 붸더』·『싸머 붸더』·『어터르워 붸더』의 네 가지가 있는데, 이 4종의 『쌍히따』는 힌두교의 정전正典을 이루기에 한데 묶어 뚜리여쌍히따Turīya Saṃhitā라고 부른다. 『붸더』 문헌 전체는 이 4종의 본집을 중심으로 형성되었고, 『브람머너』, 『아런녀꺼』, 『우빠니셔드』, 『쑤뜨러』 등은 이 『쌍히따』에 대한 주해서의 성격을 띤다.

흔히 '붸더'라고 할 때는 이들 4종의 본집 뚜리여쌍히따Turīya Saṃhitā만을 의미할 경우가 많은데, 이 경전 중에는 『리그 붸더Rig Veda』가 제일 먼저 만들어

20 리쉬(Riṣi)는 깨달음을 성취한 사람을 일컫는 베딕 용어다. 이들이 『붸더』의 찬가들을 지었다고 한다. 붸더 시기(기원전 1500~500) 이후의 힌두이즘에서는 리쉬를 '위대한 수행자(Sadhu)'라거나, 심도 깊은 명상(tapas) 수행 후에 궁극의 진리, 영원한 지식을 깨달아 찬가를 지은 '현자'라고 한다.

졌다. 브람민 계급의 철저하게 구별된 사제로서의 의무 덕분에 한 자의 오차도 없이 의식을 진행할 수 있도록 제문 암송을 전문으로 하는 사제가 따로 정해지고, 브람민 계급도 보다 체계적으로 세분화되고 제사의 종류가 다양해지면서 『여주르 붸더』·『싸머 붸더』·『어터르워 붸더』 3개가 추가되었다. 붸더 시대는 『리그 붸더Rig Veda』가 성립한 약 기원전 1000년까지를 전기로, 다른 『붸더』와 『우빠니셔드』가 성립하는 기원전 500년까지를 후기로 구분한다.

『붸더』의 주된 주제 두 가지는 인간의 영혼을 밝히는 지식과 우주의 신비에 관한 질문인데, 각각의 내용은 다음과 같다.

『리그 붸더Rig Veda』: 전 10권, 1028편

신을 찬양하는 찬가를 담고 있다. 희생제의를 지낼 때 사제가 찬미와 기도의 찬가로 신들에게 제의를 바치는 사람들과 사제 자신의 번영을 기원하는 내용이다.

『싸머 붸더Sāma Veda』

『리그 붸더』에서 가려 뽑은 찬가讚歌에 멜로디를 붙인 가곡집으로, 주로 희생 제식에서 사용하는 가곡이나 창가를 담고 있다.

『여주르 붸더Yajur Veda』

신에게 제사 드릴 때의 진행상 절차와 더불어 사제가 신에게 식물에서 추출한 신성한 음료인 소마soma 제물을 올릴 때 사용하는 공식적 표현을 담고 있다.

『어터르워 붸더Aṭharva Veda』

출생, 결혼, 사망 등 제사의 종류에 따른 주문에 관한 것으로, 민속적인 신념을 바탕으로 한 공격 또는 방어를 목적으로 사용되는 주문과 주술, 마법을 광범위하게 다루고 있다. 신을 숭배하는 제의와는 전혀 관계가 없고 주로 재앙을 제거하고 복을 불러오는 주술 관련 내용으로 아마도 토속 신앙을 포용하는 과정에 결집되어 제한적으로 행해진 것으로 보고 있다.

고대 인도인들은 비와 폭풍우, 가뭄 등 자연의 현상에 대한 두려움을 신의 노여움으로 받아들였다. 신을 달래고 물질적 풍요를 기원하는 재물을 올리는 의식을 행할 때 사제들은 정확하게 찬가를 암송하기 위해 집중력이 필요했고, 제사를 지낼 때는 엄격한 정신적 훈련이 요구되었을 것이다. 『붸더』의 찬가는 다양한 지고의 힘과 신을 향한 헌신적 기원으로 박띠요가Bhakti-Yoga의 원형을 보여 줌과 동시에, 찬송가의 암송은 만뜨러요가Mantra-Yoga의 뿌리를 유추하게 한다.

② 『브람머너Brāhmaṇa, 梵書』[21]: 4종 『붸더』에 대한 주해서이자 제의서

기원전 1000년경 동쪽으로 이주하여 갠지스강 중간의 비옥한 평원 지대를 점거한 아리아인들은 정착 생활에 점차 익숙해지고 사제 중심적 공동체 생활을 영위하며 도덕적인 자각이 한층 높아짐에 따라 자연계와는 거리가 먼 추상적 관념을 신격화하였으며, 이는 제의를 중요시하는 원인이 되었다. 세계를 창조한 조물주로서의 인격신 브람마Brahmā, 梵天를 숭배하는 일신론적 경향은 여러 『붸더 본집Saṃhitā』의 편찬이 완결된 후에 제식을 실행하는 세세한 방법까지 기술된 『브람머너』 문헌이 성립되면서 본격적으로 나타나기 시작한다. 초기나 중기의 다신교적인 것과는 달리 말기의 『리그 붸더』에는 신학적인 우주 창조설이 나타난다. 『리그 붸더』에서 신이란 여러 가지 이름으로 다르게 불리지만 실은 하나의 신일 뿐이라는 좀 더 근원적인 세계 원리를 탐구하기에 이르게 되고, 제의 문학인 『브람머너』에서는

21 '영적 지식, 또는 기도에 관한'이라는 뜻을 의미하는 남성 명사 「브람머너(Brāhmaṇa)」는 「붸더」에 나오는 만뜨러들을 산문으로 풀어 놓은 주석서다. 이 단어는 본서에서 브람민(bramin)으로 표기하는 남성 명사 사제 브람머너(brāhmaṇa)와 표기와 발음이 같다. '영적 지식, 기도에 관한'이라는 의미에서 하나는 제의서를, 다른 하나는 사제를 의미하게 되었다.

신들에 대한 다신교적인 신앙이 동요되기 시작하여 브라마Brahmā, 梵天를 중심으로 한 일원론적 범신론의 모습을 띠게 된다.

『붸더』의 신화, 철학, 의식에 대한 주해서인 『브람머너』는 브람마Brahmā, 梵天에게 올리는 의식儀式의 정확한 수행 방법을 상세히 서술하고 있기에 브람마Brahmā에서 파생된 명사 『브람머너Brāhmaṇa, 梵書』, 즉 범천에 관한 책이라고 부르고, 용례상 제의서祭儀書라고도 한다. 지금은 최소한 총 19권의 『브람머너』가 현존하는데, 이들 중 2권은 『리그 붸더』와, 6권은 『여주르 붸더』와, 10권은 『싸머 붸더』와, 나머지 1권은 『어터르워 붸더』와 관련되어 있다.

『브람머너』는 『여주르 붸더』와 유사하지만 아리안 왕족의 궁정 사제들에 의해 사용된 제례 의식 경전으로서 오컬트occult 지식[22]의 중요한 체계를 설명하고 있다. 제례 의식은 주로 말, 호흡, 마음을 통하여 진행되었는데, 제례 의식의 주된 힘은 우주적 진동에 조율하여 자연의 힘에 연결시키는 만뜨러mantra라고 한다. 『리그 붸더』의 경우 그 표현에 불확실성이 들어 있기도 하며 독단적이지 않은 반면, 『브람머너』에서는 『붸더』의 만뜨러들이 바르게 표현되기만 한다면 틀림없이 권능을 발휘하게 된다고 확신하며 제사를 정확하게 지내는 방법뿐만 아니라 『붸더』에 나타나는 신성한 언어와 행위를 설명하고 있다.

③ 『아런녀꺼Āraṇyaka, 山林書』

인도 아대륙에 본격적인 철기 시대가 시작된 붸더 시대 후기(기원전 1100~500년) 즈음에 아리아인들이 점차 갠지스 평원으로 이동하여 고대 왕국들이 출현

22 신비학(神祕學)으로 번역되는데, 물질과학으로 설명할 수 없는 초자연적인 신비적 현상이나 그 지식을 뜻한다. 오컬트란 용어는 '감춰진, 숨겨진, 비밀' 등을 뜻하는 라틴어 Occultus에서 유래한 것으로, 유럽 사회의 전통적인 가톨릭 교리에 어긋나는 밀교(密敎)를 의미한다. 중세 유럽의 기독교적 문화에서 오컬트는 이단으로 탄압받았으나 르네상스 시대가 되면서 인문주의에 대한 부활과 이슬람 및 타 문화와의 접촉, 지식의 대중화 등으로 인해 숨통이 트이기 시작했다. 이후 19세기 낭만주의 사조가 유럽에 유행하면서 신비주의는 화려하게 부활하여 몇몇 과학자들이나 군인들 중에도 오컬트에 심취한 이들이 나타나게 된다.

한다. 기원전 700년경 『브람머너』의 후기 발전 형태로 드러난 『아런녀꺼』는 제례를 다루었던 방대한 양의 『브람머너』에 비해 상대적으로 그 양이 적지만, 내용상으로는 그러한 제사 행위뿐만 아니라 그 이면의 철학적이고도 신학적인 사유를 다룸으로써 시기적으로, 문학적으로 그다음에 나타나는 보다 철학적인 『우뻐니셔드』를 연결하는 의미를 지니고 있다.

아런녀꺼Āraṇyaka라는 단어는 숲을 뜻하는 어련녀araṇya에서 파생된 명사로, '숲에 은둔하는 자들의 책'이라는 의미가 있다. 속세에 살면서 읽히고 행해지는 『브람머너』에 상대적으로 부각시킨 의미로서, 『아런녀꺼』는 제식주의에 대한 반발로 일어난 내적 지혜에 관한 경전이다. 출가해서 숲속에 머물며 고행을 통해 의식을 정화하던 숲속 은둔자들은 붸더 의식으로 물질적 풍요를 기원하는 것뿐만 아니라 꾸준한 수양을 통해 의식도 정화시켜야 한다고 생각했다. 은둔자들은 삶의 행위로써 이러한 제사들 이면의 의미를 설명하고 영적인 지식의 성취에 대해 갈파했기에 『아런녀꺼』는 『우뻐니셔드』의 가르침과 마찬가지로 러허셔Rahasya, 즉 비전으로 불리기도 한다. 『아런녀꺼』의 주된 내용으로는 신지학과 명상, 호흡법들이 있으며, 우주의 창조와 창조주, 옴Aum/Om, 영혼, 행위의 주체와 윤회의 주체를 비롯한 존재의 근원에 대한 문제를 대두시켰다.

④ 『우뻐니셔드Upaniṣad』[23]

Upaniṣad는 upa(가까이)+niṣṭha(ni+sthā/앉는다)로 풀이되어 '가까이에 앉다', 즉 '스승 가까이에 앉는다.'는 뜻이다. 『우뻐니셔드』는 스승에게서 제자에게

23 우뻐니셔드」는 주로 대화와 문답 형식으로 쓰여 있는데, 「고(古)우뻐니셔드」만 해도 수백 년에 걸쳐 다수 사상가의 손을 거쳐서 작성된 것이므로, 내용적으로는 각종 잡다한 사상을 포함하며, 상호 모순되는 주장도 적지 않다. 개개의 「우뻐니셔드」는 통일된 사상을 한 사람의 작자가 일정한 형식으로 서술한 것이 아니라, 긴 세월에 걸쳐 편집·정비되었다고 본다. 「우뻐니셔드」는 「붸더」 및 「브람머너」의 제식 만능주의에 대한 반발을 담은 것으로 해석되기 때문에, 불교 흥기를 촉진한 사상적 계기가 된 것으로 보인다. 그러므로 그중에는 신구의 잡다한 사상이 섞여 있으며 전체로서의 통일성이 결여되어 있다.

로 전수된 비의적인 가르침으로서 『붸더』 사상의 정수가 담겨져 있다고 한다. 『우빠니셔드』는 신으로부터 계시 받은 천계문학天啓文學, śruti으로 신성시되었다. 인도 정통 브람먼 철학의 연원으로서, 그 후 철학·종교 사상의 근간이자 전거가 되었다. 『우빠니셔드』의 사상은 형이상학적 사유를 통하여 세계와 모든 존재의 근원을 일원론적 사고로 설명하고자 했다. 그 근본 사상은 만유의 근본 원리를 탐구하여 정신과 물질, 즉 대우주의 본체인 브람먼Brahman, 梵과 개인의 본질인 아뜨먼Ātman, 我이 일체라고 하는 범아일여梵我一如의 사상으로 관념론적 일원철학이라고 할 수 있다.

『우빠니셔드』는 기원전 8세기부터 기원전 3세기까지 쓰였으며 몇몇은 기원후 2세기까지도 쓰였다고 한다. 현존하는 『우빠니셔드』는 200여 개 이상이 알려져 있으며, 묵띠까Muktikā[24]라 하여 17세기 다라 시코Dara Shikoh[25]에 의해 정경으로 인정된 것은 108개였고, 이후 전통적으로 108개의 『우빠니셔드』가 인정되었다. 108개의 『우빠니셔드』 중에서 무키여Mukhya라 하여 시대적으로 가장 오래된 10개의 『우빠니셔드』가 있는데, 무키여는 얼굴 또는 선두의 의미가 있어서 '주요 우빠니셔드principal Upanishads'로 번역된다. 그중 붓다 이전에 쓰인 『우빠니셔드』를 '붸더 전통의 우빠니셔드Vedic Upanishad'라고 하지만 그 기원에 있어서는 어떤 『우빠니셔드』가 불교 이전인지 이후인지에 대해서도 학자들 간에 합의를 이루지 못하고 있다.

8세기에 활동한 인도 철학자이자 신학자인 아디 샹꺼러Ādi Śaṅkara[26]는 '붸

---

24 묵띠(Mukti)는 목셔(mokṣa)와 같은 뜻으로 구원, 해탈을 뜻하며, 묵띠까(Muktikā)는 '해탈에 관한'이라는 뜻이다.

25 다라 시코(1615~1659)는 타지마할로 유명한 인도의 무굴 제국 황제 샤 자한(Shah Jahan)의 장남이자 왕권 후계자였지만, 그의 동생 아우랑제브(Aurangzeb)에 의해 1659년 숙청되었다. 다라 시코는 정통파 무슬림교도인 동생 아우랑제브와는 달리 이교에 관대한 비정통파였고, 이슬람 수피(Sufi) 철학과 힌두의 붸단떠 철학의 조화를 주장하는 책 「The Confluence of the Two Seas(두 바다의 합류)」를 저술하였다. 그는 이슬람교와 힌두교 사이에 공존하는 신비학에 관한 언어를 찾으려 애썼고, 그 일환으로 무슬림 학자들이 연구할 수 있도록 50개의 「우빠니셔드」를 페르시아어로 번역하는 작업을 1657년에 완료하였다.

26 아디 샹꺼러는 스승의 뜻을 지닌 아짜리여(ācārya)를 존칭으로 붙여 샹꺼라짜리여로 불리는 8세기 초반의 힌두 철학자다. 그는 남부 인도에서 출생하여 「붸더」를 학습하고 유행자(遊行者)로서 여러 지방을 편력하며

더 전통의 우빠니셔드'로 간주한 책에 주석을 달았는데 11개였다고 한다. 이는 다음과 같이 『이셔Isha』, 『께너Kena』, 『꺼터Kaṭha』, 『쁘라슈너Praśna』, 『문더꺼Muṇḍaka』, 『만두꺄Māṇḍūkya』, 『따잇띠리여Taittirīya』, 『아이떠레여Aitareya』, 『찬도겨Chāndogya』, 『브리허다런녀꺼Bṛhadāraṇyaka』, 『슈웨따슈워떠러Śvetāśvatara』로, 무키여Mukhya에는 없는 『슈웨따슈워떠러』가 추가되어 있다.

그러나 기원전 5세기경에 바더라여너Bādarāyaṇa[27]가 지은 『브람머 쑤뜨러Brahma Sūtra』를 샹꺼러가 주해하면서 『까우쉬따끼Kauśītāki』, 『자발러Jābāla』, 『수발러Subāla』, 『빠잉걸러Paiṅgala』, 『까이뷜려Kaivalya』 등 5개 『우빠니셔드』를 추가하여 언급하였다. 여기에 인도의 제2대 대통령이자 철학자였던 라다끄리슈난Radhakrisnan이 『봐즈러수찌Vajrasūchi』, 『마이뜨리Maitri』[28] 2개의 『우빠니셔드』를 포함하여, 이후 18개를 '주요 우빠니셔드'라고 인정하게 되었다고 한다.

이 중에 『꺼터Kaṭha』, 『슈웨따슈워떠러Śvetāśvatara』, 『마이뜨리Maitri』를 초기 『우빠니셔드』 중에 대표적 『요가 우빠니셔드』라고 할 수 있다. 그 외에도 요가에 대한 언급을 볼 수 있는 『우빠니셔드』를 추려 보면, 결합이라는 의미의 요가라는 용례가 처음으로 『따잇띠리여Taittirīya 우빠니셔드』[II.4]에 등장

다양한 기적을 행하였다. 또한 승원을 건설하였으며 많은 저서를 저술하였고, 최후에 북부 인도에서 영면하였다고 한다. 불이일원론(不二一元論)의 어드봐이떠 붸단떠(Advaita Vedānta) 철학을 통합 정리하여 힌두이즘의 주류 사상을 확립한 것으로 기려진다. 그는 붸단떠 철학의 기본이 되는 『붸더』 경전인 『브람머 쑤뜨러(Brahma Sūtra)』와 주요 『우빠니셔드』, 그리고 『바가왓 기따(Bhagavad Gītā)』에 방대한 주석서를 썼고, 의식 지향주의적인 미맘사(Mīmāṃsā)학파를 비판하며, 『우빠니셔드』에서 발견되는 사상을 풀어서 설명했다.

27 바더라여너는 나라여너(Nārāyaṇa, 즉 뷔슈누)신의 화신으로 알려진 힌두 철학자다. 『브람머 쑤뜨러』로 알려진 붸단떠의 기본 경전 『붸단떠 쑤뜨러(Vedānta Sūtra)』를 집필했다고 알려져 있지만, 그 시기와 연도가 불확실해서 초기 버전은 대략 기원전 500~200년경에 걸쳐 정리되었고, 최종적으로 결집된 것은 대략 기원후 400~450년경으로 보고 있다. 『붸단떠 쑤뜨러』, 일명 『브람머 쑤뜨러』는 『우빠니셔드』의 핵심 가르침을 4개의 장에 555개의 경구로 정리하였다. 이 경구들은 주로 인간 존재와 우주에 관한 것으로, 브람먼이라 불리는 궁극의 실체에 대한 형이상학적 개념에 관한 것이다. 이에 따르면 세상은 브람먼이 드러난 것이고, 겉으로 드러난 이 현상들은 환상(Māyā)일 뿐 진정한 실재가 아니다. 브람먼 외에는 어떤 것도 실재하지 않기 때문이다. 이러한 사실을 모르는 것이 무지이며, 이로 인해 윤회가 계속된다고 한다. 때문에 이로부터의 해탈은 『우빠니셔드』의 가르침을 통해 브람먼의 본질을 깨달음으로써 가능하다고 한다.

28 『마이뜨리(Maitri) 우빠니셔드』는 『마이뜨라여니(Maitrāyanī) 우빠니셔드』로 불리기도 한다.

하고, 『찬도겨Chāndogya 우빠니셔드』[VIII.15]에서 "자신의 모든 감각을 내면으로 수렴하는"이라는 문장을 통해 쁘러땨하러pratyāhāra[29] 수련을 추측할 수 있다. 『브리허다런녀꺼Bṛhadāraṇyaka 우빠니셔드』[I.5.23]에는 "단 하나의 관찰을 행해야 하는데, 관찰과 더불어 숨을 들이쉬고 내셔야 한다."는 문장을 통해 쁘라나야머prānāyāma 수련을 언급하고 있다.

이와는 별개로 108개의 『묵띠까Muktikā 우빠니셔드』 중에 요가를 주제로 한 20개 『우빠니셔드』 모음집이 있는데, 이를 『요가 우빠니셔드Yoga Upaniṣad』라고 한다. 이 『우빠니셔드』들은 기원전 2세기경부터 9~12세기 사이에 만들어진 것으로 추정되는데, 더욱 오래된 붓다 이전에 쓰인 『붸더』 전통의 '주류 우빠니셔드'와 비교하여 '비주류minor 우빠니셔드'로 구분된다. 『요가 우빠니셔드』는 초기 『우빠니셔드』 사상의 전통을 계승하여 일원론advaita, 不二論을 기초로 하며 빠딴잘리의 이원론적 철학을 배제하고 비이원론의 형이상학을 공표한다. 그러나 어슈땅가Aṣṭā-aṅgā-Yoga요가의 윤곽과 그 정의들을 활용하고 있다. 이들은 일반적으로 가장 핵심적인 하타요가 경전으로 간주되는데, 딴뜨리즘의 수련 기법을 포함하고 있으며, 다양한 요가의 종류들과 함께 어슈땅가요가의 체계를 6가지 또는 15가지로 언급하고 있다.

2. 스므르띠 문헌

슈루띠Śrúti, 天啓書와 구분지어서 스승의 전통을 이어 내려온 스므르띠Smṛti, 傳承 문헌이 있는데, 문자 그대로는 '기억된 것'을 의미한다. 전통傳統의 의미에서 스므르띠는 주로 힌두 관습법, 그중에서도 특히 성문화된 것을 의미하는데, 힌두교 경전 중에서 신으로부터 직접 알려져서 성립된 문헌을 뜻하는 슈루띠에 속하지 않은 경전들을 총칭한다. 여기에는 『쑤뜨러Sūtra』,

29 『찬도겨 우빠니셔드』(I.1.1~10)에는 옴(Aum) 만뜨러의 신비한 고찰도 상세히 설명하면서 시작하고 있다.

힌두 경전: 스므르띠 문헌

스므르띠 Smṛti	붸당거 Vedāṅga	식셔Śikṣā(발음), 천더Chanda(운율), 뱌꺼러너Vyākaraṇa(문법) 니룩떠Nirukta(어원), 껄빠kalpa(제식), 죠띠셔Jyotiṣa(천문)	
	⑤ 쑤뜨러 Sūtra	붸당거 계열	아슈따댜이Aṣṭādhyāyī 슈라우떠Śrauta, 스머르떠Smarta 그리혀Gṛhya, 다르머Dharma, 슐바Śulba
		육파 철학 계열	쌍키여Sāṅkhya, 요가Yoga, 니야여Nyāyá 봐이세시꺼Vaiśeṣika, 뿌르워 미맘사Pūrva Mīmāṃsā 붸단떠Vedānta, Uttara Mīmāṃsā 나러더박띠Nārada Bhakti
	⑥ 이띠하쓰Itihāsa	라마여너Rāmāyaṇa, 머하바러떠Mahābhārata	
	⑦ 다르머 샤스뜨러 Dharma Śāstra	마누법전Manu, 야녀뷜끼여Yājñavalkya, 나러더Nārada 뷔슈누Viṣṇu, 브르허스빠띠Bṛhaspati, 까띠야여너Kātyāyana	
	⑧ 뿌라너 Purāṇa	브람머Brahma 계열	브람머Brahma, 브람마먼더Brahmāmanda, 브람머 봐이워르떠Brahmavaivarta, 마르껀데여Mārkaṇḍeya 데위마하뜨먐Devīmāhātmyam, 바뷔셔Bhaviṣya
		뷔슈누Viṣṇu 계열	뷔슈누Viṣṇu, 바가왓Bhagavat, 나러디여Nāradīya 가루더Garuda, 빠드머Padma, 아그니Agni
		쉬붜Śiva 계열	쉬붜Śiva, 링거Liṅga, 스껀더Skanda, 봐유Vāyu
	⑨ 우빠붸더 Upaveda	아유르붸더Āyurveda, 다누루붸더Dhanurveda 간다르붸더Gāndharvaveda, 스타빠뗘붸더Sthapatyaveda 브르허스빠띠Bṛhaspati, 까띠야여너Kātyāyana	
	제5붸더	라마여너Rāmāyaṇa, 머하바러떠Mahābhārata 나띠여 샤스뜨러Nāṭya Śāstra, 바거워떠 뿌라너Bhāgavata Purāṇa 스껀더 뿌라너Skanda Purāṇa, 아유르붸더Āyurveda 드라뷔더붸더Dravidaveda	
	⑩ 아거머Āgama	뷔슈누파Viṣṇu, 쉬붜파Śiva, 샥띠파Śākta	
	쌍히따saṃhitā	가르거Garga, 아슈따워끄라기따Aṣṭāvakragītā, 브리구Bhrigu 브람마Brahmā, 데붜Deva, 까샾Kaśyap, 쉬붜Śiva 요가 야녀뷜끼여Yoga Yājñavalkya	
	기타	디벼 쁘러번더Divya Prabandham, 람쩌릳마너쓰Rāmacaritmānasa 샤스뜨러Śāstra, 스또뜨러Stotra, 어르터 샤스뜨러Artha Śāstra 요가 봐시스터Yoga Vāsiṣṭha, 딴뜨러Tantra, 띠루무라이Tirumurai 떼와럼Tevāram	

『이띠하쓰Itihāsa』, 『다르머 샤스뜨러Dharma Śāstra』, 『뿌라너Purāṇa』, 『우빠붸더Upaveda』, 『아거머Āgama』가 있다.

⑤ 『쑤뜨러』[30]

『쑤뜨러Sūtra』에는 크게 붸당거Vedāṅga의 『쑤뜨러』와 육파 철학Six Āstika의 『쑤뜨러』가 있다. 붸당거는 『붸더』 문헌에 기반한 종교적 실천에 따른 발음·운율·문법·어원·천문·제식수행을 다루는 6종의 보조학이며 이들에 대해 다루는 『쑤뜨러』가 있다. 그리고 각 육파 철학에는 자신들의 철학과 체계를 보여 주는 『쑤뜨러』가 있다. 육파 철학의 『쑤뜨러』는 거의 정전正典적인 권위를 가지는 문헌으로 붸단떠학파의 『브람머 쑤뜨러』[31], 요가학파의 『요가 쑤뜨러』 등이 이에 속한다. 육파 철학의 『쑤뜨러』는 명상 상태에서 신으로부터 받은 계시를 기록한 것이 아니라 힌두교의 현자가 자신의 종교적 · 철학적 · 실천적 경험과 견해를 기록한 것이므로 분류상으로는 스므르띠Smṛti에 속하지만, 영적 수행과 공부의 실제적인 지침이 되므로 슈루띠Śrúti에 준하는 정전正典적인 권위를 가진다고 보아 『붸더』 문헌에 속한다.

⑥ 『이띠하쓰』: 역사로서의 전설집

이띠하쓰Itihāsa는 iti+ha+āsa로 분해되어 '(과거엔) 그러했다'라는 말이다. 여기에는 과거에 이러했으니, 지금에도 그럴 수 있고, 미래에도 그럴 수 있다는 의미가 내포되어 있다. 『이띠하쓰』는 무시무종의 순환적 시간관을 갖고

30 쑤뜨러(sūtra)는 본디 '물건을 묶는 실이나 끈'이란 뜻이다. 이것이 은유적으로 짧은 어절로 구성된 규칙이나 공식과 같은 경구들을 실을 꼬아 엮듯이 모은 금언집, 또는 경전을 의미하게 되었다. 불교에서 『쑤뜨러』는 그 내용이 은유적이라기보다는 상당히 구체적인데, 붓다의 말씀을 반복 활용하는 간단한 형태로 압축해서 정리한 것이다. 이것은 교법이 처음부터 문자로 기록되지 않고 스승으로부터 제자에게 기억을 통해 구전되었기 때문에 그 형식이 기억에 편리하도록 정리된 것이다. 불교에서는 빠알리어로 숫떠(Sutta, 經)로 발음하는데, 이를 '잘 설해졌다'고 하는 수동형 분사 숙떠(sukta)에서 파생된 명사로 보기도 한다.

31 『붸단떠 쑤뜨러』라고도 한다.

있는 힌두인들에게 벌어졌던 사건들을 이야기 형태로 전함으로써 후대의 독자들에게 교훈을 주기 위한 것이다. 『이띠하쓰』는 서사시의 형식을 띠는데, 여기에는 '제5붸더'에 속하기도 하는 대서사시 『라마여너Rāmāyaṇa』와 『머하바러떠Mahābhārata』가 있다. 어떤 이야기가 『이띠하쓰』로 간주되는 것은 그 이야기의 화자가 그 사건을 목격했을 때다. 『머하바러떠』를 쓴 뷔야써Vyāsa는 자신이 이야기 속의 등장인물이고, 마찬가지로 『라마여너』를 쓴 발미끼Vālmīki도 이야기 속 등장인물이다. 『이띠하쓰』는 흔히 아바타로 알려진 '신의 화신' 아워따러avatāra들의 삶을 언급하면서 신화와 설화를 담고 있는데, 『라마여너』는 라머Rāma와 시따Sītā의 이야기를, 『머하바러떠』는 끄리슈너Kṛṣṇa의 이야기를 담고 있다.

인도 아대륙에 본격적인 철기 시대가 시작된 후기 붸더 시대(기원전 1000~500년) 즈음에 아리아인들이 점차 갠지스평원으로 이동하여 고대 왕국들이 출현한다. 『머하바러떠』와 『라마여너』에 나오는 꾸루Kuru, 뻰짤러Pañcāla, 머거더Magadha, 꼬설러Kosala, 뷔데허Videha, 앙거Aṅga, 까시Kāśi, 체디Chedi, 간다러Gandhāra, 깜보저Kamboja 등의 왕국들이 이 시기에 있었다. 이 왕국들을 머하저너뻐더스Mahājanapadas[32]라 하는데 모두 16국이 있었다고 한다.

1) 『머하바러떠』

머하바러떠Mahābhārata는 '위대한 바러떠들의 왕조'란 뜻이다. 더 넓은 의미로는 '위대한 인도의 역사'로도 번역할 수 있다.[33] 이 책은 인도의 대서사시로 18장으로 구성되어 있는데, 그 대부분은 기원전 3세기에서 기원후 3세기 사이에 편찬된 것으로 짐작된다. 가장 오래 보존된 부분들도 기원전

32 머하저너뻐더(Mahājanapada)는 대국이라는 의미이지만, 실제로는 도시 국가들을 뜻한다. 기원전 6~5세기경에 저너뻐더(janapada), 즉 국민들의 기반이 되는 국경을 가진 도시 국가들이 나타나게 된다.

33 '바러떠(Bhārata)'는 인도 정부에서 사용하는 공식 명칭이기도 하다.

400년을 넘어서지는 않는다고 한다. 이 서사시에 관련된 실제 사건들은 아마도 기원전 9세기에서 8세기 사이에 벌어졌을 것으로 여겨지며, 지금의 최종 형태로 정리된 것은 4세기경 굽따 제국 시대 초기로 간주된다.

바러떠Bharata는 하스띠너뿌러Hastinapura의 두샨떠Dushyanta왕과 그의 아내 샤꾼딸러Shakuntala의 아들로 짠드러왕셔Candravaṃśa, 달의 왕조에 속하는 후손이다. 거의 전 인도를 통일하고 황제가 되었다고 한다. 이야기는 꾸루Kuru 왕국의 샨떠누Shantanu왕으로부터 시작되는데 샨떠누왕은 바러떠의 후손이라고 한다.

인도 사람들은 흔히 "세상의 모든 것이 『머하바러떠』에 있고, 『머하바러떠』에 없는 것은 세상에도 없다."고 말한다. 이 책의 저자로 알려진 뷔야써Vyāsa는 왕들과 영웅들의 이야기에 인도 신화를 함께 엮어 넣었으며, 이야기를 전개하며 힌두교 기본 교의인 다르머dharma, 법와 까르머karma, 업, 아뜨먼Ātman, 영혼, 목셔mokṣa, 해탈 등의 의미를 설명하는데, 이로써 『머하바러떠』는 영웅 서사시의 면모와 함께 경전으로서 지위를 지니게 되었다.

이 책의 주요 줄거리는 바러떠 왕국의 왕 샨떠누Sāntanu의 후손인 빤더워Pāṇḍava[34] 형제들과 그 사촌지간인 꺼우러워Kaurava[35] 형제 간의 전쟁이지만, 등장인물에 얽힌 이야기와 등장인물들이 다르머와 까르머에 대해 노래하는 게송 등이 복잡하게 얽혀 있다. 『머하바러떠』는 인도 북부의 부족들이 두 진영으로 나누어 벌인 전쟁이 구전되었다는 점에서 『일리아스』와 비슷한 면이 있다. 『일리아스』는 '일리온(트로이)의 노래'라는 뜻인데, 『머하바러떠』와 유사하게 트로이 지역을 지키는 진영과 침략하는 아카이 진영 사이

34 빤두(Pāṇḍu)의 아들들이라는 뜻인데, 활 잘 쏘기로 유명한 아르주너(Arjuna)로 대표되는 다섯 형제들을 가리킨다.

35 중기 붸더 시대(기원전 1200~900년)에 오늘날 인도 델리(Delhi)와 하리야너(Haryana) 지역에 출현한 꾸루(Kuru)왕의 후손들이라는 뜻으로 이 의미대로라면 빤더워(Pāṇḍava) 다섯 형제들도 포함되어야 하지만, 여기서는 이들에 대항하는 두료댜너(Duryodhana)로 대표되는 드리떠라슈뜨러(Dhṛtarāṣṭra)의 100명의 사촌형제들을 가리킨다.

의 전쟁에서 벌어진 사건들을 서사시 형식으로 풀어냈다.

이 책의 설교품과 종교품에서 요가의 흔적이 발견되는데, 제VII권에 편입된 '해탈법품Mokṣa Dharma'에서는 요가Yoga와 쌍키여Sāṅkhya에 관한 빈번한 인용과 비유를 보게 된다. 여기서 사용된 쌍키여라는 말은 형이상학적 지식을 지칭하는 말이다. 또 요가라는 용어는 단지 정신적인 기법을 의미할 뿐, 빠딴잘리Patañjali가 정의한 마음 작용의 정지를 의미하지 않는다. 다시 말하자면 여기서 요가는 감각 제어, 금욕, 여러 종류의 참회 등으로 정신을 브람먼으로 인도하며 한없는 능력을 부여하는 모든 행위를 가리킨다. 헤아릴 수 없는 많은 고행tapas과 일반 관습들이 서사시에 나타나고 있는데 종종 요가와 고행이 혼동되기도 한다. 마음을 집중하기 위한 하나의 대상으로서 '옴Aum'[36]은 마법적인 주문dhāranī의 암송과 관련된 기법을 가리키는 것이었다. 이것은 요가의 힘으로 마음을 고정dhāraṇā시키고 호흡을 통해 마음의 평온을 이루는 것이라고 한다.

『바가왓 기따Bhagavad Gītā』도 기원전 3세기경부터 편찬이 시작된 것이, 대서사시 시대에 『머하바러떠』의 일부로 제VI권에 삽입되었다고 추정된다. 여기서 독자는 힌두 철학의 유신론적 색채와 조우하게 되는데, 『우빠니셔드』의 브람먼과 뷔슈누의 화신인 끄리슈너의 동일성을 공식화하는 것을 보게 된다. 왜냐면 뷔슈누파의 종교적 체험인 신과의 합일을 목적으로 하여, 구원에 이르는 모든 통로를 뷔슈누파의 신앙 속으로 구체화하려는 의도가 보이기 때문이다. 여기서 요가는 인간과 신성의 합일을 목적으로 하는 하나의 고행과 신비한 체험을 가능하게 하는 수단으로 드러난다. 『바가왓 기따』는 우리의 행위karma가 구원에 이르게 하는 수단인지 아니면 신비적인 명상만이 구원을 가능케 하는 유일한 방법인지에 대해서도 해답을 제

36 우주의 근원으로서 명상 수단의 하나인 옴(A-U-M)은 우주를 지배하는 신들의 삼현(三顯)을 나타내는 소리라고 한다. 즉 A는 창조의 신 '브람먼', U는 유지의 신 '뷔슈누', M은 개벽의 신 '쉬붜'이며, 이 셋이 결합된 삼신일체(Trimūrti)는 명상 수행에서 숨을 내쉴 때 표현되는 근본 음절이라고 한다.

시했는데, 끄리슈너는 이 두 가지 방법 모두 동등하게 유효하다는 점을 역설한다. 이에 대해서는 본서의 '15장 『바가왓 기따』의 사상과 까르머요가'에서 보다 깊이 있게 들여다볼 것이다.

2) 『라마여너』

『라마여너Rāmāyaṇa』는 '라머 왕의 일대기'라는 뜻의 싼스끄리뜨어로 된 고대 서사시다. 총 7편, 2만 4000개의 시구로 되어 있으며, 『머하바러떠』와 더불어 인도를 대표하는 서사시로 알려져 있다. 기원전 3세기경의 시인인 발미끼Vālmīki의 작품이라고 전해지고 있으나, 정확하게 말하면 그는 단순한 편찬자였던 것으로 보인다. 과거에는 배경이 기원전 15세기~11세기로 추정됐으나 오늘날에는 인도 십육국 시대이자 불교가 발흥하던 기원전 6세기~4세기경을 모티브로 한 것으로 추정되고 있다. 오늘날 전하는 것과 같은 모습을 갖춘 시기는 기원전 2세기경으로 추정되는데, 이때 전 7편 중에서 제1편과 제7편이 첨가되었다고 전해진다. 이 증보된 두 편에서 역사적 인물인 라머Rāma를 뷔슈누신의 화신으로 소개한다.[37] 『라마여너』는 인도 남부의 황야를 헤매는 주인공의 모험으로 현재 스리랑카인 랑카섬까지 갔다가 고국인 꼬설러로 돌아간다는 점에서 『오디세이아』와 비슷한 면이 있다.

인도 문화가 외국으로 확산됨에 따라 『라마여너』도 각 지역으로 널리 전파되어 후세의 인도 문학은 물론이고 나아가서는 자바, 말레이시아, 타이, 베트남, 캄보디아, 라오스, 티베트, 중국 등에 전파되어 커다란 영향을 주었고, 한역 불전佛典을 통해 한국에도 전래되었다.

37 붸더 시대에 뷔슈누는 크게 중요하지 않은 신이었으나 그 이후 종교적 상상력과 정신적 필요에 따라 숭배자 집단의 빠른 성장에 의하여 중심적 역할을 하게 되었다. 또 다른 중요치 않은 경쟁적 신이었던 쉬붜 또한 굉장히 유행하였다. 이 두 신은 브람마와 함께 브람마니즘의 중심적 위치를 차지한다.

『라마여너』는 꼬설러국의 왕자인 라머Rāma[38]의 파란만장한 무용담을 주제로 삼고 있으며, 정절의 화신이라 할 왕자비 시따Sītā의 기구한 수난, 동생 바러떠Bharata의 지극한 효성, 원숭이 영웅 허누만Hanumān의 활약, 악귀 라워너Rāvaṇa의 포악 등을 엮어서 일대 서사시로 완성해 놓았다. 1편과 2편에서 역사적 인물인 라머를 뷔슈누의 화신으로 설정해 놓고 수많은 삽화를 곁들임으로써, 이 서사시에 종교적인 의의를 부여하고 라머 숭배를 왕성하게 하여 후세의 문학과 종교 및 사상에 커다란 영향을 미치고 있다. 특히 허누만Hanumān의 경우 중국의 고전 문학 『서유기』의 손오공의 원형으로 여겨진다. 이 작품의 문체는 기교적으로 매우 세련되어 있어, 그 뒤로 발달한 미문체 작품의 모범이 되었다.

『라마여너』는 『붸더』의 사상을 계승하였으며 이 이야기를 통하여 인도인들의 표준화된 윤리관이 형성되었다고 본다. 요가의 금계yama와 권계niyama를 이야기 형식으로 완성한 문학이라고 여긴다. 주인공인 라머가 힌두인들에게 자기 수양과 평정심, 포기의 상징인 반면에 그의 아내는 부부간의 정절과 정숙한 여자의 모범이다. 이와 같이 『라마여너』는 실천윤리dharma, 비폭력āhimsa, 진실satya, 고행tapas 등을 칭찬한다. 『라마여너』의 정신성은 요가보다 고행이 더 중심적으로 반영되었다.

참고로 힌두교에서는 뷔슈누의 화신 중 일곱 번째가 라머, 여덟 번째가 『머하바러떠』에 나오는 끄리슈너, 그리고 아홉 번째가 고따머 붓다라고 한다. 선악의 균형을 맞추려고 노력하는 뷔슈누가 보기에 신들보다도 악마들이 수행을 너무 열심히 해서 악의 힘이 더 우세해질 것 같으니, 붓다로 환생하여 '무상無常', '무아無我' 같은 잘못된 가르침을 퍼트려서 악마들의 힘을

38 힌두교에서 뷔슈누신의 일곱 번째 화신으로 여겨진다. 그리고 고대 인도 『뿌라너(Purāṇa, 역사서)』에서는 아요디야(Ayodhya)의 왕으로 여겨진다. 그는 라구왕 이후 라구왕족(Raghuvaṃśa)으로 불린 태양의 왕조(Surya-vaṃśa)에서 태어났다. 『뿌라너』의 계보 또는 족보에 근거하여, 힌두교 신자들은 라머가 기원전 7323년에 태어났다고 믿는다. 『붓다왕사(Buddhavaṃsa)』에 따르면, 고따머 붓다도 이 왕조의 후예라고 한다.

약하게 만들었다고 한다. 즉 붓다는 뷔슈누의 화신으로서 존중되어야 하지만, 그의 가르침은 악마들을 약화시키기 위한 잘못된 가르침이니 따르지 말아야 할 것으로 믿게 했다는 것이다. 이렇게 아홉 번째 화신을 붓다라고 하는 것은 힌두교의 입장에서 불교의 힘을 약화시키면서 융합하려 한 꼼수로 볼 수 있다. 그러기에 이런 시도는 불교의 사상적인 면과는 아무런 관계가 없다. 힌두교도들에게 붓다는 힌두교의 주신主神 뷔슈누의 화신 중 하나일 뿐이라고 간주하면 그만이기 때문이다.

⑦ 『다르머 샤스뜨러』

『다르머 샤스뜨러Dharma Śāstra』는 사회적 · 도덕적 · 경제적 규범을 다루는 법전이다. 대표적으로는 『마누법전』이 있다.

⑧ 『뿌라너』

『뿌라너Purāṇa』는 말 그대로 '오래된'이라는 뜻이다. 이 책들은 오래된 옛날이야기 모음집이자 일종의 신화집으로서 18종이 있는데, 여기에는 역사와 신화, 전통과 새로운 것이 혼합되어 있다. 기원전 1500년경인 끄리슈너 시대로부터 구전되어 내려오는 고대 인도의 신화 · 전설 · 왕조사를 기록한, 싼스끄리뜨어로 쓰인 힌두교 성전으로, 320년부터 550년경까지 북北인도를 통일 지배한 굽따 왕조 이전에 형성된 것으로 본다.

내용은 신과 여신, 찬가, 고대 역사의 개요, 우주론, 삶에서 지켜야 할 것, 제사, 영적 지식에 관한 가르침 등을 중심으로 다양한 이야기로 꾸며져 있다. 몇몇 『뿌라너』에는 요가적인 가르침을 포함하고 있는데, 요가의 유형을 다르게 논의하고 있지만 우선적으로 쉬뷔와 뷔슈누신에 대한 종교적 숭배와 연결된다. 『브람머 뿌라너Brahma Purāṇa』에서는 요가를 감각과 마음의 결합으로 정의하고, 『봐유 뿌라너Vāyu Purāṇa』에서는 요가를 통해 쉬뷔의 거주처에 도달할 수 있는 것으로 소개한다.[39] 보통 『뿌라너』는 '이야기 형식'으로 되어 있는데, 이에 따르면 신은 인간적인 관념과 생각으로는 믿기도 어려울 뿐만 아니라 이해할 수도 없는 불가해한 존재이므로 신에게 자신을 헌신하는 '박띠bhakti'가 중요하다고 힌두교인들에게 가르친다. 박띠요가Bhakti-Yoga에 대해서는 이 책의 12~13장에서 좀 더 자세히 살펴볼 것이다.

⑨ 『우빠붸더』

『우빠붸더Upaveda』는 '응용 지식'이라는 의미로 의학, 음악, 춤, 궁술, 군사학, 건축, 기술 등 전문 분야를 다룬다. 특히, 의학에 해당하는 아유르붸더Āyurveda는 인도의 신비적 철학과 의학적 실천 중의 하나로도 널리 알려져 있다. 이에 대해서는 '10장 요가와 아유르붸더'에서 다룰 것이다.

⑩ 『아거머』

『아거머Āgama』는 물려받은 전승이라는 뜻인데, 종교적 신앙을 실천수행하는 것에 대한 전승된 가르침 또는 체계를 기록한 문헌이다. 『뷔슈누파 아거머』, 『쉬붜파 아거머』, 『샥띠파 아거머』가 있다. 내용으로는 철학적 · 영적 지식, 요가 수행, 사원과 신상神像 건축에 대한 규범, 종교적 의식 · 제례 및 축제에 대한 규범 등을 다룬다.

39 게오르그 포이에르슈타인(Georg Feuerstein) 박사의 「The Yoga tradition」,13장(p.391~399) 참고

2장

인도 철학과 요가

힌두 철학에서는 해탈로 향하는 세 가지 길을 제시한다. 지혜의 길(냐너요가), 헌신의 길(박띠요가), 행위의 길(까르머요가)이 그것이다. 니야여, 봐이세시꺼, 쌍키여, 요가, 뿌르워 미맘사, 웃떠러 미맘사(붸단떠) 등 힌두 정통 육파 철학을 중심으로 각각의 특징을 살펴보고, 그 주요 개념들이 어떻게 그 길로 나아가는지 관련성을 밝힌다.

힌두 관점에서 본 정통과 비정통의 기준

인도 철학은 인도 대륙에서 전개된 철학 또는 사상을 가리킨다. 힌두교의 가장 오랜 성전인 『리그 붸더』가 쓰인 이래 종교를 바탕으로 한 사상이 성립되는데, 전통적이고도 정통적인 인도 사상은 이슬람교가 침입하기 시작한 8세기경까지 완전한 모습을 갖추게 된다. 인도 사상은 신앙과 지식이 밀착되어 있어 종교적이고 철학적인 특징을 가지는데, 『리그 붸더』를 비롯한 붸더 문헌이 성립된 붸더 시대를 이어서 붸더서들에 대한 주석서인 『브람머너』와 『우빠니셔드』가 만들어지고 『리그 붸더』의 종교·철학 사상이 더 깊고 넓게 체계화되어 인도 고유의 종교적 계급사회 제도인 4성제도四姓制度가 확립된 브람먼교 시대를 거치며 이른바 힌두 철학 또는 힌두교로서 토대를 닦는다. 이후 자인교, 불교 등 『붸더』의 권위와는 무관하게 발전한 수행종교 사상에 대한 반발의 과정을 거치면서 힌두이즘Hinduism은 쉬봐, 뷔슈누·끄리슈너의 숭배 등 자파自派 이외의 여러 토속 신앙을 최대한으로 포섭하여 힌두교라는 만신전萬神殿적인 모습의 종교를 성립시킨다.

굽따 왕조(4세기~6세기)에는 『라마여너』와 『머하바러떠』의 인도의 2대 서사시와 『마누법전』이 만들어지고, 전까지의 여러 종교적·철학적·정치적 사상들이 완성되어 인도 사상의 정수라고 할 수 있는 여섯 개의 학파, 즉 쌍키여·요가·니야여·봐이세시꺼·미맘사·붸단떠의 정통 육파六派 철학이 확립된다. 이 여섯 학파는 『붸더』를 신의 계시śruti에 의해 성립된 가장 권위 있는 경전으로 받아들였으며 붸더 시대 말기인 기원전 700~500년에 집성된 『우빠니셔드』의 발전적 산물이었다는 공통점을 가지고 있다. 이 여섯 학파를 힌두 '정통 학파'라는 의미에서 아스띠꺼 다르샤나āstika darśanā, 즉 정통 견해를 지닌 학파라고 한다. 그리고 전통적인 힌두 철학의 관점에서, 비정통파라고 불린 불교, 자인교, 회의주의적 유물론에 속하는 짜르와꺼Cārvāka 세 학파는 '비정통 학파'라는 의미의 나스띠꺼 다르샤나nāstika darśanā라고 구분한다.[40]

힌두교 중심에서 바라본 아스띠꺼āstika, 즉 정통 육파 철학은 니야여Nyāya와 봐이세시꺼Vaiśeṣika, 쌍키여Saṅkhya와 요가Yoga, 뿌르워 미맘사Pūrva Mīmāṇsā와 웃떠러 미맘사Uttara Mīmāṇsā, 다시 말해 붸단떠Vedānta로 나누어진다.

육파六派 철학

정통 육파 철학이 공유하는 신념 중에는 아뜨먼Ātman이 존재한다는 것이 있다. 아뜨먼이란 영혼, 내적 자아로서 모든 인간 및 생명체 존재의 핵심인데, 이 아뜨먼을 깨닫고 실현하는 것을 참된 기쁨으로 보았다. 그럼에도 깨달음과 자기 구원의 이상이나 방법에서 학파마다 차이를 드러내는데, 자신과 세상, 그리고 절대자와의 관계에 대한 질문은 동서고금을 막론하고 제반 철학의 주된 관심사였다.

힌두인들에게 참된 자신은 아뜨먼Ātman이라고 하는 내적 실재다. 이것은 단 하나의 영원불멸한 실재인가 아니면 여럿일 수 있는가, 또 브람먼Brahman 즉 궁극의 실재이자 절대자는 인간의 아뜨먼과 하나인가 아니면 분리되어 있는 둘인가, 이 세상은 궁극의 실재인 브람먼과는 어떤 관계이며 나와는 어떤 관계인가, 이 윤회 세계를 맴돌게 하는 것이 무지요 고통이라면 어떻게 이로부터 벗어날 수 있는가mokṣa, 몸을 갖고 있는 이 생에 그런 해탈을 성취할 수 있는가jivanmukti 아니면 그런 해탈은 죽음 뒤에나 가능한가videhamukti 등등의 질문들에 대한 실재론적·인식론적인 차이를 학파마다 드러

40 아스띠꺼(āstika)와 나스띠꺼(nāstika), 즉 정통이냐 비정통이냐는 어디까지나 힌두교의 관점에서 구분한 것이다. 이 책에서는 앞으로 나스띠꺼를 포함한 인도에서 성행했던 제반 철학은 '인도 철학'으로 부르고, 아스띠꺼만을 가리킬 때는 '힌두 철학'이라고 부르기로 한다.

낸다.

1. 니야여

니야여Nyāya라는 명칭의 일반적 의미는 '법칙과 방법, 판단'이라는 뜻이다. 학파로는 '정리학파正理學派'로 번역하는데, 윤회의 원인을 밝히는 논리라는 의미에서 '인명론因明論'으로도 부른다. 이 학파의 성립은 약 1세기경으로 추정되며, 10세기 이후에는 봐이세시꺼Vaiśeṣika학파와 융합되었다.

이 학파의 뚜렷한 특징은 분석의 효용성과 이성의 확실성에 대한 믿음이다. 상대편의 견해로부터 자신의 관점을 방어하기 위한 체계적 방법으로 논리학과 변증법이라는 철학적 방법을 발전시켰다. 특히 진보적인 지식과 논리를 구사하는 사문들과 많은 논쟁을 벌였다. 자연철학과 형이상학은 봐이세시꺼학파의 철학을 거의 받아들였으며, 해탈에 대한 관점은 불교와 쌍키여학파의 영향을 받았는데, 다른 학파들과 마찬가지로 해탈을 인생의 궁극적 목표로 삼았다.

이 학파에 따르면, 그릇된 앎으로 인해 고통이 발생하므로, 그릇된 앎이 아닌 올바른 앎을 얻음으로써 해탈이 성취된다고 한다. 그래서 이들의 주된 목적은 합리적인 이론과 현상의 분석을 통하여 진리를 탐구하는 데 있다. 그 구체적인 방법으로는 직접 지각pratyakṣa, 쁘러땩셔, 추론anumāṇa, 어누마너, 유비類比, upamāṇa, 우뻐마너, 성언聖言, śabda, 샵더[41] 이 네 가지를 내세웠다.

여기서 추론과 유비를 살펴보자면, 추론으로는 아리스토텔리스의 삼단논법과 비슷한 오지작법五支作法, parārthānumāna[42]을 고안했다. 이것의 문자적 의미는 빠라르터parārtha, 즉 다른 사람들을 납득시키기 위한 추론이라는 뜻인

---

41 『붸더』에 쓰여 있는 성스러운 말이나 신뢰할 만한 전문가의 증언이 진리의 기준이라는 것

42 안남버떠(Annaṃbhaṭṭa)의 저작 『떠르꺼 쌍그라허(Tarka saṃgraha)』 참조

데, 이는 자기 자신만의 추론인 스와르타누마너svārthānumāna에 대한 상대 개념이다. 그렇지만 다른 사람들을 납득시키기 위한 추론parārthānumāna은 자기 자신만의 추론svārthānumāna을 바탕으로 한 것이며, 그로부터 누가 보아도 납득할 수 있는 결론을 도출하고자 하는 방법이다. 이를 오지작법이라고 번역한 이유는 삼단논법에 비유해 다섯 가지 단계로 구성되어 있다는 점을 나타내기 위해서다. 이 다섯 가지 구성 요소는 다음과 같다.

1. **전제**宗, pratijñā, 쁘러띠냐: 저 산에 불이 났나 보다.
2. **원인**因, hetu, 헤뚜: 저 산에서 연기가 나기 때문이다.
3. **비유나 예시**喩, udāharaṇa, 우다허러너: 아궁이와 굴뚝처럼, 연기가 나는 곳에는 불이 있기 마련이다.
4. **적용**合, upanaya, 우빠너여: 이와 같이 저 산에는 불과 뗄 수 없는 연기가 나고 있으니,
5. **결론**結, nigamana, 니거머너: 그러므로 저 산에는 불이 났다.

유비類比는 말 그대로 비교를 통해 정보를 전달하는 방법이다. 야크Yak를 한 번도 보지 못한 사람에게, 야크도 소처럼 풀을 뜯어 먹지만 털은 소보다 길고 등등 하며 소와 비교하여 설명하는 것과 같다. 여기서 야크처럼 비교의 주제를 우빠메염upameyam이라고 하고, 소처럼 비교의 대상을 우빠마넘upamānam이라고 하며, 비교 특성을 싸만녀sāmānya라고 한다.

2. 봐이세시꺼

봐이세시꺼Vaiśeṣika는 특수 또는 구별을 뜻하는 뷔쉐셔viśeṣa라는 낱말에서 유래한 것으로, 이 학파가 세계, 즉 현상계를 실체實, dravya · 성질德, guṇa · 운동karma · 보편sāmānya · 특수viśeṣa · 결합samavāya의 6가지의 원리 또는 범주로 구별하여 설명하기 때문에 생긴 명칭이다. 그러나 중국에서는 봐이세시꺼Vaiśeṣika라는 말을 수승殊勝, 즉 '뛰어나다'는 뜻으로 이해하였고 이에 따라 승론勝論으로 한역漢譯되어 승론학파勝論學派로도 불린다.

봐이세시꺼에 따르면 현상계를 설명하는 6가지 원리 중에 첫 번째 원리인 '실체'에는 쁘르트뷔pṛthvī, 흙 · 아빠āpa, 물 · 떼저teja, 불 · 봐유vāyu, 바람 · 아까셔ākāśa, 에테르의 5대 요소에 깔러kāla, 시간 · 딕dik, 공간 · 아뜨먼Ātman, 자아 · 마너쓰manas, 마음의 4가지를 더해 총 9가지가 있다고 한다. 여기서 5대 요소 중에 아까셔를 제외한 흙·물·불·바람은 그 상태로는 더 이상 나눌 수 없는 뻐러마누paramāṇu, 원자로서 불변이며 흙에는 냄새, 물에는 맛, 불에는 색깔, 바람에는 촉감을 본래의 성질로 지니고 있다고 한다. 물질 세계의 모든 사물은 원자로 환원될 수 있으며, 우리의 경험은 이 원자들의 기능과 수, 그 공간적 배열 등으로 드러나는 요소들의 상호 작용에 의한 것이라고 한다. 아까셔는 시간과 공간처럼 무한히 모든 곳에 퍼져 있지만 『우빠니셔드』에서처럼 허공虛空으로만 이해되지 않는다. 영어 에테르ether로 번역되는 것처럼 눈에는 보이지 않지만 에너지로 작동하는 독특한 실체로서 소리라는 성질의 바탕으로 추정된다.

흙·물·불·바람의 4원자는 우주가 창조되기 이전에는 화합 또는 결합이 없었고, 또한 아뜨먼과 원자의 화합 또는 결합도 없었지만, 아뜨먼에는 선업善業과 악업惡業이 잠재해 있으며 이것이 보이지 않는 힘 어드르슈떠Adṛṣṭa로서 작용하게 되면 우주의 창조가 개시된다. 그러나 창조된 세계는 일정한 기간을 지속하면 아뜨먼의 보이지 않는 힘에 의해서 4원소가 해체·분리하게 된다고 하여, 우주의 발생·지속·소멸을 원소들의 이합집산으로 설명하였다. 이 보이지 않는 힘은 다르머dharma, 법칙에 반하는 어다르머adharma의 동의어로 쓰이는데, 이는 현상계 이면에서 변화를 이끌어 내는 힘으로서 원인과 결과 사이에 작용하는 부정적인 업력, 즉 업을 발생·증가시키는 힘으로 보았다. 봐이세시꺼에 따르면 윤회전생輪廻轉生은 이 보이지 않는 힘인 어드르슈떠adṛṣṭa와 잠재성향인 쌍스까러saṃskāra[43]에 의해 결정된다고 한다.

봐이세시꺼의 형이상학적 철학은 정통 사상으로 전환된 비정통 사상 중의 하나다. 다시 말해서 『붸더』를 반대하면서 발생하였으나 시간이 경과하면서 다르머dharma와 같이 특정하게 중요한 문제에서 『붸더』의 권위를 인정하는 가운데 정통파 철학으로 전환된 것이라고 할 수 있다. 몇 가지 작품을 제외하고는 독립적으로 취급되어 나타나지 않으며 일반적으로 니야여Nyāya라고 알려진 사상과 결합한 채로 나타난다.

3. 쌍키여

쌍키여Sāṇkhya학파의 사상은 가장 오래된 것 중의 하나지만 그 기원은 논쟁의 대상이 되어 왔다. 어떤 학자들은 『우빠니셔드』에서 파생된 사상이라고 설명하기도 한다. 이 학파의 이론은 인도 사상 전반에 널리 영향을 미쳤다. 쌍키여는 문자적으로는 '수數' 또는 '헤아림' 등을 뜻한다. 불교 경전 및 논서에서는 수론파數論派로 한역漢譯되어 불리고 있다. 함축적으로는 '반성' 또는 '지식'을 뜻하는 것으로 본다. 형이상학적 지식을 통하여 철학의 궁극적 사실을 깨닫도록 하는 방법을 제시한다. 이는 본서 '3장 쌍키여 철학의 이해'에서 보다 깊이 있게 살펴보기로 한다.

---

43 쌍스까러(saṃskāra)는 saṃ(함께)+√kr(하다)에서 파생된 명사로 '여러 가지가 함께 모여서 형성하다, 형성되다'는 뜻을 내포하는 단어다. 중국 사람들은 여기서 행한다는 의미를 살려 행(行)으로 번역했지만, 이 단어만으로 쌍스까러의 의미를 제대로 파악하기는 어렵다. 불교의 빠알리어에서는 상카라(saṅkhāra)로 옮기고, 문맥에 따라 조건 지어지고 형성된 것, 유위법, 정신적 반응, 마음 작용 등으로 해석한다. 힌두 철학에서 쌍스까러는 까르머 이론을 전개시키기 위한 토대로서 정신적 인상, 기억, 심리적 흔적을 뜻한다. 이것은 봐이세시꺼학파가 말하는 봐써나(vāsanā)와 밀접한 개념인데, 봐써나는 잠재의식에 남아 있는 인상이나 성향을 뜻한다. 호환적으로 사용되기도 하는 이 두 단어의 차이를 굳이 표현한다면, 쌍스까러가 지속적인 형성의 의미가 조금 더 부각된다면, 봐써나는 잠재의식에 저장된 축적물의 의미가 부각된다고 볼 수 있다. 이 책에서는 쌍스까러를 지속적으로 영향을 미치는 조건화된 마음의 습관 또는 습성이라는 의미에서 '잠재성향'으로 번역하고, 봐써나는 '잠재인상'으로 번역하기로 한다.

4. 요가

요가Yoga 철학은 까삘러Kapila가 개조인 쌍키여 철학에 요가의 수행 체계를 빠딴잘리Patañjali가 결합한 것이다. 두 학파 사이에는 형이상학적 관점과 삶의 이상에 대한 개념은 동일하지만 궁극적 실재에 접근하는 방법이 다르다. 이 학파는 꾸준한 명상에 의하여 궁극적 진리를 깨닫는 방법을 강조한다. 요가의 실천 방법은 인도의 여섯 개 학파 모두가 공통적으로 깨달음을 성취하기 위한 수단으로 받아들이고 있다. 요가 철학에 대해서는 '4장 요가 철학의 이해'에서 깊이 있게 살펴본다.

5. 뿌르워 미맘사

뿌르워 미맘사Pūrva Mīmāṇsā에서 미맘사Mīmāṇsā는 '조사, 체계적 연구, 심원한 사상', 뿌르워Pūrva는 '앞선, 전반부'라는 의미다. 이 학파의 명칭은 『붸더』의 전반부에 속하는 제의서 『브람머너Brāhmaṇa』 속에 포함된 가르침을 지지하기 때문에 붙여졌다. 미맘사학파는 『붸더』 속에 규정되어 있는 제사의례祭祀儀禮의 실행 의의를 철학적으로 연구하여 통일적 해석을 내리는 학파다. 이 학파의 목적은 다르머dharma의 고찰 연구다. 여기서 말하는 다르머는 『붸더』에 규정되어 있는 제식祭式의 실행이며, 제식祭式을 통해 획득된 힘을 통해 종교의 이상을 실현하게 된다고 해석한다.

6. 웃따러 미맘사

웃따러 미맘사Uttara Mīmāṇsā는 인도를 대표하는 철학으로 알려져 있다. 『붸더』의 후반부인 『아런녀꺼』와 『우빠니셔드』의 이론을 지지하고 있으며

『붸더Veda』의 끝, 또는 정수anta라는 의미에서 붸단따Vedānta로 불려진다. 8세기에 이르러서는 '붸단따'라는 단어는 우주의 궁극의 실재, 즉 브람먼을 아는 것을 중심 주제로 하는 특정 힌두 철학 그룹을 지칭하는 용도로 사용하게 되었다. 브람먼은 세계의 창조 원리로서 창조의 과정 속에 모든 사물에 내재해 들어가기 때문에 모든 창조물 속에는 브람먼이 존재한다고 한다. 그러기에 각 개인 안에 있는 참나인 아뜨먼Ātman이 궁극의 실체인 브람먼과 같다는 지혜를 통한 깨달음의 성취가 이 학파의 주된 목적이다. 이에 대해선 본서 '11장 붸단따, 앎의 요가와 신앙의 요가'에서 깊이 있게 다룬다.

힌두 철학에 나타나는 인생의 4주기 수행, 아슈러머āśrama

힌두 철학에서는 인생을 네 단계로 나누어 각각의 단계마다 해야 할 일과 덕목을 선정해 놓고 개인의 사회적·영적 개발을 위한 노력을 해야 한다고 한다. 인생의 4주기는 브람머쩌리여Brahmacarya, 學習期와 그리허스터Grihastha, 家住期, 봐너쁘러스터Vānaprastha, 林棲期 그리고 싼냐서Saṃnyāsa, 遊行期로 나뉜다.

1. 브람머쩌리여學習期, 12~24세

브람머쩌리여Brahmacarya는 힌두 철학에서는 '브람마신에 일치하는 행위' 또는 '브람민 사제가 되기 위한 학습 중'이라는 의미에서 금욕적인 독신 생활을 하면서 『붸더』를 공부하는 학생이라는 뜻이다. 불교를 비롯한 제반 인도 철학에서는 첫 번째 의미를 살려, 창조의 신 브람마Brahmā의 청정한 상태에 빗대어 청정한 행위carya, 즉 '청정범행清淨梵行'으로 번역한다. 일반적인 의미로는 금욕과 절제의 독신 생활을 뜻하고, 구체적으로는 불교의 팔정도를 비롯한 마음을 닦는 수행을 의미하게 되었다. 따라서 브람머짜린Brahmacārin이라고 할 때는 청정범행을 닦는 사람을 뜻한다. 이 시기는 철저하게 금욕적인 생활을 유지하면서 『뷔더』를 배우는 종교적 학습 기간으로, 구루가 있는 아슈럼āśram[44]으로 가서 함께 생활하며 공부한다. 배우고 익히는 청년기다. 계절로 치면 봄의 절기로서 오행 중에는 목木에 해당한다.

2. 그리허스터家住期, 25~50세

그리허스터Grihastha는 집을 뜻하는 Griha와 상태를 뜻하는 stha가 결합된 명사로, 재가자在家者의 상태를 뜻한다. 이 시기는 가족을 부양하며 다른 사람에게 보시를 하는 등 사회에 대한 의무를 실행하고 신에게 희생제를 드리는 가정생활의 단계다. 결혼을 해서 자식을 낳고 사회인으로 기능하는 시기다. 사랑과 결혼, 가족과 직업을 일구는 장년壯年의 삶이 해당된다. 계절로는 화火의 기운이 강한 여름 시기다. 앞의 두 단계에서 인간은 교육과 사회적 책임을 부여받는다. 이 시기는 마치 무대에 올라 선 연기자처럼 역할을 부여받아 행하는 것과 같은데, 이 역할은 가정과 직업, 사회적 성공과 인간관계들을 포함한다. 그러나 다음 단계에서는 이 모든 역할을 내려놓고, 영적인 삶을 추구한다.

44 힌두 청년들에게 아슈럼은 마치 훈장이 기거하는 서당에 들어가 같이 살듯이, 구루가 기거하며 지도하고 있는 곳에 들어가 『뷔더』를 공부하고 제사 의식 등을 배우는 학습 장소다. 마을에서 멀지도 않고 가깝지도 않은 곳에 위치하는데, 음식 조달 등에 어려움이 없으면서도 영적 수련에 전념할 수 있는 한적한 곳에 자리 잡는다. 한 가지 눈여겨볼 사실은 인생의 4주기 체계도 아슈러머(āśrama)라고 부른다는 것이다. 이는 우리가 어떤 단계에 있든 인생이란 배우고 수양하는 것을 의미하는 것으로 본다.

3. 봐너쁘러스터林棲期, 50~75세

봐너쁘러스터Vānaprastha는 숲을 뜻하는 vana에 거주하다는 의미의 prastha가 결합되어 파생된 명사로 숲에 머무는 시기를 뜻한다. 그렇다고 해서 집을 완전히 떠나는 것은 아니고, 마을로부터 적당한 거리를 두고 집안의 어른으로서 자식들을 격려하는 시기다. 사회적인 것에서 영적인 것으로 전환이 일어나는 시기로, 집안일이나 사회의 일로부터 거리를 두고 묵상을 하며 인내하는 시기이기도 하다. 자식은 이미 자랐고 사랑의 폭풍은 잦아들었으며 직업에서도 성취를 이루고 인생 후반의 마무리를 위한 사색에 젖어드는 시기다. 이 시기는 계절로 치면 가을로서 오행 중, 금金에 해당한다.

4. 싼냐서遊行期, 75~100세

싼냐서Saṃnyāsa는 saṃ(함께 또는 모두)+ni(아래로)+√as(던지다 또는 놓다)로 결합된 동사 Sanyasa(던져 버리다, 놓아 버리다, 내려놓다)에서 파생된 명사로, '속세를 떠나 출가자의 삶을 사는 것'을 의미하며, 그러한 삶을 사는 출가자를 싼냐신saṃnyāsin[45]이라고 부른다. 모든 세속적이고 이기적인 관심들을 포기하고 궁극적 실재에 대한 명상에 헌신하는 유랑의 시기다. 목셔mokṣa, 해탈를 목적으로 만행을 하면서 영적 지식을 탐구하고 사회나 정치적 관심사에는 관여하지 않는다. 유행기遊行期는 삶의 다른 단계들, 특히 가정생활 단계의 훈련을 전제로 하고 있지만, 학습기의 청년Brahmacārin이 가주기家住期와 임서기林棲期의 과정을 건너뛰고 속세를 떠나 영적인 추구에 전념하기로 결정할 수도 있다. 노

45 힌두 전통의 출가 수행자 싼냐신에 비유되는 단어로 슈러머너(śramaṇa), 빠알리어로는 싸머너(samaṇa)가 있는데, 한자로는 사문(沙門)으로 옮긴다. 이는 힌두교에서 브람민 계급 이외의 출가 수행자를 일컫는 용어였는데, 후에 자인교와 불교, 유물론자인 짜르와꺼(Cārvāka)를 포함한 외도(外道, Ājīvika)들까지, 속세를 버리고 출가하여 탁발자의 삶을 살면서 각 전통이 추구하는 영적 지혜와 해탈을 성취하기 위해 수행하는 무리들을 지칭하게 되었다.

년의 출가 수행이라면 나라는 존재가 하나의 씨앗이 되어 세상에 뿌려지는 계절 곧 겨울로서, 수水에 해당한다.

힌두인들이 말하는 인생의 네 가지 목표와 가치, 뿌루샤르터Puruṣārtha

인생의 4주기 체계는 인간이 추구하고 성취해야 할 네 가지 목표와 가치, 뿌루셔 어르터Puruṣa artha와 연결되어 있는데, 그 가치들은 다르머dharma, 법칙, 어르터artha, 삶의 수단, 까머kāma, 욕망의 충족, 목셔mokṣa, 해탈이다.

1. 다르머(자연의 법칙)

다르머dharma는 동사 어근 √dhṛ, '붙잡고, 유지하다'에서 파생된 명사로서, 지지 기반으로부터 떨어지지 않도록 붙잡는다는 의미에서, '굳게 확립된 것' 즉 '법칙'을 의미하게 되었다. 고대 베딕 싼스끄리뜨에서는 n으로 끝나는 동사 dharman에서 파생된 것으로 보아, '유지하고 지지하는 것'이라는 의미에서 종교적으로 확장되어 리떠Ṛta의 어떤 측면을 나타낸다.『붸더』에 나타나는 리떠Ṛta는 우주와 그 안의 모든 것들의 작용을 조절하고 다스리는 우주적 섭리이자 진리다.[46] 여기서 다르머는 우주의 질서에 부합하고, 혼란을 예방하며, 개인적 차원에서 뿐만 아니라 가정과 사회, 자연에 필요한 인간의 행위를 뜻하게 되었다. 이런 의미에서 다르머는 종교적 소명과 사회적 의무와 책임, 권리 등 올바른 모든 도덕적 행위를 내포한다. 때문

46 리떠의 상대 개념인 마야(Māyā)는 혼란을 초래하는 환상과 기만, 마술 같은 것으로, 예측 가능한 질서와 조화로움을 이끄는 법칙과 규범, 진리에 상반된다.

에 다르머는 좁은 의미로는 도덕적 윤리를, 넓은 의미로는 자연의 법칙을 의미하는데, 한자로는 '법法'으로 번역되었다. 한자 '법法'이 물 수氵 변에, 갈 거去 자의 조합이니, 물의 흐름으로 자연의 법칙을 잘 나타내는 역어라 할 수 있겠다.

2. 어르터(삶의 수단)

사회 활동을 하는 재가자들은 생활을 유지하는 데 기본적으로 필요한 의식주 문제를 해결하고 수면욕과 성욕 등 기본적인 욕구를 충족하기 위한 수단으로서 재물을 삶 속에서 추구해야 할 하나의 정당한 가치로 받아들인다. 어르터artha는 자신이 원하는 상태에 있을 수 있도록 하는 활동이나 자원, 부와 경력, 경제적 번영을 포함한 삶의 수단을 의미한다.

3. 까머(욕망)

까머kāma는 눈, 귀, 코, 혀, 몸, 마음이라는 감각기관을 통해 각각의 대상을 취함으로써 만족과 즐거움을 누리는 것이다. 이것을 감각적 쾌락이라고도 하고 욕망이라고도 하는 이유는 오감뿐만 아니라 육감, 즉 마음이 그 대상을 취함으로써 느끼는 즐거움도 포함하기 때문이다. 힌두인들에게 까머의 목적은 다르머dharma를 어기지 않고 목셔mokṣa를 향한 여정을 멈추지 않으면서 어르터artha의 도움으로 욕구를 충족하는 즐거움을 누리는 것이다. 힌두 철학은 이러한 즐거움을 어떻게 확보하고 유지하는지에 대해서도 많은 가르침을 제시하는데, 감각적 즐거움도 인간의 삶에서 고려해야 할 필수적인 부분으로 간주하고 있기 때문이다. 그러나 감각적 욕망의 추구는 끊임없이 변화하기 마련인 감각과 그 대상으로부터 영향과 지배를 받게 됨으로써 쾌락과 고통, 즉 보상과 처벌이라는 통제 아래에 놓이게 된다. 까머kāma의 추구는 욕구를 충족시킴으로써 자신의 삶에 대한 주인으로서의 역할을 빼앗기지 않고 자신의 향상을 위한 개발 의지가 물질적 삶을 이끌어 갈 때 물질 세계와 정신 세계가 균형을 잡게 된다는 의미로 이해하는 것이 바람직할 것이다.

4. 목셔(해탈)

목셔mokṣa는 '자유롭게 하다', '풀어놓다', '해방하다'라는 의미를 지닌 동사 어근 √muc에서 파생된 명사인데, 『붸더』와 초기 『우빠니셔드』에 나오는 mucyate라는 동사는 마치 말이 멍에로부터 벗어나는 것처럼 자유로워지는 것을 뜻한다. 궁극적으로 목셔는 쌍싸러saṃsāra, 윤회전생[47]라고 하는 속박과 굴레로부터 벗어나는 해탈을 뜻하는데, 이 해탈은 지봔묵띠jivanmukti, 즉 몸을 가지고 살아 있는 이번 생에서 성취할 수도 있고, 아니면 뷔데허묵띠videhamukti, 즉 죽고 나서 내세에서 이룰 수도 있다고 한다. 인간이 필연적으로 마주치게 되는 한계 상황으로부터 벗어나는 목셔는 고통이 사라지고 쌍싸러의 속박으로부터 벗어난 것일 뿐만 아니라 절대자인 브람마와 하나가 된 상태, 그럼으로써 지식과 평화, 은총이 충만한 상태라고 여러 힌두 학파는 설명한다. 힌두 철학에서 해탈은 자신의 참된 자아Ātman을 깨닫고 브람마Brahmā와 하나됨을 실현하는 지식에 의해서 달성된다고 보았다. 이 지식을 통하여 인간은 육체와 감각의 한계 너머로 의식을 확장시킬 수 있다고 한다.

47 쌍싸러는 주기적 변화나 순환의 의미를 내포한 세상, 또는 그 세상을 떠돎을 뜻하는데, 죽고 다시 태어나는 삶의 주기적인 변화, 즉 윤회전생(輪廻轉生)을 의미하게 되었다.

이상으로 힌두인들이 인생에서 추구하는 네 가지 가치에 대해 알아보았는데, 다르머에서 목셔로의 추구 방향은 자인교나 불교 전통의 슈러머너 śramaṇa, 沙門들에게도 너무나 당연하고 필연적인 가치다. 차이가 있다면 슈러머너들은 어르터와 까머를 다르머를 통해 목셔를 추구하는 데 필요한 가치로 받아들이지 않았다는 점이다. 영적 깨달음을 추구하는 수행자들에게 까머는 극복해야 할 장애로 드러날 뿐이고, 탁발걸식에 의지해 살아가는 출가자들에게 어르터는 추구해야 할 가치가 아니기 때문이다.

힌두 철학의 일반적 특색

1. 힌두교의 신관神觀

힌두교로 번역되는 영어 힌두이즘Hinduism이라는 명칭은 영국을 비롯한 서양에서 종교를 포함한 인도 문화의 특질을 가리키기 위해 사용한 표현이다. 원래 '힌두Hindū'라는 이름은 싼스끄리뜨어로 '큰 강'을 가리키는 단어인 '신두Sindhu'에서 유래했는데, 그 강은 바로 4대 문명의 발상지 중 하나인 인더스강이다.

힌두교는 기독교와 이슬람교 다음가는 세계에서 세 번째로 신도 수가 많은 신앙으로, 그 수는 2022년 기준으로 11억 6000만 명에 달한다.[48] 힌두교의 발생은 고대 인도의 종교 사상인 『붸더』에서 비롯한 브람먼교로부터인데, 이 브람먼교는 같은 아리아인이 세운 페르시아(이란)에서는 후에 조로아스터교로 진화하면서 일신교가 되었지만, 인도에서는 인더스 문명의 토

48 2022년 발표된 퓨 리서치센터의 인구 통계에 따르면 전 세계에서 가장 많은 신자를 가진 종교는 기독교(가톨릭 포함)로 80억 인구 중 23억 8200만 명(31.11%)이 믿고 있다. 무슬림이 19억 700만 명(24.9%)으로 그 뒤를 이었고, 힌두교(11억 6000만 명, 15.16%), 불교(5억 600만 명, 5.06%) 순이었다.

착 신들을 받아들이면서 다신교 형태로 발전하게 되었다. 이렇게 아리안족의 종교였던 브람먼교는 인더스 문명의 요소를 받아들이면서 발전을 계속하는데, 힌두교 주신 중 하나인 쉬바Śiva도 그렇고 뷔슈누Viṣṇu의 가장 중요한 화신인 끄리슈너Kṛiṣṇa도 그렇고 실제로는 인더스 문명의 토착 신이라는 가설도 존재한다. 두 신 모두 피부가 검거나 푸르게 묘사되는 점에서 백인종인 아리아인과 전혀 다른 인종적 특징을 보이기 때문이다. 이후 불교나 자인교와 같은 종교의 도전을 받기도 했지만, 힌두교는 기원후 4~6세기의 굽따 왕조 때 교리가 확정된 이후 현재와 같은 형태로 발전에 이르고 있다.

브람먼교가 힌두교로 전환된 것은 8세기경 샹꺼라짜리여Śaṅkarācārya[49]의 뷔단떠 철학이 나왔을 때로 보고 있는데, 샹꺼러는 대승불교의 사상을 일부 받아들여 범아일여梵我一如 사상을 주창하여 힌두교의 대중화에 성공한다. 그러나 이렇게 형이상학적인 뷔단떠 철학에 의해 다소 사변적으로 흐르던 힌두교는 11세기경 라마누저Rāmānuja[50]가 나타나 신에 대한 대중 신앙을 부활시켜 현재와 같은 종교로 발전하게 되었다. 힌두교는 기독교나 이슬람교, 불교와 같이 특정한 창시자를 중심으로 형성된 종교가 아니라, 여러 세대를 통하여 수많은 사람들에 의하여 형성된 것으로 인도 사람에게 힌두교는 생태적으로 가계가 속한 종파에 따른 삶 그 자체라고 할 수 있다. 때문에 힌두교의 여러 종파들은 각자 전통에 따른 다양한 내용의 경전이 있지만, 기독교의 신약 성서처럼 가장 널리 읽히는 경전은 『바가왓 기따Bhagavad Gītā』다. 갠지스강의 모래알만큼 신들이 많다고 하는 힌두교에선 기

49 샹꺼라짜리여(700~750)는 남인도의 께랄라 출신의 브람먼으로 뷔단떠 철학을 불이론(不二論, advaita)으로 해석했다. 『뷔더』와 『우뻐니셔드』에 근거한 브람먼교를 체계화한 사람으로 알려져 있다.

50 샹꺼러와 더불어 인도의 이대(二大) 철학자로 알려져 있는 라마누저(1017~1137)는 남인도 따밀나두(Tamil Nadu) 지방의 띠루뻐띠(Tirupati)에서 태어난 브람민 출신으로, 한정불이론(限定不二論, Visistadvaita)으로 불리는 그의 철학은 최고의 실재인 브람먼을 샹꺼러의 주장처럼 아무런 속성이 없는 것이 아니라, 인격적인 모습을 갖추고 있다고 주장하며, 지식이 유일한 구원의 수단이라는 샹꺼러의 이론에 반대했다. 지식은 해탈을 얻기 위한 하나의 수단에 불과하며, 온몸을 신에 바치는 순수한 헌신만큼 효과적이지 못하거나 믿을 수 있는 바가 못 된다고 하였다.

독교적인 의미의 유일신은 등장하지 않는다. 그러나 '일자一者는 다자多者를 통해서 존재하고, 다자는 일자의 드러남'이라고 하는 사상 속에서 근원에 대한 지향은 유지하면서도 다양성을 배척하지 않는 힌두인의 사고방식을 보게 된다.

2. 타당한 지식의 수단, 쁘러마너pramāṇa

힌두 철학 각 학파의 문헌은 『쑤뜨러Sūtra, 經』와 『쑤뜨러』에 대한 주석서, 그리고 그 주석서에 대한 또 다른 보조 주석서들로 이루어져 있다. 왜냐하면 『쑤뜨러』가 너무나 간결하여 주석서의 도움 없이는 거의 이해 할 수 없는 경구들로 이루어져 있기 때문이다. 이를 통해 각 학파는 우리가 무엇what을 어떻게how 아는가에 대하여 체계화한 시도를 보여 준다. 타당한 지식의 수단들의 범위와 본질에 관련된 세부적 사항에 관해서는 각 학파마다 다양한 견해가 존재하지만 대부분 인도 논리학자들은 아래에 나오는 지식pramā을 얻는 세 종류의 수단pramāṇa들을 인정하는 데 동의한다.

① 쁘러딱셔(지각)

쁘러딱셔pratyakṣa의 문자적 의미는 '눈으로 볼 수 있는' 것으로서, '눈앞에 있는', '시각을 포함한 감각기관을 통해 인식할 수 있는', '직접적이고 분명한' 등의 의미를 나타내게 된 증명의 한 방법이다. 여기에는 아래와 같이 네 가지 종류가 있다.

1) 인드리여 쁘러딱셔Indriya pratyakṣa: 감각적 지각
2) 마너쓰 쁘러딱셔Manas pratyakṣa: 정신적 지각
3) 스워붸더너 쁘러딱셔Svavedana pratyakṣa: 자각, 자의식
4) 요가 쁘러딱셔Yoga pratyakṣa: 초월적 직관

인간이 정보를 받아들이는 일차적 지각은 감각적 지각Indriya pratyakṣa으로서 눈, 귀, 코, 혀, 몸의 감각기관을 통해 시각, 청각, 후각, 미각, 촉각을 받아들이는 것이다. 그러나 이러한 일차적인 감각적 지각은 종종 착시나 환청 등을 통해 착각을 불러일으키기도 하고, 있는 그대로의 사실을 전달하지 못할 때가 있다.

감각적 지각이 불확정적일 때는 마음의 힘citta Śakti이 감각의 토대로서 기능하여, 지성Buddhi의 도움으로 감각 대상에 대해 숙고하면서 정신적 지각Manas pratyakṣa이 작동한다.

자각 또는 자의식Svavedana pratyakṣa은 실체적 원리tattvas가 주도하여 욕망raga과 지식vidya, 섭리niyati, 시간kāla 그리고 요소나 파편kalā이 즐거움과 괴로움과 함께 의식의 지적 대상이 될 때 나타난다.

초월적 직관Yoga pratyakṣa은 요가의 여덟 가지 수행을 통해 지적인 자아를 가리고 있는 불순물들을 제거하고 난 뒤에 얻어지게 된다고 한다. 이것은 요기의 통찰력과 같은 직관에 근거한 개인적 지식을 통해 내적 성찰에서 진리의 기원을 찾는 것이다.

② 샵더(언어적 증언)

샵더śabda는 '소리를 내다'는 의미의 싼스끄리뜨 어근 √śabd에서 파생된 명사로, '소리' 또는 '말'을 뜻하던 것이 철학 용어로 '언어적 증언'을 나타내게 되었다. 샵더는 『붸더』, 즉 계시śruti가 신으로부터 나온 것, 초자연적인 것이기 때문에 우리를 잘못 인도할 수 없다고 확신하여 언어적 증언으로 인정한다. 이것은 말이나 문자를 통한 신뢰할 만한 전문가의 증언을 포함하지만, 모든 의도나 목적이 외적인 권위에 의존해 있기에 받아들이느냐 받아들이지 않느냐의 문제가 남게 된다.

③ 어누마너(추론)

어누마너anumāna는 '전제로부터 결론을 유추하다, 도출하다.'라는 뜻을 지니고 있다. 멀리 떨어져 있는 언덕에 연기가 보이면, 불 자체는 직접적으로 보이지 않더라도 우리는 그 언덕에 불이 났다고 결론을 내린다. 왜냐하면 "아니 땐 굴뚝에 연기 나랴."라는 말처럼, 연기는 불과 반드시 연결되어 나타나기 때문이다. 여기서 언덕 위의 불을 유추해 내는 것을 추론anumāna이라 한다. anumāna에서 mā는 앎의 대상을 재어서measure 아는 것을 뜻하고, anu는 주어진 전제를 따라서following, 즉 여기서는 언덕 위의 연기로부터, 그리고 연기는 불과 불가분의 관계라고 하는 우리의 과거 경험으로부터 유추하는 것을 뜻한다.

3. 업 사상karma과 윤회saṃsāra에 대한 믿음

우리가 흔히 쓰는 업業, karma이라는 말은, 문자적으로는 싼스끄리뜨어 √kṛ(~하다)에서 파생된 명사로 '행동' 또는 '행위'라는 의미다. "콩 심은 데 콩 나고 팥 심은 데 팥 난다." "뿌린 대로 거둔다."는 속담처럼 좋은 행위들은 선을, 나쁜 행위들은 악을 이끈다는 원인과 결과의 법칙을 뜻한다. 그러나 붸더 시대에 까르머karma는 사제들이 지내는 제의를 의미하였고, 오로지 얏냐yajñā, 희생제의를 통해서 천상에 갈 수 있는 것으로 믿었다. 붸더 시대에는 업과 윤회의 개념은 없었으며, 누구나 죽으면 조상들이 있는 천계에 가는 것이 아니라, 신에게 제사를 잘 드려야 천계에 갈 수 있다고 믿었다. 신에게 희생공물을 바치던 데서 이를 공희종교供犧宗敎라 부른다. 제단을 쌓고 동물을 잡아서 바치고, 찬가를 낭송하는 제사를 지내는데, 제사를 지낼 때의 절차와 규정이 싼스끄리뜨어로 적힌 『여주르 붸더Yajur Veda』 등은 당시 사제인 브람민 계급들만 읽을 수 있었기 때문에 그들이 최고의 지위를 차지하게 된다. 반면, 제사를 잘 바칠 수 없는 낮은 신분의 계급들에게는 차츰 지옥에 대한 개념이 생겨났다. 잘못된 영혼이 보다 나은 곳으로 가기 위해 스스로를 단련하는 연옥煉獄과 비교해서, 그리고 천계에 대한 묘사가 아름다워질수록, 지옥은 더 끔찍하고 혹독한 곳으로 묘사된다.

불가항력적인 자연의 위력 앞에 인간의 운명조차 신이 좌지우지하고 길흉화복도 신이 내리는 것으로 믿었던 것이, 브람머너Brāhmaṇa, 제의서 시기에서는 제사가 모든 것을 가능하게 한다는 믿음으로 대체되었다. 이렇듯 신앙적인 힌두이즘에서는 까르머를 초월적 존재인 신에 의해 상과 벌이 부여되는 것이라고 믿었다. 이것은 우빠니셔드 시대에 접어들어 제사지상주의에 대한 반발이 현저해지면서 인간의 모든 운명은 인간의 행위에 의한 인과因果의 법칙에 의해 결정된다는 입장으로 전환된다. 『우빠니셔드』의 인과론자들은 하나의 행위는 인과因果의 연쇄 관계에 놓이며 단독적으로 존재하지 않기에, 현재의 행위는 그 이전의 행위의 결과로 생기는 것이고, 그것은 또한 미래의 행위에 대한 원인으로 작용한다고 보았다. 거기에는 시간時間, kāla · 천명天命, daiva · 천성天性, svabhava 등의 말로 표현되는 과거·현재·미래에 잠재적으로 지속하는 일종의 초월적인 힘이 전제되어 있으며, 인과의 원리를 인간 행동의 영역에까지 확장하여 물질적 세계 속의 모든 사건이 그에 선행하는 것들에 의해 결정되는 것과 마찬가지로 도덕적 영역에서 발생하는 모든 것들도 예정되어 있다고 본 것이다. 이러한 까르머 이론은 자칫 인간이 하는 모든 일이 그와 같이 예정되어 있다는 숙명론으로 전락할 수 있는 가능성을 열어 놓는 것이 된다. 어떤 개별적인 삶 속에서도 인간의 조건은 과거에 했던 그들의 행위와 생각의 성향에 의해 이미 결정되었기에 피할 수 없이 받아들여야만 한다고 생각할 수 있기 때문이다.[51]

51 이러한 선업과 악업에 따른 세 가지 종류의 까르머 법칙이 있다고 한다. 과보가 드러나는 방식은 다음과 같다. 1) 끄리여만 까르머(kriyamān karma): 즉각적으로 열매를 맺지 않고 저장되어 있다가 적절한 때를 기다려 미래의 적당한 시기에 열매를 맺게 되어 있는 미정의 까르머다. 2) 싼찟 까르머(sañcit karma): 정지

까르머의 이론은 행위를 결정하는 원인을 행위하는 개인 속에서 찾고 있는데, 그러한 원인들이 일회적 삶이라는 좁은 한계 속에서 전부 발견될 수 없기 때문에, 일련의 연속된 삶들 속에서 개별적 자아jiva가 연속적으로 존재한다는 윤회saṃsāra를 전제한다. 과거의 행위로 인해 조건 지어진 현재의 상황 속에서 긍정과 부정의 선택을 내릴 수 있는 자유의지가 인간 개개인에게 있다면, 현재의 삶이 과거 업의 결과이기도 하지만 현재의 행위가 현재와 미래의 삶을 결정하는 원인이 되기도 한다. 그러하기에 운명이란 단지 이전의 다른 삶 속에서 행했던 행위들의 다른 이름이 될 뿐, 행위의 자기 책임을 인식한 자유의지를 포기하지 않는다면, 인생을 외적 요인에 의한 숙명으로 받아들여야 할 이유가 없게 된다. 그렇다고 해서 인간의 자유의지가 과거 까르머의 결과로 드러나는 것을 피할 수 있다고 하는 것은 아니다. 뿌린 씨는 거두어야 하고, 우리 삶 속에서 각자의 몫으로 떨어지는 상벌은 공정하다고 보기 때문이다.

힌두 사상에서는 어떠한 행위는 업을 초월할 수 있다는 가능성을 열어두고 있는데, 그것은 『바가왓 기따』에서 말하는 결과에 집착하지 않는 초연한 행위Karma-Yoga를 말한다. 또한 신에 대한 헌신과 사랑Bhakti-Yoga을 실천하는 사람의 모든 행위는 신에게 바쳐지기 때문에 업이 되지 않고, 신의 은총이 개개인의 업을 멸할 수 있다고 본다. 이러한 맥락에서 힌두에서는 업을 양도 가능한 것으로 본다. 선업을 많이 쌓은 존재가 다른 사람의 악업을 상쇄시킬 수 있고, 어떤 선한 행위가 어떤 악한 행위를 상쇄시킬 수 있다는 것이다.

불교에서는 의도적 행위의 결과를 나타낼 때 업보 또는 과보라는 의미의 뷔빠꺼Vipāka라는 용어를 쓴다. 업業은 원인과 결과의 법칙으로, 육체적身 · 언

되어 비축된 상태로 보관되어 있거나 (차기 또는 이월) 잔액으로서 쌓여 있는 것이다. 3) 쁘라럽더 까르머(prārabdha karma): 모든 싼찟 까르머 중에서 현생 동안 과보를 맺을 준비가 된 것을 말한다.

어적口·정신적意으로 행하는 모든 행위는 무엇이든 우리가 받아야 할 결과를 낳는다는 것이다. 그런데 우리가 행하는 모든 행위들은 그 행위가 행해진 성질에 따라 고통스럽거나 즐거운 결과만 산출하는 것이 아니라 그와 더불어 미래에 동일한 유형의 행동을 반복하게 하는 성향을 강화시키는데, 이러한 성향을 쌍스까러saṃskara, 잠재성향라고 부른다. 이러한 성향은 잠재되어 있는 기대나 환경, 무의식적 자존감 등의 형태로 미래에 드러날 결과를 품고 있는 부화기 역할을 하는 것으로, 업적 충동, 잠재인상, 습관적 성향, 기질 등으로 그 표식을 드러낸다. 무아를 이야기하는 불교에서는 이것을 업의 형성력이라는 의미에서 인과의 연속체로 이해하는 반면, 붸더 전통에서는 개인의 영혼 안에 가능태로 내재하는 심리적인 인상 또는 에너지로 이해하며, 요가학파나 붸단떠Vedānta학파, 냐야Nyāya학파에서는 개인의 가치 구조에 기여하는 정서적 동기 부여의 장으로 이해하여, 생각과 행위를 밀어붙이는 의식적이고 무의식적인 내적 충동으로 작용한다고 본다.

업보業報 또는 과보果報라는 말에 내포되어 있는 까르머 이론의 필연성은 즐겁지 못한 경험들 또한 삶의 일부로 받아들이고 인정해야 하는 당위성으로 작용한다. 이는 현재의 긍정적 생각과는 관계없이 어떤 삶의 내용을 경험하도록 되어 있다는 뜻이기도 하지만, 쌍스까러saṃskara에 관해서는 그것이 각 개인의 조절 여하에 달려 있어서 우리가 어떻게 하느냐에 따라서 변화를 낳을 수 있는 영역으로 보았다. 우리의 도덕적 발전은 악은 선에 의해 대체되어야 한다는 믿음을 전제로, 잠재성향들을 직접적으로 조절하는 데 성공하는가, 하지 못하는가 여부에 전적으로 의존한다. 그러하기에 인간은 과거 까르머의 필연적 결과로 발생하고 있는 것과는 무관하게 성장할 가능성을 가지고 있는 것이며, 이것은 또한 발생하는 현재의 사건들을 어떻게 바라보며 어떤 결정을 내리고 어떻게 행위 할 것인가에 대한 질문을 남긴다.

4. 인간 삶의 목적은 해탈

해탈은 인간이 마주하고 있는 한계 상황, 즉 우리를 얽어매고 있는 속박으로부터 벗어나는 것을 뜻하는데, 좀 더 구체적으로는 다양한 차원에 태어나서 죽고 또 태어나고를 반복하면서 괴로움을 겪게 되는 윤회로부터 벗어나는 것을 의미한다. 인도의 거의 모든 다양한 학파들이 공통적으로 인정하고 있는 점은 윤회 사상을 배경으로 해탈을 인간의 목적 또는 최상의 가치로 인정한다는 사실이다. 다양한 학파들이 주장하는 해탈의 본질은 조금씩 다르지만, 현세든 내세든 실제로 획득할 수 있는 것으로 간주했고, 해탈에 이르면 다시는 고통스러운 이 세상에 태어나지 않는다고 한다. 해탈에 이른 자는 거짓된 자아 관념이나, 지속적인 생성에의 갈애, 모든 번뇌에서 자유롭기 때문이다. 인도의 철학자들은 궁극적 가치가 자각될 수 있다고 믿는다. 다시 말해서 그 기원을 알 수 없는 우리의 무지 또는 오류가 마침내 진리에 의해 대체될 수 있다고 확신한다. 그러나 우리 모두의 인간성은 동일한 수준에 있지 않고, 우리 모두가 같은 인생 목적을 가지고 있지도 않으며, 영혼들이 모두 동일한 발달 단계에 있는 것도 아니다. 사회에서도 여러 영혼이 추구하는 다양한 학습 영역이 있을 것이다. 사업, 정치, 예술, 지식과 더불어 보통 인간들보다 더 앞선 영혼들의 영적 안내를 지침으로 삼을 수도 있을 것이다.

5. 삶의 방법과 해탈의 길

인도 철학이라 하면 요가와 명상, 초월과 신비주의를 떠올리기 쉽지만 힌두교는 현실을 중요시한다. 궁극적으로는 해탈을 추구하지만 그것은 철저하게 세속의 삶을 터전으로 하기 때문이다. 삶을 네 주기로 나누어 관찰하듯이, 경제적 기반을 다지는 사회생활과 더불어 결혼하고 자식을 키우는 과정을 통하여 적나라한 인간의 감정과 욕망의 세계를 체험하는 그 속에서 실체를 지켜보고 초월해야 한다고 하는 생각이 힌두인의 기저에 깔려 있다. 인간의 욕망이란 억누르고 부정한다고 해서 해결되는 문제가 아니기 때문이다. 힌두는 세속의 삶을 부정하는 것이 아니라 오히려 해탈에 이르는 토대로 인식한다. 힌두교가 설명하는 삶의 두 가지 방법은 감각적 욕망을 충족하기 위한 행위pravṛtti와 감각적 욕망으로부터 물러나는 포기nirvṛtti이며, 해탈을 이루기 위한 대표적인 길은 아래의 세 가지로 알려져 있다.

① 지혜의 길, 냐너요가Jñāna-Yoga

우주와 인간의 본질에 대한 지식을 깨달음으로써 해탈에 이르고자 하는, 앎jñāna을 추구하는 길이다. 요가와 명상이 중요한 수단이며, 감각적 욕망으로부터 물러나 세속의 삶에 대해 초연함을 유지하는 포기nirvṛtti가 강조된다.

② 헌신의 길, 박띠요가Bhakti-Yoga

후기 힌두교에 나타난 주요 변화 가운데 하나는 인격신들이 등장하는 것인데, 그중 하나의 신에게 열렬하고 헌신적인 사람이 바치는 신애信愛, bhakti의 행위를 말한다. 『바가왓 기따』를 비롯한 스므르띠 문헌에서는 박띠bhakti가 지배적인 주제로 등장한다. 박띠bhakti는 '봉헌하다' 또는 '(신에게) 애착하다'는 뜻의 √bhaj에서 유래한다. 『바가왓 기따』에서는 사회적 의무의 준수와 종교적 목적을 달성하는 두 가지 목적의 조화를 추구하였지만, 특히 중세의 박띠 운동은 이슬람의 영향으로 기원후 7세기에 시작되어 15세기경에는 인도 북부까지 영향을 미쳤고, 신과의 정서적인 사랑의 성격을 강하게 드러내면서 대중적인 호응을 얻었다. 세속의 삶 속에서 자신의 행위pravṛtti를 신에게 돌림으로써 개체적 자아의 절대적 포기로 드러나는 행위의 완성은 실천을 통해서 가능하다고 한다.

③ 행위의 길, 까르머요가Karma-Yoga

행위의 길은 개인의 관심을 공동체의 관심, 즉 더 큰 전체 속에 종속시키고 행위를 포기하는 것이 아니라 행위의 결과를 단념하는 것을 말한다. 사회적 삶을 포기하는 것이 아니라 행위를 하되 철저하게 무집착vairāgya의 정신 속에서 사회적 목적을 추구하는 것이다. 행위의 길은 마음의 자연적인 충동 속에 해탈을 가로막는 수많은 장애를 담고 있으므로 상당한 자기 억제의 필요성을 함축하고 있는 것이 사실이다. 까르머요가는 행위를 포기하라고 하지 않는다. 행위를 하되 그 결과를 통한 자신의 행복을 기대하지 말고, 자신이 해야 할 의무를 행하라고 한다. 어떤 행위가 선한 것은 그 행위가 좋은 결과를 일으키거나 현명하기 때문이 아니라 우리의 행동을 선천적으로 규정하는 도덕법칙dharma에 부합하기 때문이다.

3장

쌍키어 철학의 이해

요가학파를 비롯해 인도 사상의 전반은 육파 철학 중 가장 먼저 형성된 쌍키여학파의 영향을 널리 받았다. 쌍키여 철학에서 말하는 우주의 전개와 소멸에 대한 형이상학적 이론들과 해탈의 개념을 살펴보며 요가의 이론적 뿌리를 더듬어 본다.

쌍키여학파의 개조開祖는 기원전 4세기경의 성현으로 추정하는 까삘러Kapila로서, 『쌍키여 쑤뜨러Sāṅkhya Sutra』의 저자로 알려져 있다. 이 학파의 이론은 인도 정통 육파六派 철학 중 가장 먼저 성립되어 요가학파를 비롯한 인도 사상 전반에 널리 영향을 미쳤다. 그렇지만 그 기원은 논쟁의 대상이 되어 왔는데, 어떤 학자들은 『우빠니셔드』에서 파생된 사상이라고 설명하기도 한다. 쌍키여Sāṅkhya라는 말은 원래 수數를 활용하여 계산을 하거나 주제를 나열하거나 합리적으로 사유하는 것을 뜻하는 데서 발전하여, 철학적 반성을 뜻하게 되었다. 쌍키여 철학은 지식을 통하여 철학의 궁극적 사실을 깨닫도록 하는 방법을 제시한다. 무신론적으로 정신의 지고성과 영원성은 믿지만 우주를 창조하는 신은 존재하지 않는다고 생각한다. 우주는 자발적으로 탄생과 소멸을 반복한다고 하는데, 정신의 근본적 실체와 물질의 근본적 실체의 접촉을 시작으로 우주의 전개를 형이상학적 원리를 내세워 이원론적으로 설명하고 있다.

쌍키여학파는 인간의 고통은 정신이 자신을 물질과 동일시하는 무지無知에서 비롯되었다고 본다. 해탈하기 위해선 정신이 올바른 인식으로 물질적 속박에서 벗어나야 한다는 것이다. 이처럼 정신이 물질과 다름을 아는 것이 올바른 앎이라고 말하며, 올바른 앎을 통해 물질적 속박으로부터 벗어나기 위해 요가 수행을 강조하기도 했다. 실천수행을 중시하는 요가학파는 정신 집중을 통한 확고하고 꾸준한 명상에 의하여 궁극적 진리를 깨닫는 방법을 강조하기 때문에, 쌍키여와 요가, 다시 말해서 앎과 실천은 유기적으로 서로 관련되어 있다고 본다. 요가의 실천을 쌍키여의 지식에 기반을 두어야 한다는 말은 삶에서의 경험을 둘로 나누기 위해서가 아니다. 쌍키여와 요가는 새의 양 날개와 같고 수레의 두 바퀴와 같아서, 서로 필요한 도움을 주는 상호 보완적인 것이기 때문이다. 실천이 없는 지식은 공허하고, 지식이 결여된 실천은 맹목적이 되고 말기 때문이다. 이런 의미에서 지적이지 못한 행위는 요가로 간주되지 않는다.

쌍키여학파와 요가학파는 형이상학적 관점과 삶의 이상에 대한 개념은 많은 부분을 공유하는데, 쌍키여는 무형의 정신이 유형의 물질 세계에 구체화되는 과정을 통해 우주의 변화와 진화를 설명한다. 우주의 기원에 대해서는 우주는 시작점이 없이 '원래부터 존재했다.'는 설과 '우주의 시작점과 원인이 있다.'는 설이 대립하고 있다. 성경에 나오다시피 하느님이 온 우주 만물을 만들었다는 창조설과 더불어 가장 널리 알려진 우주의 기원에 관한 과학적 가설은 빅뱅 이론이다. 이 이론에 따르면 우주는 아무 것도 없는 한 점과 같은 상태에서 대략 137억 년 전에 공간과 시간이 함께 폭발적으로 팽창해서 별과 은하수와 행성으로 발전했으며, 이 팽창은 지금도 계속되고 있다고 한다. 생명의 기원에 대한 현대 과학의 가설은, 원시 대기에 포함된 몇 가지 원소들을 재료로 하여, 전기 자극이 가해져 생명체의 구성 성분인 아미노산이 형성되었고, 이들이 조합되어 원시적인 생명체가 출현하였으며, 끝없는 진화를 통해 각종 생물로 분화하였다는 진화론이 있다. 진화론이란 생물이 여러 세대를 거치면서 환경에 따른 변화가 축적되어 새로운 종의 탄생을 야기한다는 이론이다. 진화론의 핵심은, 적자생존에 의한 자연선택으로 요약할 수 있다.

많은 인도 사람들은 우주의 생성과 팽창, 수축과 소멸이 반복되고 있다고 생각한다. 시간을 순환의 개념으로 이해하고 있는 것이다. 붸단떠 철학에 의하면 우리가 살고 있는 이 우주는 영원한 실체인 브람먼이 시공간 속에 자신을 전개시킨 결과라고 본다. 이 우주는 유일무이한 것이 아니라 지금까지 수많은 우주가 창조되고 파괴되어 왔으며 지금 우리가 살고 있는 이 우주는 그 가운데 하나일뿐이라고 생각한다. 더불어 우주는, 창조주가 있다고 하더라도 아무것도 없는 상태로부터 무엇을 만들 수는 없다고 생각하여 무無로부터의 창조가 아니라 유有로부터의 창조를 믿는다. 만물의 실체에 대해서는 마야Māyā, 즉 환영幻影으로 보는 견해와 실재하는 것으로 보는 경우로 나누어진다.

『뿌라너Purāṇa』 등의 고전에서는 힌두교의 우주론에서 주장되는 주기적으로 생멸을 반복하는 우주의 존속 기간을 유가yuga라고 한다. 만물은 첫 번째의 끄리떠 유가krita yuga에 최선의 상태에 있으며, 시간의 경과와 함께 악화되어, 네 번째의 깔리 유가kali yuga의 종말에 이르러 파멸한다고 한다. 이에 따르면 우주의 순환은 172만 8000년 동안 지속되는 끄리떠 유가와 129만 6000년 동안 지속되는 뜨레떠 유가treta yuga, 86만 4000년 동안 지속되는 드워뻐러 유가dvapara yuga, 43만 2000년 동안 지속되는 깔리 유가라는 네 유가를 한 단위로 끊임없이 반복 순환하고 있다고 한다. 끄리떠 유가로부터 차례로 4:3:2:1의 비율로 줄어든다고 하는데, 이 네 유가를 합친 것을 가리켜 머하 유가mahā yuga, 즉 큰 유가라고 부른다. 또 1000 머하 유가(43억 2000만 년)를 껄빠kalpa라고 하는데, 한자로는 겁劫으로 번역한다. 이것은 우주의 생성과 유지, 파괴가 일어나는 한 번의 주기로서, 창조의 신 브람마의 입장에서는 단지 하루에 불과하고, 이렇게 1겁을 하루로 100년을 산다고 한다. 이처럼 우리 인간이 경험하는 이 세계라는 것은 무시무종無始無終으로 순환 반복하는 영원한 우주의 주기에서 본다면 지극히 짧은 찰나에 불과한 것이다. 인간의 수명도 유가가 진행 될수록 기간이 짧아져서, 끄리떠 유가의 4000년에서 깔리 유가에서는 100년으로 단축된다. 끄리떠 유가가 가장 정의롭고 순수한 시대인 반면에 깔리 유가는 가장 부패하고 타락한 시대가 된다. 끄리떠 시대는 다르머Dharma, 즉 법과 진리가 네 발로 서 있는 가장 굳건한 시대라고 한다면, 우리가 살고 있는 깔리 유가는 다르머가 외발로 서 있는 위태한 시기라고 한다.

붸단떠에서 보듯이 창조의 과정에 주재자인 신을 설정할 수도 있겠지만, 쌍키여 철학에서는 창조의 자발적 과정만 있다고 볼 뿐, 창조의 주체를 설정하지는 않는다. 쌍키여는 이 우주가 정신과 물질의 상호 작용을 통해 구성된 이원론적인 것으로 보았는데, 여기서 정신 또는 의식은 ① **뿌루셔**Puruṣa라고 하고, 물질은 쁘라끄르띠Prakṛti라고 하는 개념을 통해 설명한다. 쌍키여는 반복되고 있는 우주의 생성과 팽창, 수축과 소멸을, 정신을 뜻하는 뿌루셔가 질료를 뜻하는 쁘라끄르띠와 만나 어우러지며 점진적으로 구성되는 전개의 원리와, 이렇게 물질과의 협응 속에서 전개되었던 의식인 뿌루셔가 물질의 속박으로부터 벗어나 다시금 순수의식 상태로 되돌아가는 회귀의 원리로 설명하고 있다. 이 이론을 쌍키여의 전변轉變, pariṇāma설[52]이라 하는데, 여기서는 세상을 구성하는 창조물의 기본 요소 땃뜨워tattva가 25가지 있다고 한다.

② **쁘라끄르띠**Prakṛti는 인도 사상에서 근본물질(질료)로서 여성의 특성을 지닌 것으로 이해한다. 어머니를 뜻하는 영어 mother의 어원이 질료를 뜻하는 matter와 그 뿌리가 같듯이[53], 여성의 특성을 쁘라끄르띠의 에너지 또는 힘, 샥띠Śakti로 파악한다. 순수정신인 뿌루셔Puruṣa는 남성理性과 동일시한다. 뿌루셔는 움직이지 않고 관조하는 의식이다. 쁘라끄르띠는 모든 것을 생산할 수 있는 원천이지만 뿌루셔와의 협응으로서만 가능하다.

쁘라끄르띠Prakṛti는 쌋뜨워sattva, 라저스rajas, 따머스tamas라고 하는 세 가지 물질적 특성, 구나guṇa들을 지니고 있다고 한다. 여기서 쌋뜨워는 순수, 밝음, 빛의 특성, 라저스는 열을 발생시키는 활동성, 따머스는 어둠과 무거움으로 드러나는 비활동성과 같은 특성들이다. 쁘라끄르띠는 이 세 가지 특성guṇa들이 평형을 이루고 있는 상태에서는 드러나지 않고 있다가, 뿌루셔Puruṣa와 근접하게 되면서 평형 상태가 깨어지게 되었는데, 이렇게 구나들의

52 빠리나머(pariṇāma)는 전개와 변화, 흐름과 수정을 의미한다. 순수의식 뿌루셔에는 빠리나머가 없지만, 쁘라끄르띠는 지속적인 변화를 겪는다고 한다.

53 어머니를 뜻하는 영어 mother뿐만 아니라, 라틴어 mater, 페르시아어 madar, 슬라브어 mati 등 대부분의 인도유럽어는 싼스끄리뜨어 mātr와 어원을 같이 한다. 물질(matter)을 뜻하는 싼스끄리뜨어는 mātrā다.

균형이 무너져 드러나지 않고 있던 쁘라끄르띠로부터 세상이 점차 구성되며 드러나게 되었다고 한다. 쁘라끄르띠의 뿌루셔와 접촉은 자석의 자기장에 의한 철분의 접촉으로 비유되기도 한다.

쌍키여Sāṅkhya는 아래 표에 제시된 25가지 땃뜨워tattva를 수에 맞추어 열거하면서 그렇게 불리게 되었다.

쌍키여 철학에서 말하는 모든 창조물의 25가지 기본 요소tattva

<table>
<tr><td>어뱌떠avyakta
드러나지 않은 무형의 상태</td><td>① 뿌루셔puruṣa: 정신의 원리</td><td colspan="2">② 쁘라끄르띠prakṛti: 물질의 원리
구나guṇa - 쁘라끄르띠의 특성
1) 쌋뜨워sattva: 순수, 밝음, 빛
2) 라저스rajas: 활동성
3) 따머스tamas: 어둠, 비활동성</td></tr>
<tr><td rowspan="5">뱌떠vyakta
드러나면서 구체화되는 단계</td><td colspan="3"><자연의 최초 기원>①뿌루셔+②쁘라끄르띠 ⇒ ③마허뜨mahat: 사유의 원리인 우주적 지성으로서, 개체적으로 드러날 때는 붓디buddhi라고 부르는 판단과 결정을 담당하는 마음의 측면을 뜻한다.</td></tr>
<tr><td colspan="3">④ 아함까러ahaṃkāra, 자아: 개체성의 원리
자의식 발생 / 경험과 인상의 총체</td></tr>
<tr><td>⑤ 마너쓰manas, 意
감정, 지각, 생각+기억smṛti ⇒ 찟떠citta 心 = ③+④+⑤
정보를 축적된 인상에 따라 분류</td><td>⑥~⑩
냐넨드리여jñānendrīya
감각기관들
눈, 귀, 코, 혀, 몸</td><td>⑪~⑮
까르멘드리여karmendrīya
행위기관들
와꺼vak(말하고), 빠니pāni(손을 움직이고), 빠더pāda(걷고), 빠유pāyu(배설하고), 우빠스터upastha(생식하는) 기관</td></tr>
<tr><td colspan="3">⑯~⑳ 딴마뜨러tanmātra, 미세한 원소들
형색, 소리, 냄새, 맛, 촉감</td></tr>
<tr><td colspan="3">㉑~㉕ 머하부떠mahābhūta, 거친 원소들
쁘르트뷔pṛthvī(흙), 아빠āpa(물), 떼저teja(불), 봐유vāyu(바람), 아까셔ākāśa(에테르)</td></tr>
</table>

③ **마허뜨**Mahat는 '크고 위대하다'는 뜻으로 뿌루셔Puruṣa가 쁘라끄르띠Prakṛti를 만나 쁘라끄르띠가 깨어나면서 드러나는, 개체의식으로 분화되기 전의 우주의식, 우주지성을 나타낸다. 시공간을 비롯한 모든 창조의 자궁이

지만, 이것 또한 뿌루셔의 순수의식의 반영을 통해 작용한다.[54] 마허뜨는 개인의 영혼, 지뷔jiva 안에서 지성의 힘, 붓디buddhi[55]로 드러나는데, 여기서 붓디를 뿌루셔로 간주하는 개체적 자아가 활동하게 된다고 한다. 아함까러ahaṃkāra, 自意識, 즉 '나'라고 하는 개체적 의식이 붓디에서 비롯된다는 것이다.

④ **아함까러**ahaṃkāra라는 단어는 ahaṃ 즉 '나'가 kāra '작동하는 것'으로 이 자의식自意識은 무언가 하고자 하는 의욕을 불러일으키며 육체와 자신을 동일시하는 무지와 집착을 불러일으키는 근원이 된다. 아함까러로부터 초래된 무지의 영향 아래 쁘라끄르띠 안의 쌋뜨워, 라저스, 따머스의 세 가지 속성들이 작용하여 ⑤ **마너쓰**manas, 意根와 ⑥~⑩ **다섯 가지 감각기관**jñāna-indrya 및 ⑪~⑮ **다섯 가지 행위기관**karma-indrya이 생겨나게 되는데, 쌋뜨워의 힘이 주도적으로 작용한 다섯 가지 감각기관과 다섯 가지 행위기관은 주관적 현상계를 형성하고, 따머스의 힘이 주도적으로 작용한 ⑯~⑳ **다섯 가지 미세원소인 딴마뜨러**tanmātra와 그 배합에 의한 ㉑~㉕ **다섯 가지 거친 원소인 머하부떠**mahābhūta가 나타나면서 객관적인 현상계가 형성된다고 한다.

이상으로 살펴본 25가지 땃뜨워tattva, 요소 중 붓디와 아함까러, 마너쓰는 **내적기관**antaḥ-karaṇa, 언떠 꺼러너으로서 지성과 자의식, 그리고 마음의 복합체다. 이들은 본질상 물질적이며 또한 자아, 즉 뿌루셔Puruṣa가 경험을 획득하는 데 없어서는 안 되는 필요 불가결한 요소다. 이것은 각 개인에게 독특한 것이며, 이 세계 속에 존재하는 동안 계속해서 동반되고 있는 것이라고 가정

54 마허뜨(Mahat)는 뿌루셔(Puruṣa)와 쁘라끄르띠(Prakṛti), 즉 정신과 물질이 만나 전개되는 첫 번째 상황으로, 구나(guṇa)의 균형이 깨짐으로써 다양한 전개가 시작되는 태초(太初), 또는 이러한 모든 가능성을 담고 있는 태극(太極), 태허(太虛), 태일(太一) 등과 같은 개념들과 비교된다.

55 붓디(buddhi)는 '깨어 있다, 이해하다, 알다'는 의미를 지닌 싼스끄리뜨 동사 원형 √budh로부터 파생된 여성 명사인데 보다 많이 알려진 각자(覺者)를 뜻하는 남성 명사 붓다(Buddha)와 깨달음을 뜻하는 중성 명사 보디(bodhi)도 같은 어근으로부터 파생된 단어들이다. 붓디는 무언가를 형성하거나 이해하고 판단하는 힘이나 지성을 내포하는 단어로서, 그 자체로는 본질상 알 수 없는 것이기에 의식의 대상일 수 없고, 붓디 그 자체로는 깨달을 수 없다고 한다.

한다.

마너쓰manas, 意는 내적기관antaḥ-karaṇa의 일부이면서 동시에 외적기관bahi-ya-karaṇa, 버히여 꺼러너인 열 가지 감각기관과 행위기관들을 매개하는 역할을 수행하는 마음의 기능이라고 한다. 즉 ⑥~⑩ 감각기관jñāna-indrya을 통하여 들어온 감각정보를 받아들이고 해석하여 붓디buddhi로 하여금 분별적인 지각으로 판단하고 결정을 내리게 하고, 붓디가 내린 판단에 따라 ⑪~⑮ 행위기관karma-indrya들이 작동하도록 매개하는 것으로 이해된다. 내적기관an-taḥ-karaṇa인 붓디와 아함까러, 마너쓰는 거기에 떠오르는 지각과 생각과 감정에 기억smṛti이 합쳐져 **찟떠**citta, 心를 형성하는데, 찟떠는 무의식, 또는 잠재의식을 포함한 기억과 경험의 저장고이면서 동시에 모든 정신 활동을 작동하게 한다고 한다.[56]

위 표의 ③에서 ⑮까지는 개인의 의식적 또는 잠재의식적인 삶과 연관을 맺고 있는 것으로서, 경험적 관점에서 본다면 어리석음moha, 모허과 즐거움sukha, 수커, 고통duḥkha, 두커과 관련되는 것이다. 왜냐하면 그들은 그러한 느낌을 일으키는 필연적 수단으로 기능하기 때문이다. 쌍키여 철학은 불교와 같이 세계를 고통으로 보며, 이를 극복하려는 데 철학적 사유의 목적을 두고 있다. 이런 측면에서 보면, 구나guṇa들의 균형이 깨져 그중 어떤 특성이 주도적으로 작용하면서 이런저런 세상의 구성물들이 전개되는 과정은 정신Puruṣa이 경험을 획득하는 과정이기도 하지만, 반면에 순수의식을 구속하는 속박이 만들어지는 과정으로 볼 수 있게 된다. 따라서 쌍키여는 이 불균형 상태의 종식, 즉 물질의 속박으로부터 벗어나 순수의식 상태인 뿌루셔

56 찟떠(citta, 心)와 마너쓰(manas, 意), 붓디(buddhi, 知)는 불교에서 사용되는 찟떠(citta, 心)와 마너쓰(manas, 意), 윈냐너(viññāṇa, 識)에 대비된다. 일반적으로는 각각의 의미에도 불구하고 마음을 나타내는 동의어로 사용되는 경우가 많지만, 쌍키여뿐만 아니라 니야야 철학에서는 각각의 의미를 부각시키려는 노력이 보인다. 쌍키여 철학에서 붓디는 알고, 판단하고, 결정하는 마음의 부분이라고 하고, 불교에서는 윈냐너를 좁은 의미에서 판단하고 분별하는 산냐(saññā, 想)가 작동하기 전 감각기관에 뭔가 떠오른 것을 알아차리는 기능으로 본다.

Puruṣa로 회귀하고 회복하는 것을 까이뷜려kaivalya, 獨存라는 단어를 사용하여 해탈을 표현하고 있다.[57]

⑯에서 ㉕까지는 감각 대상의 세계를 구성하는 것들로서, 눈, 귀, 코, 혀, 몸의 감각기관들jñānendrīyas이 각각 감지하는 형색rūpa, 루빠, 소리ṣabda, 샵더, 냄새gandha, 간더, 맛rasa, 라써, 촉감sparṣa, 스빠르셔의 미세한 원소들tanmātra과 그로부터 인지되는 흙pṛthvī, 물āpa/Jala, 불teja/agni, 바람vāyu, 에테르ākāśa의 다섯 가지 거친 원소들mahābhūtas이다. ③에서 ⑮까지가 의식의 주관적 세계라고 하면, ⑯에서 ㉕까지는 그 대상이 되는 객관의 세계라고 할 수 있는데, 눈, 귀, 코, 혀, 몸의 감각기관들의 대상이 되는 형색, 소리, 냄새, 맛, 촉감의 미세한 원소들tanmātras이 흙, 물, 불, 바람, 공간의 거친 원소들mahābhūtas보다 먼저 나타난다는 것을 주목할 필요가 있다고 본다. 이것은 외부 세계에 대한 인식이 감각을 통한 지각에 기초한다는 것을 드러내기 때문이다.

쌍키여 철학자들에 의하면 현상계는 아까셔ākāśa라는 물질로 구성되어 있다고 유추한다.[58] 아까셔ākāśa라는 단어는 '나타나다, 드러나다, 밝게 빛나다'는 의미의 싼스끄리뜨 어근 √kāś에서 파생된 것으로 붸딕 싼스끄리뜨Vedic Sanskrit에서는 '허공, 진공'이라는 포괄적 의미를 나타내는 남성 명사로서 나타난다. 고전 싼스끄리뜨에서는 중성 명사로서 '하늘, 대기'를 뜻하게 되었으며, 붸단떠 철학에 와서는 '우주에 충만한 공기와 같은 유체 에너지'

57 「쌍키여 까리까(Sāṅkhya Kārikā)」 12~13장에서는 세 가지 구나(tri-guṇa)의 성격과 상호관계에 대해 다음과 같이 설명하고 있다. "쌋뜨워(sattva)의 본성은 즐거움(prīti)이고, 그 능력은 비춤(prakāśa)이며, 가벼움(laghu)이다. 라저스(rajas)의 본성은 근심(aprīti)이고, 그 능력은 활동(pravṛtti)이며, 동적이고(calaṃ), 자극하는 것(upaṣṭṃbhaka)이다. 따머스(tamas)의 본성은 미혹(viṣāda)이고, 그 능력은 억압(niyama)이며, 무겁고(guru), 장애가 되는 것(varaṇakaṃ)이다. 이 세 속성 사이의 관계는 서로 지배하며 의존하고 생성시키고, 동반하며, 상호 작용한다. 마치 등불에서 '기름, 심지, 불꽃' 셋 모두가 빛을 발생시키는 같은 목적을 위해 상호 작용하듯이 세 속성도 공동의 목적, 곧 뿌루셔의 독존이라는 해탈을 위해 작용한다." ―「요가 상캬 철학의 이해」(문을식) p.250 참조

58 아까셔(ākāśa)는 소리(śabda)의 특성을 가졌다고 하는데, 맨 먼저 허공(空)이 있어서 바람(風)이 불었으며, 그로 인해 불(火)이 일어나고, 수증기가 모여 물(水)이 되고, 물이 말라 흙(土)이 드러났다고 고대 인도인들은 생각했던 것 같다.

와 같은 전문적인 의미가 부가되었는데, 지, 수, 화, 풍, 공ākāśa의 다섯 가지 거친 원소들 중에 맨 먼저 만들어진 것으로서 물질 세계의 모든 것들의 토대이자 본질을 뜻하게 되었다. 우리 주변에 있는 모든 것들, 즉 우리가 보고 느끼고, 만지고 맛보는 모든 것들은 아까셔의 다양한 모습에 지나지 않으며, 우리가 고체, 액체, 기체라고 부르는 모든 것들과 형상, 형태, 신체라고 부르는 모든 것들, 그리고 지구, 태양, 달, 별이라고 부르는 그 모든 것들이 아까셔로 구성되어 있다고 한다. 이로부터 파생된 나머지 거친 원소들도 함께 무제한적으로 조합되어 시공간 안에 생명체를 포함한 다양한 형태의 물질이 구성되는데, 여기에는 아까셔에 작용하여 우주를 만들어 내는 힘, 쁘라너prāṇa가 우주에 존재하는 모든 형태의 에너지들을 발현시킨다고 한다. 쁘라너는 무생물을 포함하는 모든 차원의 실재에 스며들어 있는 생명력으로서, 생명체에서는 생기生氣 또는 숨을 의미한다.[59]

이상으로 세상의 전변에 대한 쌍키여의 이론을 개략적으로 살펴보았는데, 이와는 반대되는 개념인 세상의 회귀를 이해하기 위해서는, 그것도 정신의 원리 뿌루셔Puruṣa가 원래의 상태로 회귀할 것이라면 왜 굳이 쁘라끄르띠Prakṛti를 만나서 온갖 변화를 겪으며 다양한 형태로 전개되어야 했는가를 이해하기 위해서는, 도표에 나오는 몇 가지 핵심 개념을 좀 더 심도 깊게 이해할 필요가 있다.

59 이와 유사한 개념이 다양한 문화 속에서 발견되는데, '숨, 생명력, 생기를 불어넣는 원리' 등을 뜻하는 라틴어의 anima, 이슬람어 ruh, 그리스어 pneuma, 폴리네시아어 mana, 아메리카 원주민어 orenda, 독일어 od, 히브리어 ruah, 한자 氣 등이 있다. 기독교의 성령도 신성한 숨으로 표현되기도 한다. — 위키피디아 참조

뿌루셔

뿌루셔Puruṣa는 『우빠니셔드』 철학에서 자아로 불리는 아뜨먼Ātman과 비교되는데, 뿌루셔는 순수의식으로서 독립적이고 절대적이며, 마음이나 감각을 통한 어떤 경험이나 수단으로도 알 수도 없고 지각할 수도 없는, 언어와 설명을 벗어나 있는 것으로 묘사된다. 쌍키여학파는 질료인 쁘라끄르띠Prakṛti만으로는 우주의 전개를 드러낼 수 없기에, 정신적 요소 또는 생명의 원리라고 할 수 있는 뿌루셔의 존재를 인정한다. 뿌루셔는 쁘라끄르띠와 같이 추론의 대상일 뿐이지만, 쌍키여는 뿌루셔를 정신의 근본적 실체이자 영원한 자아로서 그 실재를 상정想定한다.[60]

인간에게는 자기완성을 위해 노력하도록 스스로를 격려하는 본능이 있다고 하는데, 경험을 통하여 궁극적 자아를 알고자 하고, 물질의 속박으로부터 벗어나고자 하는 충동은 쁘라끄르띠로부터 스스로를 해방하는 어떤 요소가 없다면 무의미해질 수 있기에 반드시 쁘라끄르띠와는 다르면서 전적으로 독립적인 실체가 있어야만 한다고 본 것이다. 물질이 없는 정신은 작용할 수 없고, 정신이 없는 물질은 맹목적이기 때문에, 쁘라끄르띠와 뿌루셔가 결합하여 서로 보완을 하는 것이라고 한다.[61] 그러나 상호 작용으로 생기는 전개물도 뿌루셔의 보조물로서, 정신이 스스로를 표현하기 위한 매개물일 뿐이라고 하는데, 비록 뿌루셔가 모든 생명체의 본질에 속할지라도

60 쁘라끄르띠(Prakṛti)와 뿌루셔(Puruṣa)의 관계는 눈먼 장님과 절름발이와의 관계 또는 무대의 무용수를 바라보는 관객으로 비유된다. 쌍키여는 세상의 전개를 붸단떠처럼 환영(Māyā)이라고 보지는 않는다. 붸단떠학파에서는 몸과 마음의 배후에 실체가 있고 그 실체 속에 특성들이 존재하며 세상은 그 실체가 투사된 환영이라고 주장하는 반면, 쌍키여의 영향을 받은 불교에서는 그런 배후의 실체가 없어도 특성들은 스스로 존재 할 수 있다고 보았다.

61 이러한 결합은 일상에서뿐만 아니라, 정신과 물질이 여전히 결합되어 있는 살아 있는 상태에서의 생해탈(生解脫, jivanmukti)에서도 발견되고, 생해탈자가 죽어 정신이 물질로부터 벗어난 이신해탈(離身解脫, videhamukti)을 하게 될지라도, 불멸의 존재로 간주되는 뿌루셔(Puruṣa)는 계속해서 존재한다고 쌍키여는 보았다.

그의 모든 심리적 삶은 쌋뜨워적 요소가 우세한 내적기관과 같이 쁘라끄르띠의 전개물들과의 관련 속에서 비롯된다고 한다.

뿌루셔는 복합체가 아니라 단일체로서 위치나 형태의 변화가 없기 때문에 동적인 것이 아니라 정적인 것이며, 쁘라끄르띠가 능동적인 데 비하여 수동적이라고 한다. 결과적으로 뿌루셔는 내적기관과 그의 다양한 보조물의 도움의 받지 않는 한 어떤 것을 의도할 수도 없고, 알 수도 없다고 한다. 뿌루셔는 그 자체로서는 경험을 감상하는 자bhoktṛ, 복뜨르일 뿐, 행위자가 아니므로 단순한 목격자sākṣin, 삭신라고 묘사된다. 이와 동시에 쌍키여는 뿌루셔라고 불리는 자아의 다원성을 인정하고 있다.[62] 다시 말하자면 뿌루셔의 개체적 다수성을 인정하는 것인데, 이것은 붸단떠 철학의 일체를 포함하는 브람먼과 그 개념이 비슷하다. 쁘라끄르띠가 하나인 데 비하여, 뿌루셔를 우주적 본질로서 단일하다고 가정하면서도 그렇게 하나인 우주적 자아가 수많은 개체적 자아, 또는 개별 의식으로 나누어진다고 보았으며, 반면에 해탈은 개체의 하나로의 회귀 내지 융합으로 본 것이다. 쌍키여는 인간의 다양한 기질 속에서 관찰된 차이점들로부터 개체적 자아의 다수성을 이끌어 내려고 뿌루셔의 개념을 확대했지만,[63] 그것은 개체들의 경험적 조건 속에서만 다르다는 것이지 뿌루셔 그 자체는 본질상 서로 다를 수 없기에, 해탈된 상태 속에서는 아무런 차이가 없다고 보았다.

62 붸단떠의 불이일원론에서의 유일자 개념과 비슷하다. 그러나 유일자의 원리는 그 특성상 정신적인 반면, 쌍키여 철학에서는 물질과 정신이 분리되어 있는 이원론이다.

63 사람들 사이에 정신적·도덕적 성향이 동일한 경우는 없으며, 아울러 그들의 사회적·육체적 환경에 대한 반응도 같지 않기 때문이다.

쁘라끄르띠

쁘라끄르띠Prakṛti는 물질의 근본적 실체로서의 자연을 말한다. 쌍키여는 모든 다양성을 갖고 있는 물질적 우주 전체를 쁘라끄르띠라고 불리는 단 하나의 근원에서 추적한다. 쁘라끄르띠는 뿌루셔를 제외하고 물질적으로 드러난 모든 것들의 제1원인으로서, 생명력과 함께 정신과 결합되었든지 간에 모든 물질적인 것들을 설명하는 원리다. 다만 이 원초적 실체는 우리에게 직접적으로 지각되지 못하며, 그 존재는 오직 추론될 수 있을 뿐이다. 쁘라끄르띠는 무한한 다양성을 가지고 물질적 우주를 전개시키는 원리 또는 실체에 주어진 이름으로서 모든 것에 편재할 뿐만 아니라 영속적으로 전개하거나 변화한다고 하는데, 이러한 개념은 전적으로 목적론적인 것으로, 그것은 오직 단 하나의 목적, 다시 말해서 경험적 가치들에서든 아니면 영원한 자유를 위해서든 뿌루셔를 완전하게 하는 데 봉사하는 것이라고 한다.

쁘라끄르띠는 창조의 25가지 기본 요소tattva중 23개의 요소들을 내포하고 있다. 여기엔 내적기관으로서 지성buddhi과 자의식ahaṃkāra, 그리고 마음manas의 포함을 전제하며, 이는 이 내적기관도 본질상 물질적인 것임을 나타낸다. 사유 과정과 같은 정신적 활동은 뿌루셔의 조명을 받을 때만 의식된다고 하여 쌍키여는 의식을 마음이 그린 물질적 형상을 비추는 빛으로 비유한다. 지성은 마음이 그린 형상을 순수의식의 빛으로 비추어 봄으로써 사유 작용이 의식된다는 것이다. 이때 자의식 아함까러는 모든 물질적 경험을 자신에게 귀속시켜 지성과 마음의 객관적 활동들을 개인의 경험으로 사유화하지만, 순수의식 자체는 이러한 사유 구조로부터 벗어나 있으면서 그 과정을 비추는 빛이라는 것이다. 아함까러는 눈, 귀, 코, 혀, 몸의 다섯 가지 감각기관들jñānendrīyas, 말하고, 손을 움직이고, 걷고, 배설하고, 생식하는 다섯 가지 행위기관들karmendrīyas, 그리고 이러한 기관들이 작동하여 인식하게 되는 형색, 소리, 냄새, 맛, 촉감의 미세한 원소들tanmātras을 전개한다고 하는데, 이 또한 육체적 기능이 의식되는 순서를 나열한 것으로 보인다. 그리고 흙, 물, 불, 바람, 공간의 다섯 가지 거친 원소들mahābhūtas, 五大이 마지막에 인식되는 것은 객관적 실재를 우선시하는 실재론에 대한 인식론의 우위를 쌍키여 철학이 나타내고 있는 것으로 보인다. 여기서 한 가지 주목해 볼 만한 사항 하나는 쌍키여의 이 전변설에 따르면 결국 마음이 물질의 산물이라는 것이며, 육체적 활동을 촉발하는 정신적 작용도 인과관계의 영향 아래 있다고 간주된다는 것이다. 불교에서는 마음manas, 意조차도 눈, 귀, 코, 혀, 몸과 같은 감각기관으로 보는데, 이는 쌍키여 철학과 어떤 영향을 주고받은 것으로 보인다.

쁘라끄르띠는 순수, 밝음, 빛을 나타내는 쌋뜨워sattva, 활동성을 나타내는 라저스rajas, 어둠과 무거움, 비활동성을 나타내는 따머스tamas라고 하는 세 가지 특성 구나guṇa로 구성된 복합체로서, 이 셋은 상호의존적으로 공존하며 결합하고 있다고 한다. 그렇지만 쁘라끄르띠가 그들에 의해 만들어진 것은 아니라고 한다. 왜냐하면 쁘라끄르띠가 이 세 가지 요소에 의존하고 있을지라도, 이 세 요소 역시 쁘라끄르띠에 의존하고 있으며, 쁘라끄르띠와 세 구나의 존재는 똑같이 시작이 없기 때문이다. 이 말은 또한 그들의 분리에 의해 쁘라끄르띠가 파괴될 수 있으리라는 가능성을 배제하는 것이기도 하다.

우주의 구성물이라고 할 수 있는 이 구나들은 자체 분화를 시작하기 전까지는 쁘라끄르띠 속에서 완전한 평형의 상태로 존재하는데, 그로부터 나타나는 사물들의 다양성은 쁘라끄르띠의 전개 과정 속에서 구나들이 구성 조직 속에 작용하는 비율의 다양성으로부터 비롯된다고 한다. 이 말은 쁘라끄르띠의 분화와 전개는 이 구나들의 평형 상태가 깨어지면서 시작된다는 것이며, 이 세 구나 중 어떤 것이 주도적으로 작용하며 더 많은 비율을 차지하게 되는가에 따라 다양한 모습으로 전개된다는 의미이기도 하다.

쁘라끄르띠의 전개 과정은 주기적인 것으로, 전개의 마지막에는 소멸의 과정이 뒤따른다고 하는데, 그때 우주 전체의 다양성은 이 쁘라끄르띠 속으로 회귀되어서 그 속에서 잠재하게 된다고 한다. 이 이론에서는 세계의 사물들은 새로운 창조가 아닌 원초적 실체의 변형의 결과로 간주된다. 이 학파에서는 결과들이 본질적으로 질료적 원인과 동일하다고 보기 때문에 그로부터 나오는 모든 사물들도 이와 비슷하게 구성된다고 주장한다. 쌍키여에서 말하는 인과론은 새롭게 존재하게 되거나 종국적으로 사라지게 되는 것은 아무것도 없다는 것이다. 즉 결과가 생성된 것이라고 말할 때 우리가 의미하는 모든 것은 잠재했던 것이 단지 구체화되었을 뿐이며, 쌍키여 인과론의 기초가 되는 관념은 비록 잠재적인 형태일지라도 결과가 언제나 원인 속에 존재하고 있다는 것이다.[64]

경험적개체적 자아

개체적 인간으로서 '나는 누구인가?'에 관한 질문에 대해 쌍키여 철학은 물질과 정신의 복합체 또는 그들의 혼합물이라고 할 수 있는 존재는 궁극적이 것이 아니라 단지 경험적인 자아일 뿐, 참된 혹은 초월적 자아인 뿌루셔와는 구별된다고 한다. 경험적 자아는 수동적 관조자인 뿌루셔와는 달리 그 앞에 나타나는 어떤 대상에 대해서도 관조자로서 남아 있지 않고 능동적으로 외적 대상을 파악하기 위하여 간섭한다. 뿌루셔와 쁘라끄르띠, 즉 정신과 물질이 결합된 생명체는 육체에 의해 물질 세계에 구속되는데, 물

64 이러한 개념을 원인 속에 결과가 내재되어 있다는 인중유과론(因中有果論, satkārya-vāda)이라고 부른다. 이 학파에서는 이 개념을 지지하기 위해서 계시의 도움을 요청하지 않고 이성에 근거를 두어 결론을 내리고 있다.

질 세계에 갇혀 윤회saṃsāra하게 되는 이러한 속박은 뿌루셔가 본래의 상태를 망각하고 분별력을 상실하여 자신을 쁘라끄르띠에 귀속되는 자의식, 아함까러로 혼동하면서 발생한다고 한다. 이것을 무지avidyā라고 부르며 현상세계의 고통은 바로 이것에서 연유한다고 한다.

실재론에 대한 인식론의 우위를 쌍키여 철학이 보여 주고 있음에도 불구하고, 이 학파에서는 외적인 실재가 전혀 존재하지 않는다고 주장하지는 않는다. 즉 모두에게 공통적이면서 당연히 실재하는 객관적 우주가 실재한다고 본다. 그러나 한 개인이 세계를 지각하는 것은 대상의 일부만을 과거의 삶이나 그 사람의 성격에 의하여 선택적으로 파악한다고 보며, 이는 전적으로 주관적인 한계에서 비롯되는 것으로 본다.[65] 인간들이 가지고 있는 주관적 편견들은 의심할 바 없이 사물들에 대한 그들의 지식에 영향을 미친다. 그들의 판단 속에 자신들의 개성이 영향을 미치기 때문에 외적 우주에 대한 우리의 지식은 치우쳐 있으며, 이것이 인간 경험의 근본적 결함이라는 것이다.

지식과 해탈의 수단

이 학파에서 경험적 자아가 지니는 지식은 본질상 불완전한 것이지만, 진리는 부분적인 지식이 아닌 완전하고 포괄적인 지식을 의미한다. 진리를 획득할 수 있는 수단인 내적기관은 쁘라끄르띠의 산물이므로 쌋뜨워뿐만 아니라 라저스와 따머스의 성질을 함께 보유하고 있다. 내적기관은 본질적

65 사물들은 본질상 실제로 그들이 일상적으로 지각되고 있는 것보다 훨씬 풍부하며, 대상에 속한 것으로 알려질 수 있는 모든 특성들은 실제로 그 속에 다 있다는 것이다. 그러나 이 이론은 사물들은 파악된 내용과 정확하게 같다는 견해도 아니고, 그렇다고 마음이 그 자신의 사물들을 만들어 낸다고 주장하는 견해(불교유심론)도 아니다.

으로는 쌋뜨워적인 것이기 때문에 존재하는 모든 것을 정확하게 드러내는 수단이 될 수 있지만, 실제적으로 그것에 속해 있는 인간의 경험 때문에 그 속에서 라저스와 따머스가 우세하게 된다. 이렇게 속박뿐만 아니라 해탈도 쁘라끄리띠의 자체 내의 문제이지만, 관건은 경험적 자아가 어떻게 물질적 속박에서 비롯한 주관적 인식의 한계를 벗어나 본래의 순수의식으로 회복되는가다.

쌍키여 철학은 명백한 지각을 방해하는 장애물을 제거하고 내적기관 본래의 순수성을 회복하기 위하여 삶과 세계에 대한 관점을 완전히 변형시키면, 완전한 진리의 지식을 성취할 수 있다고 한다. 그러나 이는 물론 이 학파의 이론상 라저스와 따머스가 완전히 제거되는 것은 아니고, 내적기관 안에서 활동이 멈추고 오로지 쌋뜨워가 작용하는 순수한 상태라는 의미로 해석해야 한다. 이렇게 성취되는 완전한 지식은 빠딴잘리Patañjali 또한 직관적 지식이라고 묘사하고 있다.

완전한 진리의 지식을 획득한 사람은 모든 시간과 모든 존재의 관조자가 된다. 세계에 관한 이 같은 전체적이고 공정한 진리가 그의 마음속에 깃들자마자 인간은 쁘라끄르띠를 통해서 보면서도 그것이 뿌루셔와는 절대적으로 구별된다는 사실을 깨닫는다. 이러한 깨달음은 현존하는 세계의 지식이라기보다는 식별력 있는 지식viveka-jñāna, 뷔붸꺼 냐너이다. 이러한 식별지識別智가 해탈의 수단이며, 이 학파에서 삶의 목적은 바로 이 식별지를 획득하는 것이다. 이 식별지는 쁘라끄르띠로부터 벗어남 또는 분리, 즉 어빠워르거apavarga, 解放를 의미한다.[66] 이것이 순수의식, 뿌루셔에 대한 깨달음이다. 뿌루셔가 물질에서 벗어나 순수정신으로 남는 상태가 바로 독존kaivalya이라고 묘사하는 궁극적으로 자유로운 상태인 해탈mokṣa이다.

66 불교의 무아(無我)와는 다르다. 해탈에 이르면, 요가학파에서는 다만 자아 관념이 사라지는 것이라고 표현할 뿐이고, 쌍키여에서는 오직 물질적 속박들로부터의 해방을 의미하는 것이다.

쌍키여의 전변설은 원시반본原始返本이라든가 꼬리를 문 뱀으로 형상화되는 회귀回歸와 같은, 동서양의 많은 철학자들이 주창했던 유사한 사상을 떠올리게 한다. 그러나 쌍키여의 형이상학은 하나의 질문을 남기는데, 그것은 원래 순수의식으로서 독존의 상태에 있던 뿌루셔가 왜 굳이 쁘라끄르띠와 만나 온갖 변화를 겪으며 전개해야 했는지 하는 것이다. "하나는 외로워 둘"이라는 말이 있듯이, 뿌루셔가 자신을 각성하기 위해 쁘라끄르띠가 필요했다는 궁색하기 짝이 없는 변명을 댈 수밖에 없는데, 그래도 순수의식 뿌루셔가 쁘라끄르띠의 도움이 필요했던 이유가 과연 뿌루셔의 발전을 위한 것인가라는 질문이 남게 된다.

쌍키여가 말하는 궁극적 목적이 독존kaivalya, 즉 궁극적으로 자유로운 상태를 회복하는 해탈mokṣa이라고 한다면, 애초에 왜 굳이 쁘라끄르띠와 접촉을 해야 했는지에 대한 이 질문에 대한 유의미한 답변은 세계 속에서 일어나는 생성과 소멸의 반복(영원회귀)을 새로움과 다양성을 만들어 내는 '창조의 고귀한 운명'으로 느낀다고 했던 니체의 사상 속에서 찾아볼 수 있지 않을까 생각한다. 경험들이 매 순간 과거로 밀려나면서도 존재론적 지위를 가지고 여전히 거기에 현재로 존재한다고 생각한 니체의 영원회귀 사상처럼 역사에 저항하지 않고 그 존재를 인정하면서도, 그 속에서 '역사'의 의미가 자연스레 승화되는 관점에서 쌍키여의 전변轉變, pariṇāma설을 이해해 볼 수도 있지 않을까 한다.

4장

요가 철학의 이해:

『요가 쑤뜨러』와 라저요가

쌍키여학파의 철학이 해탈에 이론적으로 접근했다면, 요가학파의 철학은 해탈을 위한 실천적 수행 방법을 제시한다. 대표 경전인 『요가 쑤뜨러』의 전반적인 내용과 어슈땅가요가의 8가지 수행법을 짚어 가면서 명상을 강조하는 라저요가의 개념까지 나아간다.

쌍키여 철학이 해탈에 이르는 이론적인 접근이라면, 요가 철학은 같은 목적을 위한 실천적 수행 방법을 제시한다. 쌍키여 철학의 세계관과 형이상학을 거의 그대로 받아들이고 있는 요가 철학은 꾸준한 명상에 의하여 궁극적 진리를 깨닫는 방법을 강조한다. 요가 수행은 원칙적으로 무집착vairāgya, 봐이라겨의 정신 함양과 명상의 실천수행abhyāsa, 어뱌써을 근간으로 한다. 여기에 올바른 스승 밑에서 궁극적 진리의 지식을 배우고 그에 대해 반성할 것을 덧붙여 요구하는 것이 일반적이다. 쌍키여학파는 해탈이 형이상학적 지식의 성취로 가능하다고 하는 반면에, 요가학파는 이론보다는 실천적 수련에 더 중점을 두어야 한다고 보아 수련 방법과 명상을 더 강조하고 있다.

그러나 요가학파가 이야기하는 요가 수련은 명상의 목표로 범아일여梵我一如[67]를 추구하는 『우빠니셔드』적인 요가와는 다르다. 왜냐하면 『우빠니셔드』가 근원으로의 합일을 추구한다면, 요가학파는 결합이 아닌 분리를 이야기하기 때문이다. 『우빠니셔드』에서 개체적인 자아가 절대적 자아와 결합하거나 아니면 그 속으로 용해되는 것으로 믿었던 것이, 요가학파에 와서는 자아가 쁘라끄르띠로부터 해방되어 독립적으로 존재하는 것을 궁극의 목표로 삼기 때문이다. 『우빠니셔드』에서 결합saṃyoga, 쌍요가을 의미하는 요가가 실천수행에서는 분리viyoga, 뷔요가를 의미하게 된다는 것이다. 즉 요가는 그 실천에 있어서 결합보다는 분리하는 데에서 시작하는 것으로 볼 수 있다. 내가 아니고 내 것이 아닌 것을 나로, 내 것으로 동일시하는 습성에서 벗어나는 식별지識別知로 알려진 뷔붸꺼 냐너viveka-jñāna의 획득이 본연의 목적을 성취하는 관건이 되는 것이다.

쌍키여학파의 철학은 명백하게 무신론적이다. 정신의 지고성과 영원성은 믿지만 신은 존재하지 않는다고 생각한다. 즉 우주의 전개에 있어서 법

67 『우빠니셔드』의 중심 사상이다. 우주의 중심 생명인 범(梵, Brahman)과 개인의 중심 생명인 아(我, Ātman)의 본체가 궁극적으로는 동일하다고 보아, 개아(個我)가 범(梵)과 하나가 되는 합일을 추구한다.

칙은 있어도 의식적인 계획자는 없다는 것이다. 그러나 요가 철학은 뿌루셔Puruṣa를 넘어서 있는 신神, 이슈워러Īśvara의 존재를 가정한다. 요가에서 말하는 이 신은 일신론적 종교에서 기원하는 신과 같이 보편적 의미에서 신이지만, 특별한 점이 있다면 유유자적하는 자재신自在神이라는 것이다. 빠딴잘리는 『요가 쑤뜨러』에서 이슈워러를 '특별한 자아Puruṣa-viśeṣa'로 정의하고, 이 특별한 자아는 자신의 행위karma나 과보vipāka, 심리적 성향āśaya에 의한 장애들의 영향을 받지 않는aparāmṛṣṭaḥ, 어빠람리쉬떠 존재로 설명한다.[68] 하지만 여기서 이슈워러는 창조주도 아니고 불이론不二論을 주장하는 붸단떠학파에서 말하는 절대자도 아니다. 여기서 신의 개념은 『우빠니셔드』와는 달리, 뿌루셔의 또 다른 모습이기에 비록 영원하고 무소부재無所不在 할지라도 모든 대상을 포괄하지는 않는다. 왜냐하면 쁘라끄르띠의 자발적 작업인 세계 창조에 대해 어떠한 책임도 지지 않기 때문이다. 그럼에도 불구하고 요가학파에서 이슈워러가 필연적인 존재로 요청되는 이유는 윤회saṃsāra의 족쇄로부터 완전히 벗어나 있는 '완전한 뿌루셔'라고 하는 신에 대해 우리 인간이 지니고 있는 인격적 개념이 인간이 이루려고 하는 완전성의 본보기로서 작동하며, 이러한 면에서 이슈워러가 인격의 완성을 이룬 스승을 연상시키기 때문이다.

신에 대한 인격적 개념은 신에 대한 헌신으로 연결되는데, 빠딴잘리는 요가 수행뿐만 아니라 신에 대한 헌신도 해탈을 얻을 수 있는 방법으로 인정했다.[69] 이것을 이슈워러 쁘라니다너Īśvarapraṇidhāna, 즉 이슈워러에 대한 전념과 헌신이라고 하는데, 이 말은 이슈워러에게 자신을 내어 맡긴다는 뜻이다. 신은 그의 완전함들 중 하나인 무한한 자비를 가지고 있기에 인간이 신을 믿고 그에 대해 명상하면 고통받는 그들에게 자비심을 베풀어 정신

68 kleśa karma vipākāśayaiḥ-aparāmṛṣṭaḥ Puruṣaviśeṣa Īśvaraḥ [I.24]

69 Īśvara-praṇidhānād vā [I.23]

적 자유를 얻도록 도와준다고 본 것이다. 이것은 『바가왓 기따』 속에서 언급되는 헌신의 길Bhakti-Yoga과도 일치한다. 이슈워러에 대한 전념과 헌신은 끊임없이 동요하는 마음의 상태를 진정시키는 삼매를 성취하는 훌륭한 수단이 된다. 왜냐면 '나'라고 하는 좁고 편협한 이기적 관점으로부터 존재의 신성한 근원으로 의식을 전환시키기 때문이다. 수행 방법을 논하고 있는 『요가 쑤뜨러』 2장에는 우리가 생활에서 삼가야 할 금계禁戒에 이어, 생활 속에서 적극 실천해야 할 권계勸誡를 설명하고 있는데, 여기에는 자신을 깨끗하게 지키고, 만족할 줄 알며, 수행에 대한 열의를 지니고, 배우고 익히며, 신에게 자신을 내어 맡김이라 하여, 이슈워러 쁘라니다너Īśvarapraṇidhāna를 적극적으로 수용하고 있다.[70] 하지만 이론보다는 실천수행을 강조하고, 그것도 결합이 아닌 분리를 수행의 원리로 제시하는 요가학파가 신의 존재를 가정하고, 그에 대한 전념과 헌신을 이야기하고 있는 것은 모종의 타협을 보여 주고 있는 것이 아닌가 하는 생각이 든다. 물론 수행이라는 미명 아래 자신의 한계에 부딪혀 갈등 속에 자신을 괴롭히는 것으로부터의 해방구를 마련하면서, 동시에 거침없는 수행자의 태도가 자칫 교만에 빠질 수 있는 위험으로부터 벗어나도록 경책하기 위한 요청이었을 수도 있겠지만, 무아無我를 이야기하는 사문沙門, śramaṇa[71] 전통으로부터 자아自我, Ātman를 이야기하는 유신론적 힌두 정통파 철학의 입장을 고수하기 위한 대안은 아니었는가 하는 생각이 드니 말이다. 그럼에도 불구하고 백척간두 진일보의 마음으로 미지의 세계에 걸음을 내디뎌야 하는 수행자들에게 이슈워러Īśvara

70 Śauca-santoṣa-tapaḥ-svādhyāyeśvara-praṇidhānāni niyamāḥ [II.32]

71 싼스끄리뜨어로 슈러머너(śramaṇa), 빠알리어로 써머너(samaṇa)는 종교적 성취를 위해 노력하는 삶을 사는 출가수행자를 뜻한다. 혈통을 중시하고 가정생활을 하는 브람민 계급이 지배하던 붸더 전통의 고대 인도 사회에서 기존 질서를 따르지 않고 독립적인 수행에 힘쓰던 슈러머너들은 신분이나 계급, 심지어 혈통 등 일체의 세속으로 벗어나 자유로운 사상을 실천하던 일종의 아웃사이더 수행자였다. 여기에는 불교와 자인교, 회의론자인 아지뷔꺼(Ājīvika), 유물론자인 짜르와꺼(Cārvākas) 등이 있다. 한국 불교에서 부르는 '사미'라는 표현이 여기서 비롯되었다.

가 어두운 발 앞을 밝히는 진리의 화현化現으로서 다가온다면 무슨 문제가 되겠는가.

『요가 쑤뜨러』의 구성

『요가 쑤뜨러Yoga-Sūtra』는 기원전 150~200년경에 빠딴잘리Patañjali라는 성자에 의해서 만들어졌다고 알려져 있다. 이것은 4개의 장, 196개의 게송으로 구성되어 있는데, 경經으로 번역되는 '쑤뜨러'는 간결한 문장으로 구성되어 있고 의미가 함축적이라서 주석의 도움 없이는 이해가 쉽지 않다. 1장은 삼매三昧, samādhi, 2장은 수행修行, sādhana, 3장은 신통神通, vibhūti, 4장은 독존獨存, kaivalya으로 구성되어 있는데, 1장 삼매 이후의 장들은 이전에 존재했던 여러 가지 자료를 조합한 것으로 보는 시각이 지배적이다. 따라서 한 개인의 저작이라기보다는 편찬된 것으로 추정되며 편찬 시기는 기원전 1~2세기부터 기원후 2세기 사이로 폭넓게 보고 있다.

제1장 삼매의 장

삼매三昧의 장, 써마디 빠더samādhi pāda에서는 "요가는 마음 작용의 지멸이다."라고 요가의 정의를 내리고 ①근거 있는 바른 인식, ②사실과 다른 그릇된 인식, ③실체가 없는 망상, ④자각할 수 없는 수면, ⑤경험한 인상을 지니고 있는 기억 등 5가지 마음 작용의 종류와 이러한 마음 작용을 가라앉히는 ⓐ수행 어뱌써abhyāsa와 ⓑ이욕 또는 초연함 봐이라겨vairāgya의 2가지 수행의 기본 원리[72]에 대해 설명한다. 여기서 수행abhyāsa은 마음 작용을

72 abhyāsa-vairāgyābhyaṃ tan-nirodhaḥ [I.12]

가라앉히기 위한 꾸준한 노력으로써 지속적으로 주의를 기울여야 확고해진다고 하고, 이욕 또는 초연함vairāgya은 보고 들은 그 어떤 것에도 갈망을 일으키지 않을 때 확립되는 것이라고 설명한다. 마음의 산만함을 방지하기 위해서는 하나의 대상에 집중하는 수련을 해야 하는데,[73] 마음 작용이 가라앉아 그 대상에 머무를 때 합일된 의식은 티 없는 수정처럼 지각자든 앎 자체든 알려지는 대상이든 하나로 비춘다고 한다.[74]

생각 작용이 아직 남아서 대상을 포착하는 삼매를 유상삼매有想三昧[75]라 하고, 생각 작용이 끊어져 더 이상 기억을 바탕으로 대상을 포착하는 것이 아니라 그저 대상 자체가 드러나는 상태를 무상삼매無相三昧[76]라고 부른다. 이 두 삼매가 더욱 섬세해져 근원적 단계까지 심도 깊게 들어가는데, 여기서도 반추를 하는 삼매와 반추가 떨어져 나간 삼매가 있지만, 이 네 가지 모두 잠재성향의 씨앗이 있는 유종삼매有種三昧[77]라고 하고, 반추가 떨어져 나간 삼매 속에서 합일된 의식이 명료해지면 본성이 밝게 빛나고,[78] 그때 완전한 진리의 지혜가 생기는데,[79] 이로 인한 잠재성향은 이전의 다른 모든 잠재성향을 차단하고,[80] 심지어 이 잠재성향마저 멈추어 모든 잠재성향이 그치게 되면, 더 이상 씨앗이 없는 무종삼매無種三昧가 된다고 한다.[81]

---

73 tat-pratiśedha-artham-eka-tattva-abhyāsaḥ [I.32]

74 kṣīṇa-vṛtteḥ abhijātasyeva maṇeḥ grahītṛ-grahaṇa-grāhyeṣu tat-stha-tad-añjanatā Samāpattiḥ [I.41]

75 tatra śabdārtha-jñāna-vikalpaiḥ saṅkīrṇā savitarkā Samāpattiḥ [I.42]

76 smṛti-pariśuddhau svarūpa-śunyevārtha-mātra-nirbhāsā nirvitarkā [I.43]

77 tā eva sabījaḥ samādhiḥ [I.46]

78 nirvicāra-vaiśāradye 'dhyātma-prasādaḥ [I.47]

79 ṛtambharā tatra prajñā [I.48]

80 taj-jaḥ saṃskāro 'nya-saṃskāra-pratibandhī [I.50]

81 tasyāpi nirodhe sarva-nirodhān nirbījaḥ samādhiḥ [I.51]

제2장 수행의 장

수행修行의 장, 싸더너 빠더sādhana pāda에서는 요가의 목적을 달성하는 방법으로서 끄리야요가Kriyā-Yoga를 설명한다. 끄리야Kriyā는 싼스끄리뜨 어원 √kṛ(~하다)의 명사형으로 '행위'를 말하는데, 요가에서는 '수행의 목적을 달성하기 위한 행위 또는 실천'을 의미한다. 이것은 불순물을 태워 버리는 정화의 수련과 영적 개발을 위한 자기 학습, 그리고 자재신Īśvara에게 자신을 내어 맡기는 헌신으로 구성되는데,[82] 끄리야 요가는 번뇌를 약화시켜서 삼매에 들도록 하기 위한 것이라고 한다.[83] 번뇌kleśāḥ, 끌레샤는 무지와 자의식, 탐욕과 혐오, 삶에 대한 애착으로서,[84] 이러한 번뇌의 활동은 명상에 의해 가라앉지만,[85] 번뇌로부터 비롯한 업의 축적은 이생에서든 미래 생에서든 언젠가 겪게 된다고 한다.[86] 하지만 아직 오지 않은 괴로움은 피할 수 있고,[87] 피해야 하는 괴로움의 원인은 보는 자와 보이는 것의 결합이라고 한다.[88] 이 결합의 원인은 무지인데,[89] 그것을 없애는 수단은 보는 자의 본성과 보이는 것의 특성을 구별하는 흔들림 없는 식별지識別知라고 한다.[90] 그러고는 식별지로 이끄는 요가-앙가Yoga-aṅgā라고 불리는 수행의 실천 항목들을 설명하는데, 여기서 앙가aṅgā는 가지들을 뜻한다. 팔단계로 알려진 어슈땅가요가Aṣṭā-aṅgā-Yoga도 수직적인 단계의 의미보다는 수평적인 여덟 개의 가지 또는

82 tapaḥ-svādhyāyeśvara-prañidhānāni kriyā-Yogaḥ [II.1]

83 samādhi-bhāvanārthaḥ kleśa-tanū-karaṇārthaś ca [II.2]

84 avidyāsmitā-rāga-dveṣābhiniveśāḥ kleśāḥ [II.3]

85 dhyāna-heyās tad-vṛttayaḥ [II.11]

86 kleśa-mūlaḥ karmāśayo dṛṣṭādṛṣta-janma-Vedanīyaḥ [II.12]

87 heyaṃ duḥkham anāgatam [II.16]

88 draṣṭṛ-dṛśyayoḥ saṃyogo heya-hetuḥ [II.17]

89 tasya hetur avidyā [II.24]

90 viveka-khyātir aviplavā hānopāyaḥ [II.26]

요소라는 의미에서 팔지八枝 요가로 이해하는 것이 바람직하다고 본다.

어슈땅가요가Aṣṭā-aṅgā-Yoga는 ① 금계禁戒, yama ② 권계勸戒, niyama ③ 좌법坐法, āsana ④ 호흡법prāṇāyāma ⑤ 감각철회pratyāhāra ⑥ 마음을 한데 모으는 집중dhāraṇā ⑦ 집중의 상태를 유지하는 명상dhyāna ⑧ 오직 명상의 대상만이 빛나는 써마디samādhi의 여덟 가지로 구성되어 있다.[91]

① 금계禁戒, yama

금계, 여머yama는 비폭력ahimsā, 진실함satya, 도둑질하지 않음asteya, 금욕brahmacarya, 무소유aparigrahā로 구성되어 있다.[92] 살아 있는 모든 것에 대해 해를 입히지 않는 비폭력ahimsā은 육체적·언어적·정신적 행위까지 포함한다. 불교의 오계五戒에서는 불살생不殺生에 해당하는 계율이다. 거짓을 말하지 않고 진실만을 말하는 진실함satya은 불망어不妄語에 해당한다. 다른 사람의 소유물을 부당하게 빼앗지 않는 것. 주어지지 않는 것을 함부로 취하지 않는 도둑질하지 않음asteya은 불투도不偸盜에 해당한다. 좌도 딴뜨러 수련 방법 중에는 성性을 깨달음의 수단으로 활용하기도 한다지만, 기본적으로 출가 수행자가 성행위를 삼가는 금욕brahmacarya은 재가자의 경우 불건전한 성행위를 하지 않는 것을 의미하며 이것은 불사음不邪婬에 해당한다. 마지막 금계가 무소유aparigrahā인 이유는 소유를 통해 에고를 확장하고자 하는 욕망에 사로잡힐 수 있는 위험이 도사리고 있기 때문이다. 일반인에게는 탐욕과 과소비의 문제가 해당될 것이다. 불교의 오계의 마지막 항목은 불음주不飮酒로서 취하게 하는 물질을 섭취하지 않는 것인데, 이로 인해 정신이 흐려지고 몸을 제대로 가눌 수 없게 되기 때문이기도 하지만, 무언가에 마음이 쏠리어 넋을 빼앗긴다는 의미에서는 무소유aparigrahā와도 의미가 통한다고 볼 수 있다.

91 Yama-niyama-āsana-prāṇāyāma-pratyāhāra-dhāraṇā-dhyāna-samādhayo-aṣṭau-aṅgāni [II.29]

92 ahimsā-satyāsteya-brahmacaryāporigrahā yamāḥ [II.30]

② 권계 勸戒, niyama

권계, 니여머niyama는 청결śauca, 만족santoṣa, 고행tapas과 자기학습svādhyāya 그리고 신에 대한 헌신Iśvara-praṇidhāna으로 구성되어 있다.[93] 청결śauca은 정갈하고 영양가 있는 음식을 섭취함으로써 몸을 순수하게 유지하는 것도 포함한다. 그렇지 않고 거친 음식을 먹으면 명상 중에 미묘한 파동과 경험들을 알아차릴 수 있을 만큼 충분히 민감하지 못할 것이기 때문이다. 하타요가의 여섯 가지 육체 정화 행법, 셧 까르머ṣaṭ karma[94]를 통한 육체의 정화도 끄리야 요가의 항목인 청결함의 시각에서 이해할 수 있다. 아써너 수련을 통해 얻어지는 육체적 청결, 즉 쁘라너의 통로인 나디의 정화는 마음의 정화로 이어지기 때문이다. 몸과 마음의 정화는 곧 의식의 렌즈, 즉 내적기관의 정화로 이어질 것이다. 따라서 청결은 육체적 정신적 깨끗함 둘 다를 일컫는 항목이다.

고행tapas의 문자적 의미는 열을 발생시키는 것이다. 이 열은 금속을 제련하는 불과 같이 반복적인 노력을 통하여 정화의 열을 발생시키는 것이다. 이 에너지가 지성의 등불을 밝히게 되는데, 이것은 마치 현악기의 줄이 너무 느슨하면 소리를 낼 수 없고 너무 팽팽하면 쉽게 끊어져 버리듯이, 따빠스tapas는 극단적인 고행이 아니라 마음이 몸에 지지 않고 몸을 다스릴 수 있는 마음의 힘을 키우는 것이 되어야 한다. 청결śauca과 고행tapas은 따머스tamas적인 특성이 드러나는 육체의 둔감한 관성[95]을 극복하게 한다.

만족santoṣa은 어떠한 상황이 벌어지든 간에 일상적인 문제들에 영향을 받지 않으면서 그것들 받아들이고 수용하는 마음의 자세다. 이것은 내면의

93 śauca-santoṣa-tapaḥ-svādhyāyeśvara-praṇidhānāni niyamāḥ [II.32]

94 여섯 가지 육체 정화 행법으로, 네띠(Netī)라고 하는 코 청소법, 다우띠(Dhautī)라고 하는 구토와 단식 등을 통한 소화기 청소법, 너울리(Naulī)라고 하는 장 운동법, 버스띠(Basti)라고 하는 관장법, 꺼빨러바띠(Kapālabhātī)라고 하는 뇌 호흡법, 그리고 뜨라떠꺼(Trāṭaka)라고 하는 눈을 정화하는 응시법이 있다. 이 중 뜨라떠꺼는 외부와 내부의 대상을 응시함으로써 집중력을 발달시킨다.

95 물체가 외부의 작용을 받지 않는 한 정지 또는 운동 상태를 계속 유지하려고 하는 성질

평정을 유지하고, 주변 환경과 조화를 이룬다. 그럼으로써 마음이 명상에 적합한 상태가 되면 자기 변화의 더 깊은 차원에 몰두할 수 있는 힘을 갖게 된다. 여머와 니여머를 실천하면서 어떤 것이든 자신에게 다가오는 모든 것을 수용하려는 의식적 노력에 의해 만족의 상태에 이를 수 있을 것이다. 만족은 라저스rajas가 작동하여 드러나는 활동적인 마음의 반발력을 다스린다.

자기학습svādhyāya은 자아에 대한 탐구로서 인도에서는 전통적으로 성스러운 경전 공부를 통하여 접근하였다. 이것은 지성知性, buddhi 또는 선善, kusalata을 추구하는 것으로, 삶 속에서 자신에 대한 지속적인 분석을 통해서 어떻게 마음이 작용하는지 알아차리는 공부이기도 하다.

신에 대한 헌신īśvara-praṇidhāna은 신에게 자신을 맡기고 모든 행위를 신에게 바치는 것이다. 이것은 개인적 자아의 절대적인 포기를 의미한다. 우리가 해야 할 일은 태초의 본원적이고 영원한 단일성을 외경하는 것이고, 우리의 모든 행위를 빛나게 하는 것은 바로 신의 존재라고 믿기에 행동은 예배로 하는 헌신이 되어야 한다는 것이다.[96] 자기학습svādhyāya과 신에 대한 헌신īśvara-praṇidhāna은 쌋뜨워sattva적인 마음의 맑고 밝음을 개발한다.

③ 좌법坐法, āsana

좌법은 편안하고 안정되어야 한다고 설명한다.[97] 요즘에 몸을 다루는 체위법體位法으로 알려진 아써너āsana의 본래 뜻은 명상하기 위해 편안하고 안정되게 앉는 자세를 말한다. 여기서 안정감은 흔들림 없는 확고함을 의미

96 신에 대한 귀의는 상황이나 역경, 굴욕에 에고를 버릴 수 있는 사람에게만 가능하다고 한다. 이것은 신의 의지에 대해 자신이 가지고 있는 개념에 대한 귀의가 아니다. 에고가 존속하는 한 신의 바람에 대한 자신의 해석은 왜곡시키는 프리즘에 의해 파편화될 것이다. 따라서 완전한 귀의를 위해서는 명상이 행해져야 한다. 오직 에고 없는 상태, 즉 씨앗 없는 무종삼매(nirbija samādhi)의 경지에 도달한 사람만이 신의 목소리를 들을 수 있을 것이라고 한다.

97 sthira-sukham āsanam [II.46]

하는데, 수행자가 명상을 하기 위해 앉을 때 편안하기만 하고 확고함이 없으면 졸음에 빠지겠지만, 확고하기만 하고 편안하지 않아도 지속적인 수행은 불가능해진다. 이 원리는 몸을 다루는 체위법에도 똑같이 적용되는 것으로서 어떤 자세든지 편안함과 동시에 확고함이 바탕이 될 때, 몸뿐만 아니라 마음도 지켜보는 요가 수련으로서의 기능을 발휘하게 될 것이다.

④ 호흡법prāṇāyāma

호흡법으로 알려진 쁘라나야머prāṇāyāma는 앞서 설명한 편안하고 확고한 자세에서 들숨과 날숨의 흐름을 조절하는 것이다.[98] 여기서 쁘라너prāṇa는 숨, 생기生氣를 뜻하고, 아야머āyāma는 조절이라는 뜻이다. 쁘라너는 우리가 물심物心 현상, 즉 물질적인 몸과 마음이 결합돼서 일어나는 현상이라고 할 때 이 둘 사이를 연결하는 매개로서 의식은 쁘라너 없이는 몸과 연결될 수 없기에 마음을 표현할 수 없고, 몸도 이것 없이는 마음에 영향을 미칠 수 없는 그러한 것이다. 이렇듯 쁘라너는 마음과 직결되어 있는 것으로, 인체에서는 들이쉬고 내쉬는 숨으로 에너지를 채우고 순환시키며 대사 작용을 원활하게 한다.

하타요가Haṭha-Yoga에서는 이 쁘라너의 흐름을 조절함으로써 마음의 작용citta vṛttī을 조절하고 의식의 변화를 가져올 수 있도록 활용하며, 라저요가Rāja-Yoga에서는 의식이 쁘라너를 통해서 마음의 작용citta vṛttī을 조절함으로써 결국 마음을 다스린다고 한다. 호흡은 숨을 내쉬거나 들이쉬거나 멈추는 작용이 수련하는 장소와 시간, 횟수에 따라 달리 관찰되는데, 점차 길어지고 섬세해진다.[99] 이렇게 들이쉬고 내쉬는 영역을 초월하는 것이 네 번째

98 tasmin sati śvāsa-praśvāsayor gati-vicchedah prāṇāyāmaḥ [II.49]

99 bāhyābhyantara-stambha-vṛttir deśa-kāla-saṅkhyābhiḥ-paridṛṣṭo dīgha-sūkṣmaḥ [II.50]

호흡법인데,[100] 그 결과 마음의 빛을 가리는 장막이 파괴되고,[101] 마음은 집중하기에 적합하게 된다고 한다.[102] 여기서 내쉬는 숨을 레쩌꺼recaka라고 하고, 들이쉬는 숨을 뿌러꺼pūraka라고 하며, 숨을 멈추는 것을 꿈버꺼kumbhaka라고 하는데, 꿈버꺼는 다시 숨을 내쉬고 멈추는 바햐 꿈버꺼bāhya kumbhaka, 즉 외적 정지, 숨을 들이쉬고 멈추는 안따러 꿈버꺼antara kumbhaka, 즉 내적 정지로 구분된다. 하지만 이러한 꿈버꺼는 역시 숨을 들이쉬고 내쉬는 영역 안에서의 멈춤으로, 이러한 의식적인 상태를 벗어나 자연스럽게 숨이 의식되지 않는 현상이 발생하는데, 이것을 네 번째 단계로 표현하고 있는 것이다. 이 네 번째 단계에서는 실제로 숨이 멈추기도 한다고 한다.

⑤ 감각철회pratyāhāra

감각철회를 통해 감관을 단속하는 쁘러땨하러pratyāhāra은 감각기관들이 각각의 대상으로부터 물러나서, 마치 마음의 본성을 따르는 것과 같다.[103] 그때 감각기관들이 완벽하게 다스려지기 때문이다.[104]

위의 좌법, 호흡법, 감각철회 세 가지는 마음을 다스리기 위한 물질적 토대, 즉 신체를 확고히 조절하려고 고안된 것으로, 항상 일정치 않은 마음을 직접적으로 그러나 점진적으로 다스리도록 돕는 내면 세계로 진입하는 과정이기도 하다. 나머지 세 가지는 정신을 집중하는 다러나dhāraṇā로부터 본격적인 명상 디야너dhyāna를 통해 몰아경을 성취하는 써마디samādhi로 구성되어 있는데, 이는 다음 장인 제3장 신통력의 장에서 설명할 것이다.

---

100 bāhyābhyantara-viṣayākṣepī caturthaḥ [II.51]

101 tataḥ kṣīyate prakaśāvaraṇam [II.52]

102 dhāraṇāsu ca yogyatā manasaḥ [II.53]

103 sva-viṣayāsamprayoge cittasya svarūpānukāra ivendriyāṇām pratyāhāraḥ [II.54]

104 tataḥ paramā vaśyatendriyāṇām [II.55]

제3장 신통력의 장

신통력神通力의 장, 뷔부띠 빠더vibhūti-pāda에서는 요가 수행으로 저절로 얻어지는 부산물과 같은 초자연적 지혜와 능력들에 대해 설명한다. 전생과 과거는 물론 미래를 알게 되며, 타인의 마음을 읽을 수 있고, 몸을 사라지게 할 수도 있는 이러한 능력들은 어슈땅가요가Aṣṭā-aṅgā-Yoga의 마지막 세 가지, 즉 집중dhāraṇā과 명상dhyāna, 그리고 써마디samādhi 수행으로 나타나기 시작하는 것이라고 한다.

⑥ 집중dhāraṇā, 다러나은 마음을 한곳에 묶는 것이다.[105] ⑦ 거기서 의식이 집중의 상태를 유지하는 것이 명상dhyāna, 디야너이고,[106] ⑧ 여기서 의식이 텅 빈 것처럼 오직 명상의 대상만이 빛나는 상태가 써마디samādhi다.[107] 이 셋을 하나로 쌍여머saṃyama라고 하는데,[108] 이것은 집중dhāraṇā으로부터 명상dhyāna을 거쳐 써마디samādhi로 의식이 끊어지지 않고 이어지는 것을 숙달하는 것을 의미하며, 쌍여머의 통달에 의해서 지혜가 빛나게 된다고 한다.[109] 이 세 가지는 앞의 다섯 가지보다 더 내면적인 것이지만,[110] 씨앗이 없는 무종삼매無種三昧에 비하면 외적인 것이라고 한다.[111]

일어나고 사라지는 잠재성향들을 제압하며 나타나는 그 소멸의 순간에 연결되는 마음이 변화를 멈추고,[112] 그렇게 잠재성향들이 억압되었으므로

105 deśa-bandhaś cittasya dhāraṇā [III.1]

106 tatra pratyayaika-tânatâ dhyânam [III.2]

107 tad evārtha-mātra-nirbhāsaṃ svarūpa-śūnyam iva samâdhiḥ [III.3]

108 trayam ekatra saṃyamaḥ [III.4]

109 taj-jayāt prajñālokaḥ [III.5]

110 trayam antar-aṅgam pūrvebhyaḥ [III.7]

111 tad api bahir-aṅgaṃ nirbījasya [III.8]

112 vyutthāna-nirodha-saṃskārayor abhibhava-prādur-bhāvau nirodha-kṣaṇa-cittānvayo nirodha-pariṇamaḥ [III.9]

평온이 흐르게 된다.[113] 모든 것을 대상화하는 산만함이 사라지고 하나로 집중된 상태가 나타날 때 마음은 써마디 전변, 즉 합일된 의식으로 변화된다.[114] 다시 말하자면 사라지고 일어나는 것이 일관되게 인식될 때 마음이 한 점에 집중되는 변화가 일어난다.[115] 이러한 쌍여머 수행을 어디에 적용시키느냐에 따라 깊이 있는 지혜와 함께 30여 가지에 달하는 다양한 신통능력이 생기게 된다고 한다.[116] 그렇지만 이러한 능력까지도 집착하지 않을 때 속박의 씨앗이 파괴되고 그 결과 독존의 상태에 들게 되는데,[117] 연속되는 찰나에 대한 쌍여머에 의하여 식별지가 생기고,[118] 모든 대상을 모든 조건에서 즉각적으로 아는 이 식별지는 초월적인 것으로,[119] 쌋뜨워의 밝게 빛나는 의식이 뿌루셔의 순수한 알아차림과 같이 맑아지면 독존이 성취된다고 한다.[120]

제4장 독존의 장

독존獨存의 장, 까이뷜려 빠더kaivalya-pāda에서는 업에 대한 이론을 전개하고 인식의 기능과 한계를 설명하며 써마디를 통한 업의 소멸에 대해 이야기한다. 하지만 이에 대한 내용이 다분히 형이상학적이고 업을 설명하는 용어 몇 가지가 혼용되고 있어 이해하기가 쉽지 않은 장이다. 불교의 열반nirvāṇa/nibbāna에 상응하는 독존kaivalya의 개념을 윤회와 까르머의 이론을 바탕으로

113 tasya praśnta-vāhitā saṃskārāt [III.10]
114 sarvārthataikāgratayoḥ kṣayodayau cittasya samādhi-pariṇāmaḥ [III.11]
115 tataḥ punaḥśāntoditau tulya-pratyayau cittasyaikāgratā-pariṇāmaḥ [III.12]
116 III.16~50에 나오는 내용
117 tad-vairâgyâd api doæa-bîja-kæaye kaivalyam [III.51]
118 kṣaṇa-tat-kramayoḥ saṃyamād viveka-jaṃ jñānam [III.53]
119 tārakaṃ sarva-viṣayaṃ sarvathā-viṣayam akramam ceti vivekajaṃ jñānam [III.55]
120 sattva-Puruṣayoḥ śuddhi-sāmye kaivalyam [III.56]

한 힌두 입장에서 설명한 것으로 보인다.

이 장에서 업을 설명하는 술어로 제일 먼저 아셔여āṣaya라는 단어가 등장한다. 이 단어의 의미는 정신적인 예금처럼 미덕이나 부덕의 형태로 마음에 저장되어 있는 '과거 행위의 축적물'로, 이것은 신분이나 장소, 시간 등, 조건이 맞으면 드러나는 잠재력을 뜻한다. 불교에서는 '아래에 깔린' 또는 '저변에 흐르는'이라는 의미의 접두사 anu를 붙여 어누써여anusaya라고 하는데, 잠자고 있는 화산이 언제 어느 때 분출할지 모르는 용암처럼 저변에서 끊임없이 흐르며 영향을 미치는 잠재력과 같다고 하며, 한자로는 유루有漏로 번역한다. 그런데 이 장에서는 명상에서 나온 마음만이 이러한 잠재력으로부터 자유롭다고 한다.[121]

행위業, karma에는 좋은 업과 나쁜 업, 그리고 이 둘이 섞인 업이 있으며 요기의 행위는 좋은 업도 나쁜 업도 아니라고 하는데,[122] 요기의 행위가 아닌 좋은 업과 나쁜 업, 그리고 이 둘이 섞인 업 중에서 과보果報로 드러나기 좋은 것만이 잠재인상vāsanā으로 나타난다고 하여,[123] 봐써나vāsanā라는 단어가 등장한다. 이 단어는 과거 지각의 현재 의식이나 기억에서 파생된 지식으로부터 마음에 무의식적으로 남아 있는 모든 것의 인상으로 확대된 의미를 가지고 있는데, 이에 대해서는 다음 구절들에서 부연 설명하고 있다.

출생 신분이나 장소, 시간에 의해 분리된다 할지라도 기억smṛti과 잠재성향saṃskāra은 하나같이 이어지며[124] 이 기억과 잠재성향은 그 기원을 알 수 없는 것으로, 살고자 하는 욕망이 영원하기 때문인데,[125] 이 기억과 잠재성향은 원인과 결과, 욕망의 근원(감각기관)과 욕망의 토대(감각 대상)가 한데 모여 이

121 tatra dhyâna-jam anāśayam [IV.6]

122 karmāśuklākṛṣṇaṃ yoginas trividham itareṣām [IV.7]

123 tatas tad-vipākānuguṇanām evābhivyaktir vāsanānām [IV.8]

124 jāti-deśa-kāla vyavahitānām apyānantaryaṃ smṛti-saṃskārayor eka-rūpatvāt [IV.9]

125 tāsām anāditvaṃ cāśiṣo nityatvāt [IV.10]

루어지는 것으로, 이 네 가지가 사라지면 이들도 사라진다고 한다.[126] 그리고는 인식의 기능에 대해 설명하는데, 같은 대상이라도 마음이 다르기 때문에 그들의 경로는, 즉 인식되는 대상과 인식하는 것의 경로는 다양하며,[127] 마음이 대상에 의해 물듦에 따라서 대상이 인식되기도 하고 인식되지 않기도 하지만,[128] 마음의 작용들은 그들의 주인 뿌루셔에게 항상 인식된다. 왜냐면 순수한 알아차림, 즉 뿌루셔는 전변하지 않기 때문이다.[129] 마음은 순수한 알아차림에 의해 지각되어야 하는 대상이기 때문에 스스로 비추지는 못한다.[130] 게다가 지각하는 것과 지각되는 대상이 동시에 파악되지는 않는다.[131] 마음이 또 다른 마음에 의하여 지각된다면, 지각되고 지각하는 마음의 무한한 소급이 발생하여 기억의 혼란이 생긴다.[132] 자신의 지성을 인식하는 것은 의식이 대상에 이끌려 뒤섞이는 것이 아니라 대상을 비추는 지성의 형태를 띰으로써이다.[133] 보는 자이면서 보이는 대상에 의해 물드는 마음이 일체를 반영한다.[134] 그런데 마음은 비록 셀 수 없는 잠재인상에 의하여 얼룩져 있을지라도 그것은 다른 것, 즉 뿌루셔를 위한 것이다. 왜냐면 뿌루셔와 결합해서만 작동하는 것이기 때문이다.[135] 의식과 순수한 알아차림의 다름을 통찰하는 자는 자아의 존재에 대한 생각이 그치게 된다.[136] 그렇게 되면 식별지로 기울어진 마음은 독존獨存, kaivalya으로 이끌

126 hetu-phalāśrayālambanaiḥ saṅgṛhītatvād eṣām abhāve tad-abhāvaḥ [IV.11]

127 vastu-sāmye citta-bhedāt tayor vibhaktaḥ panthaḥ [IV.15]

128 tad-uparāgāpekṣitvāc-cittasya vastu jñātājñātam [IV.17]

129 sadâ jñātaś citta-vṛttayas tat-prabhoḥ Puruṣasyāporiṇāmitvât [IV.18]

130 na tat svābhāsaṃ dṛśyatvāt [IV.19]

131 eka-samaye cobhayānavaDhāraṇām [IV.20]

132 cittāntara-dṛśye buddhi-buddher atiprasaṅgaḥ smṛti-saṅkaraś ca [IV.21]

133 citer apratisaṅkramāyās tad-akārāpottau svabuddhi-samVedanam [IV.22]

134 draṣṭṛ-dṛśyoparaktaṃ cittaṃ sarvārtham [IV.23]

135 tad asaṅkhyeya-vāsanābhiś citram api parārthaṃ saṃhatya-kāritvāt [IV.24]

136 viśeṣa-darśina ātma-bhāva-bhāvanā-vinivṛttiḥ [IV.25]

린다.[137] 명상의 최고 경지에서조차도 초연함을 지키는 자에게는 모든 것에 대한 지속적인 식별지로 인한 법운삼매法雲三昧, dharma-megha samādhi가 따르게 된다.[138] 그로부터 괴로움을 일으키는 번뇌와 윤회의 원인이 되는 업이 멈추고[139] 모든 장막과 불순물들로부터 벗어난 지혜의 무한함 때문에 더 이상 알아야 할 것은 거의 없다.[140] 그때 구나는 목적을 완수하여서, 변화의 흐름을 종결한다.[141] 순간에서 순간으로 이어지는 전변의 마지막에 이해되는 것이 이 변화의 흐름이다.[142] 뿌루셔의 목적이 (충족되어) 비워져서 구나가 (쁘라끄르띠의) 원상태로 복귀한 상태가 독존이다. 이때 순수의식의 힘으로 본성이 확립된다.[143]

라저요가Rāja-Yoga

요가학파에서는 선정dhyāna 또는 삼매samādhi 수련을 중요시한다. 이렇게 명상을 강조하는 요가를 요가 중에 최고라는 의미에서 라저요가Rāja-Yoga라고 부른다. 라저Rāja의 문자적 의미는 '왕'으로서 그만큼 중요성을 나타낸 것인데, 라저요가라는 말은 요가 수행의 목적이자 그 목적을 성취하는 수단

137 tadā viveka-nimnaṃ kaivalya-prāg-bhāraṃ cittam [IV.26]

138 prasaṅkhyāne 'pyakusīdasya sarvathā viveka-khyater dharma-meghaḥ samādhiī [IV.29]
『요가 쑤뜨러』에서 법운(法雲, dharma-meghaḥ) 써마디에 대한 자세한 설명은 되어 있지 않다. 문자적으로는 법(法)으로 옮겨진 다르머(dharma), 즉 진리가 구름처럼 모인 써마디라는 말인데, 언제든지 비가 되어 떨어질 수 있는 구름처럼 진리가 가능태로 가득한 상태라고 유추할 뿐이다.

139 tataḥ kleśa-karma-nivṛttiḥ [IV.30]

140 tadā sarvāvaraṇa-malāpetasya jñānasyānantyāt jñeyam alpam [IV.31]

141 tataḥ kṛtārthānām pariṇāma-krama-samāptir guṇānām [IV.32]

142 kṣaṇa-pratiyogī pariṇāmāporānta-nirgrāhyaḥ kramaḥ [IV.33]

143 puruṣārtha-śūnyānāṃ guṇānām pratiprasavaḥ kāivalyaṃ svarūpa-pratiṣṭhā vâ citi-śakteḥ iti [IV.34]

을 동시에 드러낸 것이다. 이것은 『요가 쑤뜨러』에 등장하는 고유의 실천론을 별도의 체계로 내세워 일컫는 말이기도 한데, 해탈을 위한 명상적 접근은 제식과 마법, 숭배와 기도, 상상과 생각 너머의 초월적 실재를 발견하는 것으로 이끈다고 한다.

'라저요가Rāja-Yoga'라는 용어는 11세기 이후 중세 붸단떠와 요가 문헌에서 딴뜨러요가Tantra-Yoga에 기초한 하타요가에 대해서 빠딴잘리요가에 기초한 요가 수행 체계의 우위를 드러내며 등장했는데, 스와미 뷔붸까넌더Swami Vivekananda, 1862~1902가 그의 책 『라저요가Rāja Yoga』에서 빠딴잘리의 『요가 쑤뜨러』를 번역하면서 대중적으로 알려지기 시작했고, 그 후론 라저요가를 어슈땅가요가Aṣṭāṅga-Yoga, 고전 요가classical Yoga 등으로 부르게 되었다. 캘커타대학에서 수학한 수재이며 설득력이 풍부한 고결한 인격의 소유자인 뷔붸까넌더는 벵골 사람으로 스승 라머끄리슈너Ramakrishna, 1836~1886[144]를 만나 결정적인 감화를 받고 세속을 떠나 6년간 히말라야 산중에서 수도하여 이미 지니고 있던 서구적 교양과 지성 위에 열렬한 힌두교 신앙을 전개시킨 사람이다. 1893년 시카고에서 열린 세계종교회의에서 그가 행한 연설은 동양과 서양의 정신적 융합을 강조하여 네오 힌두이즘Neo Hinduism으로서 커다란 반향을 불러일으키며, 서구 세계에 인도의 사상을 알리는 계기가 되었다.

144 그의 업적은 힌두교 전통을 현대에 살려 인도 사람들의 자신감을 고취시킴과 동시에 모든 종교의 조화를 설파, 인류 협동의 이상을 드높였다는 것이다. 이슬람교, 그리스도교 등 모든 종교에 똑같은 진실성이 있다는 것을 깨달아 이를 사람들에게 가르쳤다. 사후에 '라머끄리슈너 미션'이 설립되어 세계 각지에 그의 가르침이 전파되었는데, 특히 스와미 뷔붸까넌더는 스승의 종교 사상을 세계 여러 곳에 전파했다.

5장

요가의 생리학적 이해:

하타요가와 신비 생리학

몸의 정화를 강조하는 하타요가는 『요가 쑤뜨러』를 바탕으로 명상을 강조하는 라저요가와는 다른 길을 간다. 7가지 짜끄러, 쁘라너, 나디, 꾼덜리니 등의 신비 생리학적 개념을 설명하고 번더, 무드라, 아써너, 쁘라나야머 등 다양한 수련 방법의 의미와 목적을 살펴본다.

하타요가

하타Haṭha라는 단어의 문자적 의미는 '힘force'으로서, 하타요가는 수련하기에 그만큼의 힘이 든다고 해석하지만, 많은 요가 수행자들은 이러한 문자적 해석보다는 태양을 뜻하는 하ha와 달을 뜻하는 타ṭha의 결합, 즉 음양이 조화를 이루는 요가라고 하는 심도 깊은 풀이를 선호한다.

12~13세기 중세 요가 문헌을 보면 만뜨러Mantra, 러여Laya, 하타Haṭha, 그리고 라저Rāja요가의 수직적 위계가 구축되었다. 그러나 15세기에 스와미 스와뜨마라머Svātmārāma가 그의 저서 『하타요가 쁘러디삐까Haṭha-Yoga Pradīpikā』[145]에서 이러한 위계를 해체하고, 하타요가가 명상의 수승한 경지를 성취하기 위한 라저요가 수행 전에 육체를 정화하는 준비 단계로서 상호 보완적인 것이라고 하며 하나의 완결된 수행 체계를 주창했는데, 이로부터 하타요가Haṭha-Yoga라는 이름이 정착되었다.

하타요가는 몸을 영혼이 머무는 신전으로 여기고 주로 몸을 정화하는 수련으로, 마음을 고요하게 하기 위해서 육체를 단련시키는 것을 포함하는 요가의 한 종류다. 하타요가에서의 수련법은 신체의 특별한 기능을 개발하는 데 주된 목적을 두고 있다. 즉 초월적 실현에 따르는 맹렬한 공격들에 저항할 수 있는 다이아몬드와 같은 육체를 만들고자 하는 것이다. 이 점에 있어서 신인합일神人合一을 추구하는 딴뜨러의 이상과 같다.

수련 방법으로는 아써너āsana, 쁘라나야머prāṇāyāma, 무드라mudrā, 번더bandha가 있다. 무드라mudrā의 문자적 의미는 '봉인' 또는 '결인'을 뜻한다. 무언가를 닫는다는 뜻인데, 어떤 상징적 자세나 동작으로 하나의 전자기적 회로를 형성하는 것으로 이해할 수 있다. 어떤 무드라는 몸 전체를 사용하는 경우

145 이 책은 「게란다 쌍히따(Gheraṇḍa Saṁhitā)」, 「쉬봐 쌍히따(Śiva Saṃhitā)」와 함께 현존하는 가장 영향력 있는 하타요가 문헌 중 하나다.

도 있지만, 종교적이거나 영적인 무드라 대부분은 손과 손가락들을 사용해서 회로를 만든다. 하타요가에서의 무드라는 쁘라나야머와 연계해서 호흡을 통해 인체의 다양한 부위를 자극하고 쁘라너의 흐름과 빈두bindu, 또는 의식 등에 영향을 미치기 위해 사용하는 것으로, 호흡과 복압을 활용하여 에너지를 순환시키는 데 작용하는 골반바닥이나 복부, 횡격막, 인후, 더 미세하게는 항문이나 성기, 혀나 눈 등까지 작용하는 내적 움직임이다. 대표적인 하타요가 무드라로는 머하 무드라Maha mudrā, 뷔빠리떠 꺼러니Viparīta karaṇi, 케쩌리 무드라Khecariī mudrā, 그리고 봐즈롤리 무드라Vajroli mudrā 등이 있다.

번더bandha는 무드라와 마찬가지로 '무언가를 잠그다'라는 뜻인데, 하타요가에서는 무드라의 일종으로 호흡 작용과 관련하여 신체의 특정 부위를 닫는 것을 의미한다. 여기에는 회음부를 수축하는 물러 번더Mūla bandha, 복부를 흉곽을 향해 끌어올리는 웃디야너 번더Uḍḍīyāna bandha, 턱을 가슴 쪽으로 당기는 잘런더러 번더Jālandhara bandha가 있는데, 이 셋을 동시에 작동시키는 것을 머하 번더Mahā bandha 또는 머하 무드라Mahā mudrā라고 부른다. 이 셋은 이렇게 동시에 작용하기도 하고, 하나씩 또는 순차적으로 작용하기도 하는데, 하타요가 수행에 있어서 호흡 작용과 함께 복강 내압을 상승시키거나 유지하는 데 필수 요소로 작용한다.

무드라mudrā, 번더bandha에 대해서는 이 책과 함께 출판되는 『요가 해부학』에서 '아써너 수련 시에 몸을 보호하거나 몸의 핵심 근육 단련과 함께 호흡 작용을 보조하는 실제적인 방법'을 참고하기 바라며, 명상에서는 시도하지 말 것을 권고한다. 그 이유는 어떤 상징적 자세나 동작으로 하나의 전자기적 회로를 형성하는 것은 물심현상의 자연적인 변화의 흐름을 방해하게 되어 실상을 바라보지 못하게 하는 장애가 될 것이며, 혹여 종교적 관념이 뒤섞이게 되면, 아주 쉽게 망상과 환상으로 이끌게 되기 때문이다. 마찬가지 이유로 아래에 소개되는 빈두bindu라든가, 짜끄러cakra, 꾼덜리니

kuṇḍalinī 등에 대한 설명도 현대 의학적 지식이 없던 중세 인도인들이 인체를 이해하기 위해 기울였던 노력의 일환으로 이해하고 넘어가기 바란다. 왜냐면 이러한 노력이 변화하는 현상을 단면적으로 붙잡아 이해하기 위해 관념의 작용이 덧붙여진 부분들이 있기 때문이며, 있는 그대로 지켜보는 심도 깊은 명상에서는 불필요함을 넘어서 장애가 되고 말 것이기 때문이다. 그럼에도 불구하고, 이 장에서 이런 신비 생리학적인 내용을 공유하는 이유는 이러한 내용이 막연한 경외심의 대상으로 남기보다는 인체에 대한 이러한 이해가 있었음을 확인하는 가치가 있기 때문이다.

빈두bindu는 한 점을 뜻하는데, 여기서 어근 √bid는 '나누다, 쪼개다'라는 뜻으로, 힌두 형이상학에서 빈두는 빅뱅처럼 그로부터 우주가 창조되고 블랙홀처럼 다시 통합되는 한 점 또는 틈으로 여겨진다. 때문에 드러나지 않은 상태의 우주를 표현하는 신성한 상징으로 묘사되기도 하고, 우주를 도형으로 묘사하는 만덜러maṇḍala가 창조되는 시작점으로도 간주된다. 힌두인들은 종교적 예식에서 이마 한가운데 붉은 점을 찍어서 삿된 것을 물리치고 신성한 기운을 불러들이는 상징을 힌디어로 빈디bindi라고 하여, 이 점을 제3의 눈이 있는 곳으로 묘사한다. 짜끄러로는 앗냐 짜끄러ajñā cakra에 해당하며 이곳은 고양된 의식의 내적 영역으로 들어가는 통로로 여겨진다. 요즘도 힌두 브람민들은 뒤통수에 머리 꽁지만 묶고 나머지는 삭발을 하는 전통을 따르고 있는데, 쉬카śikhā라고 부르는 이 꽁지머리를 신과 연결되는 지점으로 여긴다. 딴뜨러에서 이야기하는 빈두 뷔써르거bindu visarga는 이 꽁지머리가 위치하는 두개골 내 지점이라고 한다. 쉬카śikhā는 원래 '꼭대기, 꼭지, 불꽃'이라는 뜻이라서 정수리를 의미하기도 하는데, 이렇게 제3의 눈과 뒤통수 지점, 그리고 정수리가 연결되는 한가운데를 빈두 뷔써르거bindu visarga가 일어나는 지점이라고 한다.

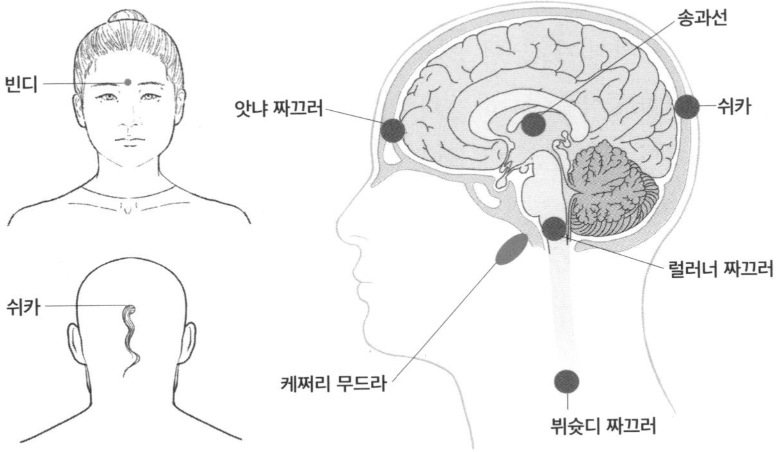

빈두 뷔써르거 관련 부위

여기서 빈두는 창조를 머금고 있는 액체 상태의 씨앗으로 여겨진다. 이것을 싼스끄리뜨로 암릿떠amṛta라고 하며 신비의 영약 넥타nectar에 비유하는데, 『리그 붸더Rig veda』에서는 신들이 마시는 음료 소마soma의 다른 이름으로 등장한다. 빈두 뷔써르거bindu visarga는 이 액체 방울을 분비하거나 흘러내리는 것으로 묘사된다. 현대 해부학과 연결시켜 이곳을 정중선을 따라 시상상부에 위치하는 내분비선의 하나인 송과선松果腺, pineal gland으로 보는 견해가 일반적이지만, 성인의 경우 이미 퇴화해 버린 송과선에서 그 의미를 찾기보다는 시상하부에 있는 뇌하수체나 아니면 제3뇌실에 고이는 뇌척수액으로 보기를 조심스럽게 제안해 본다.

빈두 뷔써르거에서 분비된 분비물은 입천장에 위치한 럴러너 짜끄러Lalana cakra[146]에 저장되고 인후부에 있는 뷔슛디 짜끄러Viśuddhi cakra에서 정화될 수 있는데, 이 뷔슛디 짜끄러가 활력이 떨어지면 이 분비물은 배꼽에 위

146 럴러너 짜끄러(Lalana cakra)는 떨루 짜끄러(Talu cakra)로도 알려져 있는데, 입천장 중에서도 목젖 가까이 연구개에 위치한 것으로 유추된다.

치하여 소화기관을 다스리는 마니뿌러 짜끄러Maṇipūra cakra로 떨어져 소화력의 불에 의해 소진되어 육체가 노화된다고 한다. 빈두는 독성물질도 함께 분비하는데, 『하타요가 쁘러디삐까』에 의하면, 수행자가 케쩌리 무드라 수련을 통해 이 분비물을 랄러너 짜끄러에서 뷔슛디 짜끄러로 들어가게 하면 거기서 독성이 정화되고 신비의 영약 암릿떠가 되어 온몸을 자극하여 생명을 연장할 수 있게 된다고 한다.

케쩌리 무드라Khecarī mudrā는 혀끝을 단계적으로 입천장에서 연구개를 지나 목젖을 비강으로 말아 올려 최종적으로는 구강과 비강을 막는 것이다. 수개월간 혀를 늘여 펴고 날카로운 도구로 혀 아래 주름 띠를 조금씩 잘라내면 혀가 충분히 길어지게 된다고 한다. 초기불교 경전인 『숫떠 니빠떠Sut-

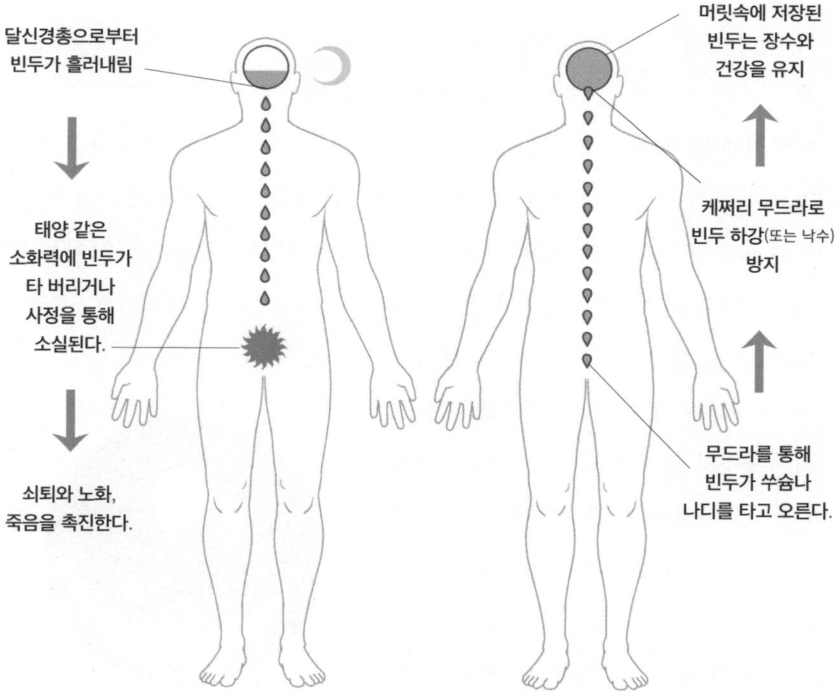

일반인(좌)**과 하타요기**(우)**의 빈두 비교**

ta Nipāta』에는 붓다께서 상황에 따라 배고픔 등을 조절하기 위해 혀를 입천장에 대었다는 내용이 있지만 비인두까지 혀를 집어넣었다는 기록은 없다.

다양한 호흡법이 명상수행 중에 몸의 요구에 따라 자연의 법칙에 맞게 저절로 벌어졌던 것을 반복적으로 수련할 수 있도록 체계화해서 전한 것으로 이해되듯이, 혀끝을 말아 올리는 것도 명상수행에 중에 저절로 벌어지는 현상의 하나로 이해된다. 만약 인위적으로 혀끝을 말라 올리고 명상을 하려고 한다면, 전자기적 회로를 형성하여 그로 인한 자극이 단기적으로 느껴질 수는 있어도, 의식이 입안에 갇혀 결코 깊이 있는 의식의 상태로 나아가지 못하고 한낱 감각적 게임을 하고 있게 될 것이다.

14~15세기경에 편찬된 『요가쭈다마니 우빠니셔드Yogacūḍāmaṇi Upaniṣad』는 빈두를 두 개의 짝으로 묘사한다. 하나는 순수함을 나타내는 하얀 빈두로서 바로 이 빈두 뷔써르거에 담겨 있다고 하고, 다른 하나는 대왕의 통치권을 나타내는 붉은 빈두로서 물라다러 짜끄러에 담겨 있다고 한다. 빈두 뷔써르거에 담겨 있는 하얀 빈두는 쉬붜Śiva신으로 상징되는 무한한 순수의식과 시원함의 상징인 달을 나타내고, 물라다러 짜끄러에 담겨 있는 붉은 빈두는 쉬붜의 역동적인 창조의 에너지인 샥띠Śakti와 뜨거움의 상징인 태양을 나타낸다고 하며, 이 둘의 결합은 꾼덜리니가 써허쓰라러 짜끄러로 상승하도록 하는 결과를 낸다고 한다. 물라다러 짜끄러에 담겨 있는 붉은 빈두는 생식기관에서 정자나 난자의 형태로 유지되는데, 사정을 통해 이것을 방출하게 되면 육체는 퇴화를 멈출 수 없게 된다고 한다.

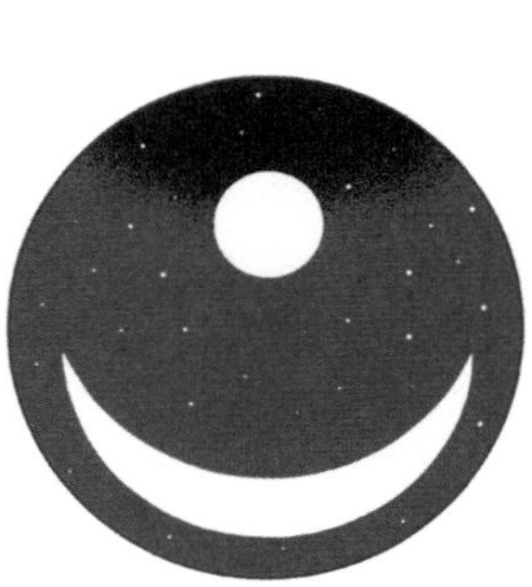
빈두 짜끄러의 만덜러

빈두 짜끄러의 만덜러maṇḍala는 식물의 성장을 촉진하는 달을 형상화했는데, 이것이 상징하는 신은 쉬븨Śiva로서, 그의 머리끝에 달려 있는 초승달을 나타낸다. 때문에 빈두를 달 짜끄러라고도 부른다. 그 위의 흰 점은 심신을 키우고 무병장수하게 하는 영약 암릿떠amṛta를 나타낸다. 하타haṭha에서 하ha를 태양으로, 타ṭha를 달로 해석하는 풀이는 이러한 음양의 빈두 개념에서부터 비롯하여, 하ha는 척주의 오른쪽으로 흐르는 삥걸라 나디Piṅgala nādi를, 타ṭha는 척주의 왼쪽으로 흐르는 이다 나디Iḍā nāḍī를 나타낸다고도 하는데, 여기서 삥걸라 나디는 흥분신경인 교감신경과, 이다 나디는 안정신경인 부교감신경과 관련되어 있어서, 이 둘이 조화를 이루고 쁘라너가 중추신경인 쑤숨나 나디Suṣumnā nāḍī에서 잘 흐르게 되면 육체적·정신적 정화와 균형을 이루고 공空, śūnya의 상태나 삼매의 상태에 들게 된다고 한다.

이렇듯 하타요가는 몸 안에 있는 다양한 힘과 시스템을 조절하면 더 높은 마음의 상태를 알아차릴 수 있다는 원리에 기반을 두고 있다. 신경계를 안정시키면 내장기관들의 활동까지 안정되며, 마음에도 영향이 나타난다고 보는 것이다. 하타요가의 수련 과정은 아써너, 쁘라나야머, 쁘러땨하러, 무드라, 번더, 나디의 정화, 짜끄러에 대한 명상 수련으로 시작해서 꾼덜리니 샥띠Kuṇḍalinī Śakti를 일깨우는 것이다. 그다음에 라저요가에 속하는 다라나, 디야나, 써마디로 나아간다. 따라서 하타요가와 라저요가는 하나의 수련 체계 안에 이어지게 된다.

꾼덜리니 샥띠는 똬리를 틀고 있는 뱀으로 묘사되듯이 골반바닥에 잠재되어 있는 막강한 힘이다. 이것이 깨어나서 척주를 따라 올라가 쉬븨Śiva신으로 비유되는 순수의식이 자리하는 써허쓰라러 짜끄러에 결합되면 영적 성장과 자각을 이루게 된다고 한다. 이렇게 잠자고 있는 힘을 깨워 이 힘을 다스리는 순수의식과 결합하도록 하는 것이 하타요가의 과정이며, 이때 '쉬븨와 결합된 샥띠Śiva-Śakti'는 하나의 실재로서 의식의 정적인 측면과 동적인 측면이다. 이것은 존재, 본성, 진리를 뜻하는 쌋sat과 의식 또는 마음을 뜻하는 찟cit, 그리고 지고지순한 행복의 상태인 아넌더ānanda가 한데 합쳐져 쌋찟아넌더saccidānanda로 묘사되는 궁극의 영원불변하는 실체 브람먼Brahman에 대비된다. 이는 물리적 유기체를 완전히 제어하여 마음의 안정을 꾀함으로써 마음이 자아Ātman에 합일되면, '당신이 바로 그'라는 의미의 '땃뜨왐 아씨tat tvam asi'로 표현되는 브람먼과 하나가 되는 범아일여梵我一如와 맥을 같이한다. 최종 목적과 관련해 하타요가는 『우빠니셔드』와 붸단떠의 사상과 일치한다고 할 수 있다.

몸은 무엇인가?

인도 철학을 대표하는 붸단떠에 의하면 아뜨먼을 감싸고 있는 인간의 몸은 다섯 가지 겹으로 구성되어 있다고 한다. 붸단떠에서는 인간의 몸을 칼집과 같이 '싸개'나 '집'의 뜻이 있는 꼬셔kośa로 표현했다. 이것이 다섯 가지 층, 또는 겹으로 구성되어 있다고 해서 빤쩌머여 꼬셔pañca maya kośa라고 하는데, 여기서 maya는 '~으로 구성된'을 뜻한다. 이 이론은 요가 철학에 흡수되어 받아들여졌다.

빤쩌머여 꼬셔, 인간 몸의 다섯 가지 층

종류	구성	수련	구나
① 언너머여 꼬셔 Annamaya kośa	음식에 의존하는 물질적인 몸으로서 근육, 뼈, 각종 기관 및 신체 조직들로 구성된다.	아써너	떠머쓰
② 쁘라너머여 꼬셔 Prāṇamaya kośa	호흡과 함께 생기(生氣)가 작용하는 층으로서 생명 유지에 필요한 신진대사 및 생리적인 시스템이 작동한다.	쁘라나야머	라저스

③ 마노머여 꼬셔 Manomaya kośa	감정과 생각이 작용하는 마음의 층으로서 과거로부터 유래되어 현재의 태도와 행동에 영향을 미치고 있는 잠재성향의 영향을 받는다.	쁘러따하러	라저스
④ 윈냐너머여 꼬셔 Viñjānamaya kośa	지각과 직관이 작용하는 의식의 층이다. 감각을 통해 포착된 현상을 알아차리고 그로부터 앎을 이끌어 내는 기능을 한다. 때문에 이 층은 명상을 통해 깊이 있는 직관과 지혜에 연결되도록 개발된다.	명상	쌋뜨워
⑤ 아넌더머여 꼬셔 Ānandamaya kośa	고요한 기쁨이 깃든, 텅 비었으면서도 충만한 영적 각성의 층이다.	명상	쌋뜨워

여기서 호흡과 함께 생기生氣가 작용하는 층인 ② 쁘라너머여 꼬셔Prāṇamaya kośa는 생리적인 기능과 함께 ① 육체와 ③ 마음을 연결하고 통합한다. ④ 윈냐너머여 꼬셔Viñjānamaya kośa부터는 명상을 통해 본격적으로 의식을 다스리는 수행을 통해 경험될 수 있는 것이라면, ① 언너머여 꼬셔Annamaya kośa에서부터 ③ 마노머여 꼬셔Manomaya kośa까지는 몸을 다스리는 아써너와 쁘라나야머, 그리고 감각철회로 감관을 다스리는 쁘러따하러 수행으로도 어느 정도 깊이까지 경험이 가능한 단계다. ⑤ 아넌더머여 꼬셔Ānandamaya kośa는 모든 슬픔이 완전히 극복된 지극한 행복을 경험하는 가장 깊은 차원의 몸이다.

붸단떠 철학에서는 또한 인간의 몸이 세 가지 몸으로 구분된다고 하는데, 첫 번째 ⓐ 거친 몸Sthūla śarīra은 음식을 먹고, 숨 쉬고, 행동하며 오감을 통해 지각되는 물리적이고 육체적인 몸이고, 두 번째 ⓑ 미세한 몸Sūkṣma śarīra, 또는 Liṅga śarīra[147]은 육체적인 몸이 살아 있도록 하는 생명에너지와 마음이 작용하는 몸이고, 세 번째 ⓒ 원인이 되는 몸Karaṇa śarīra은 아뜨먼의 실체를 망각하는 무지와 함께 시작된 것으로 과거의 경험으로부터 비롯된 인상들을 지니고 거친 몸과 미세한 몸의 씨앗이 되는 몸이다. 이것은 선업과 악

147 원인이 되는 몸(Karaṇa śarīra)을 이야기하지 않는 쌍키여 철학에서는 미세한 몸을 Liṅga śarīra로 표기한다.

업의 결과로서 행복과 괴로움을 경험한다. 미세한 몸과 원인이 되는 몸은 죽음의 순간에 거친 몸으로부터 분리되어 떠나가는 생명력 또는 영혼으로 여겨진다.

『따잇띠리여 우빠니셔드Taittirīya Upaniṣad』에는 아뜨먼Ātman을 덮고 있는 다섯 가지 겹을 위의 세 가지 몸에 대입시켜 설명하는데, ⓐ 거친 몸Sthūla śarīra은 ① 언너머여 꼬셔Annamaya kośa에 대입하고, ⓑ 미세한 몸Sūkṣma śarīra은 ② 쁘라너머여 꼬셔Prāṇamaya kośa, ③ 마노머여 꼬셔Manomaya kośa, ④ 윈냐너머여 꼬셔Viñjānamaya kośa로 구성되어 있다고 하며, ⓒ 원인이 되는 몸Karaṇa śarīra은 ⑤ 아넌더머여 꼬셔Anandamaya kośa에 대입하여 설명한다.

요가 생리학

고대로부터 중세에 걸쳐 인도인들이 요가 수련을 통해 경험했던 육체적·정신적 신비 체험들을 과학과 의학을 바탕으로 한 요즘의 언어로 이해해 보는 것은 그 나름의 가치가 있겠지만, 그 둘 사이에는 직접적인 대비가 적합하지 않은 제약도 분명히 따른다. 게다가 소위 많이 알려져 있다고 하는 요가 생리학의 어떤 부분들이 몸의 기능을 이해하는 데 도움을 줄 수 있겠지만, 자기 계발을 위한 정신 수련으로서 요가나 명상을 수련하는 사람들에게는 본질적이지 않은 면들도 있다는 것을 밝히고 시작하고자 한다. 고대로부터 중세에 걸쳐 발달한 인도인들의 인체 이해를 참고할 뿐, 독자들이 결코 환상을 갖지 않기 바라는 마음에서다.

침묵의 성자로 알려진 라마너 마하리쉬Ramana Maharshi[148]도 영적인 문제들

148 침묵의 성자로 알려진 라마너 마하리쉬(1879~1950)의 이 부분에 대한 설명은 그의 책 『나는 누구인가』 p.161~170에 나와 있는 내용을 참고했다.

은 오직 마음을 통해서만 풀 수 있다고 말했으며, 짜끄러에 의식을 집중하여 영적인 힘을 각성시키는 꾼덜리니 요가를 불필요한 것으로, 심지어 상당히 위험한 것으로 여겨 제자들에게 절대 권하지 않았다고 한다. 설사 꾼덜리니가 써허쓰라러에 도달한다고 하더라도 깨달음을 얻지는 못한다고 말했다. 심지어 호흡에 대해서도 마음이 조절되면 자동적으로 조절되는 것으로, 마음을 조절할 수 없는 사람들에게만 호흡 조절이 필요하다고 했다. 그는 짜끄러에 대한 집중으로 몰입을 경험할 수는 있겠지만, 집중 상태에서 벗어나면 다시 마음이 활발하게 흔들리게 되고, 그런 식으로는 봐써나vāsanā라고 하는 잠재인상, 즉 무의식에 쌓인 마음속 오염물들을 제거할 수 없다고 했다. 관건은 마음이고, 가슴속 응어리를 어떻게 풀어내느냐이기 때문이다. 이 부분에 대해선 저자의 위빳사나 스승이신 고엥까Goenka 선생님께서도 몇 가지 이유로 인해 의미 없는 것으로 말씀하시는데, 이는 체험을 통해 이해가 되는 부분이다. 마음이 정화되는 과정 중에 몸의 어떤 부분들도 정화 작용이 일어나면서 해당 부위의 기능이 활성화되는 것도 부수적인 결과일 뿐, 추구할 목적이 되지 못한다. 이런 측면에서 지금부터 설명하는 요가 생리학의 내용들을 육체의 다양한 기능들에 대한 물리적인 이해로 남겨 두고, 자신의 영적·정신적 발전을 위해선 훌륭한 명상 스승이나 방법을 찾아 제대로 된 수행을 하기 바랄 뿐이다.

1. 짜끄러

짜끄러Cakra는 문자적으로 '바퀴'를 의미하는 단어다. 생리학적으로 신비한 역할을 하는 통로들이 모인 '신경총神經叢'으로 이해한다. 이것은 특정한 심신상관적 기능과 관련되어 있으며, 그 위치가 육체의 신경총과 동일하지는 않지만 서로 관련되어 있다고 본다. 짜끄러는 고양된 마음과 직결되

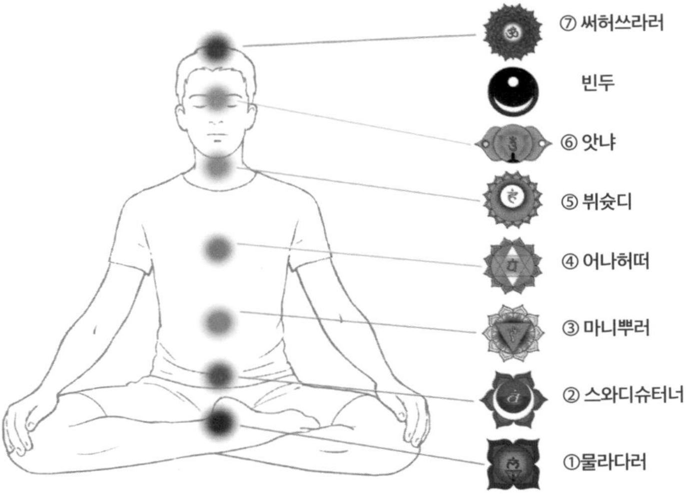

짜끄러 위치

어서 이들의 각성은 명상으로 향하게 된다고 하며, 육체적·정신적·지적인 에너지 및 영적이며 우주적인 신성한 에너지의 합류 지점이라고 한다. 우주적인 에너지가 짜끄러 속에 잠복되어 있다고 보는 것이다.[149] 딴뜨러요가Tantra-Yoga를 현대적으로 밝혀낸 싸띠야넌더Satyananda[150]에 의하면 마음의 각 수준은 심령적인 몸 곳곳에 위치하고 있는 여러 개의 중심점, 짜끄러와 연관되어 있다고 한다. 짜끄러 가운데에서 어떤 것은 인간의 평균 수준 이하[151]의 지평과 연관되어 있는가 하면, 어떤 것은 더 높은 정신적·초의식적인 지평과 연관되어 있다고 한다. 영적인 열망을 갖고 있다면 마음이 고양

149 불교 딴뜨러에 의하면 배꼽, 심장, 후두, 대뇌 신경총에 위치하는 4개의 짜끄러가 중요하다고 한다. 그 수와 위치에 대해서는 여러 가지 견해가 있다.

150 싸띠야넌더 싸러스워띠(Satyananda Saraswati, 1923~2009)는 인도에서 출생한 힌두 수행자 싼냐신(Sanyasi)으로, 쉬봐난다 싸러스워띠(Sivananda Saraswati)의 제자인데, 1964년에 The Bihar School of Yoga를 설립했으며, 대표작 「Manual of Asana Pranayama Mudrā Bandha」(1969)를 포함하여 80여 권에 달하는 책을 집필하였다.

151 동물적 마음과 같은 본능적 존재 영역과 연관된 짜끄러를 말한다.

됨에 따라서 짜끄러가 저절로 깨어난다고도 한다.[152] 짜끄러에의 집중은 에너지의 흐름을 자극하여 활성화되도록 하는데, 각 짜끄러는 뇌의 휴면 부위를 일깨워 정상적으로 얻기 어려운 높은 의식을 경험하도록 한다고 한다.

<7가지 의식의 중심>

① 물라다러Mūlādhāra

문자적으로 물러mūla는 '뿌리'를 의미하고, 아다러ādhāra는 '지지하는 것'을 뜻한다. 뿌리가 튼튼하게 내리도록 하는 물라다러Mūlādhāra는 꾼덜리니 샥띠로 알려진 원초적 에너지의 자리로서, 이 에너지는 쁘라나야머에 의해 발전기가 가동된다고 하며, 영적 각성이 일어날 때 쑤슘나 나디를 통해 모든 짜끄러를 지나 올라가기 위해 똬리를 틀고 있는 뱀으로 상징된다. 이 짜끄러는 지수화풍공의 5대 중 지地, 즉 냄새를 품은 흙의 요소가 작용하는 곳으로, 여기에 거주하는 신들은 남신 브람마Brahmā와 여신 다끼니Ḍākinī라고 한다.

각각의 짜끄러마다 그것에 거주하고 있는 남신과 여신이 있다고 하지만, 그것은 각 짜끄러의 양적인 특성과 음적인 특성을 나타내거나 짜끄러가 개발되었을 때 나타나는 긍정적인 특성과 그렇지 못했을 때 드러나는 부정적인 특성을 신화의 형식으로 드러내고 있는 것으로 이해되기에, 이 책에서는 첫 번째 짜끄러인 물라다러에서만 거주 신들의 의미를 살펴보기로 한다.

브람마가 창조의 신이라는 것은 이미 이야기했지만 다끼니Ḍākinī는 생소한 이름인데, 중세 인도 설화에서 다끼니는 인간의 살을 뜯어 먹고 사는 여성 도깨비로 등장한다. 티베트 밀교 금강승金剛乘, Vajrayāna에서는 무시무시한 여성의 모습으로 구현된 각성된 에너지라고 한다. 하늘에 에너지의 흐름을 불러일으키는 존재라고 하는데, 여기서 하늘은 모든 현상이 실체가 없이

152 『딴뜨라 명상』(스와미 싸띠아난다 사라스와띠), p.101~102 참고

비어 있는 공空, śūnyatā한 것이자 동시에 모든 가능성을 품고 있는 순수한 잠재력을 뜻한다. 미세한 몸에 미세한 바람을 일으켜서 수행자의 몸이 깨달음에 적합해지도록 해서 딴뜨러 수행을 통해 완성되는 육체적 형태라고도 하고, 인간으로는 요가를 수행하는 여성 수행자Yogini라고도 한다.

물라다러 짜끄러의 위치는 골반바닥에서 회음부 주변으로 보는 견해가 지배적이다. 미골 말단이라고도 하는 이유는 제5천추신경과 미골신경이 골반바닥의 근육 등과 해부생리학적 연관성을 가지고 있고, 꾼덜리니 샥띠가 활성화되어 상승할 때는 척주를 타고 오르는 시작점이기 때문이다. 항문과 성기와 가까운 위치에 있어서 배설과 성적 작용에 관계된다. 크리스티안 노스럽[153]에 의하면 물라다러는 남자의 경우엔 회음에, 여자는 자궁경부에 위치한다고 한다. 관련 신체 기관으로는 대퇴관절과 척주로 보는데, 이는 건축에 비유하자면 땅을 파고 바닥을 다지고 주춧돌을 올리는 기초공사와 같은 것이다. 이 센터에 의식이 확립되면 똬리 튼 뱀이 들어 있는 역삼각형을 경험하게 된다고도 하고, 여기서 느껴지는 힘의 세기가 코끼리로 상징된다고도 하는데, 이는 다리를 틀고 자리에 앉은 수행자의 의식과 육체가 확고해지도록 중심을 잡는 과정을 마치 역삼각형의 꼭짓점으로 비유한 것으로 보이며, 중심이 잡혔을 때 느껴지는 골반에서의 힘이 코끼리로 비유될 만큼 튼튼하기 때문인 것으로 이해한다.

물라다러는 이다Iḍā, 삥걸라Piṅgala, 쑤숨나Suṣumṇā의 주요 나디nāḍī 세 개의 토대이자 배설과 생식生殖에 관련하여 감각적 즐거움을 불러일으키는 물질적 토대다. 여기에 창조의 신 브람마와 인간의 살을 뜯어 먹고 사는 여성 도깨비 다끼니가 머물고 있다는 말은 꾼덜리니 샥띠가 창조의 힘으로 사용될 수도 있고, 다끼니에게 살을 뜯어 먹히는, 다시 말해서 생명력을 상실

153 크리스티안 노스럽(Cristiane Nosrthrup)은 미국인 의사이며, 『Women's Bodies, Women's Wisdom』의 저자다. 이 책은 『여성의 몸 여성의 지혜』라는 제목으로 강현주 님에 의해 2000년도에 번역되었다.

하는 자리가 될 수도 있음을 상징적으로 나타내고 있다고 본다.

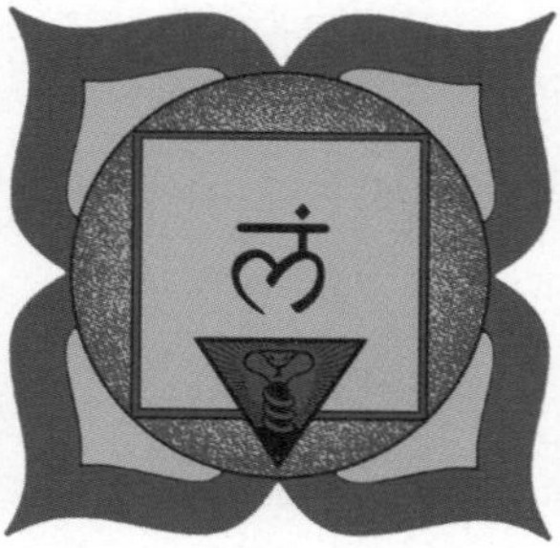

물라다러 짜끄러 만덜러

정서적으로는 믿음과 불신, 독립과 의존, 소속감과 소외감 사이의 균형 의식, 두려움을 받아들이고 극복하는 방법, 성 정체성, 가족 관계에서 비롯된 정신적·문화적 영향 등 어린 시절에 형성되는 세상에 대한 안전감이 이 짜끄러와 관련되어 있어서 학대와 소외 같은 원형적인 상처와 관련이 깊다고 한다. 이 짜끄러를 수련하여 꾼덜리니에 대한 충분한 지식과 그것을 각성시킬 수 있는 힘, 호흡과 마음을 제어할 수 있는 힘이 생기게 되면 몸 또한 다스려져서 중력을 거스르는 등의 능력이 발휘된다고 한다. 또 자신이나 남들을 위해 어떤 냄새든지 일으킬 수 있는 능력이 생기고, 늘 병으로부터 자유로우며, 쾌활해지고 기쁨이 충만하게 된다고 한다.

이 짜끄러를 형상화한 만덜러를 보면, 똬리 튼 뱀이 들어 있는 역삼각형을 쉬뷔Śiva신의 남성성을 표상화한 링거liṅga를 감싼 코브라로 묘사하기도 한다. 또 모든 가능성을 품고 있는 씨앗처럼 이 짜끄러를 각성시키는 힘이 있다고 하는 일명 씨앗 만뜨러bīja mantra는 싼스끄리뜨어 문자 람laṃ 즉 ळं으로 표기하는데, 이는 양반 다리로 앉아 튀어나온 무릎처럼 보이기도 하고, 좌우로 뭔가 끊임없이 대사하고 있는 뫼비우스의 띠처럼 보이기도 한다.

람laṃ을 받치고 있는 것은 네 개의 꽃잎으로, 뿌루셔 어르터Puruṣa artha라고 하는 인생의 네 가지 목표와 가치를 나타낸다고 한다. 이 네 가지는 자연의 법칙 '다르머dharma'로써 궁극의 해탈 '목셔mokṣa'를 성취하기 위해 살아가는 동안에 삶을 유지하는 수단인 '어르터artha'와 이를 통해 욕구를 충족하는 '까머kāma'까지 포함한다. 즉 정신적인 가치와 세속적인 가치가 균형을 이루어 뿌리를 안정되게 하는 의미가 있는 것이다.

② 스와디슈터너Svādhiṣṭhana

스워sva는 '자신'을 뜻하고 아디슈터너adhiṣṭhana는 '자리하는 또는 거주하는'을 뜻한다. 그래서 스와디슈터너는 '자아가 확립되는 자리'라고 한다. 물라다러가 다양한 쌍스까러saṃskāra, 즉 전생의 기억들로부터 비롯된 무의식이 자리하는 곳이라고 한다면, 스와디슈터너는 쌍스까러가 표출되는 곳으로서 가장 원초적이고 동물적인 뿌리가 깊은 본능의 센터다. 이곳은 성적 욕구와 같은 무의식적인 욕망이 꿈틀되는 곳으로, 이 짜끄러가 죽음에 대한 공포나 좌절감, 죄의식 등으로 막혀 있는 경우 불가항력적인 욕구가 감정과 함께 분출될 수 있다고 한다. 또한 꾼덜리니 샥띠가 이 짜끄러에서 억압되거나 분출되는 양극단으로 인해 이 짜끄러 위로 상승하는 것은 쉽지 않다고 한다.

스와디슈터너는 배꼽과 치골 사이에 위치해 있어서 하단전과 같은 곳으로 여겨지며 꾼덜리니가 상승하도록 자극하는 역할을 하는데, 이에 상응하는 몸통 뒷부분은 배꼽 뒤쪽, 명문혈[154]로 보고 있다. 물라다러와 함께 이 짜끄러는 물질대사를 통한 안정에 기여하는데, 신장과 부신, 방광, 고환과 난소 등을 통해 혈액이나 림프, 호르몬, 소변 등의 흐름을 관장한다. 이 센터에 의식이 확립되면 완전한 어둠 속에 무의식을 경험하게 된다고 하고 이와 관련된 동물이 번식의 상징인 악어라고 하는 것은, 이 센터가 쌍스까러로부터 비롯된 무의식적 욕망이 자기도취나 관능적 즐거움으로 언제 어느 때 어두운 물속에서 튀어 오를지 모를 악어와 같기 때문으로 보인다.

이 짜끄러는 지수화풍공의 5대 중 수水, 즉 맛을 품은 물의 요소가 작용하는 곳이다. 이 짜끄러를 수련하여 개발되는 힘으로 적대감에서 벗어나 명

154 해부학적 구조상 요추 2~3번 사이에 위치하고 있다고 한다.

석함과 호소력을 갖춘 요기가 되어 물에 대한 두려움이 사라진다고 한다. 또한 욕망과 자신감으로 드러나는 창조력을 끌어올리고 삶의 다양한 측면을 즐길 수 있게 되어 '살아 있음'을 자각하며 스스로 행복해진다고 한다.

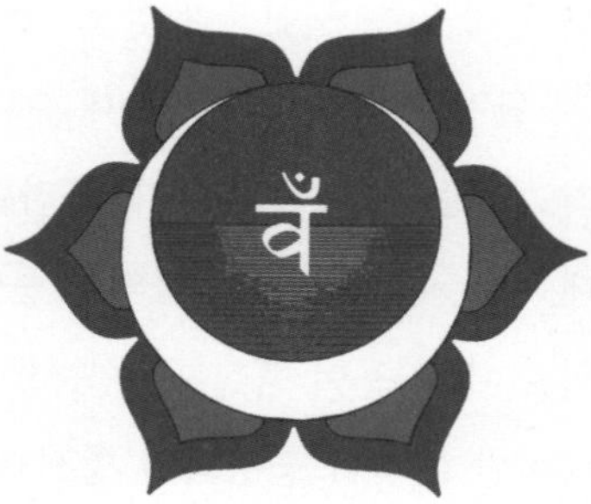

스와디슈터너 짜끄러 만덜러

이 짜끄러를 형상화한 만덜러는 여섯 개의 주홍색 연꽃잎이 초승달이 떠 있는 어두운 밤바다를 감싸고 있는 것으로 묘사된다. 여기서 여섯 개의 꽃잎은 애정과 무정함, 모든 파괴와 기만, 경멸, 의심의 여섯 가지 의식의 형태를 나타내고, 어두운 밤바다는 모태의 양수처럼 자의식의 자리라고 하며 감정의 토대라고 한다. 이 짜끄러의 씨앗 만뜨러는 वँvaṃ으로, 물 위에 떠 있는 연꽃이나, 신성한 새 가루다Garuda에 올라타고 있는 뷔슈누Viṣṇu를 나타낸다고 한다. 초승달이 비치는 어두운 밤바다는 여신 라끼니Rākinī를 상징하는데, 양손에 칼과 방패를 들고 있다는 라끼니는 공격과 방어, 음과 양을 다스리는 조화로운 힘을 나타낸다고 한다.

③ 마니뿌러Maṇipūra

마니maṇi는 '보석'을, 뿌러pūra는 '도시'를 의미한다. 배꼽에 자리한다고 해서 배꼽 짜끄러Nābhi cakra라고도 불린다. 마니뿌러Maṇipūra는 기능적으로는 소화기와 관련된 신경이 펼쳐는 곳으로 복강신경총이라고 하고, 그렇게 신경절이 펼쳐지는 모습이 빛을 방사하는 태양과 같다고 해서 태양신경총이라고도 한다. 심리적으로는 자기주장과 활력, 우월성의 센터로서 야망과 의지, 통치하는 능력과 관련된다. 이곳은 주로 음식을 소화시켜 영양분으로 추출하여 저장하고 공급하는 작용을 통해 생기를 활성화시킨다. 췌장과 콩

팥 위에 있는 부신[155]과 상호 작용하는 것으로 알려져 있다. 영어로 직감을 '것 필링gut feeling'이라 하는데, 여기서 것gut은 내장, 그것도 우리말로 배알이라고 하는 창자를 뜻한다. 우리말에서는 '배알이 꼴리다'라는 표현이 있는데, 이는 이 짜끄러의 불의 기운이 균형을 잃고 타오르는 상태를 나타내는 말로, 그 기운이 뻗칠 때는 '눈꼴시다'라는 표현처럼 눈에도 영향을 미친다. 하지만 이것이 긍정적인 힘으로 작용할 때는 이 짜끄러의 상징적인 동물인, 불같은 에너지를 나타내는 숫양처럼 배짱이나 뱃심을 나타내어 자신의 뜻을 굽히지 않고 밀고 나가는 불굴의 의지하고도 연관된다.

이 짜끄러는 지수화풍공의 5대 중 화火, 즉 빛과 열을 품은 불의 요소가 작용하는 곳이다. 이 짜끄러를 수련하여 생기는 힘으로 숨겨진 보물을 획득하고 불에 대한 두려움이 없어지며, 자신의 몸에 대한 지식과 병에서 자유로워지고, '써허쓰라러'로부터의 에너지를 회수한다고 하는데, 이는 한의학에서 말하는 '수승화강水昇火降'의 화강火降을 의미하는 것으로 보인다.

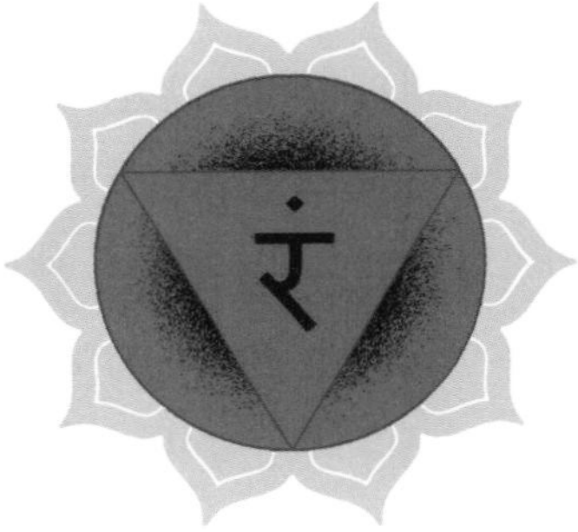

마니뿌러 짜끄러 만덜러

이 짜끄러를 형상화한 만덜러는 불을 나타내는 밝은 열 개의 노란색 연꽃잎으로 묘사된다. 이 잎들은 무지와 갈증, 질투와 배반, 부끄러움, 공포, 혐오감, 망상과 어리석음, 그리고 슬픔 같은 우리가 극복해야 할 정신적 작용들을 나타낸다고 하며, 이 짜끄러의 씨앗 만뜨러 रंram은 불길이 활활 타고 있는 모습을 문자로 나타낸 것으로 보인다. 마니뿌러는 물라다러와 스

155 스트레스를 받게 되면 부신은 비상 상태라고 인식하여 혈액 속으로 노르아드레날린 분비하여 항상성을 유지하고자 한다. 몸은 그때 정상적 심장 박동과 호흡 작용을 빠르게 한다. 췌장은 내분비기관인 랑게르한스섬에서 글루카곤을 분비하여 간에 저장된 글리코겐을 포도당으로 분해시켜 에너지원으로 활용하게 하며 마음은 예민해지고 강렬한 행동을 준비한다.

와디슈터너의 에너지 장에 저장된 감정, 기억, 지혜로 형성되는 자의식의 짜끄러라고 하는데, 어린 시절의 삶에 관련된 사람, 사건, 기억 등에서 해소되지 않은 스트레스는 원천적으로 물라다러, 스와디슈터너, 마니뿌러 짜끄러에 그 흔적을 남긴다고 본다. 지금까지 살펴본, 골반과 복부에 위치하는 이 세 짜끄러들은 기본적으로 생리 기능과 직접적으로 연결되어 있으며 본능적인 감정의 틀이 형성되는 것으로 이해할 수 있는데, 다음에 오는 짜끄러들은 보다 마음과 관련된 작용들의 센터로 알려져 있다.

④ 어나허떠Anāhata

문자적으로 '두드려지지 않은an-āhata'을 의미한다. 모든 소리는 두 개 이상의 대상이 서로 부딪혀 나는 진동이나 파장이지만, 이 짜끄러에서 명상을 통해 들을 수 있는 소리는 물질적 마찰에 의하지 않고 만들어지는 초월적 소리nāda라고 한다. 이 소리는 물질의 세계를 넘어서 발생하는 모든 소리의 근원이 되는 진동이나 파장으로 알려져 있다. 때문에 때 묻지 않은 순수를 뜻하기도 하는데, 열린 마음, 확장된 의식으로 서로 다른 모순된 삶의 경험들조차도 초연히 바라볼 수 있는 신선함을 의미하기도 한다.

어나허떠Anāhata는 가슴에 위치하면서 사랑의 에너지와 관련된 심장신경총cardiac plexus과 연관이 있다. 때문에 육체적으로는 심장과 폐 그리고 순환, 호흡기계와 관련이 있고, 정서적으로는 솔직하게 감정을 표현하고 공유하는 기능과 더불어 관계를 형성하는 것뿐만 아니라 보편적 존재에 대한 사랑의 마음을 확대하는 것으로도 이어진다. 이 짜끄러는 흉강과 복강 사이 횡격막이 걸쳐 있는 검상돌기 부분, 즉 우리가 명치로 알고 있는 곳에 위치한다. 마니뿌러 이하의 육체적 기능과 어나허떠 이상의 정신적 기능이 맞닿는 교차점으로 심신상관적 문제를 해결할 수 있는 맥점이기도 하다. 태양신경총이 펼쳐지는 곳은 마니뿌러 짜끄러가 위치한 복강 내 장기들이지만, 이 신경총이 시작되는 부위는 바로 이곳 명치다. 이 센터가 열리면 풍부한 감정의 주인이 되지만, 막혀 있으면 감정이 메마르게 되고 그것은 몸에도 여러 가지 부정적인 영향을 미치게 된다. 마니뿌러 이하의 센터들이 까르머의 법칙과 스스로 쌓아 온 운명의 지배를 받는 곳이라면, 어나허떠 짜끄러는 충족되지 못한 감정과 본능적 욕구로부터가 아니라 까르머의 영역을 벗어나 내면의 소리를 따라 결정을 내릴 수 있는 능력과 연관되어 있다. 어나허떠는 내면의 신성이 자리하는 곳이기에, 사랑을 주고받지 못하는 데서 오는 무력감이나 용서의 부족, 또는 해소되지 않는 슬픔이나 적대감 등으로 막히지 않는다면, 자신에 대한 앎이 샘솟으며 순수한 사랑과 자비의 마음이 펼쳐지는 센터다.

이 짜끄러는 지수화풍공의 5대 중 풍風, 즉 접촉을 불러일으키는 바람의 요소가 작용하는 곳이다. 이 짜끄러를 형상화한 만덜러를 보면, 열두 개의 연꽃잎으로 둘러싸인 한가운데 삼각형 두 개가 하나는 꼭짓점이 위를 향하고 있고 다른 하나는 아래를 향해 교차해 있는 모습이다. 이것은 상승과 하강, 즉 뿌루셔와 쁘라끄르띠로 설명하는 하늘 기운과 땅 기운의 교차를 의미하며, 여기에 바람의 신 봐유Vayu가 신속함을 상징하는 동물 영양을 타고 있다고 하는 것은 그만큼 마음에 불러일으키는 생각이나 감정이 바람처럼 빠르게 진행된다고 보기 때문이다. 씨앗 만뜨러는 यं yaṃ으로서 마치 활시위를 잡아당겨 놓은 것 같기도 하고 막 달려나갈 영양을 묘사한 것 같기도 하다. 심적으로는 어두운 동굴 속의 황금빛 불꽃을 경험한다고 하는데, 이와 연관된 힘은 쁘라너를 제어하여 치유할 수 있는 능력을 발현하며, 영감적인 언어와 시적

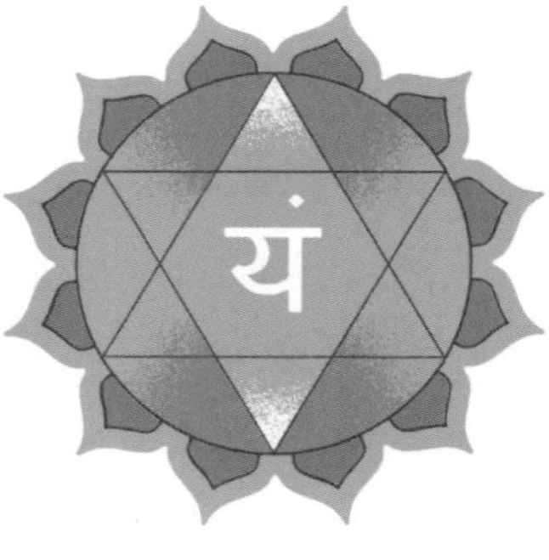

어나허떠 짜끄러 만덜러

재능이 드러나 말이 씀이 되어 결실을 맺을 수 있는 강렬한 집중과 완전한 감각제어가 가능하게 된다고 한다.

⑤ 뷔슛디Viśuddhi

인후부에 있어서 일명 목구멍 짜끄러로 알려진 뷔슛디는 '순수와 깨끗함, 정화'를 의미한다. 이 센터는 후두 부위의 성대, 그리고 갑상선과 부갑상선을 지배하는데, 이곳이 막혀 있으면 말의 힘이 발휘되지 않는다. 이 센터는 빈두 뷔써르거에서 분비된 신들의 음료amṛta인 소마soma가 입천장에 위치한 럴러너 짜끄러Lalana cakra에 저장되었다가 비강 안쪽으로 흐름으로써 몸 전체를 정화하기 위해 하강하는 자리다. 결과적으로 뷔슛디를 각성시키는 것은 빈두와 럴러너도 함께 각성시키는 것이 된다. 뷔슛디 짜끄러는 소리가 울리게 하는 우다너Udāṇa 에너지가 시작되는 곳으로, 그 기능은 숨을 쉬면서 독성 물질을 정화하는 것이다. 이는 육체적 차원뿐만 아니라 심적 차원에서도 이루어지는데, 삶 속에서 꿀꺽 삼켜서 억눌려 있던 내키지 않은 모든 문제들이 표면으로 떠오를 때 지혜로 바라봄으로써 해소된다고 한다. 근심 걱정과 죄의식 등의 문제로 목이 막히는 것 같고 입이 잘 떨어지지 않는 등의 장애가 생길 수도 있지만, 이곳이 충분히 개발되면 현재의 긍정적인 인식으로 과거의 부정적인 기억이나 인상을 극복할 수 있고, 자신의 능력을 발휘할 자유로움과 행복감을 느끼게 되며, 균형 잡힌 생각을 분명하게 전달할 수 있게 된다고 한다. 이 짜끄러는 지수화풍공의 5대 중 공空, 즉 소리가 울리는 허공의 요소가 작용하는 곳으로, 순수한 힘의 상징인 흰 코끼리가 관련된

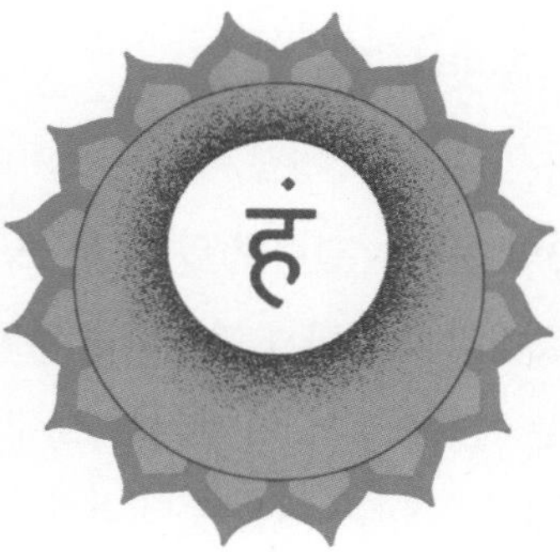

뷔슛디 짜끄러 만덜러

동물이다. 심적으로는 시원한 느낌과 넥타 방울을 경험한다고 한다. 이 짜끄러를 수련하면 과거, 현재, 미래에 대한 지식과 배고픔을 극복할 수 있는 능력, 남들의 생각을 읽을 수 있는 힘과 올바른 이해력, 판단력 등을 발달시킨다고 한다.

이 짜끄러를 형상화한 만덜러를 보면, 열여섯 개의 자줏빛 꽃잎으로 둘러싸인 원 속에 씨앗 만뜨러인 हं haṃ이 들어 있는데, 이것은 구강이나 성대, 기도 등 소리가 울리는 공간을 형상화해서 숨 쉴 때 나는 바람소리 ha를 표현한 것이 아닌가 생각된다. 싼스끄리뜨 문자 ha는 하늘, 궁극, 기쁨 등의 긍정적인 의미도 있지만, 죽임과 파괴√han, 포기와 버림√hā 등의 의미도 내포하고 있다. 마치 한자 명命처럼, 숨을 쉬며 살아가는 힘을 뜻하는 동시에 삶과 죽음을 결정짓는 의미도 지니고 있음을 연상시킨다. 이에 해당하는 우리말은 목숨으로, 숨을 쉬는 통로인 비강, 구강, 기도가 만나는 지점이 목이기에 이곳에 위치한 뷔숟디 짜끄러의 의미를 목과 숨으로 연결해서 생각해도 무리가 없을 듯하다. 저자에겐 命 자가 콧잔등 아래 콧구멍처럼 보이는데, 요약하자면 이 뷔숟디 짜끄러는 호흡 작용과 직결된 짜끄러이며 여기서 발생하는 호흡을 삶과 죽음을 전제로 한 작용으로 의식하는 것이 몸과 마음을 정화하는 게 아닌가 생각한다.

⑥ 앚냐Ājñā

앚냐Ājñā는 '명령'이라는 뜻이다. 이 짜끄러는 양 눈썹 사이에 위치하는 제3의 눈으로 알려져 있다. 두 눈이 물질 세계를 본다면, 미래에 대한 직관과 초감각적 능력과 관련되는 앚냐는 기능적으로는 외부의 정보를 받아들이는 지점으로서, 이 센터는 감각중추의 지각 과정에 작용하는 마너쓰manas와 개체의식ahamkāra을 붇디buddhi에 통합한다. 이곳이 열리면 통찰력과 직관력의 주인이 되고, 이곳을 통하여 육체적·정신적 영역을 통틀어 알고자 하는

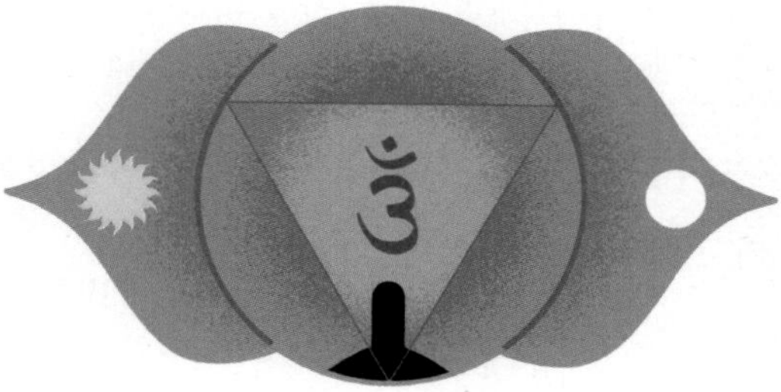

앗냐 짜끄러 만덜러

것을 알고 볼 수 있게 된다고 한다. 이곳은 퇴화해 버린 송과선pineal gland과 일치하는 곳이라고 알려져 있지만, 그 아래에 있는 뇌하수체와 함께 이해하는 것이 생리적으로 더 타당하다고 본다. 일반적으로는 써허쓰라러를 뇌하수체에 대입하고 앗냐를 송과선에 대입하는데, 이것은 위아래 위치가 뒤바뀐 느낌을 지울 수 없다. 그 의미가 명령을 뜻하는 앗냐의 기능과 역할을 설명하기엔 송과선보다는 그 아래에 있는 뇌하수체가 다른 분비샘에도 영향을 미치는 역할을 하기 때문이다. 아니면 제3뇌실에서 만들어지는 뇌척수액으로 보는 것도 의미가 있는데, 이에 대해서는 후속편으로 이어질 『요가 해부학』에서 설명하기로 한다. 빈두 뷔써르거가 제3의 눈이 있는 이곳 앗냐 짜끄러와 연결되어 있다는 것에 대해선 본서 115~116쪽을 참조하기 바란다.

이 짜끄러를 형상화한 만덜러를 보면, 두 개의 꽃잎이 가운데 원을 둘러싸고 있는 모습이다. 이것은 이다 나디Iḍā nāḍī와 삥걸라 나디Piṅgala nāḍi가 써허쓰라러Sahasrāra로 상승하기 전에 중앙의 쑤슘나 나디Suṣumnā nāḍī와 만나는 것을 나타낸다고 한다. 그 원 안에 링거liṅga를 품고 있는 역삼각형이 있는데, 이것은 쉬붜Śiva와 샥띠Śakti로 표현되는 음양이 조화를 이룬 권능과 함께, 우주의 궁극적 소리라고 하는 씨앗 만뜨러인 ॐ oṃ으로 표현되는 영적 지식이나 정보가 위에서 아래로 내려오는 것을 나타내고 있다. 심적으로는 황금알 같은 것을 보며 합일의식을 경험한다고 하는데, 이 짜끄러에 대한 수련으로 몸을 드나들 수 있는 초능력을 획득하고, 우주의식과의 통일성을 자각하게 된다고 한다.

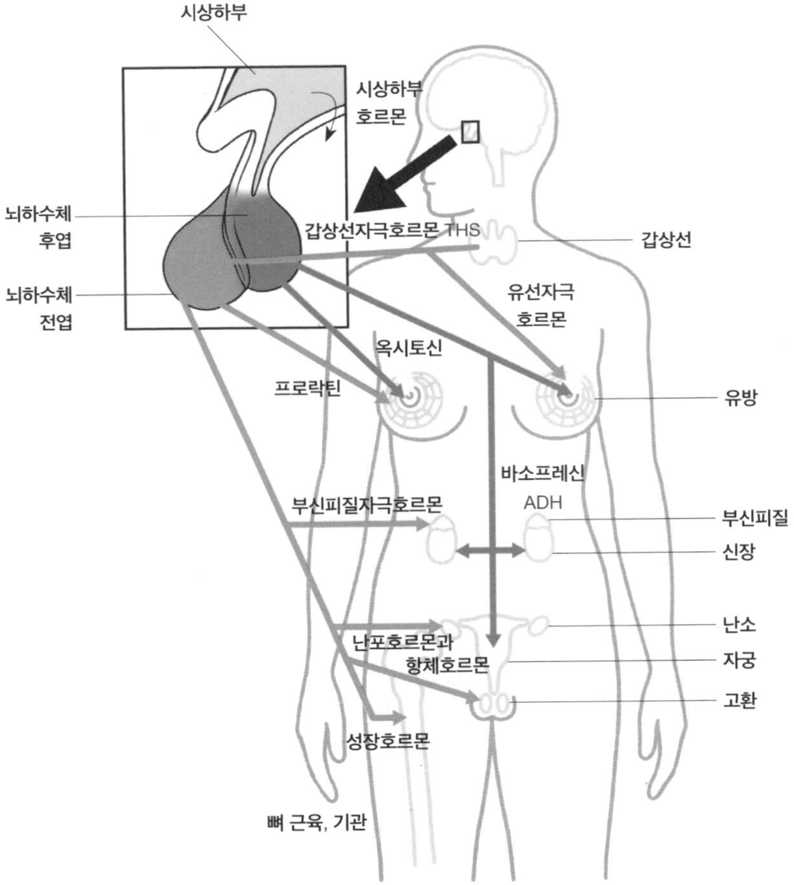

다른 분비샘의 호르몬 분비를 총괄하는 뇌하수체

⑦ 써허쓰라러Sahasrāra

인간의 뇌에는 1000억 개의 신경세포neuron가 100조 개의 신경접합부synapse의 접속으로 서로 얽혀 있다고 한다. 써허쓰라러는 1000Sahasra+바퀴살ara이라는 뜻으로, 이를 표현한 것으로 보인다. 순수의식과 관련된 이곳은 가장 미세한 짜끄러로서, 어떤 문헌에서는 육체를 벗어난 현상으로 묘사하기도 하고, 다른 곳에서는 숨구멍이나 죽음의 순간에 영혼이 육체를 떠나는 정수리에 위치한다고 한다. 써허쓰라러Sahasrāra는 앗냐Ājñā와 함께 빈두뷔써르거와의 직접적으로 연결되어 있는데, 왜냐면 제3의 눈과 뒤통수 지점, 그리고 정수리가 연결되는 한가운데를 빈두 뷔써르거Bindu visarga가 일어나는 지점으로 보기 때문이다. 초월성과 관련되는 써허쓰라러는 50개의 꽃잎이 20겹으로 겹친 1000개의 연꽃잎으로 상징되며 그 가운데 링거Śiva liṅga가 있는 것으로 시각화된다. 이곳에서 1000개의 연꽃잎이 핀다고 하는 것은 의식이 완전히 열리는 것을 비유한 것이며, 링거Śiva liṅga로 순수 초월의식을 나타낸 것이다. 이곳에 상응하는 요소는 아디 어나디ādi anādi라고 하는데, 여기서 아디ādi는 '시작'이라는 뜻이고 어나디anādi는 그 시작이 '없다, 알 수 없다'는 뜻으로, 즉 무한을 의미한다. 이것은 끝도 포함한 의미로서 한자로는 무시무종無始無終으로 번역하며 시간뿐만 아니라 공간을 포함한 개념으로 묘사되는 신비적 요소다. 씨앗 만뜨러는 앗냐 짜끄러와 마찬가지로 궁극의 소리인 ॐoṃ이다.

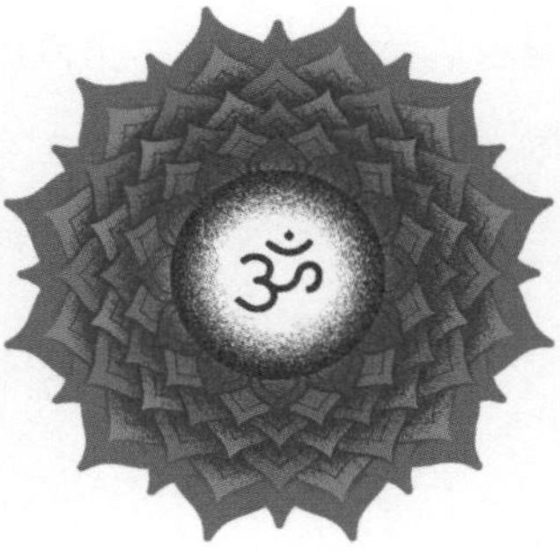

써허쓰라러 짜끄러 만덜러

이곳은 브람머런드러brāhmarandhra, 한자로 범동梵洞으로 번역하는 브람마로 통하는 골짜기, 즉 영적 세계의 관문이라고 한다. 이 짜끄러가 각성된다는 것은 빛나는 신성의 발현과 초의식의 성취를 의미하며, 모든 업장karma으로부터 벗어나 해탈을 성취하는 우주의식과의 합일을 뜻하는데, 명상 속에서 요기는 완전한 고요 속에 최상의 써마디를 경험하고, 주객의 분리가 무너진 더 없는 행복을 누린다고 한다.

2. 쁘라너

인도 철학에서는 모든 진동하는 물질적 에너지들은 쁘라너prāṇa[156]다. 이 쁘라너를 통해서 물질과 마음은 의식과 연결된다고 하는데, 이렇게 찟떠citta[157]는 쁘라너와 항상 결합되어 있기에 의식이 집중되는 곳에 쁘라너가 함께하며 쁘라너를 유도하는 곳에 의식이 뒤따른다고 한다.

쁘라너는 인체에서 기능에 따라 다섯 가지로 구분된다. 가슴 부위에서 들숨을 통해 대기로부터 흡수하는 쁘라너prāṇa, 하복부에서 날숨을 통해 하강 또는 배출하는 어빠너apāna, 몸 전체에 순환하는 뷔야너vyāna, 인후부에서 소리가 울리게 하는 우다너udāna, 그리고 배꼽 주변에서 소화와 흡수 작용을 돕는 써마너samāna가 있다. 문헌에 따라서는 트림할 때 작용하는 것, 하품할 때 작용하는 것, 재채기나 기침할 때 작용하는 것, 속눈썹의 움직임과 홍채의 크기를 조절하는 것, 죽은 이후 시체를 부풀게 하는 것 등으로 10가지로 세분화시키기도 하지만, 요가 수련에서 강조되는 것은 쁘라너prāṇa, 어빠너apāna, 뷔야너vyāna 3가지로 본다. 이는 들숨을 통한 쁘라너와 날숨을 통한 어빠너의 상호 작용으로 몸 전체에 에너지를 순환시키는 뷔야너가 제대로 작동하는 것을 의미하기 때문이다.

156 각주 59 참조

157 찟떠는 아함까러(ahaṃkara)+마너쓰(manas)+붓디(buddhi)의 결합으로서 2장에서 설명했다.

3. 나디

나디nāḍī는 쁘라너가 흐르는 통로로서 한의학의 경락과 유사하다. 생리학적으로는 혈관이나 신경, 또는 림프 등을 나르는 도관 등으로 이해한다. 그러나 이들은 단순한 물리적 기관이나 신경이 아니라 쁘라너, 즉 생기가 흐르는 의식의 통로로 알려져 있다.

모든 나디는 인체의 두 곳에서 발원한다고 한다. 하나는 심장이고, 다른 하나는 하복부에 달걀 모양의 구심점이라 하는데, 하단전을 말하는 것 같다. 어떤 문헌에서는 심장으로부터 펼쳐진 나디가 7만 2000개가 된다고 하고 또 어떤 문헌에서는 수십만 개의 나디를 이야기하지만, 이렇게 많은 개수는 실제적 가치가 적다고 할 수밖에 없다. 『쉬붜 쌍히따Śiva Saṃhita』에서는 35만 개의 나디를 이야기하면서 그중 14개가 중요하다고 하고, 또 그 14개에서도 특히 이다Iḍā와 삥걸라Piṅgalā, 쑤슘나Suṣumnā 이 세 가지가 가장 핵심적이라고 하여, 다수의 수행 전통에서도 이를 받아들이고 있다.

이 세 가지의 나디는 척주 하단에서부터 머리로 흐르고 있다. 이다는 척주 왼쪽에서, 삥걸라는 척주 오른쪽에서, 쑤슘나는 척주 중앙에서 물라다러 짜끄러로부터 시작해서 써허쓰라러 짜끄러까지 연결하며 쁘라너가 미세한 몸인 유체幽體[158] 전체에 걸쳐 흐르도록 한다. 수행을 통해 이 통로가 막힘없이 흐르게 되면, 똬리를 틀고 있는 꾼덜리니 에너지가 풀려 척주 하단부에서부터 쑤슘나를 따라 올라가 써허쓰라러에서 천 개의 꽃잎처럼 펼쳐지며 의식이 각성되어 목셔mokṣa를 성취하게 된다고 한다. 이다와 삥걸라는 상호 작용하면서 체온, 소화액, 호르몬 분비, 뇌파 등 모든 생리체계에 영향

158 싼스끄리뜨로 쑥슈머 셔리러(sūkṣma śarīra), 즉 미세한 몸이라고 한다. 이것은 육체 안에 있는 또 하나의 몸으로서 육체와 꼭 닮았으나 보다 세밀하고 밀도가 희박한 에테르로 되어 있어서 에테르체라고도 한다. 이 유체가 몸을 벗어나 자신의 육체를 바라보거나 다른 장소에까지 갈 수 있는 현상을 유체이탈 현상이라고 부른다.

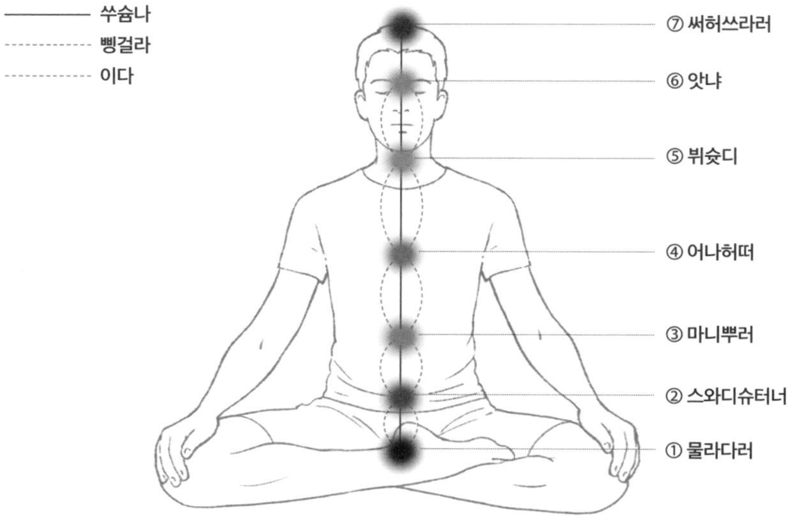

각각의 짜끄러를 통과하는 쑤슘나, 삥걸라, 이다

을 미친다. 이 두 나디는 왼쪽, 오른쪽 콧구멍을 번갈아 가며 호흡하는 나디 쇼더너Nāḍī Śodhana 즉 나디를 정화하는 호흡법 등으로 자극되는데, 그럼으로써 좌뇌와 우뇌를 효과적으로 활성화시킨다고 한다. 이다와 삥걸라에 흐르는 에너지가 균형을 이루면 꾼덜리니가 쑤슘나를 통해 자동적으로 올라가기 시작하는데, 이처럼 꾼덜리니가 활성화되어 짜끄러를 자극하면 명상은 저절로 일어난다.

삥걸라Piṅgalā는 물라다러에서부터 오른쪽 코끝까지 뻗어 있다. 물라다러에서 시작해 반원을 그리며 신체의 오른쪽으로 나아가서 스와디슈터너에서 쑤슘나와 교차해 왼쪽을 올라가 마니뿌러에서 다시 쑤슘나와 만나고, 오른쪽으로 올라가 어나허떠에서 다시 교차한 후에 왼쪽으로 방향을 틀어서 올라가고, 뷔슛디에서 다시 교차하여 오른쪽으로 앗냐로 올라가 그곳에서 사라진다고 한다. 시간의 불kālāgni이라고 하는 어빠너apāna 에너지는 삥걸라가 신경계에 운반하여 생명력의 불을 지피는데, 이것은 양적이고 외향적인 태양 에너지로 알려져 있다.

이다Iḍā는 물라다러에서부터 왼쪽 코끝까지 뻗어 있는데, 삥걸라와 반대 방향으로 교차해서 올라가 앗냐 왼쪽에서 사라진다고 한다. 이다는 가슴 부위의 쁘라너prāṇa 에너지를 신경계로 운반하여 몸을 이완시키고 마음을 진정시켜서 모든 정신 작용을 조절하는데, 이것은 음적이고 내성적인 달의 에너지로 알려져 있다.

『요가쉬카 우빠니셔드』에 따른 14개의 나디[159]

종류	구성
1. 쑤슘나Suṣumnā	척주 중앙에서 정수리까지, 영적에너지의 통로
2. 삥걸라Piṇgalā	쑤슘나 오른쪽을 타고 올라와 오른쪽 비공까지, 교감신경에 해당하고 생명 유지 제어, 해sūrya
3. 이다Iḍā	쑤슘나 왼쪽을 타고 올라와 왼쪽 비공까지, 부교감신경에 해당하고 정신 작용 조절, 달candra
4. 뷜럼비니Vilambinī	배꼽에서부터 시작되는데, 이다와 삥걸라가 이 나디와 섞여 있다.
5. 싸러스워띠Sarasvatī	쑤슘나의 양 측면에서 혀까지. 말하는 기능과 소화를 돕는다.
6. 꾸후Kuhū	성기에서 시작해서 쑤슘나의 양 측면과 앞에 위치하며 배설에 영향을 미친다.
7. 간다리Gāndhāri	이다의 뒤쪽을 타고 오른쪽 발꿈치에서 왼쪽 눈까지
8. 하스띠지봐Hastijihvā	이다의 앞쪽을 타고 왼쪽 발 엄지에서 오른쪽 눈까지
9. 뿌샤Pūṣā	삥걸라의 뒤쪽으로 오른쪽 발뒤꿈치에서 오른쪽 귀까지
10. 야셔쓰위니Yaśasvinī	삥걸라의 앞쪽으로 왼쪽 엄지발가락에서 왼쪽 귀까지, 간다리와 싸러스워띠 사이
11. 뷔쉬오다라Viśvodārā	꾸후와 하스따지봐 사이에, 배꼽의 중앙에 고정되어 있다.
12. 봐루너Varuṇa	야셔쓰위니와 뿌샤 사이에, 배뇨와 관련 된다.
13. 샨키니Śaṇkhinī	간다리와 싸러스워띠 사이에, 항문에서부터 목을 타고 왼쪽 귀 끝까지
14. 알럼부싸Alambhusā	입에서 두 갈래로 갈라져 위로는 귀까지, 아래로는 중앙의 배꼽을 통해 항문까지 뻗어 있다.

159 「요가쉬카 우빠니셔드」 5장(Pañcamodhyāya), nāḍīcakrasvarūpaṃ [16~27] 참조

위의 표는 『요가쉬카 우빠니셔드Yoga śikha Upaniṣad』에 나오는 14개의 나디에 대한 설명을 요약하여 도표화한 것이다. 하지만 이에 해당하는 나디의 흐름을 한의학의 경락도처럼 위치를 정확히 그린 그림은 찾아볼 수 없고, 그나마 구할 수 있는 것들은 짜끄러들을 중심으로 나디가 어디서 시작해서 어디서 끝나는지를 개략적으로 보여 주는 그림들뿐이다.

4. 꾼덜리니

꾼덜리니Kuṇḍalinī는 문자적으로는 '똘똘 말려 있는'이라는 뜻으로 명사로는 똬리를 틀고 있는 뱀을 의미하는데, 이것이 15세기경에 와서 뱀처럼 감겨 있는 힘으로 하타요가에서 쓰이게 되었고, 16세기에 『요가 우빠니셔드』에서 보편화되었다. 쉬붜 링거Śiva liṅga를 세 번 반 휘어 감고서 잠들어 있는 뱀으로 상징되는 이것은 형이상학적으로는 근원적 에너지, 즉 샥띠Śakti의 소우주적 발현으로 간주한다. 이것은 우주 의식의 힘Puruṣa이 몸과 마음에 결합되어 드러나는 자연의 힘Prakṛti으로서, 척주 하단부에 잠재되어 있는 생명력인데 이것이 일깨워져서 머리 쪽으로 보내지면 깨달음의 문을 열 수 있다고 한다.

딴뜨러요가를 현대적으로 밝혀낸 싸띠야넌더Satyananda는 꾼덜리니를 몸 안에 존재하는 생물학적 실체로서, 육체에 잠재하고 있는 동적인 힘으로서, 현대 심리학에서 말하는 무의식과 관련되어 있다고 보았다. 싸띠야넌더에 의하면 꾼덜리니 각성의 관건은 '어떻게 척추 중심에 흐르고 있는 쑤슘나 나디를 통과하는 미주신경을 활성화하는가?'다. 미주신경이 자극되면 생각과 뇌, 에너지뿐만 아니라 자율신경 전체에 영향을 준다고 한다. 꾼덜리니는 어떤 미립자보다도 미세하고 무게가 없으며 공간을 차지하지도 않는 에너지이기 때문에 꾼덜리니의 힘은 모든 것을 움직일 뿐만 아니라 모든 것을 고요하게 한다고 한다.

인도 철학에서는 전통적으로 꾼덜리니를 샵더 브람먼Śabdabrahman, 즉 소리 형태의 브람먼이라고 하는 옴Aum과 동일시하며, 이것은 남신과 여신의 모든 속성을 지니고 있는 것으로, 척주 근저의 중심에 있는 결절 한가운데 자리하고 있는데, 여기로부터 나디nāḍī들이 유래한다고 한다. 러여요가Laya-Yoga[160]의 이론에 의하면, 꾼덜리니가 여섯 개의 짜끄러를 통과한 후 정수리에 도달하여 천 개의 연꽃잎에 도달할 때는, 여성적으로 묘사되는 육체의 에너지는 정수리에서 영적인 배우자와 결합하여 모든 짜끄러에게 새로운 빛을 비추며, 척추의 밑바닥에 있는 자신의 고향으로 되돌아간다고 한다. 이때 육체의 기능들은 완전히 꽃이 피어 새로운 아름다움과 힘을 갖추어 정화된 삶으로 인도하는 영적인 자유의지를 갖추게 된다고 한다. 그런데 꾼덜리니의 각성은 사람에 따라서 물라다러 짜끄러에서만 비롯되는 것이 아니라, 각각 다른 짜끄러에서도 각성될 수 있다고 한다. 이러한 각성의 충격은 각 짜끄러로부터 써허쓰라러 꼭대기로 올라가지만 이는 유지되지 않고 다시 잠복 상태로 돌아가는데, 이것이 바로 꾼덜리니가 물라다러로 돌아간다는 의미라고 싸띠야넌더는 설명하고 있다. 다만 그 짜끄러에 따른 특징적인 경험들이 의식 속으로 들어오게 된다고 한다.

그러나 라저요기Rāja-Yogi들은 꾼덜리니의 각성을 어머니가 어린 아기를 걷게 하기 위하여 다리를 잡아 주는 것처럼 외부적인 힘을 사용하는 것으로 간주한다. 신지학회 회원이자 요가 수행자였던 영국인 어니스트 우드Ernest Wood, 1883~1965는 깊은 명상 상태에 들어가게 되면, 더 미묘한 세계를 이해하려고 노력할 때 꾼덜리니가 저절로 상승하여 영적인 황홀감 속에서 짜끄

160 러여(laya)는 문자적으로는 '용해' 또는 '흡수'를 뜻하는 말이다. 명상의 대상에 흡수 또는 동화된 상태를 말한다. 러여요가는 일반적으로 광범위하게 딴뜨릭 명상의 접근 방법으로서 무드라와 호흡 제어를 통해서 조건화된 마음을 용해시키고자 하는 것이다. 깊은 집중의 상태에서 마음이 우주의 원리에 흡수되는 상태라고 보기도 한다. 러여요가는 하타요가와 분리되어 있지 않으며, 하타요가의 명상적 국면으로 이해할 수 있다.

러가 차차 개발된다고 하였다. 하지만 싸띠야넌더는 "수련을 통하여 쁘라너를 꾼덜리니의 자리에 유도할 수 있을 때, 그 에너지가 깨어나 중추 신경관에 있는 쑤슘나 나디를 통해 뇌로 나아가고, 꾼덜리니가 하강할 때는 뇌의 여러 휴면 지역들과 상호 연결되어 있는 짜끄러를 각각 통과한다. 꾼덜리니가 각성되면, 잠자고 있던 지역들이 꽃처럼 피기 시작하기 때문에 뇌에서 폭발이 일어난다."고 했다.

하타요가의 수련 방법들

꾼덜리니 각성을 위한 요가 행법으로 짜끄러를 자극하는 수련법들이 있다. 셧 까르머ṣaṭ karma[161], 번더와 무드라를 적용한 아써너, 쁘라나야머 등이다. 하타요가의 수련법들은 점점 미묘해지는 다양한 수준들의 마음 사이에 존재하는 중간 지점인 짜끄러를 직접 자극하기도 하고, 교감신경계와 부교감신경계의 균형을 이루게 하여 내장기관들을 자극해서 정화하기도 하는데, 꾼덜리니의 실제적 각성과 짜끄러를 통한 이동은 특별한 신체적 자세와 무드라를 적용해 호흡을 다스리는 기법에 의해서 시작된다고 한다.

1. 번더

번더Bandha는 쁘라너 또는 심적 에너지를 정해진 몸의 일정한 영역에 머물게 해서 그 응집된 힘이 잘 관리되고 활용될 수 있도록 안으로 에너지 밸브를 잠그는 일련의 수련 기법이다. 에너지를 흡수, 조절, 분배하는 데 안전장치 역할을 하며 에너지의 분산을 막아 준다.

161 본서 '4장 요가 철학의 이해: 「요가 쑤뜨러」와 라저요가' 중 각주 94 참조

① 잘런더러 번더Jālandhara bandha

이것은 호흡 수련에서 뒷목을 펴고 가슴을 들어 아래턱을 쇄골 사이의 빈 공간으로 당겨 넣는 것이다. 명상 시에는 턱을 들지 말고 뒷목을 펴는 것만으로 충분하다. 이 수련은 심장에 무리가 가는 것을 막고 두뇌가 수동적 상태가 되도록 한다. 태양신경총 마니뿌러 짜끄러는 몸의 중앙에 위치하여 음식을 소화시키는 불이 있는 장소이고, 달신경총 빈두 뷔써르거bindu visarga는 뇌의 중앙부에 있으면서 서늘함을 야기시킨다. 만약 달신경총의 시원한 에너지가 아래로 흘러 내려가 버리면 태양신경총의 뜨거운 에너지에 의해 마르게 되고, 열기가 위로 올라와 폐를 건조하게 하고 머리에 열이 찬 증상들이 나타나게 된다. 이 번더를 행함으로써 암릿떠amṛta라고 하는 시원한 에너지가 머리, 목, 심장의 분비선으로 자연스럽게 흐르도록 조절한다. 그렇지 않으면 심장과 뇌, 눈과 귀 안쪽에 압박감을 느끼게 되고, 현기증을 유발할 수 있다.

② 웃디야너 번더Uḍḍīyāna bandha

이것은 복부를 조여 흉곽 쪽으로 끌어당겨 넣을 때, 횡격막이 흉부 쪽으로 들리면서 복부기관이 위로, 그리고 척추 쪽으로 끌어당겨지는 것이다. 이 번더를 하면 척수에 쁘라너가 위치하게 한다고 한다. 이 번더의 효과는 복부기관과 심장을 마사지하고 에너지의 낭비를 막는다. 그러나 무의식적인 정액 방출로 생명력을 손실하는 위험이 있어서 단계적인 수련이 필요하다. 호흡을 완전히 내쉬고 나서 들이쉬기 전의 외적 정지 기간 동안 행해야 한다. 여성의 경우, 임신 기간이나 생리 중에는 하지 말아야 한다.

③ 물러 번더Mūla bandha

이것은 회음괄약근과 배꼽 아래 하복부를 수축해서 척추 쪽으로 당겨 올리는 것인데, 이것이 숙련되기 전에는 항문의 괄약근과 내부 직장의 근육을 끌어당기는 어슈뷔니 무드라aśvini mudrā를 수련한다. 하복부에서 어빠너 봐유apāna vāyu의 하향 운동이 변화되어 가슴에서의 쁘라너 봐유prāṇa vāyu와 통합되면서 상승 이동하게 하는 것이다. 이 번더의 수련은 체력이 심각하게 약화될 수 있는 위험이 내재 되어 있어서 호흡을 완전히 들이쉬고 나서 내쉬기 전의 내적 정지 기간에 행해야 한다.

2. 무드라

무드라mudrā는 수련에 적합한 심리 상태와 몸을 만들기 위한 육체적·정신적 태도라고 할 수 있다. 어떤 상징적 자세나 동작으로 하나의 전자기적 회로를 형성하는 것으로 몸 전체를 사용하는 경우도 있고 손과 손가락들을 사용하는 경우도 있는데, 각각의 무드라에 따르는 특정한 에너지 장이 형성된다. 무드라는 주로 쁘라나야머와 연계해서 호흡을 통해 인체의 다양한 부위를 자극하기도 한다. 아래에 대표적인 무드라를 요약 설명하는 표를 붙이지만, 이것들도 마음의 심층으로 내려가서 봐써나vāsanā를 제거하는 데 장애가 될 수 있으므로, 명상을 수련할 때는 하지 않는 것이 좋다. 인위적인 에너지 장이 형성되면, 그것을 뚫고 자연적인 흐름이 일어나는 무의식의 단계로 나아가기 어렵기 때문이다.

주요 무드라

종류	방법
머하 무드라 Mahā mudrā	자누쉬르셔 아써너Jānu śīrṣāsana를 하면서 잘런더러 번더Jālandhara bandha와 웃디야너 번더Uḍḍīyāna bandha, 물라다러 번더Mūlādhāra bandha를 실행하며 호흡 수련을 한다. 이것은 요니 깐더yoni kāṇḍa로 알려진 스와디슈터너에 압력을 가하는 것이다. 에너지 통로śakti-nāḍī를 일깨우는 수단이다.

뷔슈누 무드라 Viṣṇu mudrā	검지와 중지를 손바닥 안쪽으로 말아 넣고 엄지와 약지, 소지를 접촉한다.
샨무키 무드라 Śanmukhi mudrā	다섯 손가락을 사용하여 얼굴에 있는 일곱 개의 문 닫기다. 송과선의 퇴화를 지연시킬 수 있다.
샴바위 무드라 ⊠Śambhavi mudrā	미간 중앙에 의식을 둔다.
케쩌리 무드라 Khecari mudrā	혀를 위로 말아서 입천장 뒤쪽으로 넣을 수 있을 만큼 뒤로 멀리 집어 넣는다. 깊은 명상에 있을 때 소마soma가 소모되는 것을 막는다.
앗냐 무드라 Ājñā mudrā	엄지와 검지를 닿게 해서 손등을 위로 해서 허벅다리 위에 올려놓는다. 에너지의 흐름을 외부로 향하게 하는 것이 아니라 내부로 끌어당겨서 잠그는 것이다.
찐 무드라 Cin mudrā	앗냐 무드라와 손 모양이 같지만 손바닥 방향을 위로 돌려 놓는다.
나싸그러 무드라 Nāsāgra mudrā	코끝 자세-엄지는 오른쪽 콧등에, 약지는 왼쪽 콧등에, 검지와 중지의 미간에 터치, 새끼손가락은 터치하지 않는다.
어고쩌리 무드라 Agocari mudrā	코끝 응시. 나시까그러 드리슈띠Nāsikāgra dṛiśuti
아까쉬 무드라 Ākāśī mudrā	잘런더러 번더Jālandhara bandha의 반대 자세로 고개를 뒤로 젖혀 인후부를 여는 자세다.
봐즈롤리Vajrolī /써허졸리Sahajolī[162]	남성의 회음 조임 /여성의 질과 자궁근육의 수축
어슈뷔니 무드라 Aśvini mudrā	물라다러 번더를 자극하기 위해 항문거근을 조이는 것이다.

3. 아써너와 쁘라나야머 수련, 어떻게 할 것인가?

요가 생리학에 의하면 아써너 수련은 쁘라너가 원활하게 흐르도록 에너지 통로를 정화하여 몸이 부드러워지고, 호흡에 리듬감이 생기면서 거칠

162 봐즈롤리(Vajrolī)는 '다이아몬드'나 '번개'를 의미하는 싼스끄리뜨 어근 √vajra에서 유래하고, 써허졸리(Sahajolī)는 '자발적인'을 의미하는 sahaj와 '던져 올리다, 날아오르다'를 의미하는 oli에서 유래되었다. 써허졸리는 자발적으로 끌어올리는 것을 의미하고 봐즈러는 생식기관과 뇌를 연결하는 나디의 이름이기도 하다. 이 두 무드라는 빈두 뷔써르거에서 분비되는 넥타를 보존하기 위한 행법이다.

던 호흡이 깊고 느리게 변화하고 마음을 진정시킨다고 한다. 요가 수련은 거친 단계로부터 미세한 단계로 나아가도록 하는데, 몸의 다섯 가지 겹Pañca maya kośa에서 보자면 음식에 의존하는 물질적인 몸Annamaya kośa으로부터 호흡과 함께 생기生氣가 작용하는 층Prāṇamaya kośa을 거쳐 감정과 판단이 작용하는 마음의 층Manomaya kośa으로, 더 나아가 의식의 층Viñjānamaya kośa으로, 영적 각성의 층Ānandamaya kośa으로 나아가도록 한다. 이것을 현대 생리학의 신경계 이론에 대입하면, 외부의 변화에 대응하기 위하여 팔다리를 움직이는 것처럼 언제나 대뇌의 명령을 따르는 몸신경계somatic nerve system, 즉 감각신경과 골격근을 지배하는 운동신경의 작동을 조절함으로써 소화, 흡수, 순환, 배설 등의 기능을 자동적으로 계속 작용하게 하는 자율신경계의 불수의적 반응이 정상화되도록 이끄는 것으로 설명할 수 있다. 자율신경계는 혈압과 호흡을 관장하여 내분비계와 더불어 신체 내부 환경의 항상성을 유지하는 데 중요한 것으로, 감각신경들이 내부기관과 접촉하고 척수를 통하여 중추신경계로 정보를 보낼 때 내장반사작용이 시작되어, 운동신경들이 내장, 혈관, 피부 등에 분포하는 평활근과 심장근, 분비샘들을 자극하게 되는 것이다.

요가의 여러 가지 동작 수련으로 몸은 긴장을 풀어내고 에너지의 흐름은 원활해진다. 골격근은 탄력이 생기고, 골격근을 다루는 신경이 활성화되며, 감각을 느끼는 기능이 개발되고, 운동 능력과 대처 능력이 개발된다. 아써너 수련을 통해 신체의 움직임에 집중하면서 균형감을 개발하고 자신을 관찰하는 능력 또한 개발한다. 이러한 과정을 통해 몸의 안정뿐만 아니라 의식의 안정을 이루는 단계로 나아가게 되는데, 그것은 교감신경과 부교감신경이 조화를 이루어 자율신경계가 안정되며 면역 체계가 활성화되기 때문이다.

생명의 에너지인 쁘라너는 우리의 몸과 마음에 있어서 의식을 실어 나르는 매개체이기 때문에 쁘라너의 흐름이 원활하게 흐르고 있다면 몸속 어디에든 의식이 퍼지게 할 수 있다고 한다. 가장 멀리 떨어져 있는 사지말단에서 세포를 의식하고 느끼기 위해서는 쁘라너가 그곳까지 흘러가야만 한다. 쁘라너는 신경계와 혈류를 통해 온몸에 두루 퍼지며 모든 세포의 원기를 회복시키는 것이다. 아써너 수련을 통하여 신경계를 탄력 있고 활기차게 함으로써 쁘라너의 흐름이 원활해진다.

자세나 동작 속의 모든 움직임을 지켜보면서 몸과 마음에 일어나는 변화를 알아차리며 균형을 유지하려고 하는 순간은 앎buddhi을 계발하는 순간이다. 그러나 자신의 몸에 대한 주의를 놓치고, 딴 생각을 일으키는 순간 몸이 흔들리면서 균형을 잃게 될 것이다. 아써너 수련은 움직임이 일어나든 일어나지 않든, 몸의 한 부분도 놓치지 않고 모든 과정을 깨어 있는 의식으로 지켜보는 훈련을 하는 것이다. 행위나 자세 속에서 내면에서 자신을 바라보는 이러한 수련으로 비롯되는 육체적·생리적 정화 과정은 육신의 불균형을 치유하는 강력한 수단일 뿐만 아니라 마음의 병 또한 다스리는 수단이 된다.

대표적인 하타요가 경전인 『하타요가 쁘러디삐까Haṭha-Yoga Pradīpikā』에 언급된 84개의 아써너 종류는 인간이 되기까지 영혼이 경험한 840만 가지의 다양한 존재의 모습을 상징화한 것이라고 알려져 있다. 평상시에 우리는 자신의 움직임을 의식하지 않을 뿐더러 그렇게 다양한 자세나 동작을 취하지 않는다. 그러나 아써너 수련 속에서 우리는 다양한 각도에서 자신의 신체 활동을 지켜보며 존재의 다양한 의미를 음미하게 된다. 이것은 육체의 움직임과 병행하는 마음의 활동을 관찰하는 과정이기도 하다.

일상생활에서 발생하는 스트레스나 긴장은 횡격막을 조여 단단하게 만든다. 몸은 경직되고 호흡은 짧거나 거칠어진다. 하지만 아써너를 수련하는 동안 특정한 자세를 취할 때 마주하는 신체적 저항을 알아차림으로써 몸을 다스리는 능력을 배양하는데, 몸의 반응을 자각하고 관찰하면서 변화와 통증을 받아들이고 지켜보는 수련을 하면서 몸과 마음의 수용력이 커지게 되며, 그럼으로써 몸과 호흡이 부드러워지고 편안해지게 된다.[163] 지속적인 노력의 긴장이 풀려 자세가 안정되고 편안해진다는 말은 이것을 말하는 것으로, 일차적으로는 몸의 경직됨이 풀려야 하지만, 나아가 호흡 작용이 섬세해지고 안정되어야 함을 가리키는 것이다. 애쓰는 마음이 가라앉은 상태에서도 알아차림이 끊어지지 않고 지속되는 상태인 것이다. '지금 여기에 깨어 있다.'는 말은 벌어지는 현상을 있는 그대로, 다시 말해 괴로움이든 편안함이든 있는 그대로 모두 알아차리고 받아들임으로써 이원성으로부터 벗어나는 것을 의미한다.[164] 요가 수련은 자신이 행하고 있는 것을 명료히 알아차리는 자각을 통해 육체의 현상을 목격하는 의식의 과정이다.

몸을 다루는 아써너 수련은 통증을 직면하는 과정을 거치게 되어 있다. 몸과 호흡이 부드러워지고 편안해지기 전에 굳어 있고 거칠어져 있는 몸을 다루어야 하기 때문이다. 이때 떠오르는 질문 하나는 '수련 중에 마주하게 되는 통증을 어떻게 평온한 마음으로 바라볼 수 있는가?'다. 통념상 치료는 통증을 완화시켜야 한다는 기대가 있는데, 역설적이게도 요가 수련으로 근육통이나 속이 울렁거리는 느낌, 때론 몸살 등을 경험하게 된다. 하지만 우리가 이해하고 있어야 하는 사항 하나는 이러한 통증이나 아픔을 마주하는 전투를 겪지 않고는 없던 힘이 생기거나 문제가 그냥 해결되지 않는다는 사실이다. 오랫동안 사용하지 않아서 수축되어 있거나 탄력이 없어진 근육들이 자극을 받아서 둔해져 있던 세포들이 깨어나기 시작할 때 느끼게 되는 고통을 회피하고자 하는 것은 진통제를 먹고 잠시 통증을 잊어버리거나 마약을 복용해서라도 고통을 회피하고자 하는 자세와 다름없을 것이다.

---

163 아써너는 안정되고 편안해야 한다. 이것은 지속적인 노력의 긴장이 풀려 무한과 하나가 되어야 하는 것이다.(sthira-sukham āsanam || prayatna-śaithilya-ananta-Samāpattibhyām) [II.46~47]

164 그때 극단적인 이원성의 영향을 받지 않게 된다.(Tatah dvandva-an-abhighātah) [II.48]

아써너 수련을 할 때, 의식이 내면을 향함에 따라 종종 눈을 감는 수련생들을 목격하게 되는데, 이완이나 명상 수련을 하는 것이 아닌 아써너 수련 중에는 눈을 항상 뜨고 있어야 한다. 다만 눈을 뜨고도 시선이 안팎을 연결해서 지켜볼 수 있어야 한다. 아써너 수련 중에 때론 코끝을 응시하거나 손끝을 통해서 멀리 외부를 응시하기도 하고, 어떤 자세에서는 배꼽을 바라보거나 양 눈썹 사이 인당을 통해 천장을 바라보고 하는 것 등은 몸의 안정성을 확보하면서 공간을 점유하는 의식이 흔들리지 않고 올곧게 하기 위한 것이다. 이것은 서예가가 백지에 점을 찍어 공간을 점유하는 것과 같은 의미로, 공간 속에 자신의 몸과 의식을 살피는 것이며, 그럼으로써 안팎을 연결하고 천지인天地人을 하나로 연결하는 것이다.

이러한 시선과 더불어 아써너 수련에 있어서 또 하나 중요한 것이 촉각과 청각이다. 그런데 고대로부터 무술을 통해 몸을 다루는 수련에 상대의 움직임을 자신의 몸을 통해 간파하는 것을 '들을 청聽' 자로 표현했다. 몸으로, 피부로 느끼는 감각도 마치 귀로 소리를 듣는 것처럼 한다는 의미다. 마찬가지로 아써너 수련에 있어서도, 몸의 감각을 느끼고 알아차리는 데에 마치 귀로 소리를 듣는 것처럼 해야 하는 이유는, 소리를 통해 호흡을 알아차려야 하기 때문이며, 소리로 대표되는 몸과 공간의 파동을 느끼고 알아차려야 하기 때문이다.

쁘라나야머prāṇāyāma[165]는 생명에너지prāṇa를 확장하는 것이다. 쁘라나야머 수련의 목적은 쁘라너의 흐름을 제어하는 것이며, 이것은 호흡과 밀접한 관계가 있다.[166] 좁은 의미에서의 호흡은 호흡기, 즉 폐에 의해서 이루어지

165 prāṇāyāma=prāṇa+āyāma(신장, 확장, 확대, 조절, 연장, 억제, 통제)

166 지속적인 노력의 긴장이 풀려 무한과 하나가 된 그 상태에서 들숨과 날숨의 흐름이 끊어지도록 하는 것이 쁘라나야머다.(Tasmin-sati śvāsa-praśvāsayoḥ gati-vicchedaḥ prāṇāyāmaḥ) [II.49]
내쉬고 들이쉬고, 멈추는 작용이 집중 부위와 시간과 횟수에 따라 달리 관찰되면서 호흡이 길어지고 섬세해진다.(Bāhya-abhyantara-stambha-vṛttih-deśa-kāla-saṅkhyābhi paridṛṣṭo dīrgha-sūkṣmaḥ) [II.50]

지만, 넓은 의미에서는 순환계의 모세혈관을 통해 뇌를 포함한 몸 전체에 의해 이루어지는 것이다. 날숨을 통해 체내에 축적된 이산화탄소를 비롯한 독소를 배출시키고, 들숨을 통해 산소를 포함한 활력을 주는 신선한 공기를 마시는 것은 폐에서 기체 교환을 하면서 이루어진다. 그러나 실제로 신선한 기운이 몸 전체에 퍼지는 것은 몸 구석구석에 있는 모세혈관을 통해 신선한 공기와 영양분을 머금은 혈액이 공급되어 벌어지는 것이다. 이때 들이쉰 숨을 충분히 보유함으로써 에너지가 완전 흡수되고 전신에 원활하게 공급되도록 하는 것이 쁘라나야머의 역할이다. 그러나 이것은 자연적으로 발생하는 현상이지 억지로 만들어 내는 현상이 아니다. 쁘라나야머를 '호흡 조절'로 이해한 수련자들이 하나 둘 셋 넷 하며 박자에 맞추어 숨을 들이쉬고 내쉬다가 숨이 차면서 횡격막에 부담을 느끼게 되는 현상은 몸의 자율적 기능을 무시하고 호흡을 억지로 조절하려 했기 때문에 발생하는 것이다. 만약에 호흡 수련으로 인해 눈이나 머리에 압박감이 생긴다면 숨을 뇌에서 붙잡아 상기되어 있는 것이다. 이것은 호흡을 생각으로 조절하려 하거나 생각이 호흡과 더불어 꼬리에 꼬리를 물고 일어나면서 안구가 지속적으로 작용할 때 일어나는 현상이다. 반면에 의식이 몽롱해지고 몸이 나른해진다면 날숨에 비해 들숨이 충분치 않았다는 증거며, 자세가 굽어져 산소를 제대로 마시지 못하고 있다는 반증이다.

쁘라나야머를 제대로 수련하면 온몸에 에너지가 공급되어 신경이 진정되고 뇌가 고요해지며 폐와 횡격막의 경직이 풀려 편안해지면서 몸과 마음에 활력을 불어넣게 된다. 맑고 분명하게 깨어 있음에도 날숨과 들숨의 경계를 벗어나는 단계로 진행해 가는 쁘라나야머 수련의 핵심은 자연스러움이다.[167] 호흡을 지켜보면서 마음은 고요하고 평온해지며 명상하기에 적합

167 날숨과 들숨의 영역을 초월하는 것, 즉 이 둘의 경계를 벗어나는 것이 제4의 호흡이다.(Bāhya-abhyantara-viṣaya-ākṣepī caturthah) [II.51] 그로 인해 빛을 가리고 있던 장막이 파괴된다.(Tataḥ kṣīyate prakāśa-araṇam) [II.52]

하도록 집중된다.[168] 호흡의 흐름을 지켜보다 보면 몸의 긴장이 풀리면서 머리가 맑아지고 고요해진다. 생각이 단순해지고 명료해지며 생각과 마음 사이의 간극이 점차 줄게 된다. 물론 그 과정 중에는 생각으로 인해 감정이 촉발되기도 하지만, 그러한 감정의 소용돌이를 몇 차례 견뎌 내고 나면 마음도 안정되어 몸과 마음, 머리까지 하나로 정렬이 되는 경험을 하게 된다. 마음이 흔들리면 호흡도 거칠어지지만, 호흡이 안정되면 마음이 고요해진다. 호흡에 주의가 집중되면 마음에 보호막이 쳐져서 외적 자극에 무의식적으로 반응하는 것이 지연되고 멈추게 된다. 이런 식으로 호흡을 통해 쁘라너의 흐름을 조절하는 것은 마음을 조절하는 데 도움이 되는 것이다.

요가 수련은 거친 단계로부터 미세한 단계로 나아가도록 한다고 했는데, 또 다른 지침 하나는 우리가 행하고 있는 수련이 궁극의 목적인 해탈을 지향하고 있는지, 방법적으로는 명상으로 나아가는 연장선상에 있는지 점검하는 것이다. 만약 우리의 노력이 궁극의 목적을 지향하고 있지 않고, 명상으로 나아가는 연장선을 벗어나 있다면, 아무리 각고의 노력으로 애를 쓴다 한들 육체만 단련하는 몸짓에 불과할 것이기 때문이다.

168 마음은 집중하는 데 적합해진다.(Dhāraṇāsu ca yogyatā manasah) [II.53]

6장

하타요가의 경전들

하타요가는 정통 요가와 무엇이 같고 무엇이 다를까? 하타요가의 대표 경전인 『하타요가 쁘러디삐까』, 『쉬붜 쌍히따』, 『게런더 쌍히따』, 『봐시스터 쌍히따』, 『고락셔 셔떠꺼』의 내용을 요약하고 빠딴잘리의 『요가 쑤뜨러』와 비교하며 하타요가만의 특징을 살펴본다.

하타요가는 빠딴잘리의 정통 요가 이후에 발전되었다고 여겨지는데, 그 경전으로는 『요가 우빠니셔드Yoga Upaniṣad』를 필두로 『하타요가 쁘러디삐까Haṭha-Yoga Pradīpikā』, 『쉬워 쌍히따Śiva Saṃhitā』, 『게런더 쌍히따Gheraṇḍa Saṃhitā』, 『봐시스터 쌍히따Vasiṣṭha Saṃhitā』, 『고락셔 셔떠꺼Gorkṣa Śataka』 등이 알려져 있다.

『요가 우빠니셔드』는 붸더 전통으로부터 유래되어 더욱 오래되고 핵심적인 내용을 다루고 있어서 10개 또는 13개의 '주류 우빠니셔드Major Upaniṣad' 외에 '비주류 우빠니셔드Minor Upaniṣad'로 간주되는 것들 중에서 요가를 주제로 한 20개의 『우빠니셔드』를 말한다. 『요가 우빠니셔드』는 요가 행법에 관한 이론과 실기를 다루는데, 그 방법과 명상에 대한 강조는 조금씩 차이가 있다. 이 책에서 20개의 『요가 우빠니셔드』의 내용을 소개하는 것은 무리가 있다. 다섯 가지 대표적인 하타요가 경전들을 아래에 간략하게나마 소개하니 본격적으로 요가를 연구할 독자들에게 참고 목록으로나마 활용되길 바랄 뿐이다.

스와뜨마라머의 『하타요가 쁘러디삐까』

『하타요가 쁘러디삐까Haṭha-Yoga Pradīpikā』는 15세기경에 스와뜨마라머Svātmārāma가 앞서 있던 하타요가 경전들을 하나의 체계로 편찬한 것이다. 스와뜨마라머는 명상을 하는 라저요가 이전에 육체를 정화하는 예비 단계로서 그 체계를 구성하였다. 이 경전은 4개의 장으로 구성되는데, 하타요가 수련 없이는 라저요가의 성공을 달성할 수 없다고 선언한다.

제1장

요가 수련을 위한 적합한 환경과 수련자의 윤리적 의미를 설명한다. 여머와 니여머를 요가의 가지에 포함시키지는 않지만, 아써너와 쁘라나야머 수련 이전에 필요한 가치로서 인정하고 있다. 요가는 과식·과욕·수다스러움·옳지 않은 관습·문란한 교제·불안 등으로 실패하고, 열정·확고한 결심·용기·참된 지식·스승과 가르침에 대한 신념으로, 그리고 적합하지 않은 교제를 삼감으로써 성공하게 된다고 하며, 비폭력 아힘사ahimsā 등 여머와 고행과 만족 등 니여머에 대해 설명한다. 그리고 84개 아써너를 언급하고 15개 아써너를 설명하며, 나디 정화를 위한 수련, 호흡 수련, 무드라, 내적 소리에 집중하는 나더누썬다너nādānusandhāna, 행위의 결과를 포기하는 수련을 라저요가를 달성할 때까지 지속해야 한다고 한다.

제2장

나디의 정화를 위한 쁘라너와 쁘라나야머prāṇāyāma에 대한 설명으로 구성되어 있다. 8가지 종류의 호흡 수련에 대하여 설명하면서, 호흡 수련이 가능하지 않는 사람들은 과도한 지방과 3가지 체액[169]의 불균형 때문이므로 6가지 정화 요법, 샷 까르머ṣaṭ karma를 실행하는 것이 좋다고 한다. 쁘라나야머를 수련함으로써 초능력siddhi을 얻을 수 있고 또한 꾼덜리니를 각성시킬 수 있다고 한다. 하타요가는 라저요가 없이 완성되지 않고, 라저요가는 하타요가 수련 없이 달성할 수 없다. 그러므로 성숙의 단계niṣpatti avasthā에 이르기까지 둘 다를 수련해야 한다.

169 결함이나 단점을 뜻하는 도셔(doṣa)는 인도의 전통 의학 아유르붸더(Āyurveda)에서도 질병을 일으키기 쉬운 세 가지 요소로 가래(kapha), 담즙(pita), 바람(vata)이 계절이나 시간, 식단 등의 여러 요인으로 질과 양에 변화를 일으켜 어떻게 노화와 질병을 유발할 수 있는가를 설명한다.

제3장

10개의 무드라에 대해 설명한다. 이에 대해선 본서 5장 무드라에 대한 설명에서 대부분 설명했기에, 거기에 나오지 않는 네 가지에 대해서 간략히 설명하자면 다음과 같다.

① 머하 번더 Mahā bandha

세 가지 번더를 각각 숙달한 후에 이 셋을 동시에 적용하는 것으로서, 아래턱을 닫는 잘런더러 번더Jālandhara bandha를 먼저하고, 복부를 닫는 웃디야너 번더Uḍḍīyāna bandha를 실행한 뒤, 골반바닥을 닫는 물라 번더Mūla bandha를 실행하는 것이다. 머하 번더는 뷔슛디Visuddhi, 마니뿌러Manipura 그리고 물라다러Mūlādhāra 짜끄러들을 자극하여 자율신경계를 활성화시킨다. 머하 무드라Mahā mudrā가 자누쉬르셔 아써너에서 이 세 가지 번더를 적용하는 것이라면, 머하 번더Mahā bandha는 쁘라나야머 수련 시에 적용하는 것이다.

② 머하붸더 Mahāvedha

연화좌padmāsana로 앉아서 머하 번더를 적용하면서 손으로 엉덩이 옆 바닥을 짚고 엉덩이를 살짝 들었다가 털썩거리며 바닥을 치는 것을 몇 번 반복하는 것이다. 이렇게 하는 것은 물라다러Mūlādhāra 짜끄러들을 자극하여 쁘라너prāṇa와 어빠너āpona가 이다Iḍā와 삥갈라Piṅgalā로부터 쑤슘나Suṣumnā로 합쳐지게 된다고 한다.

③ 뷔뻐리떠 꺼러니 Viparīta karaṇī

'거꾸로 된'이라는 뜻으로 머리서기Śīrṣāsana와 어깨서기Sarvāṅgāsana, 그리고 손으로 물구나무서기Adhomukha Vṛkṣāsana를 포함한 모든 거꾸로 된 자세를 의미한다. 다만 이것이 무드라로 분류될 때는 배꼽 주변의 해 기운과 연구개 주위의 달 기운이 거꾸로 되어 순환하는 것을 목표로 하기에 요즘에는 안정적인 자세를 지속할 수 있도록 엉덩이를 베개나 담요로 받히고 벽에 다리를 붙인 거꾸로 된 자세를 의미하게 되었다.

④ 샥띠짤러너Śakticālana

'샥띠를 움직인다'는 뜻으로 연화좌로 앉아 마치 풀무질을 하듯 강하고 빠르게 들숨과 날숨을 반복하는 버스뜨리까Bhastrikā를 행함으로써 물라다러 짜끄러에 담겨 있는 역동적인 창조의 에너지 꾼덜리니 샥띠kuṇḍalinī Śakti를 자극하여 일깨우는 것이다.

제4장

명상에 대해 설명하는데, 써마디를 아뜨먼Ātman과 마너쓰manas의 결합으로 정의하고 있다. 이 상태는 개아jivātman와 우주적 자아paramātman의 결합된 평정의 상태로서 모든 정신적 활동이 소멸한 것으로 설명한다. 모든 요가에는 네 가지의 단계가 있는데, ① 시작 단계인 아럼버Ārambha, ② 몸을 수련에 적합한 그릇으로 만드는 거떠Ghaṭa, ③ 수련을 쌓는 빠리쩌여Paricaya, ④ 통달하여 무르익는 니슈뻿띠Niṣpatti가 그것들이다.

① 아럼버 어워스타

시작 단계인 아럼버 어워스타Ārambha avasthā에서는 어나허떠 짜끄러에서 쑤슘나 나디를 막고 있는 매듭인 브람머 그런티Brahma granthi를 요기가 꿰뚫어 텅 비게 되면, 지고의 축복으로 가득 차게 되고 신체의 내부로부터 중앙으로 올라오는 특별한 소리를 듣게 된다고 한다. 이 상태가 바로 아럼버 어워스타를 달성한 것인데, 절묘한 향기와 함께 밝게 빛나고 질병으로부터 자유롭게 된다고 한다.

② 거떠 어워스타

몸을 수련에 적합한 그릇으로 만드는 단계인 거떠 어워스타Ghaṭa avasthā에서는 쑤숨나를 통한 봐유의 진로에 집중한다. 앉아 있는 요기의 자세가 흔들리지 않으면 그의 지식이 증가하여 마치 신과 같이 되는데, 뷔숫디 짜끄러에 있는 매듭인 뷔슈누 그런티Viṣṇu granthi가 뚫리기 때문에, 여기에서 지복의 북소리를 듣는다. 이 단계에서 쁘라너prāṇa와 어빠너apāna가, 나더nāda, 소리 또는 진동와 빈두bindu가, 개아jīvātman와 범아paramātman가 결합된다고 한다.

③ 빠리쩌여 어워스타

숙련의 단계를 뜻하는 빠리쩌여 어워스타Paricaya avasthā에서는 모든 초능력siddhi의 원천인 앗냐 짜끄러에서 또 다른 북소리를 들을 수 있는 태허太虛, Mahāśūnya에 이르게 되면, 마음에 더 없는 기쁨이 일어나게 되고, 체액doṣa의 불균형, 노화, 질병, 배고픔, 잠으로부터 자유롭게 된다.

④ 니슈뺏띠 어워스타

통달하여 무르익는 니슈뺏띠Niṣpatti 단계는 써허쓰라러 짜끄러에 있는 매듭, 루드러 그런티Rudra granthi를 꿰뚫고, 어닐러anila= 어빠너 봐유apāna vāyu가 쉬뷔신의 자리śarvapiṭha에 이른다고 하는데, 이것은 쁘라너가 브람머런드러brah-marandhra, 梵洞에 도착한 것으로 여기서 현악기의 소리를 듣게 된다고 한다. 찟떠citta, 心만이 남은 그 상태를 라저요가라고 부른다. 이 상태서 요기는 신Īśvara과 같이 창조와 파괴의 힘을 획득한다. 해탈을 하든 하지 않든, 확실한 것은 중단 없는 축복이다. 라저요가로부터 달성된 러여laya, 용해의 결과가 이 축복이다. 써마디 상태에서 궁극적 실재, 브람먼에 마음citta이 융합된 상태로 있는 것이다. 이 경지는 중단 없는 축복이다. 요기의 초능력siddhi이 가능하기 때문에 그 상태로부터 벗어 날 수 있다고 한다.

제5장

꺼퍼Kapha, 가래, 삣떠Pitta, 담즙, 봐떠Vāta, 바람 또는 에테르 등 체액의 불균형으로 인한 질병의 치유를 위한 봐유Vāyu의 운용에 대해 설명한다. 몸에서 각각의 영역은 발바닥에서 배꼽까지가 봐떠의 영역이고, 배꼽에서 가슴이 삣떠의 영역, 가슴 윗부분부터 머리까지가 꺼퍼의 영역인데, 어떤 실수로 봐유가 그 길을 잃거나 놓쳐서 한 지점에 쌓이게 되면 질병으로 발전하게 된다.

길을 잃어버린 봐유Vāyu가 삣떠Pitta, 담즙 영역에 있을 때는 가슴에 통증 및, 옆구리의 통증과 등에 통증이 나타난다. 이럴 땐 기름을 몸에 바른 채 뜨거운 물에 목욕하기를 권한다. 요가 수련은 우유와 함께 가벼운 음식을 먹은 후에 기ghee 버터를 먹고 소화를 시킨 후에 해야 한다. 질병으로 인해 어떤 부위가 아프다면 그 부위에 들러붙은 봐유에 집중해야 한다. 집중된 마음으로 봐유에 명상해야 하고 숨을 들이마셔 폐를 채운 후에 할 수 있는 만큼 충분히 숨을 내쉬어야 한다. 이런 식으로 내쉬기와 들이쉬기를 반복하면서 축적되어 있는 봐유를 뽑아내야 한다. 이런 방법으로 봐떠와 삐따의 장애로 인한 복통 같은 질병이 완화된다.

봐유Vāyu가 꺼퍼Kapha, 가래 영역에 있을 때는 심장천식[170], 딸꾹질, 기관지천식, 두통이 생긴다. 그러면 음식을 충분히 먹고 나서 입을 씻고, 두세 번의 꿈버꺼kumbhaka, 숨 멈추기를 한다. 이렇게 함으로써, 가래Kapha와 담즙Pitta의 장애

170 심장, 특히 좌심실이 완전하지 못하여 생기는 발작성 호흡 곤란으로, 과식이나 운동 등이 원인이며 잠자다가도 호흡 곤란이 발생한다. 보통 20~30분 지속되다 멈추는데 오래 계속되면 폐부종을 일으킨다.

로 인한 천식과 같은 질병이 고쳐진다. 우유로 만든 따뜻한 음식 또는 기ghee 버터를 넣은 우유를 마셔야 하고, 봐루니 다러나Vāruṇī dhāraṇā를 행하면 신체의 모든 기관의 활동이 억제된다. 봐루니 다러나는 수대水大, āpa의 자리로 여겨지는 인후부에 집중하는 것이다. 물의 요소에 대한 다러나는 나쁜 독도 소화시킬 수 있게 한다. 이러한 방법으로 문둥병 같은 피부병이 치료된다. 봐루니 다러나를 눈을 감은 채 수련하면 부분적으로 눈이 안 보이는 증상timira등을 치료한다.

머리 또는 손 등의 떨림이나 혈액 감염 등의 질병이 요기를 공격하면, 요기는 질병의 원인인 봐떠Vāta, 바람 또는 에테르의 통로를 막는 곳에 집중해야 한다. 요기는 그 지점의 봐유에 명상해야 하는데, 들이쉬기로 폐에 공기를 채워서 할 수 있는 만큼 참았다가 코를 통해서 내쉰다. 이렇게 반복해서 숨을 쉬는데, 매번 숨을 내쉴 때마다 거북이가 그의 사지를 끌어당기듯이 복부의 내장을 안으로 끌어당겨 근육을 수축시키거나 또는 바퀴처럼 복부를 회전시킨다. 그러곤 평평한 바닥 위에 뒤로 누워 몸을 편 채로 질병을 완화하기 위해 (웃자이) 쁘라나야머를 수련해야 한다. 질병 때문에 고통이 있는 곳은 어디든지, 그 부위에 쁘라너를 채워서 유지해야 한다. 요가의 길에 있어서 공포, 고통 또는 다른 장애가 올 때마다 요기는 자신의 능력에 맞게 요가 수련을 늘여야 한다.

『게런더 쌍히따Gheraṇḍa Saṃhitā』

이 경전은 백과사전적인 책으로 현자 게런더Gheranda와 그의 제자 천더Chanda 사이의 대화를 바탕으로 한 교육 교재로서 17세기 후반에 구성되었다고 알려져 있다. 이 경전에서는 하타요가Haṭha-Yoga라는 용어를 사용하지 않고, 거떠스터 요가Ghaṭastha-Yoga라는 단어를 쓰고 있는데, 여기서 거떠ghaṭa는 물통과 같은 그릇으로, 육체와 정신을 아뜨먼Ātman이 담겨 있는 통으로 여긴다. 거떠스터는 육체뿐만 아니라 정신도 포함하는 것으로 우리말로는 근기根機, 또는 그릇에 해당하는 것으로 이해된다.

이 경전은 빠딴잘리의 『요가 쑤뜨러』에서 알려진 8가지 구성 요소와는 달리 7가지의 요소로 구성되어 있는데, ①6가지 육체 정화 행법ṣaṭ-karma, ②꾼덜리니를 일깨운다고 언급된 32가지 아써너āsana, ③5가지 다러나dhāraṇā를 포함하는 25가지 무드라mudrā, ④5가지 감관제어법pratyāhāra, ⑤10가지 호흡법prāṇāyāma, ⑥3단계의 디야너dhyāna, ⑦6가지 써마디samādhi다. 이것은 몸의 상태를 변화시키기 위한 다음의 7가지 보조 방법을 포함한다. 정화śodhana, 힘dṛḍhatā, 확고함sthairya, 평정dhairya, 가벼움lāghava, 직관pratyakṣa, 세속에 물들지 않음nirlipta 등 이러한 과정을 통해서 해탈에 적합한 그릇으로 만들어진다는 것이다.

여기서 ①6가지 육체 정화 행법ṣaṭ-karma에 대해선 앞선 장에서 설명을 했다. ②꾼덜리니를 일깨운다고 언급된 32가지 아써너āsana를 여기서 나열하는 것은 큰 의미가 없기에 건너뛰기로 한다. ③5가지 다러나dhāraṇā[171]를 포함하는 25가지 무드라mudrā에서는 마찬가지로 무드라의 종류를 나열하기보다는 5가지 다러나에 대해 요약하고자 한다.

③ 5가지 다러나dhāraṇā

1) **아도 다러나**adho dhāraṇā: 흙의 요소에 찟떠와 함께 쁘라너를 붙잡는 것. 그럼으로써 안정감을 얻는다.
2) **암버시 다러나**āmbhasī dhāraṇā: 물의 요소에 찟떠와 함께 쁘라너가 융합되는 것. 참을 수 없는 고통과 죄를 파괴한다.

171 빠딴잘리는 다러나를 명상 대상에 마음(citta)을 고정시키는 것으로 정의한다.

3) **봐이쉬와너리 다러나**vaiśvānarī dhāraṇā: 불의 요소에 찟떠와 함께 쁘라너가 융합되는 것. 죽음에 대한 두려움을 파괴한다.

4) **봐여뷔 다러나**vāyavī dhāraṇā: 바람vāyu의 요소에 찟떠와 함께 쁘라너가 융합되는 것. 공중을 나는 경험을 하게 된다.

5) **너보 다러나**nabho dhāraṇā: 허공vyoma에 찟떠와 함께 쁘라너가 융합되는 것. 해탈의 문을 열 수 있는 능력이 생긴다.

④ 5가지 감관제어법pratyāhāra은 마음을 고요하게 하기 위한 눈, 귀, 코, 혀, 몸의 다섯 가지 감각기관으로부터의 감각철회를 말한다. 그러고는

⑤ 10가지 호흡법prāṇāyāma이 언급되는데, 쁘라나야머 수련으로 공중을 날 수 있는 능력이 성취되고 질병이 없어지며 꾼덜리니도 각성되어 마음은 축복과 행복을 경험한다고 한다.

⑥ 3단계의 디야너dhyāna[172]는 다음과 같다.

1) **거친 단계**sthūla, 스툴러: 아직 대상의 이미지가 구체적인 상태

2) **빛의 단계**jyoti, 죠띠: 빛이 보이기 시작하는 단계

3) **미세한 단계**sukṣma, 쑥슈머: 샴바위 무드라śambhavī mudrā[173]에 의하여, 위대한 공덕으로 꾼덜리니가 각성되었을 때 아뜨먼과 하나가 된다.

⑦ 6가지 써마디samādhi는 자아를 지각하는 구도sādhanā의 단계들로서, 몸으로부터 마음을 분리하여 우주적 자아paramātman와 하나가 되는 것이 써마디라고 한다.

1) **샴바위 무드라**śambhavī mudrā**에 의한 디야너 써마디**dhyāna-samādhi

---

172 다러나(dhāraṇā)의 상태가 지속되면서 경험하는 내적 인식의 단계적 변화다.

173 마음을 세밀하게 해서 미간을 통해 시각과 호흡이 꺼지며 상당히 섬세하고 고요한 단계로 들어가게 된다고 한다.

이에 대해선 미세한 단계sukṣma의 디야너dhyāna에서 설명했다.

2) **브라머리 무드라**brāmarī mudrā**에 의한 나더 써마디**nāda-samādhi

브라머리brāmarī는 벌을 뜻하는데, 호흡법 수련 시 엄지나 검지로 귓구멍을 막고 숨을 내쉴 때 느끼는 호흡의 진동이 벌이 내는 소리 같다고 붙여진 이름이다. 나더nāda는 소리를 뜻한다.

3) **케쩌리 무드라**khecarī mudrā**에 의한 러싸넌더 써마디**rasānanda-samādhi

러싸넌더rasānanda는 rasa+ānanda으로 분해되는데, 라써rasa는 맛, 아넌더ānanda는 기쁨이라는 뜻이다. 혀를 말아 올려 입천장에 붙이는 케쩌리 무드라는 배고픔을 있게 한다고 한다.

4) **요니 무드라**yoni mudrā**에 의한 러여싯디 써마디**layasiddhi-samādhi

요니 무드라는 특히 여성을 위한 것으로 하복부에 손가락으로 자궁 모양의 결인을 하는 것이다. 러여싯디layasiddhi는 브람먼에 완전히 용해되는 것을 뜻한다.

5) **박띠요가**Bhakti-Yoga**에 의한 마논머니 써마디**manonmanī-samādhi

수행자가 가슴에 품고 있는 수호신에게 믿음과 기쁨으로 숙고하면, 써마디 상태에서 마논머니manonmanī가 떠오르게 된다고 한다. 여기서 마논머니는 신에게 마음이 집중된 상태에서 떠오르는 정신이 한껏 고양된 상태다.

6) **마노무르차 꿈버꺼**manomūrcchā kumbhaka**에 의한 라저요가 써마디**rājayoga-samādhi

마노무르차 꿈버꺼는 숨을 내쉬고 의식이 끊어질 정도가 될 때까지 멈추는 호흡법이다. 라저요가와 써마디는 마음이 아뜨먼Ātman과 하나되기 위한 것으로, 이 두 용어는 운마니unmanī와 써허저 어워스타sahajāvasthā와 동의어다. 운마니unmanī는 마음이 비워진 상태를, 써허저 어워스타sahajāvasthā는 저절로 벌어지는 상태를 뜻한다.

『쉬붜 쌍히따Śiva Saṃhitā』

이 책의 제목은 '쉬붜의 요약집'이라는 뜻으로, 쉬붜Śiva신이 그의 배우자 빠르워띠Pārvatī에게 요가에 대해 설명한 내용을 요약한 것인데, 저자는 알려져 있지 않다. 편찬 연도는 학자에 따라서 17세기로 보는 경우도 있고, 1300년에서 1500년 사이로 보는 경우도 있다.

제1장

불이不二 붸단떠Advaita Vedanta 철학이 요가 수련에서 논의되는데, 행위karma와 앎jñāna에 대한 설명을 한다. 요가 수련에서는 모든 행위를 포기해야 하는 동시에, 요기는 이 우주와 하나로 용해되며, 개아jīva가 최상의 브람먼Para-Brahman에 흡수된다는 것은 앎jñāna 그 자체가 된다는 것이다. 궁극에는 이 앎만이 영원히 남는다고 한다.

제2장

거시적인 외부자연을 설명하면서 미시적인 인체 내 흐름에 대한 설명을 나디nāḍī를 통해 시도하고 있다. 몸 안에 개아jīva가 머물고 있는데, 이것은 끝없는 욕구의 화환으로 장식되어져 있고 행위karma에 의해 몸에 구속되어 있다고 한다. 몸이 열반nirvāṇa을 성취하는 수단이 될 때, 모든 욕망과 행위가 앎jñāna에 의하여 용해된다고 한다.

제3장

쁘라너prāṇa와 봐유vāyu의 종류를 설명하고, 스승guru의 중요성을 설명한다. 수련을 위해 포기해야 할 것들과, 요가의 수단과 장소, 아써너, 쁘라나야머, 초능력 등을 다루고 있다.

쁘라나야머의 네 가지 상태avasthā에 대해 설명하는데, 『하타요가 쁘러디삐까』와는 4단계의 술어는 같지만 설명하는 상태는 상이하다.

① 아럼버

시작 단계인 아럼버 어워스타Ārambha avasthā는 쁘라너마야머를 수련하는 중에 땀을 흘리는 경험을 하게 되는데, 체액을 손실하지 않기 위해 문질러야 한다고 한다.

② 거떠

자아와 범아가 협력하는 상태인 거떠Ghaṭa 단계에서는 몸이 떨리는 경험을 하게 되고, 세 시간 동안 숨을 멈출 수 있게 되면 훌륭한 상태의 감각철회pratyāḥra가 반드시 나타나고, 쁘라너prāṇa와 어빠너āpona가, 나더nāda와 빈두bindu가, 개아jīvātman와 범아paramātma가 결합된다고 한다.

③ 빠리쩌여

지식이 샘솟는 빠리쩌여Paricaya 단계에서는 몸이 개구리처럼 튀어 오르는 경험을 하게 되는데, 봐유vāyu가 쑤숨나Suṣumnā에 들어가 안정되면 정화하는 힘 끄리야 샥띠Kriyā-Śakti을 얻게 되어 여섯 짜끄러를 꿰뚫고 우주적인 소리 옴Aum으로 소멸하며, 이번 삶에 지은 모든 업의 결과를 다시 태어날 필요 없이 겪기 위해 몸의 다양한 요소들을 재배열하는 신비로운 과정 까여 뷰허Kāya vyuha를 성취한다고 한다. 5대 요소에 대한 다러나dhāraṇā를 통해 두려움을 극복하고, 물라다러부터 앗냐까지 다러나를 유지하여 어떤 요소도 장애를 일으킬 수 없게 된다고 한다.

④ 니슈뺏띠

완성의 단계인 니슈뺏띠Nīṣpatti에서는 모든 까르머의 씨앗이 파괴되고, 해탈을 성취한 요기Jīvanmukta는 써마디를 완성한다고 한다. 써마디가 저절로 완성될 때 요기는 공기vāyu와 정화하는 힘Kriyā-Śakti과 함께 의지cetanā를 내어 6개의 짜끄러를 정복하고, 냐너 샥띠Jñāna-Śakti라고 부르는 앎의 힘 안에 흡수된다. 이러한 봐유 싸더나vāyu sādhanā를 통해서 윤회 세계의 모든 고통과 즐거움이 사라지며 허공을 걸을 수 있게 된다고 한다.

제4장

여러 가지 무드라와 번더 수련을 통한 꾼덜리니의 각성으로 완성자siddha가 된다고 한다. 브람머런더러brahmarandhara, 梵洞에 잠들어 있는 신성을 일깨우기 위해서는 무드라를 조심스럽게 수련해야 한다고 한다.

제5장

만뜨러Mantra, 러여Laya, 하타Haṭha, 라저Rāja요가라는 종류를 언급하면서, 하타요가와 라저요가는 어느 하나가 빠지면 어느 것도 충족되지 않는다고 말한다. 개인의 해탈을 막고 있는 것은 무엇인지, 수련자의 열정과 기질에 따라 어떤 종류의 요가가 적합한지 등을 설명한다. 가장 열정적인 제자는 명상 대상인 신의 상징을 추출하여 인식하는 방법pratīkopāsana을 통해서 최상의 아뜨먼paramātman을 알게 된다고 한다. 짜끄러와 나디에 대한 설명을 하고, 모든 나디들이 8개의 매듭에 묶여 있는데, 오직 꾼덜리니만이 브람머런더러brahmarandhara, 梵洞의 매듭을 풀고 빠져나와 최상의 아뜨먼에 흡수된다고 한다. 시작도 끝도 중간도 비어 있는 태허太虛, mahāśūnya에 대한 명상에 의하여 라저요가의 결과를 알게 된다고 한다.

『봐시스터 쌍히따Vāsiṣṭha Saṃhitā』

인도의 대서사시 『라마여너Rāmāyaṇa』의 저자 발미끼Vālmīki가 이 책의 저자로 여겨진다. 이 책은 붸더 시기의 성자 봐시스터Vasiṣṭha에게 가르침의 기원을 돌리고 있는데, 완결편은 2만 9000개의 경구로 이루어져 있고, 『러구 요가 봐시스터Laghu Yoga Vasiṣṭha』로 불리는 축약본은 6000개의 경구로 이루어져 있는데, 이 축약본은 까쉬미르의 아비넌더Abhinanda가 편집한 것으로 알려져 있다.

사실 이 책은 하타요가 경전이라기보다는 앎jñāna을 다루고 있는 라저요가Rāja-Yoga 경전이다. 봐시스터는 슈르띠śruti 즉 계시 전통과 스므르띠smṛti 즉 경험에 기초한 수행 전통에 의해 전해져 오는 권고에 동의하며, 현상계가 마음의 대상이라고 주창한 불이不二 붸단떠Advaita Vedanta의 사상을 이야기와 우화 형식으로 전하고 있기 때문에 여기서는 요가 기법에 관한 내용들을 중심으로 각 장을 소개하고자 한다.

제1장 무집착vairāgya, 봐이라겨

이 책은 여섯 장으로 구성되어 있는데, 첫 번째 무집착vairāgya의 장에서 봐시스터는 세상의 괴로움과 생로병사의 두려움으로부터 벗어날 수 있는 지식을 성취하는 방법을 묻는 아들 샥띠의 질문에 브람마신으로부터 받은 비밀스러운 방법을 설명한다. 행위에는 갈망과 함께 행위를 함으로써 윤회의 세계에 묶어 매는 쁘러워르떠꺼pravartaka와 갈망의 행위를 멈추어 해탈케 하는 니워르떠꺼nivartaka의 방법이 있는데, 해탈mokṣa을 바란다면 앎jñāna에 기초하여 갈망을 떠난 행위를 해야 한다고 한다. 이 앎은 요가의 앎으로서 팔지八枝 요가를 설명하는데, 하타요가 경전들과는 달리 여머와 니여머를 요가의 가지에 포함시킨다. 그러나 붸단떠의 사상에 명백히 동의하지 않는 빠딴잘리와는 다른 수행 방법을 제시한다. 니여머 중에 신에 대한 숭배, 이슈워러 뿌저너Īśvara pūjana는 이 경전의 특별한 모습이다. 봐이슈너뷔즘Vaiṣṇavism의 영향을 받아서 뷔슈누Viṣṇu신을 숭배하는 것은 빠딴잘리의 이슈워러 쁘라니다너Īśvarapraṇidhāna와는 다르다. 이슈워러 쁘라니다너는 유신론의 성격을 띤 신에 대한 헌신이 아니기 때문이다. 그리고 좌법이 아닌 양팔로 중심을 잡는 수탉 자세kukkuṭ asana 꾹꾸떠 아써너를 포함한 아써너를 나열한다.

제2장 해탈을 간절히 바람mumukṣu, 무묵슈

제2장 해탈을 간절히 바람mumukṣu의 장에서는 나디의 정화를 언급하고 그 이후에 쁘라나야머 수련을 시작하는 것으로 되어 있다. 경락과 유사한 나디 안에 있는 공기vāyu의 통로와 경혈과 유사한 18가지 생명의 포인트marma와 몸의 여러 부분에 대한 지식을 설명하고 있다. 나디가 정화되면 몸이 가벼워지고 빛이 나며 식욕이 증가하고 소리nāda가 나타난다고 한다.

제3장 기원utpatti, 우뻣띠

제3장 기원utpatti의 장에서는 호흡이 완전히 끊어진 께뷜러 꿈버꺼 쁘라나야머Kevala kumbhaka prāṇāyāma에 대해 설명하고, 쁘라나야머 수련으로 여러 가지의 나더nāda[174]가 발생하고 꾼덜리니가 각성된다고 한다. 쑤슘나 안의 브람머런더러brahmarandhara, 梵洞에서 옴Aum을 명상함으로써 자아가 빛을 발한다고 한다. 그리고 네 가지 쁘러땨하러pratyāhāra를 아래와 같이 설명한다.

174 영적 진동이나 소리

① 감각 대상으로부터의 감각기관의 철수
② 모든 것을 볼 때마다 자아로 여기는 것: 자아 동일시
③ 외부의 도움 없이 자신 안에서 정신적으로 필수적인 의무를 실천하는 것
④ 몸의 18가지 생명력 포인트에서 쁘라너를 성공적으로 유지하는 것

제4장 유지sthiti, 스티띠

제4장 확고한 지킴, 유지sthiti의 장에서는 다러나dhāraṇā, 디야너, 써마디에 대해 설명하는데, 다러나는 지수화풍공을 나타내는 신비한 음절들la, va, ra, ya, ha과 각각의 신들에 주의를 유지하는 것이라고 한다. 발에서 무릎까지는 땅의 요소, 무릎에서 항문까지는 물의 요소가, 항문에서 심장까지는 불의 요소, 심장에서 미간까지는 바람의 요소, 미간에서 머리까지는 에테르靈氣의 요소가 주도하는 자리인데, 요기는 음정 [La (을)러]와 함께 브람마신을 땅의 자리에서, [Va 뷔]와 뷔슈누신을 물의 자리에서, [Ra (우)러]와 루드러신을 불의 자리에서, [Ya 여]와 마허뜨 요소Mahat-tattva[175]를 바람의 자리에서, [Ha 허]와 드러나지 않은 최상의 신[176]을 에테르의 자리에서 집중하면, 각각의 요소들을 정복할 수 있게 된다고 한다. 디야너dhyāna에 대해서는 형상이나 특성이 있는 써구너saguṇa와 그런 것이 없는 니르구너nirguṇa의 두 가지로 설명한다. 『게런더 쌍히따Gheraṇḍa Saṃhitā』에서는 이미 보았듯이 거친 단계sthūla, 빛의 단계jyoti, 그리고 미세한 단계sukṣma의 세 가지로 디야너를 설명

175 쌍키여 철학에서 말하는 25가지 우주 전개 요소 중 세 번째로서, 쁘라끄르띠와 뿌루셔가 만나 마허뜨가 싹트게 된다. 이 마허뜨 요소는 마치 피부로 감싸듯이 쁘라다너(pradhāna)에 의해 감싸진다고 하는데, 이것은 쌋뜨워, 라저스, 따마스의 세 가지 구나가 균형을 이루고 있는 근원 물질 쁘라끄르띠의 다른 이름이다. 쁘라끄르띠가 질료인이라면, 뿌루셔는 태어남과 행위, 변형으로부터 벗어나 각각의 몸에 편재하는 의식이다. 마허뜨가 개체적으로 드러날 때는 판단과 결정을 담당하는 마음의 측면인 붓디(buddhi)로서 작동한다. 쁘라다너(pradhāna)는 작용인 또는 질료인으로 드러나는 추론된 실체다.

176 드러나지 않은(avyakta)이라는 말은 무신론적 쌍키여에서는 쁘라끄르띠와 뿌루셔를 뜻하고, 유신론적 쌍키여에서는 이슈워러(Īśvara, 자재신)를 뜻한다.

하는데, 여기서 앞의 두 가지는 써구너saguṇa로, 마지막은 니르구너nirguṇa로 이해할 수 있다.

제5장 그침upaśama, 우빠샤머

제5장 정지, 그침upaśama의 장에서는 아뜨먼의 본성과 죽음의 때를 어떻게 알 수 있는지 묻는 샥띠의 질문에 봐시스터가 설명한다. 아뜨먼이 육체와 결합하게 되면 개아個我, jīva라고 부르게 되는데, 각각의 개아jīvātmā는 물에 비친 달처럼 하나이면서 여러 개로 드러난다고 한다. 문제는 육체와 결합된 개아가 몸과 자신을 동일시하는 무지에 있는데, 감각을 통하여 유쾌한 경험과 불쾌한 경험을 하게 된다고 한다. 인간의 의식 상태에는 깨어 있거나, 꿈꾸고 있거나 숙면을 취하고 있는 세 가지 상태에 덧붙여 네 번째라는 의미의 뚜리여turīya라고 하는 각성된 의식 상태가 있다고 하며, 죽음의 때는 별자리와 호흡 상태를 보고 알 수 있다고 설명한다. 마음을 조절하기 위해선 쁘라너 니로더prāṇa nirodha와 쌍거 땨거saṅga tyāga가 필요한데, 쁘라너 니로더는 쁘라너를 멈출 수 있어야 한다는 것이고, 쌍거 땨거는 세속적 욕망을 끊을 수 있어야 한다는 것이다.

제6장 소멸nirvāṇa, 니르봐너

제6장 불이 꺼짐과 소멸nirvāṇa의 장은 죽음을 어떻게 극복할 수 있느냐는 샥띠의 질문에 대한 봐시스터의 설명을 다룬다. 내외적 요인으로 죽음의 순간을 판별하고 나서, 자신의 의무를 흔들림 없이 수행하며 궁극의 근원 빠라뜨마parātma에 대한 숙고와 함께 요가 수행을 통해 내면의 접촉을 유지하며 죽음의 강을 건너게 하는 따러꺼 만뜨러tāraka mantra '옴Aum'을 어떠한 기

대도 하지 않고 염송하면, 죽음을 건너 뛰어 장수하게 되고 브람먼을 알게 된다고 한다.

『고락셔 셔떠꺼Gorakṣa śataka』

『고락셔 셔떠꺼Gorakṣa śataka』는 고락셔의 100개의 구절이라는 뜻으로, 11세기경에 고락셔가 정리했다고 하는 딴뜨러 전통의 하타요가 경전이다. 이 책은 각각 100개의 구절이 들어 있는 1부와 2부로 구성되어 있는데, 고락셔의 말씀 모음집이라는 뜻의 『고락셔 쌍히따Gorakṣa Saṃhitā』로도 알려져 있다. 이 책은 빠딴잘리의 어슈땅가Aṣṭā-aṅgā, 八枝요가와는 달리, 여머yama와 니여머niyama를 제외한 ① 아써너āsana, ② 쁘라너쌍로더prāṇasaṃrodha=prāṇāyāma, ③ 쁘러땨하러pratyāhāra, ④ 다러나dhāraṇā, ⑤ 디야너dhyāna, ⑥ 써마디samādhi의 셧 앙가Ṣaḍ-aṅga, 六枝 요가를 설명하고 있다.

1부에서는 84개의 아써너 중에서 호흡 수련이나 명상 수련을 하기 위해 바르게 앉는 자세들siddhāsana와 padmāsana을 설명하고, 짜끄러, 나디, 봐유, 무드라, 번더에 대해서 논의하면서 배꼽에 위치한 마니뿌러maṇipūra 짜끄러 아래, 새알이나 알뿌리 모양의 단전kanda에 꾼덜리 샥띠Kuṇḍalī Śakti가 똬리를 틀고 있다가 마음과 쁘라너가 함께 작용하는 지성에 의해 일깨워지면, 불의 접촉에 의하여 생명 숨이 불어지고 마치 실로 꿴 구슬처럼 쑤슘나Suṣumṇā를 따라 상승하게 된다고 한다.

2부에서는 쁘라나야머에 대해 설명하는데, 이것을 죄업을 씻고 존재의 바다를 건너는 대교大橋라고 한다. 쁘라나야머의 올바른 수행으로 모든 질병들이 사라질 수 있지만, 요가를 잘못 수행하면 모든 종류의 질병이 발생할 수 있다고 한다. 사자, 호랑이, 코끼리 등 야생동물이 천천히 길들여지지만, 그렇지 못할 땐 조련사를 죽일 수도 있듯이, 생명 에너지를 잘못 사용하거나 다루면 해롭게 된다고 한다.

그리고 눈, 귀, 코, 혀, 피부의 감각기관이 거북이가 껍질 속으로 사지를 끌어당기듯 각각의 대상으로부터 물러나는 쁘러땨하러에 대해 설명한다. 다른 하타요가 경전과는 달리, 배꼽의 태양은 그 스스로 입천장의 위에 자리하고 있는 달로부터 넥타의 흐름을 끌어당기는데, 이 넥타가 태양에 의해 소진되지 않도록 철수시키는 것을 쁘러땨하러로 정의한다. 그렇게 하기 위해선 태양이 위로 달이 아래로 가도록 뷔빠리떠 꺼러니viparīta karaṇī를 배워야 한다고 한다.

뷔빠리떠 꺼러니에 의한 쁘러땨하러처럼, 혀끝을 말아 올려 구강을 막는 케쩌리 무드라khecarī mudrā에 의한 넥타의 유지도 다러나Dhāraṇā라고 하며 어나허떠 짜끄러에서 지, 수, 화, 풍, 공의 오대에 대해 흔들림 없는 마음으로 집중하며 쁘라너가 용해되도록 하는 것으로 다러나를 설명하고 있는데, 이 내용은 『봐시스터 쌍히따』와 비슷하다.

기억smṛti은 마음에 떠오르는 모든 생각 중에 자신의 근원Ātman을 잊지 않고 있는 것인데, 이것을 지속하는 것이 바로 디야너dhyāna라고 한다. 각각의 짜끄러에 대한 디야너에 의하여 꾼딸리니가 일깨워짐에 따라, 요기는 모든 죄와 고통으로부터 자유로워지고, 초능력이 생긴다고 한다.

그런데 감각정보가 남아 있는 상태는 기억smṛti을 바탕으로 한 디야너dhyāna라고 하고, 그러한 감각으로부터의 모든 파장이 용해될 때 수승한 상태의 써마디samādhi라고 한다. 이때 쁘라너가 고요해지고 마음이 흡수되어 소금이 물에 녹아 하나가 되듯이 개아와 범아가 하나가 된다고 한다. 이렇듯 써마디는 거의 모든 하타요가 경전의 특징인 비이원론不二論적 개념이다.

저자인 고락셔 나트Gorakhśa nāth는 티베트 밀교의 금강승金剛乘, Vajrayāna과 밀접한 관계가 있었다고 일부의 학자들은 추측한다. 하타요가 경전들은 불교 딴뜨리즘에 의해서 주창된 성적 의식을 언급하고 있다. 용어 하타haṭha에서 하ha를 해, 타ṭha를 달이라고 하여 요가를 설명하는데 이는 딴뜨리즘의 교의와 완전히 일치하는 것이다. 『하타요가 쁘러디삐까』에서는 중관학파의 용어인 공空, śunya이 보이기도 한다.

하타요가와 초능력siddhi

'나트nāth'라는 단어는 주님 또는 마스터를 의미하며 초능력과 해탈을 추구하는 요기를 가리킨다. 이들 중에 8~10세기경 벵갈 지방에서 태어난 마첸드라 나트Matsyendra nāth는 하타요가의 창시자로 알려져 있고, 11~12세기경 고락셔 나트Gorakhśa nāth는 그의 사상과 조직을 발전시켰다고 알려져 있지만 그 시기에 대해서는 의견이 분분하고 나트 전통에서는 고락셔 나트가 영생의 존재로서 수 세기에 걸쳐 존재했을 것으로 간주하기까지 해서 정확한 연대를 확정할 수는 없다. 고락셔는 소떼의 보호자라는 의미인데, 나트의 길nāth panth을 걷는 이들에게 고락셔는 쉬버와 동일시된다. 그의 영향력은 까비르Kabīr[177]의 시에서도 보이고, 그를 신봉자들이 많은 강력한 지도자로 묘사한 시크교 지도자 구루 나낙Nānak[178]도 자주 언급했던 것으로 알려져

177 까비르(1398/1440~1448/1518)는 힌두교의 박띠(Bhakti) 운동에 영향을 미친 시인이자 성인으로, 무슬림 가정에서 성장했으나 그의 스승이자 힌두교 박띠 운동의 지도자인 라마넌더(Rāmānanda)로부터 큰 영향을 받았다. 까비르는 조직화된 종교와 종파에 비판적이었으며, 종교 의식의 무의미함과 잘못된 관행에 문제를 제기했다. 때문에 그는 일생 동안 힌두교와 무슬림 양쪽으로부터 위협을 받았으나, 사후에는 그에게 영향을 받은 양쪽의 지지자들로부터 서로 자기네 가르침의 스승으로 여기게 되었다. 그에 따르면 진리는 생명이 있든 없든 모든 것을 신성한 것으로 여기며 세상사로부터 초연히 떨어져 올바른 길을 걷고 있는 사람에게 함께하는 것이라고 했는데, 진리를 알기 위해선 '나'를 버려야 한다고 했다. 그의 가르침은 시크교에도 영향을 미쳤다.

178 구루 나낙(1469~1539)은 머리에 두른 터번으로 친숙한 시크교의 창시자이자 열 명의 시크교 구루 중 첫 번째 스승이다. 그는 아시아를 넘나들며 무소부재한 '하나의 신'이라는 메시지를 전파했는데, 이를 바탕으로 평등과 우애, 선함을 바탕으로 한 독특한 영적·사회적·정치적 토대를 세우고자 했다.

있다. 역사서에 따르면 고락셔 나트는 원래 불교도였다가 쉐이비즘Śaivsim에 영향을 받아 쉬뷖와 요가를 옹호하는 힌두교로 개종한 것으로 여겨진다.

나트의 길을 걷는 이들은 쉬뷖를 자신들의 주님이나 스승guru로 여기는 쉐이비즘을 따르면서 불교와 요가를 통합하려는 운동처럼 일어났는데, 이들은 딴뜨리즘의 좌도파左道派, vāmacāra 의례를 행하고, 84명의 씻더siddha들, 즉 초능력을 갖춘 완성자들을 숭배했다. 씻더siddha파와 더불어 이들은 자유와 불멸을 획득하는 수단으로서 마법과 요가의 가치를 중요시했는데, 구원과 해탈은 요가를 통한 신과의 합일에 있다고 보았다.

스와뜨마라머Svātmārāma의 『하타요가 쁘러디삐까』에 등장하는 아디나트Ādināth는 쉬뷖Śiva의 화신으로 대승불교에서는 봐즈러쌋뜨워vajrasattva, 즉 금강살타보살金剛薩唾菩薩[179]로도 불린다. 물고기의 왕이라는 뜻의 마첸드러Matsyendra는 네팔 까트만두의 수호신으로 알려져 있고 아워로끼떼슈와러Avalokiteśvara, 즉 관자재신, 관세음보살과 동일시된다. 고락셔 나트는 고락 나트로도 불리는데, 자신을 한 마리의 파리나 개구리, 심지어 쇠鐵로 변신하기도 하고, 말똥에서 인간들을 창조하여 이들을 불태워 재로 바꾸고 다시 소생시키기도 한다고 하며, 그의 제자들인 나트파들도 공중을 비행한다고 한다. 기적의 많은 부분들이 보편적으로 마법에 속하는 것이지만 그 일부는 샤먼적 구조를 보인다.[180] 나트파와 초능력자들에 의해서 획득된 불멸성을 중심으로 한 신화가 만개한다.

전해져 내려오는 일화 중 하나에서 고락 나트는 그의 스승이 꺼덜리kadalī 여인들의 매력에 포로가 되어 죽음에 처한 것을 알고 하계의 염라대왕yama, 여머을 찾아가 스승의 운명을 바꾸어 버린다. 사랑하는 사람의 영혼을 구하

179 금강계 만다라에서 북쪽에 있는 부처님이다.

180 샤머니즘을 구성하는 요소들로는 도취적 실신, 지하계로의 여행, 인명을 구하려는 의도, 저승사자에 의한 영혼의 도난, 영혼의 회수 등이 있다.

기 위해 지하로 내려가는 이와 같은 하강에서 샤먼적 특징이 드러난다. 이 일화는 죽음과 불멸에 관한 요가적 상징을 드러내고 있는 것으로 스승을 죽음으로부터 구한 뒤 그는 무희로 변신하여 스승 앞에 나타나 수수께끼 같은 노래를 불러 육욕의 길은 죽음으로 통한다는 것과 꺼덜리 여인의 매력은 헛된 신기루였음을 깨닫게 한다.

여기서 우리는 하타요가를 통해 얻어지는 이러한 완전성은 몸과 마음에 관한 절대적 제어에 달려 있다는 것을 암시하고 있음을 알게 된다. 비금속卑金屬을 인공적 수단으로 귀금속으로 전환하는 것을 목표로 삼았던 서양 연금술과 사람이 장수하고 신선으로 화할 수 있는 '단丹'이라고 하는 불로장생의 영약을 추구하는 중국 연금술과는 달리, 고락 나트와 그의 추종자들은 요가 수행을 통해 몸의 구성 요소를 재배열하여kāya vyuha, 까여 뷰허 초능력siddhi, 싯디을 성취하고 불멸을 성취하는 것이 중심 주제였다.

신화와 민담에 나타나는 사상들은 죽음을 정복하고 초능력을 획득하여 현생에서 절대적인 자유를 향유하고자 하는 것이다. 그 수단으로 딴뜨러 기법, 하타요가의 연금술 등을 언급하고 있다. 불멸이란 다름 아닌 쉬뷔의 상태이기 때문에 마첸드라 나트, 고락 나트, 초능력자들이 쉬뷔신과 동일시된다. 신적인 상태는 우리 육신 안의 양극성의 원리인 쉬뷔와 샥띠의 합일을 실현함으로써 얻어지는 것이다.

빠딴잘리는 요기들이 성취할 수 있는 초능력siddhi를 『요가 쑤뜨러』 제3장에서 열거하고 있는데, 태어날 때부터 타고나는 것과 그것을 성취할 수 있는 수단으로 만뜨러, 고행tapas, 써마디와 약초auṣadhi를 언급하고 있다. 3장 16절에는 과거와 미래에 대한 지식이 생긴다고 하며, 17절과 41절은 모든 소리를 들을 수 있는 천이통天耳通, 18절은 전생에 대한 지식인 숙명통宿命通, 19절은 타심통他心通, 21절은 은신술隱身術, 25절은 천안통天眼通, 26~28절에서는 천체 배열에 대한 지식이 생긴다고 하며, 29~31절에서는 신체 배열에 대한 지식과 몸을 다루는 능력을, 32~35절에서는 통찰과 앎 등을 열거하고 있다. 3장의 36, 37절에서는 뿌루셔Puruṣa에 대한 앎으로 인해서 발현되는 초감각적 능력이 써마디에는 방해가 되지만 다른 경우에는 초능력으로 발전된다고 설명하고 있다. 38, 42절에서는 신족통神足通을 다루며, 44절에서는 지, 수, 화, 풍, 공의 거친 요소와 색, 성, 향, 미, 촉의 미세한 요소를 극복하여, 45절에서는 신체를 원자와 같이 작게 만드는 능력이 나타나, 46절에서는 금강석 같이 견고한 신체를 완성한다고 한다.

이렇게 써마디가 초능력을 획득할 수 있는 수단의 하나로 나열하면서, 이러한 초능력이 다시 써마디에 방해된다는 것에 대하여 뷔야써Vyāsa[181]는 초감각적 능력은 요기들이 관찰하는 것과는 반대되기 때문에 장애가 되는 것이라고 밝히고 있다. 이것은 최고 써마디 상태인 법운삼매法雲三昧, dharma megha samādhi[182]에서 발현되는 완전한 진리의 지혜 르땀버라 쁘랒냐ṛtambharā prajñā[183]를 구현하는 데에 장애가 되는 것으로 이해된다.[184]

고전 요가에서는 해탈에 초능력을 별 가치가 없는 것으로 간주하지만 요기들이 성취하는 초능력들은 언제나 민중들에게 깊은 영향을 주었다. 딴뜨리즘 역시 이 점을 거부하지 않는다. 오히려 신성을 획득한 직접적인 증거로 본다. 고전 요가의 목표는 삼매를 통해서 해탈을 성취하는 것에 비하여

---

181 뷔야써(Vyāsa)는 '구분하다, 분류하다'는 의미에서 '편찬자'라는 뜻의 이름인데, 힌두 전통에서는 뛰어난 저작물을 가진 성자나 현인에게 헌정하는 명칭이기도 하다. 뷔야써는 분류되어 있지 않은 『붸더』를 『리그 붸더』, 『싸머 붸더』, 『여주르 붸더』로 분류하여 편집하고(『어터르워 붸더』는 후대에 추가되었다고 한다), 힌두 서사시 『머하바러떠』를 저술한 것으로 알려져 있다. 그 외에도 18권의 『뿌라너(Purāṇa)』들과 『브람머 쑤뜨러(Brahma Sūtra)』를 저술한 뷔슈누신의 화신으로 추앙받는다. 빠딴잘리의 『요가 쑤뜨러』에 대한 주석서인 『요가 바셔(Yoga Bhāṣya)』는 뷔야써가 저자로 알려져 있지만, 실제로는 4~5세기의 주석가가 뷔야써에게 이 책의 기원을 돌린 것으로 이해된다.

182 『요가 쑤뜨러』 IV.29 참고

183 ṛtaṃbharā는 『붸더』에 나오는 개념인 ṛta(진리)를 바탕으로 한 단어로서 ṛtaṃ-bhara로 분석되어 '진리를 품고 있는'을 나타내는 여성 명사다. 르땀버라 쁘랒냐(ṛtambharā prajñā)는 진리를 품고 있는 지혜를 말한다. 이것은 위빳사나 명상 수행에서 말하는 바워나머여 빤냐(bhāvanāmaya paññā)에 해당한다고 고엥까 선생님의 제자 탄돈(Tandon) 님이 쓴 책 『빠딴잘리 요가 쑤뜨러의 재해석』에서 설명하고 있다.

184 『요가 쑤뜨러』 I.48 참고

샤머니즘은 어떤 영적의 상태나 도취적 경험을 얻으려는 노력으로 특징지어진다. 그러나 정통 요가는 마법도 샤머니즘도 아니지만 마법적 기이함이 신통력으로 수용되고 다수의 샤머니즘 기법들이 요가적 행법에 동화되었을 것으로 짐작된다. 요가의 형성보다 선행하는 고대의 신비한 종교적 성격이 하타요가에 미친 영향을 간과할 수는 없다.

7장

요가의 심리학적 이해

요가에서 말하는 마음이란 무엇이고 어떻게 작용하는가? 현대 심리학과 어떤 관련성이 있을까?『요가 쑤뜨러』, 쌍키여 철학 등에서 이야기하는 마음의 작용과 다양한 상태에 대해서 알아보자.

이 장에서는 요가에서 말하는 마음에 대해 알아보기로 한다. 이에 대해서는 『요가 쑤뜨러』와 쌍키여 철학에서 이야기하는 마음에 대해 설명하면서, 뻬단떠 등 제반 인도 철학에서 이야기하는 내용도 살펴보기로 한다.

마음이란 무엇인가?

『요가 쑤뜨러』는 1장 2절에서 "요가는 마음 작용의 지멸이다Yoga: citta-vṛt-ti-nirodha."라고 알리고 시작한다. 그렇다면 마음 작용이 멈추어 소멸하기 이전에 마음이 어떤 것인지, 요가에서는 마음을 어떻게 설명하고 있는지 알아야 한다. 우리들의 마음은 불안과 불만으로 가득 차서 안정과 만족을 구하며 고통으로부터 벗어나 행복해지고자 한다. 일반적으로 멈춤은 죽음을 의미하고, 마음은 본래 움직이려고 한다. 그러나 요가는 마음의 평형 상태, 즉 마음 작용의 멈춤을 절실히 요구한다. 요가는 마음 자체를 버리는 것이 아니지만, 마음의 작용을 정지시킴으로써 일체에 대한 판단을 포기하고 분별이 떨어져 나가 무심無心을 이루는 것이라고 할 수 있다.

본서의 '3장 쌍키여 철학의 이해'에서 세상의 전변과 회귀에 대해 이야기할 때, 25가지 땃뜨워tattva, 요소 또는 원리를 수에 맞추어 열거하면서 설명하는 도표를 다시 한 번 살펴보고, 마너쓰manas, 意는 붓디buddhi, 智性, 아함까러ahaṃkāra, 自意識와 함께 내적기관antaḥ-karaṇa의 일부이면서 동시에 외적기관bahiya-karaṇa인 10가지 감각기관과 행위기관들을 매개하는 역할을 수행하는 마음의 기능이라 한 것을 기억하기 바란다.

내적기관: 마너쓰, 아함까러, 붓디

내적기관antaḥ-karaṇa인 붓디와 아함까러, 마너쓰는 거기에 떠오르는 지각과 생각과 감정에 기억smṛti이 합쳐져 찟떠citta를 형성한다. 찟떠는 무의식, 또는 잠재의식을 포함한 기억과 경험의 저장고이면서 정보를 축적된 인상에 따라 분류하며 동시에 모든 정신 활동을 작동하게 한다.

여기서 마너쓰manas, 意가 대상을 지각하고 생각과 감정이 일어나는 '작은 외적 마음'이라면, 거기에 기억이 합쳐진 찟떠citta, 心는 '큰 내적 마음'이라고 할 수 있다. 쌍키여 철학이 말하는 마너쓰는 이미 붓디가 전제되어 있는 것이고, 그로 인한 일차적 기능은 대상을 알아차리는 것이다. 대상을 알아차리는 기능은 눈, 귀, 코, 혀, 몸의 다섯 가지 감각기관을 통해 접촉한 시각적, 청각적, 후각적, 미각적, 촉각적 정보를 지각하는 것이고, 그로부터 생각과 감정이 일어날 때는 그 대상이 어떤 것인지 분별하고 판단하여 인식하는 과정을 거치게 되는데, 이것은 학습이 없이는, 기억이 없이는 불가능한 것이다. 기억은 정보의 저장을 의미하는데, 마음에 있어서는 지적 정보뿐만 아니라 감정적 정보도 포함하는 것이다. 때문에 찟떠citta, 心는 잠재의식, 또는 무의식을 포함한 마음을 나타낸다.

이것을 유식불교[185]의 교리에 대입하여 보면 감각기관을 통해 감각정보를 받아들여 지각하는 것은 다섯 가지 감각기관에 이어서 여섯 번째 감각기관이라는 의미에서 육감이라고도 하고, 여섯 번째 지각이라는 의미에

185 유식(唯識)이라는 단어는 싼스끄리뜨어 윗냡띠 마뜨러(vijñapti-mātra)의 한자 역어다. 일체 법이, 삼라만상이, 세상만사가 심식(心識)의 표현으로, 실재하는 것은 오직 식(識)이라는 의미다. 이것은 일체유심조(一切唯心造), 즉 "모든 것은 오직 마음이 지어낸다."는 『화엄경』의 핵심 사상으로 이어진다. 인도에서 발생한 유식불교는 요가 수행과 명상 체험을 통한 인식과 지각, 의식 등에 대한 연구로 대승불교 수행에 체계적인 분석을 제시하며 불교 철학 및 심리학에 큰 영향을 미친 불교학파의 하나로 요가짜러(Yogācāra), 즉 요가를 수행하는 사람들이라는 의미에서 유가행파(瑜伽行派)로 한역되었다. 유가행파는 4세기경 인도의 간다러 지방 브람민 형제인 무착(無着)이라는 뜻의 아쌍거(Asaṅga, 300~390년?)와 세친(世親)이라는 뜻의 봐쑤반두(Vasubandhu, 316~396년경)에 의해 체계화되어 알려졌다.

서 제6식이라고도 하는 마노mano, 즉 의근意根의 작용으로 보는데, 의근의 작용 대상은 오감을 통해 받아들인 감각정보뿐만 아니라 의식에 올라오는 생각이나 감정도 포함한다. 이것은 다시 쌍키여에서 말하는 붓디buddhi의 분별하고 판단하여 인식하는 내적 대상이 된다. 일반적으로 마음을 의식mano-viññāṇa이라고 표현할 때, 깨어 있는 상태에서 자기 자신이나 외부 사물에 대하여 인식하는 작용을 뜻하는 것처럼, 이렇게 의식意識은 외부 대상들뿐만 아니라 내부 세계를 비출 수 있는 이중 거울이다.

잠재의식, 또는 무의식을 포함한 마음을 나타내는 찟따citta, 心는 마너쓰에 끊임없이 지적 정보뿐만 아니라 감정적 정보도 제공하면서 습관적 성향의 틀을 굳히는 역할을 한다. 이는 인간의 뇌가 사물을 있는 그대로가 아니라 정보를 편집해서 받아들이는 기능적 특성이 있기 때문으로 생각된다. 이것을 유식불교에서는 제7식인 말나식末那識의 작용이라고 한다. 말나식은 제8식인 아뢰야식阿賴耶識, ālaya-vijñāna에 저장된 종자를 이끌어 내어 작동시킴으로써 현재의 인식이 이루어지게 하고 생각이 끊임없이 일어나게 하는 역할을 한다고 한다. 말나식은 생각을 일으키는 마음이고 아뢰야식은 생각의 토대가 되는 마음이라고 하는데, 위빳사나의 스승 고엥까 선생님은 제6식 이외에 일곱 번째, 여덟 번째 구분을 인정하지는 않으셨지만, 기능적 측면으로 마너쓰와 찟따의 관계를 유추해 볼 수 있을 것 같다.

그런데 내적기관으로서의 마너쓰는 판단과 결정을 담당하는 붓디buddhi가 전제되어 있다. "나는 생각한다. 고로 존재한다."고 했던 데카르트의 명제도 생각 작용이 일어나고 있는 '지금 여기'라고 하는 현재 시점과 공간을 전제로 하는 것처럼, 마너쓰가 불러일으킨 생각이 과거에 대한 회상이나 미래에 대한 망상일 수는 있어도 생각 작용은 현재의 사건일 수밖에 없는데, 여기에 무의식으로부터 끊임없이 휘둘리는 문제를 해결할 수 있는 실마리가 있다고 본다. 판단과 결정을 담당하는 붓디buddhi는 마음이 그런 형상을 순수의식Puruṣa의 빛으로 비추어 봄으로써 사유 작용이 의식된다고 하기 때문이다. 문제는 경험과 인상의 총체로서 자의식 아함까러ahaṃkāra도 함께 작용하고 있다는 사실인데, 아함ahaṃ 즉 '나'가, 까러kāra 즉 끊임없이 작동하여 모든 경험을 자신에게 귀속시킴으로써 육체와 함께 물질 세계에 구속되며 어리석음moha과 즐거움sukha, 고통dukha을 낳기 때문이다.

세 가지 내적기관이 함께 작용하는 것으로 찟떠citta, 心의 기능을 요약해 보자면, ① **마너쓰**의 지각하고 아는 인식력과 ② **아함까러**의 끊임없이 작동하는 운동성과 경험의 주관적 동화 그리고 ③ **붓디**의 지성을 바탕으로 한 판단과 결정으로 볼 수 있는데, 이것은 존재하는 모든 것을 알 수 있게 드러내는 관찰의 기능을 바탕으로 한다.

① 마너쓰manas, 意

마너쓰는 언제나 감각에 의해 외부에 이끌려 물질 세계에 매혹된다. 따라서 마음은 다섯 가지 감각(시각, 청각, 후각, 미각, 촉각)을 향해 밖으로 연결된 척수 신경계에서 시작하여 다섯 가지 행위기관에 이르기까지 온몸에 퍼져 있다. 그러나 마음은 감각을 느끼면서 본능적으로 즐거움은 반복하고 고통은 피하려고 한다. 이것은 과거의 경험에 근거를 둔 기억smrti을 바탕으로 한 것으로 어떤 행동 양식을 형성하게 되는데, 이것이 습성으로 굳어지게 되면 지속적으로 마너쓰에 영향을 미치게 된다. 이것을 층으로 구분하자면 마너쓰는 표층의 마음으로, 찟떠는 심층의 마음으로 표현할 수 있겠다.

② 아함까러ahaṃkāra

그런데 이 찟떠는 자의식 아함까러가 작동하고 있는 것으로, '나'가 작동하기에 마음이 일어나고 감각 작용이 일어나고, 세계가 일어나는 것이다. 물론 불교에서는 대상이 있을 때 마음이 일어나는 것이라고 하지만, 반대로 내가 작동하기에 대상을 인식한다고 해도 결코 틀린 말이 아니다. 이 '나'라고 하는 첫 마음으로 인해 다른 여러 가지 마음의 작용들이 일어나는데, '나'라는 생각은 다른 어떤 마음의 작용에도 의존하지 않고 스스로 존속할 수 있어 근본적으로 다른 마음의 작용과는 다르다.[186]

아함까러는 자신을 자신이 지니고 있는 속성과 동일시하여 이것을 인격이라 내세우며 개체적 자아의 지속성, 영원성을 추구한다. 이 '나'라고 하는 의식의 단일성은 다른 이와 구별되는 나의 독특함과 차이이며, 이것은 자칫 내가 모든 것의 중심에 있다는 느낌으로 확장되곤 한다. 이러한 자의식은 마음과 감각을 통하여 외부 세계와 접촉하며 마음에 의해 전달되는 경험을 끊임없이 받아들여 축적한다. 싸디야난다가 쌍스까러saṃskāra가 에고를 이룬다고 말한 것처럼,[187] 기억, 욕망, 경험, 집착, 성취, 견해, 편견 등이 바위에 들러붙어 있는 조개처럼 '자의식'에 들러붙게 된다.

③ 붓디buddhi

지성의 기능은 지각적인 분별로부터, 자의식의 바깥에 서서 주관적인 것에 그치지 않고 객관적으로 인지할 수 있는 의지적 능력이다. 지성은 새롭고 혁신적인 행위를 선택할 수 있는 기능이 있는데, 이러한 통찰력은 습관으로부터 벗어나 자신의 발전을 위한 길에 발을 내디딜 것을 결심할 수 있게 한다. 지성은 마음에서 고동치듯 분출되어 나오는, 때로는 되풀이되기도 하는 이미지, 상념想念[188] 그리고 이와 관련된 잠재적인 연상들의 지속적인 흐름들로부터 벗어나서, 그러한 현상들을 바라보며 판단하고 조정하는

---

186 「요가심리치료 쁘라땨하라」(곽미자), p.18 재인용

187 「요가 니드라」(스와미 싸띠아난다 사라스와띠) p.63 참고

188 이치에 맞지 않는 헛된 망상(妄想)이나 실제로 경험하지 않은 현상이나 사물에 대하여 마음속으로 그려 보는 상상(想像) 등 마음속에 품고 있는 여러 가지 생각은 마음이 빛의 속도로 움직인다고 하듯이 신속하게 흘러 나가는 파동으로서 그 자체로는 멈추거나 고칠 수가 없다.

역할을 한다. 이것이 우리가 인식 작용이라고 하는 것이다. 붓디의 인식 작용은 각성과 판단을 내포한다. 현상들로부터 벗어나서 현상 자체를 통찰하는 각성의 순간에 생각의 흐름은 멈추게 되고 어떤 행위를 선택할 것인지 판단이 서면 결단을 내리고 의지력을 행사한다. 이렇게 자기 통제력을 갖추게 되면 삶의 방향을 변화시킬 수 있게 되고 자신의 운명을 운영해 나갈 수 있게 될 것이다.

마음의 작용Vṛtti

1. 다섯 가지 마음의 상태

『요가 쑤뜨러』 1장 2절에 대한 뷔야써Vyāsa의 주석에 의하면 마음의 상태를 아래와 같이 다섯 가지로 분류한다. 여기서 마음의 상태를 나타내는 싼스끄리뜨어는 찟떠 부미citta bhūmi인데, 부미bhūmi는 문자적으로 '땅', '영역'을 뜻하고, 확장된 의미로 '단계'나 '층', '세계'를 의미하기도 한다.

다섯 가지 마음의 상태

종류	상태
① 끄쉽떠kṣipta: 흩어진 상태	미쳐 날뛰는, 제정신이 아닌 상태
② 무더mūḍha: 멍하고 몽롱한 상태	잠에 빠지거나 기절한 것처럼 인식할 수 없는 상태
③ 뷕쉽떠vikṣipta: 동요하는 상태	흔들리지만 중간중간 집중할 수 있는 상태로 요가의 출발점
④ 에까그러ekāgra: 한 점에 집중된 상태	비로소 요가라고 부를 수 있는 명상의 대상을 향하여 마음이 내성화된 써마디 상태
⑤ 니로더nirodha: 정지된 상태	써마디와 함께 시공을 초월한 몰입 상태

뷔야써Vyāsa는 특정한 용무에 묶여서 흔들리는 마음 상태의 명상은 요가의 측면이 아니라고 주장하면서, 한 점에 집중된 마음 상태의 명상은 실재를 밝히고, 번뇌를 소멸시키고, 행위의 속박에서 벗어나게 하고, 정지에 이르게 하는 것이라고 설명한다. 정지된 상태의 마음은 조건화된 반응하는 마음으로부터 해방된 상태다.

2. 마음은 어떻게 작용하는가?

『요가 쑤뜨러』 1장 6절에는 마음의 작용vṛtti을 다섯 가지로 나열하고, 7~11절에서는 이 다섯 가지 마음 작용의 상태를 설명하고 있다.

(마음의 작용은) **바른 인식과 그릇된 인식, 생각, 잠, 기억이다.**

Pramāṇa-viparyaya-vikalpa-nidrā-smṛtayah [I.6]

다섯 가지 마음 작용

종류	특성
① 바른 인식pramāṇa	지각, 추론, 증언이 타당한 지식을 습득하는 수단이다.
② 그릇된 인식viparyaya	미혹되거나 오해로 인해 대상의 본질에 기초하지 않은 잘못된 지식이다.
③ 생각vikalpa	상상이나 망상 등 인식 대상의 본질이 부재하는 관념적 지식이다.
④ 잠nidrā	외부 대상, 시간, 공간에 대한 자각이 결여된 마음 작용의 경험이다. 잠에서 깬 뒤에 수면 상태를 기억하기 때문에 특수한 의식이다. 다른 네 가지 작용을 저하 또는 향상시키는 작용을 한다.
⑤ 기억smṛti	경험된 지각 대상을 잊어버리지 않는 것이다. 어떻게 쓰이냐에 따라 의식을 구속하거나 해방시키는 수단이 될 수 있다.

이러한 다섯 가지 마음 작용은 자연스럽게 발생하는 심리 상태이고, 뇌와 신경계에 의존하고 있으며, 죽음과 더불어 사라진다. 이들은 각자 분리

되어 있는 것이 아니라 옷감의 실처럼 서로 얽혀 있어서 삶의 질뿐만 아니라 행위의 결과에도 영향을 준다. 현실을 자각하지 못하는 잠이라는 현상과 더불어 무지의 현상도 마음의 작용으로 간주된다.

① 바른 인식pramāṇa

지각, 추론, 증언이 바른 인식(방법)이다.

Pratyakṣa-anumāna-agamāḥ pramāṇāni [I. 7]

지각pratyakṣa을 통한 지식의 습득은 다섯 가지 감각기관을 통한 인식을 의미한다. 오감을 통한 지식의 습득이라 하더라도 착각으로 말미암은 오류를 범할 수 있다. 마음으로 타자를 느낄 수 있는 것처럼 요가에서는 오감을 통하지 않는 직접적인 지식의 습득이 가능하다고 본다. 여기에는 자기 자신에 대한 앎 또는 이해도 해당되는데, 이렇게 즉각적이고 직접적인 지식의 습득을 통해서 자기 내면에 대한 앎이 가능하다고 하며, 이것은 이성의 영역을 넘어선 직관적인 지혜라고 본다. 또 다른 지식의 수단은 추론과 증언이 있는데, 추론anumāna은 예를 들어 산에 피어오르는 연기를 보고 불이 난 것을 아는 것처럼 논리를 통한 지식이고, 증언āgama은 권위 있는 성스런 경전과 현명한 사람들의 지혜로운 말씀을 통해서 얻게 되는 지식을 뜻한다. 그러나 경전을 읽으면서, 또는 지혜로운 말씀을 들으면서 잘못 이해할 수 있는 여지는 여전히 우리에게 남겨져 있다. 바른 인식의 수단인 이 세 가지를 불교의 『청정도론淸淨道論, Visuddhimagga』에 나오는 세 가지 지혜에 대입해 보면, 증언āgama은 수따마여 빤냐sutamaya paññā, 聞慧에 해당하고, 추론anumāna은 찐따마여 빤냐cintā-maya paññā, 思慧에, 지각pratyakṣa은 바워나마여 빤냐bhāvanā-maya paññā, 修慧에 해당한다고 볼 수 있다.

② 그릇된 인식viparyaya

그릇된 인식은 그것(대상)의 본질에 기초하지 않은 잘못된 지식이다.
Viparyayah mithyā-jñānam-atat-rūpa-pratiṣṭham [I. 8]

이것은 그릇된 생각과 말, 행동을 야기하여 해로운 것이다. 편견 또는 선입관이 작용하기 때문인데, 그릇된 인식과 정보에 기반을 둔 견해들은 파악하고 점검해서 바른 인식 또는 지식으로 변화시켜 나아가야 한다. 선입견은 과거의 지식으로서, 설사 옳은 지식이라고 해도 과거에 뿌리를 두고 있는 기억은 보이지 않는 위험이 도사리고 있을 수 있으니 현재 시점의 주의가 필요하다. '지금 이 순간 내가 알고 있는 것이 사실에 기초한 바른 지식인가?' 하고 살펴보아야 하고, 그러기 위해선 외부 세계에 대한 우리의 관계와 내적 탐구를 개선하고 변화시키는 자아 단련이 어떻게 직접적이고 올바른 지식으로 이어질 수 있는가를 끊임없이 성찰해야 한다. 요가 수련은 언제나 사실을 바탕으로 한 현재에 있고자 하는 노력이며, 그런 까닭에 주어진 상황에서의 완전한 자각이 일차적 목적이다.

③ 생각vikalpa

생각은 실체가 없는 언어적 지식에서 비롯한 것이다.
Śabda-jñāna-anupātī vastu-śūnyaḥ vikalpāh [I. 9]

꿈속이나 상상 속에서 용을 타고 하늘을 날기도 하고 황금 소를 만지기도 하지만 꿈을 깨거나 현실을 자각하는 순간 사실이 아니었음을 깨닫게 되는 것처럼, 생각은 실체가 결여되어 있으나 언어적 지식을 받아들여 이름 붙이고 개념화하는 관습으로 나타난다. 예를 들면 '사람의 본질은 의식이다.'라고 하는 것처럼, 여기서 의식은 생각하는 마음 작용으로서 본질이라고 단정하기엔 많은 논리의 비약이 뒤따르게 된다. 우리가 개념화한 많은 지식들이 소통을 위한 관습적 약속의 효력은 있겠지만, 실재 사실과는 거리가 있을 수 있다는 인식이 필요하다. 그럼에도 불구하고 상상은 창의적인 마음을 열기도 하고, 생각을 바꾸어 행동을 변화시킬 수도 있다. 이것은 생각이 변화할 수 있는 유연성이 있기 때문인데, 문제는 생각 작용이 습관적으로 굳어져서 변화를 거부하게 되는 데 있다. 뇌의 신경세포 연결망은 세계를 이해하고 행동하는 기반이 되는데, 사춘기가 되면 어느 정도 고정이 된다고 한다. 뇌의 연결망은 훈련을 통하여 어느 정도까지는 바꿀 수 있는 가소성이 있기 때문에 노력을 통하여 연결배선을 바꾸면 변화가 가능하다고 한다. 연결 배선이 바뀌게 하려면 최소한 10년이 지나야 한다고 하는데, 다시 말하자면, 훈련이 습관이 되는 데에는 10년쯤은 걸린다는 것이다.

④ 잠 nidrā

잠은 존재하지 않는 지각에 기초한 마음 작용이다.
Abhāva-pratyaya-alambaṇ vṛttih-nidrā [I. 10]

잠 또한 마음 작용의 하나다. 하지만 자각의 결여로 인해 무의식적인 잠을 자고 있는 자신을 결코 볼 수는 없다. 그러나 우리는 잠에서 깨었을 때 잠을 잘 잤는지 못 잤는지를 알고 있다.[189] 물론 일말의 의식적 경험이 없다

189 잠을 자고 난 뒤 무겁고 둔하게 느껴지는 것은 따머스적이고, 혼란스럽고 흥분된 잠은 라저스적, 민첩하고 쾌활하고 생기를 느끼게 하는 잠은 쌋뜨워적이다.

면 잠을 잘 잤는지, 못 잤는지조차도 알지 못할 것이다. 그것에 뒤따르는 기억이 있을 수 없는 것이다. 그러므로 잠은 일종의 다른 의식이다. 충분한 잠은 의식을 빛나게 하고 빈약한 잠은 의식을 흐리게 한다. 바른 잠은 마음에 활기를 불어넣고, 잠에 깬 뒤 오롯하게 깨어 있게 한다. 꿈을 꾸지 않고 자양분을 주는 깊은 잠은 가치 있다. 하지만 이미지와 생각, 말들이 마음에 강한 인상을 남기거나, 일상생활을 하는 동안 우리의 마음에 남겨져 있는 해결되지 않는 걱정거리와 두려움들이 잠을 자는 동안 무의식적인 꿈으로 드러날 수 있다. 싸띠야넌더는 일반적인 사람들은 깨어 있을 때조차 꿈꾸고 있지만 감각 작용이 외부를 향하고 있기 때문에 이것을 모른다고 말한다. 사람의 마음은 의식적·무의식적으로 내내 꿈꾸고 있으며 밤에 꾸는 꿈은 이러한 의식 작용의 작은 일부일 뿐이라는 것이다.

깊은 잠에 빠져 있을 때 자의식은 활동을 멈추고 우리는 자신이 누구인지를 잊는다. 깊은 잠의 경험은 감각의 휴식과 명상 상태의 마음에 대한 단서를 제공한다. 써마디에서도 수면과 같이 자의식이 활동하지 않는다. 그러나 근본적인 차이는 써마디에서는 내적 자각의 상태에서 자의식이 활동을 멈춘다는 것이다. 잠자는 상태에서 자의식의 멈춤은 써마디와 비슷하지만 둔하고 각성이 덜 되어 있다. 반면, 써마디는 깨어 있는 의식 상태에서 자의식이 활동을 멈춘 상태라고 표현한다. 『바가왓 기따』에 나오는 "세상은 잠들어도 요기는 잠들지 않는다."는 말은 수련을 통하여 육체가 잠들지라도 의식은 깨어 있는 상태를 유지하고 있다는 의미다. 이와 관련하여 『만두꺄 우빠니셔드Māṇḍūkya Upaniṣad』에서 말하는 네 가지의 의식 상태에 대해 알아보자면, 다음과 같이 정리할 수 있다.

네 가지 의식 상태

의식 상태	자아 상태	심리학적 용어
자그리띠jagriti : 깨어 있는 의식	봐이슈와너르vaiśvānar: 거친 몸sthūla śarīra이 감각기관을 통해 외적 대상들을 경험하는 상태	표면의식
스와쁘너svapna : 꿈[190]꾸는 상태	따이저스taijas: 미세한 몸sūkṣma śarīra이 감각기관과 상관없이 내적인 대상을 의식하는 상태	잠재의식
니드러nidrā/suśupti : 잠[191]자는 상태	쁘랏냐prajñā: 원인이 되는 몸karaṇa śarīra의 자각이 결여된 일시적으로 순수한 의식 상태	무의식 (실제는 무의식이 아님)
뚜리여turiya : 써마디로 도달하는 제4의식	아뜨먼Ātman/브람먼Brahman: 자각이 존재하는 순수의식, 초자아의 상태	초의식

⑤ 기억smṛti

기억은 경험된 것(현상)을 잊어버리지 않는 것이다.
Anubhūta-viṣaya-asaṃpramoṣah smṛtih [I.11]

기억은 마음의 한 측면으로, 각인된 경험과 감각은 의식의 구조 안에서 기억에 의해 저장된다. 기억이 모든 것을 기록한다. 기억이 우리의 발전 과정을 방해하는 과거의 반복을 불러온다면 그것은 도움이 되지 않는다. 그러나 기억이 미래를 대비하는 것을 돕는다면 그것은 유용하다. 나아가 기억이 발전을 위해 이용된다면 꼭 필요한 것이다. 기억은 과거에 비해 현재의 자신이 퇴보하고 있는지 진전하고 있는지를 알 수 있게 해 주는 손익 보고서다. 기억은 우리가 알아차리지 못하는 사이에 우리의 삶에 영향을 주

190 감각기관을 통해 외적 대상을 경험할 때 의식에 축적되어 있던 어떤 인상들이 꿈을 통해 조합되어 이미지나 스토리로 드러난다. 이러한 이미지나 스토리들은 외적 대상보다는 미세한 것이다.

191 잠을 자는 동안 마음의 작용이 가라앉는다. 마음이 소멸된 것이 아니라 씨앗의 상태로 잠재되어 있기 때문에 평화를 경험한다 하더라도 지고의 축복과는 구별된다. 잠과 써마디의 차이는 자각의 유무로 구분된다.

는 미묘한 방식으로 작용한다. 무의식의 차원에서 이 기억은 인식에 대한 필터로 작용한다. 지성은 사물을 있는 그대로 보려고 노력하지만 마음은 기억을 통해 이들을 과거와 연관시켜 해석하려고 한다. 이러한 영향으로 부지불식간에 편견이 마음의 심연에 형성되고, 어떤 것을 보고 그것에 대해 왜곡된 가치 판단을 내리게 된다. 이는 편견의 영향으로 현상을 보고 싶은 대로 각색해서 보게 된다는 의미이기도 하다.

기억은 과거로부터의 간섭일 뿐인가? 과거의 기억은 고통스런 경험과 즐거운 경험을 다시 불러내 고통스런 경험은 회피하려 하고 즐거운 경험을 반복하기를 갈망한다. 기억은 마음을 구속시키거나 반대로 자유롭게 해방시키기도 한다. 파블로프Ivan Pavlov[192]는 개에게 먹이를 줄 때마다 종을 울렸다. 그러면 먹이를 주지 않고 종을 치기만 해도 개가 침을 흘렸다. 이 실험은 종소리가 개에게 음식에 대한 기억을 유발시켰음을 보여 준다. 이는 무의식적 마음의 차원에서 반응하고 있는 것을, 다시 말해 의식 밑바닥에 존재하는 기억에 저장된 습관에 따라 반응하고 있는 것을 보여 주는 사례다.

일반적으로 마음은 의식의 표층에 이는 물결이 아니라, 의식의 심층에 이는 이차적 물결에 더 영향을 받고 있다. 마음 작용에 있어서는 이러한 의식 밑바닥에서 밀어치는 이차적인 물결을 어떻게 감지하는가가 관건이다. 마음이 불만으로 가득 차 있고 흥분하고 동요하며 혼란한 상태에서는 의식의 표면으로 올라오는 이차적인 물결을 감지할 수 없을 것이다. 그것을 알아차리기도 전에 이차적 물결은 이미 행동으로 나타날 것이다. 이러한 이차적 물결이 일어나고 있는 것을 자각하는 데, 즉 마음 챙겨 알아차리고 정신 차려 깨어 있는 데 필요한 것은 기억과 함께 작용하는 판단력이다. 판단력은 기억에 맹목적으로 끌려가지 않도록 선택과 결정에 기억을 사용하는 지성이다. 마음이 기억에 반응한다면, 지성buddhi은 기억에게 질문할 것이

192 러시아의 생리학자 이반 페트로비치 파블로프(1849~1936)

다. 이때 기억은 구속을 추구하는 마음이 아니라 자유를 추구하는 지성을 위해 활용되고, 마음은 기억의 구속으로부터 벗어나 무의식적 반응을 향하여 주의를 돌리게 된다. 그러면 의식은 현재뿐만 아니라 과거 기억에 연관된 감정과 생각을 정화한다. 요기의 기억은 과거로부터 비롯한 습관적인 작용이 아니라 현재에 대해 깨어 있는 의식의 일부로 작용하기 때문이다. 수행자에게 기억은 깨어 있는 의식을 지속적으로 유지하는 현재 상태의 적용일 뿐이다.

3. 경험과 기억에서 솟아나는 파동들: 쌍스까러saṃskāra와 봐써나vāsanā

바른 인식과 잘못된 인식, 생각, 잠, 기억과 같은 마음의 작용 때문에 경험이 가능하다. 하지만 이러한 모든 정신 작용은 기쁨과 고통, 어리석음을 이끌어 내게 된다. 이때의 기쁨과 고통, 어리석음은 번뇌로 설명한다. 왜냐면 기쁨은 갈망하도록 하고, 고통은 혐오를 불러일으키며, 어리석음은 다시 기쁨과 고통을 이끌어 내기 때문이다.

본능적으로 우리의 마음은 쾌快·불쾌不快에 대하여 반응하며 여기서부터 마음의 온갖 작용이 발생한다. 싼스끄리뜨어인 쌍스까러saṃskāra는 잠재성향으로서, 자극이 주어지면 반사적으로 반응하는 조건화라는 의미에서 빠알리어의 상카라saṅkhāra와 같은 의미다. 이것은 의식의 밑바닥에 내재된 잠재적 성향으로서 무의식의 차원에서 그렇게 행위를 하도록 밀어붙이는 축적된 힘 또는 에너지다. 쌍스까러는 반복되어 형성된 것으로서 하나의 틀이 되어 조건반사를 불러일으키는 기제로 작용한다. 이것은 마음을 조건 짓는 틀로 작용하여 반사적인 행동을 유발하고, 그럼으로써 그 틀 자체를 더 강화시키는 반복적인 성향인데, 가능성과 잠재성의 의미를 내포한다.

봐써나vāsanā는 충격적인 사고와 같은 단 한 번의 사건으로도 무의식적인 기억 속에 인상이 형성되어 남아 있는 잠재물이다. 어떠한 사건에 대한 무의식적인 상기만으로도 이러한 잠재인상이 다시 표면으로 떠오르면서 현재의 마음에 영향을 미친다. 예를 들면, 뱀을 보고 놀랐던 기억이 새끼줄을 뱀으로 착각하고 놀라거나, 자라보고 놀란 가슴이 솥뚜껑 보고도 놀라는 경우다. 이것은 우리의 기억 속에 박혀 있는 변경할 수 없는 과거의 사건에 의해 속박당하고 있는 것과 같다.[193] 이렇게 잠재된 인상을 봐써나vāsanā라고 하는데, 쌍스까러로부터 분리될 수 없을 뿐만 아니라 심지어 유사한 개념이다. 굳이 구분을 짓자면 쌍스까러를 봐써나가 축적되게끔 하는 틀로 기능하는 습관적 성향이라 한다면, 봐써나는 그 틀에 의해 축적되고 강화되는 잠재인상으로 비유해 볼 수 있겠다. 이 둘은 함께 작용하여 무의식적으로 유쾌한 감각에 집착하거나 갈망하고, 불쾌한 감각에 혐오하는 습관적 성향이 어떤 특정 기억과 함께 잠재되어 축적되는 것이다. 새끼줄을 보고 뱀을 떠올리게 되는 것은 강하게 각인된 잠재인상인 봐써나의 영향이라고 할 수 있으며, 뱀을 떠올리고 싫어하는 마음은 습관적 성향이자 마음을 조건 짓는 틀로 작용하는 쌍스까러를 다시 강화시킬 것이다.

바람이 불어 호수의 표면에 물결이 만들어지듯이, 어떤 일이 발생하여 의식의 표면이 일차적으로 흔들리는 것은 외부적 원인에 의한 마음 작용이다. 이것은 누군가 호수에 돌멩이를 던져도 마찬가지인데, 그로 인한 일차적 물결이 호수 바닥의 모래 언덕과 부딪쳐서 되돌아오는 이차적 물결을 맞이하게 된다. 그런데 이 이차적 물결은 돌멩이가 어디에 떨어지느냐에 따라 각기 다른 파장을 일으킨다. 호수 바닥이 여러 개의 퇴적층으로 이루어져 비탈을 만들기 때문이다. 인간은 살아가면서 원치 않던 일을 겪거나 실망을 하게 되는 일을 되풀이하여 겪게 되는데, 이러한 경험은 마음의 심층에 인상을 남기고, 이렇게 심층에 쌓인 축적물vāsanā이 다시 마음을 조건

193 현대 심리학적 용어인 트라우마(trauma, 정신적 외상)와 맥락을 같이하는 것으로 이해된다.

짓는 일정한 틀 쌍스까러saṃskāra를 강화시켜 의식의 표면에 들어오는 자극에 대해 통제할 수 없는 방식으로 조건반사적인 행동을 하게 한다. 이것은 '이불 킥'처럼 강력한 반발력으로 드러나기에 이성적으로 제어하기가 쉽지 않을 뿐더러 반발하는 그 순간에는 그러한 영향을 알아차리지 못하기도 한다.

8장

요가와 명상의 심리 치료적 이해

요가와 명상은 심리 치료에 어떤 효과가 있을까? 요가의 관점에서 의식과 무의식, 감정과 생각을 다스리는 방법을 살펴본다. 눈, 귀, 코 등의 감각기관을 외부 대상들로부터 연관을 끊는 쁘러땨하러 수련을 심리 치료에 구체적으로 적용해 본다.

내 마음 나도 모르는 무의식

마음의 심층에 쌓이는 인상들은 주로 두 가지 정보화 과정을 거치게 되는데, 하나는 경험이 사진이나 영상처럼 이미지로 상징화되는 것이고 다른 하나는 감정이 유사한 감정과 동화되어 농축되는 것이다. 인상은 사건을 있는 그대로 기억하는 것이 아니라 지울 것은 지우고 보정할 것은 색을 입혀 보정하기에 경험의 주관화 또는 사유화 과정을 거치게 된다. 다양한 상징과 감정은 마음의 심층에 심어졌다가 인상이 표층으로 들어날 때 또 한 번 경험하게 되는데, 각인의 강도와 퇴색의 정도에 따라 뚜렷하게 또는 흐릿하게 나타난다. 그런데 감정은 유사한 감정끼리 동화되어 농축되기 때문에 어떠한 원형을 이루게 되는데, 애정 결핍이나 상실감, 배신감, 좌절감 등 아직 극복되지 못한 열등감은 그 과거를 떠올리다 보면 그러한 감정의 시발점이 되는 사건이 드러나기도 한다. 시발점이 드러나든 드러나지 않든 이러한 감정들은 동화되어 농축되기 때문에 붓다에 따르면 크게 세 가지로 분류되는데, 갈망하고 혐오하고 어리석은 것이 그 뿌리가 된다.

명상을 할 때 마음이 감각으로부터 거두어들여져 내면을 들여다보기 시작하면 의식은 일련의 상징 또는 이미지들을 목격하곤 한다. 그리스도나 붓다, 성자들이나 스승, 또는 풍경이나 연꽃 같은 자연의 모습이나, 어떤 그림이나 기하학적 형태의 만다라 또는 얀뜨러,[194] 어떤 빛이나 색깔이 떠오르거나 심지어 소리까지 듣거나 하며, 마음을 편안하게 하거나 희열이 느껴지는 경우는 마음이 집중되기 시작해서 내면 세계로 진입하고 있다는 것을 알리는 이정표 역할을 하는 것이 대부분이다.

194 만다라(蔓茶羅)는 범어 maṇḍala를 음사한 말인데 문자적 의미는 둥근 원(圓)을 뜻하는 것으로 다차원적인 우주를, 다양한 상징들을 기하학적으로 배열하여 시각적으로 나타낸 것이다. 이와 유사하게 생물이든 무생물이든 모든 것은 어떤 특정한 주파수를 가진 진동음을 가지고 있는데, 그러한 음에 따라 나타나는 활동적인 힘을 도형화한 것이 얀뜨러(yantra)다. 소리, 형상 등을 기하학적 도형으로 표현한 것이다.

그렇지 않고 마치 악몽을 꾸듯 원치 않거나 생각지도 않던 장면들이 이미지나 영상으로 뜨면서 마음을 괴롭히기도 하는데, 이런 현상도 결국 수많은 정보들이 상징의 형태로 무의식에 저장되었다가 떠오르기 때문이다. 어떤 것들은 현재의 나에게는 문제가 되지 않기에 기억이 나지 않다가 문득 떠오르며 기억과 함께 감정을 불러일으키기도 하는데, 이런 경우는 지금의 나에게는 문제가 되지 않아도 그런 인상이 새겨졌던 과거의 나에게는 문제가 되었던 것들이다. 또 어떤 것들은 빛바랜 사진처럼 기억마저 희미해져 곧바로 사라져 버리기도 하는데, 이런 것들은 현재의 나에게도 과거의 나에게도 더 이상 큰 의미가 되지 않아서 바람에 먼지 날리듯 사라져 버리는 것들이다.

이유야 어떠하든 이러한 상징들은 마음에 심어질 때의 감정 상태에 따라 유쾌하거나 불쾌하거나, 마음을 편안하게 하거나 불안하게 하거나, 아니면 지금의 자신에게는 별다른 의미를 전달하지 못하는 것들이다. 설령 마음을 편안하게 하거나 희열이 느껴진다고 해서 그 상징을 붙잡고 있으려 하거나, 마음을 불안하게 하는데도 그러한 상태로부터 벗어나지 못한다면, 의식은 더욱 깊은 상태로 진행하지 못하고 맴돌게 된다.

그런데 문제는 그런 상태를 붙잡으려 하지 않고 벗어나려고 애쓰는데도 불구하고, 자꾸만 의식의 전면에 끈질기게 떠오르는 상징과 감정들이 있다는 것이다. 심지어 명상 대상에 집중해서 이러한 상태로부터 빠져나오려고 해도 약해지기는커녕 더욱 강하게 들러붙는 것들이 있다. 명상 중에 나타나는 것들이야 수행을 통해 정화될 가능성이라도 있지만, 그렇지 않고 일상 중에 노크도 없이 불현듯 떠오르는 것들은 우리를 자못 당황스럽게 한다. 어떤 것들은 상징은 없이 감정만 떠오르는 것들도 있어서 답답하기가 이루 말할 수 없는 정도가 되는 것도 있다. 이것은 그만큼 무의식에 쌓인 축적물vāsanā이 깊고 크게 쌓여 있다는 것이며, 사소한 사건으로도 감정의 폭발이 일어날 만큼 마음을 조건 짓는 일정한 틀 쌍스까러saṃskāra가 굳어졌다는 반증이다. 이렇게 뿌리 깊게 각인된 봐써나와 쌍스까러들이 우리의 생각과 경험을 제약하며 일정한 방식으로 반응하도록 몰아붙이는데, 이것들은 긴장감과 불안을 야기하며 질병의 원인이 되기도 하고, 때로는 원인을 알 수 없는 두려움이나 공포, 콤플렉스, 노이로제, 히스테리 등을 유발하기도 한다.

감정은 육체적인 감각과 함께 기억 속으로 침투해 들어가 기록을 남기고, 그렇게 마음에 저장된 이러한 감정적 응어리는 의식에 고착되어 장애가 되고, 억압 아니면 투사, 또는 내사를 통해 부정적 성향으로 드러난다. 억압抑壓, repression은 자신이 수용할 수 없는 생각이나 욕구 등을 무의식의 영역에 숨겨 버리는 것이고, 투사投射, projection는 자신의 마음 상태를 보지 못하고 어떤 행동이나 생각의 책임을 외부 대상이나 상황으로 돌리는 것이며, 내사內射, introjection는 투사와 반대되는 것으로서 자신의 것이 아닌 감정을 자신에게로 돌리는 것인데, 이러한 심리 작용들은 무의식적 기제機制로 일어난다.

정서적으로 혼란한 상태에 있다면, 의식적인 마음의 불안과 근심은 무의식적 마음에 저장되어, 동기를 유발하는 자극이 없어도 마음속에 미움과 증오, 원한과 악의, 후회나 좌절, 열등감과 우월감, 자만심, 경멸 등을 지니고 다니게 된다. 이것은 감정을 타오르게 하는 직접적인 동기가 현재 존재하지 않음에도 불구하고 '묻지 마 폭행'처럼 불특정 대상에 대해 분노를 폭발하는 것으로 드러나기도 한다. 이러한 부정적인 감정은 온몸에 독소를 만들어 냄으로써 일차적으로 자신에게 먼저 해를 끼치게 된다. 그리고 그 감정이 농축되어 강력하다면 대상뿐만 아니라 주변에도 그러한 부정적인 파동이 전달될 것이다. 감정이 우리를 지배하지 않도록 조절하는 법을 배워야 한다. 이러한 문제들을 해결하는 하는 것은 동요하는 마음을 진정시키는 것부터 시작하겠지만, 관건은 무의식에 뿌리 깊게 쌓인 축적물vāsanā을 비워 내고, 마음을 조건 짓는 일정한 틀 쌍스까러saṃskara를 약화시키고 해체하는 것이다. 그런데 오랜 기간에 걸쳐 형성되어 온 이러한 봐써나와 쌍스까러를 비워 내고 해체하는 것은 결코 쉬운 일이 아니다. 무의식이라고 하는 마음의 심층에 쌓은 축적물을 제거하기 위해서는 깨어 있는 의식, 즉 의식이 있는 상태로 무의식적 단계까지 내려가서 마음에 쌓인 오염물을 닦아 내야 하기 때문에, 마음을 다스리는 정신 수련 없이는 그냥 할 수 있는 것이 아니고, 그렇게 오염물을 비워 낸다 할지라도 쌍스까러를 해체하지 않고는 또 다시 오염물을 만들어 쌓게 되기 때문이다.

스승에 따라서는 정신적 불순물을 가리키는 단어로 봐써나와 쌍스까러를 구분하지 않고 사용하거나 하나로 통칭하는 경우들이 종종 있는데, 도교道敎에서는 쌍스까러를 음사하여 빌려 쓴 듯한 삼시충三尸蟲[195]이라는 재미있는 단어가 등장한다. 이것은 사람의 몸 안에 살고 있으면서 그 사람의 수명, 질병, 욕망 등을 좌우하는 세 마리의 벌레를 말한다. 삼시충은 인간이 죄를 지어 쌓게 되는 업業을 먹이로 해서 사는 벌레들로서, 인간으로 하여금 악업惡業을 짓도록 온갖 욕망을 부추기기에 이것을 몸에서 제거해야 인간은 죄를 짓고 싶은 충동에서 자유로워질 수 있다고 한다. 삼시충이라는 단어가 쌍스까러와 발음뿐만 아니라 정신적 불순물을 가리키는 개념도 유사한데, 이것을 벌레로 표현한 것은 나름의 의미가 있는 것 같다. 왜냐하면 어떤 정신적 불순물이 표면으로 빠져나올 때도 감각과 함께 떠오르는데, 이것이 마치 벌레가 꿈틀거리는 듯한 감각으로 나타나곤 하기 때문이다.

그런데 도교 수행에서는 경신庚申날 밤에 깊이 잠든 사람의 몸에서 빠져나와 하늘로 올라가서 그 사람의 잘못을 천제天帝에게 고하기에, 그렇게 하

195 『포박자(抱朴子)』, 『고금도서집성(古今圖書集成)』, 『진고(眞誥)』 등에 삼시에 관한 설명이 보이며, 구체적으로는 『운급칠첨(雲笈七籤)』 경신부(庚申部)에 상술되어 있다.

지 못하도록 일 년에 여섯 번의 경신일마다 잠을 자지 않는 수행을 한다고 한다. 이런 식으로 여섯 번의 경신일을 연속으로 깨어 있게 되면, 삼시충이 천제에게 그 사람의 죄업을 고하는 역할을 일 년 동안 유기하게 되어 더 이상 하늘과의 인연을 끊고, 그 사람에게 종속되어 말을 듣게 되며, 그 사람이 죽을 때 어떻게 죽게 되는지도 보여 준다고 하는데, 이것은 불교 수행에서 나타나는 현상이 도교에 와전된 것 같다. 왜냐하면 수행에서 깨어 있는 것은 그냥 잠을 자지 않고 깨어 있는 것을 의미하지 않기 때문이다. 성경에 예수님이 제자들을 남겨 놓고 홀로 외딴 곳으로 기도하러 가시면서 제자들에게 깨어 있으라고 하신 말씀도, 그냥 잠을 자지 말고 깨어 있으라는 뜻으로 해석하면 그 의미를 제대로 파악할 수 없게 된다. 영적으로 깨어 있음은 이 광활한 우주에서 피부 한 껍질을 경계로 내부 우주가 외부 우주와 만나고 있음을 인식하는 것이고, 내부 우주와 외부 사이에 벌어지는 현상들을 지켜보고 목격하는 것을 의미하기 때문이다. 이것은 내면을 관찰하는 명상을 통하지 않고는 그냥 깨어 있다고 할 수 있는 것이 아니다.

관건은 삼시충, 또는 쌍스까러를 볼 수 있을 정도로 의식이 맑아져야 하고 섬세해져야 하며, 그것도 지속적으로 깨어서 지켜볼 수 있어야 하는 것이다. 이것은 정신적 불순물이 언제 어느 때 튀어 오를지 모르기 때문에 결코 경신일만의 문제가 아니다. '아비담마Abhidhamma'에 따르면, 이 수행이 깊어져서 자신의 삶을 밀어붙이는 업력, 바왕가Bhavaṅga를 보게 되면, 이번 생을 어떻게 마감하는지 보는 깜마 니밋따Kamma Nimitta와 다음 생은 어디서 어떻게 이어지게 될지 보는 가띠 니밋따Gati Nimitta를 보게 된다고 한다.

정신적 불순물을 뜻하는 또 다른 단어 하나는 번뇌煩惱다. 이것은 마음이 시달려서 괴롭다는 뜻인데, 원어인 싼스끄리뜨어 끌레셔Kleśa는 '괴롭히다'라는 뜻의 동사 어근 √kliś에서 파생된 명사로서[196] 우리를 당혹하게 하고

196 번뇌를 뜻하는 빠알리어 낄레사(kilesa)는 '물들이다, 더럽히다'라는 뜻의 동사 낄릿써띠(kilissati)에서 파생

방황하게 하며 괴롭히는 것이다. 빠딴잘리는 번뇌kleśa를 ① 무지와 ② 자의식, ③ 갈망, ④ 혐오, ⑤ 생에 대한 애착이라고 정의한다.[197] ① 무지는 영원한 것을 영원하지 않은 것으로, 순수한 것을 불순한 것으로, 기쁨을 고통으로, 자아를 무아로 잘못 아는 것이다. ② 자의식은 붓디를 뿌루셔로 착각하는 것이다. ③ 갈망은 즐거움의 결과이고, ④ 혐오는 고통의 결과다. ⑤ 생에 대한 애착은 잠재적으로 흐르는 힘이라고 설명한다.[198] 이것은 다시 붓다가 이야기한 갈망하고 혐오하고 어리석은 세 뿌리에 수렴되는 것으로, 뷔야써Vyāsa는 이 번뇌들의 작용은 명상에 의하여 사라진다고 이야기한다. 이것은 물론 빠딴잘리가 아뜨먼Ātman을 전제로 이야기하고 있는 것이다. 반면에 붓다는 알고 있다시피 무아無我의 관점에서 이야기하고 있기에 위의 내용에 대입하자면 ① 무지는 영원하지 않은 것을 영원한 것으로, 불순한 것을 순수한 것으로, 고통을 기쁨으로, 무아를 자아로 잘못 아는 것이고, ② 자의식은 몸과 결합된 마음을 자아로 착각하는 것, ③ 갈망은 괴로움의 원인이고, ④ 혐오도 고통의 원인이라고 하는 차이가 있다. 이렇게 근본적인 관점의 차이가 있지만, 이러한 정신적 불순물들을 해결하기 위해서는 마음을 닦는 수행을 꾸준히 해야 하며, 건전한 생활 방식을 유지하는 좋은 습관을 들여야 한다. 그런데 이미 불안과 공포로 마음이 흔들리고 있는 경우엔 마음을 바라보기가 결코 쉬운 일이 아니다.

본서의 '5장 요가의 생리학적 이해'의 '몸은 무엇인가?'에서 다섯 가지 몸의 겹 '빤쩌머여 꼬셔Pañca maya kośa'를 설명할 때, ① 언너머여 꼬셔에서부터 ② 쁘라나머여 꼬셔, ③ 마노머여 꼬셔까지는 몸을 다스리는 아써너와 쁘라나야머, 그리고 감각철회로 감관을 다스리는 쁘러땨하러 수행으로도 경험

된 것으로, 괴롭힘의 뜻보다는 더럽게 물들인다는 염오(染汚)의 뜻이 강하다.

197 Avidyā-asmitā-rāga-dveṣa-abhiniveśāh kleśāh [II.3]

198 「요가 쑤뜨러」 II.4~9 참고

이 가능한 단계라고 했는데, 그 이유는 심신상관적 존재인 우리에겐 마음이 몸에 영향을 미치듯 몸도 마음에 영향을 미치기 때문이며, 거친 차원에서 육체적 현상에 주의를 기울이는 것도 마음을 가라앉히고 지금 여기, 내 몸이라고 하는 당처에 의식을 깨어 있게 하는 크나큰 효과가 있기 때문이다.

이 지점에서 하타요가의 아써너와 쁘라나야머가 다른 운동과 차이를 드러낸다. 물론 건전한 육체에 건전한 정신이 깃든다고, 어떠한 운동이든 정신에 영향을 미치겠지만, 아써너와 쁘라나야머가 단순한 육체 단련이 아니라 요가라고 할 때에는 ③마노머여 꼬셔, 즉 감정과 판단이 작용하는 마음의 층에까지 영향을 끼쳐 불안정한 마음 상태를 극복하여 보다 깊은 무의식의 층으로 내려갈 수 있는 토대를 마련할 수 있어야 하는 것이다.

명상에서 마음을 고요히 가라앉히는 수행의 대상을 호흡 등 육체적 현상으로 잡는 것도 같은 맥락이겠지만, 몸의 움직임이나 자세 등의 육체적 현상에 주의를 기울이는 것은 그 상태의 편안함을 즐기거나 활성화된 육체적 기능으로부터 만족감을 누리기 위한 것이 아니다. 이런 것은 부수적인 현상일 뿐, 본 목적은 외부 세계로부터 내부 우주로 주의를 돌리기 위한 것이며 자신을 무력하게 하는 타성惰性으로부터 벗어나서 발전을 위한 긍정적 변화의 불을 지피기 위한 것이다.

여기서 쁘러땨하러pratyāhāra는 중요한 역할을 한다. 형색, 소리, 냄새, 맛, 촉감의 외부 대상으로 달려나가던 눈, 귀, 코, 혀, 몸이라고 하는 감각기관들을 내면으로 끌어들여 감관을 단속하는 역할을 하기 때문이다. 빠딴잘리는 이것이 요가를 구성하는 여덟 가지 요소 중에 여머, 니여머, 아써너, 쁘라나야머의 외적인bahiraṅga 수련에서 다러나, 디야너, 써마디의 내적인antaraṅga 수행으로 넘어가는 중계 역할을 하는 것으로 설명하지만, 아써너와 쁘라나야머 자체를 내면화하는 것부터 시작한다는 것을 이야기하고자 한다.

아써너와 쁘라나야머를 통해 현재 순간의 육체적 현상에 주의를 기울이는 것은 균형감과 안정, 각성된 의식을 동반하고, 이는 마음에 번뇌가 일지 못하도록 하거나 설령 번뇌가 이미 일어났다고 해도 그 번뇌가 더욱 커지지 않도록 마음을 보호하는 역할을 한다. 여기에 쁘러땨하러pratyāhāra는 육체적 현상을 지켜보는 것으로부터 자연스럽게 마음 작용을 지켜보는 것으로 진행하게 하는데, 정신적 현상에 대해서도 감정이나 생각을 덧붙이지 않고 의미를 부여하지 않으며 다른 것과 결부시키지 않는 의식의 철회로 나아가게 한다. 그럼으로써 편견과 선입견을 넘어서는 훈련을 하게 되며, 이것은 명상을 통해 본격적으로 봐써나를 제거하고 쌍스까러를 약화시키도록 더욱 깊은 마음의 층으로 진행하도록 하는 지표가 된다. 쁘러땨하러에 대해선 이 장의 다음 항목에 가서 좀 더 자세하게 이야기 나누겠지만, 외적 수련에서 내적 수련으로 이어지는 지속적인 요가 수련을 통해 우리는 행동 양식을 확인하고 서서히 긍정적으로 변화시킬 수 있게 된다.

소위 나쁜 습관은 의식적인 수준에서뿐만 아니라 심리적 뿌리인 쌍스까러 차원에서 제거해야 뿌리가 뽑힌다. 그리고 좋은 습관을 형성하기 위해서는 건전한 행위를 반복해서 행해야 한다. 그러나 요가는 좋은 습관조차도 의식을 조건 짓는 틀이 되는 것을 경계한다. 왜냐하면 절대적인 자유는 이원성의 초월이기 때문이며, 궁극의 자유란 까르머의 수레바퀴로부터의 해방이며 원인과 결과의 법칙으로부터의 탈출이기 때문이다. 행위의 결과로부터 자유로워지는 것은 까르머의 인과관계로부터의 자유를 의미하며, 이기적인 동기에 의해 미래에도 얽매이지 않는 것이다. 선한 행위의 흔적으로부터도 구속받지 않고 현재에 사는 것이다.

마음의 안정을 이루는 방법

의식과 무의식의 경계에서 감정에 영향을 미치는 생각을 다스리기 위해서는 조금 더 적극적인 방법이 필요하다. 물론 생각 그 자체가 가라앉기를 바란다면 역시 무시하고 내버려 두어야 하겠지만, 생각이 부정적으로 흐르기 시작하여 감정을 충동질할 때 이것을 멈출 수 없다면 반대적인 측면을 숙고하는 것으로 생각의 방향을 돌려야 한다고 빠딴잘리는 조언한다.[199] 그것도 여머와 니여머 즉 윤리를 바탕으로 나쁜 생각들의 해로움을 되새기고, 그와 반대되는 긍정적 생각의 유익함을 숙고하는 것으로 사고의 방향을 돌리라고 하는 것이다.

그러나 이런 의식적인 노력은 나아갈 방향을 제시할 수는 있어도, 무의식의 차원에 축적된 부정적인 추동력이 강할 땐 생각을 긍정적인 방향으로 아무리 돌리려 해도 휩쓸리게 되고 만다. 그래서 궁극적으로는 무의식적 마음의 오염물을 닦아 내는 명상 수행을 해야 하는 것이다. 이러한 무의식적 차원의 정화를 통하여 마음은 기쁘게 집중되어 감각기관을 다스리고 자아에 대한 통찰에 적합하게 된다.[200]

하지만 이러한 수행 중에 문제가 되는 것은 마음을 산만하게 하는 장애가 나타나는 것이다. 빠딴잘리는 마음을 산만하게 하는 장애를 불쾌함, 우둔함, 의심, 부주의, 나태함, 음탕함, 현혹된 견해, 요가의 단계를 달성하지 못하는 것, 불안정 등 9가지로 나열하면서[201] 고통, 실망, 신체의 떨림, 불규칙적인 호흡이 산만한 마음의 징후라고 설명하고, 이러한 마음의 산만함을 방지하기 위해서는 아래에 제시되는 방법 중 하나를 수련을 해야 한다고

199 vitarka-bādhane pratipakṣa-bhāvanam [II.33]

200 sattva-śuddhi-saumanasya-ekāgrya-indriya-jaya-ātma-darśana-yogyatvāni ca [II.41]

201 Ālabdhabhūmikatvā-anavasthitatvāni citta-vikṣepāh te antarayāh [I.30]

이야기한다.[202]

① 즐거워하거나 괴로워하거나, 아니면 덕이 있거나 부덕한 대상에 우정과 호의, 연민, 함께 나누는 기쁨, 그리고 평정을 방사함으로써 마음이 차분해진다.[203]
② 아니면 숨을 들이쉬거나 내쉬고 잠시 멈춤으로써[204]
③ 아니면 감각 대상이 올라오는 것을 꾸준히 지켜봄으로써[205]
④ 아니면 마음이 빛으로 채워지면 슬픔으로부터 벗어나고[206]
⑤ 아니면 감각 대상에 집착하지 않음으로써[207]
⑥ 아니면 잠이나 꿈에서 얻은 지식에 의해서[208]
⑦ 아니면 원하는 대상에 집중함으로써[209]

마음이 안정되면 극미한 것에서 가장 광대한 것까지 어떤 대상도 감당하지 못할 것이 없게 되는데,[210] 마음 작용이 가라앉으면 써마빳띠samāpatti는 맑은 수정처럼 되어 지각하는 자든 지각 작용이든 지각 대상이든, 비추어지는 모든 것을 반영한다고 한다.[211] 여기서 써마빳띠samāpatti는 요가와 불교에서 써마디samādhi의 동의어로 자주 사용하는 용어다. 문자적 의미는 '바른samma 성취āpatti'라는 뜻으로 한자로는 정定으로 옮기는데, 혼침과 산란함이

202 tat-pratiṣedha-artham-eka-tattva-abhyāsaḥ [I.32]

203 Maitrī-karuṇā-muditā-upekṣāṇāṃ sukha-duḥkha-puṇya-apuṇya-viṣayāṇāṃ bhāvanātaḥ-citta-prasādanam [I.33]

204 pracchardana-vidhāraṇābhyām va prāṇasya [I.34]

205 Viṣayavatī vā pravṛttih-utpannā manasah sthiti-nibandhanī [I.35]

206 Viśokā vā jyotiṣmatī [I.36]

207 Vīta-rāga-viśayam vā cittam [I.37]

208 Svapna-nidrā-jñāna-ālambanaṃ vā [I.38]

209 Yaṭhā-abhimata-dhyānāt-vā [I.39]

210 Paramāṇu-paraMahattva-antaḥ-asya vaśīkaraḥ [I.40]

211 Kṣīṇavṛtteḥ-abhijātasya-eva maṇeḥ-grahīṛ-grahaṇa-grāhyeṣu-tat-sṭha-tad-añjanatā-Samāpattiḥ [I.41]

사라지고 마음이 고요하게 집중된 상태를 의미한다. 선정禪定이라고 할 때, 선禪은 싼스끄리뜨어 디야너dhyāna를 빠알리어로 자나jhāna라고 발음하던 것을 한자어 선禪로 음사한 것이고, 정定은 써마빳띠Samāpatti의 의미를 한자로 옮긴 것이다. 불교에서는 4선 4정으로 써마디의 상태를 구분하는데, 4선jhāna은 색계 써마디 4단계를 뜻하고, 4정samāpatti은 무색계 써마디 4단계를 뜻한다.[212]

위에 제시된 일곱 가지 방법 중에 ②~⑦은 명상 방법과 직결된 것들로서 직접 그러한 상황들을 경험하면서 스승의 조언을 바탕으로 제대로 이해할 수 있는 것들이라면, 부정적으로 흐르는 생각을 자발적으로 긍정으로 돌림으로써 마음을 진정시키는 방법은 ①에 제시된 일명 사무량심四無量心을 개발하는 것이다. 말 그대로 사무량심은 네 가지가 무량, 즉 한계 없이 펼쳐지도록 개발하는 마음이라는 뜻인데, 싼스끄리뜨어로는 브람머 뷔하러Brahma vihāra, 즉 이 네 가지가 한없이 펼쳐지는 '신의 거주처'라고 부른다. 이 네 가지 항목은 마이뜨리maitrī, 까루나karuṇā, 무디따muditā, 우뻭샤upekṣā로서 한자로는 자비희사慈悲喜捨로 옮긴다. 이것을 방법적으로 부연하자면 즐거워하는 사람에게는 우정과 호의를, 괴로워하는 사람에게는 연민을, 덕이 있는 사람에게는 기쁨을 나누고, 부덕함에는 평정심을 계발하여 마음을 안정시키는 것이다. 사무량심은 이것을 개발하는 사람 자신의 마음을 치유하는 특성이 있다.

이를 도표로 정리하여 다시 한번 살펴보자면 다음과 같다.

---

212 색계 선(禪)은 명상의 대상에 미세하나마 물질적 요소가 남아 있어서 그 대상이 끊임없이 변화하는 것을 지켜보는 수행이라고 한다면, 무색계 정(定)은 공무변처(空無邊處), 식무변처(識無邊處), 무소유처(無所有處), 비상비비상처(非想非非想處)처럼 오로지 정신적 대상을 관(觀)함으로써 유지되는 집중 상태다. 색계 선은 관법(觀法-vipassanā)수행에, 무색계 정은 지법(止法, samatha)수행에 해당한다.

사무량심과 자애 명상

사무량심四無量心, Brahma vihāra	자애 명상Metta bhavana
자慈 마이뜨리maitrī	즐거워하는 사람들에게 우정과 호의를
비悲 까루나karuṇā	괴로워하는 사람들에게 연민을
희喜 무디따muditā	덕 있는 사람들에게는 기쁨을 함께 나누고
사捨 우뻭샤upekṣā	부덕한 사람들에게는 평정을 지킴

누군가의 행복과 행운을 시기하고 질투하는 마음은 먼저 자신을 피폐하게 만든다. 타인의 안녕에 기쁨을 느끼는 것은 세상의 풍요로움을 함께 나누는 것이다. 반면에 타인의 고난에 대하여 표하는 피상적인 동정심은 종종 자기만족을 느끼고 자기 양심을 달래기 위한 면죄부에 지나지 않을 수 있다. 긍정적인 감정, 친절, 호의를 행동으로 옮기지 않는 한 미덕과 동일시할 수 없기 때문이다. 연민이란 타인에 대하여 동질감과 친근함을 느끼는 것이지만, 테레사 수녀의 연민은 언제나 행동으로 옮기는 것이었다. 덕이 있어서 복을 누리는 사람들에게는 함께 기뻐하고, 덕 없이 행동하는 사람들에게 마음이 휘둘리지 않도록 단속하며, 스스로 불러일으킨 자비희慈悲喜의 마음에 대해서도 평정을 지키는 사捨를 실천하는 것은 삶의 부침과 역경 속에서도 자신을 보호하며, 마음을 닦는 수행을 할 수 있는 토대를 제공한다.

이것은 현대의 심리 치료에 있어서 마음의 프로그래밍과 자기 암시를 활용하는 것과 유사하다. 자신과 외부 세상에 대해 왜곡된 해석을 하는 것은 바로 현재 자신의 좋고 싫음 때문이라고 한다. 모든 사람이 자신을 미워한다고 느낀다면 마음은 이런 태도를 강화하는 정보만을 받아들이고 그러한 정보에만 접근하기 쉽다. 반대로 느낀다면, 우리 의식은 이러한 믿음을 강화하도록 정보를 해석할 것이다. 우리는 생물학적 유전적 인자나 타고난 기질, 또는 성장 환경에 의하여 설정된 마음의 틀에 맞추어 외부 세계를 편향적으로 보고 있다. 다른 방식으로 환경에 반응할 수 있도록 자신을 다시 설계하기 위해서는 '생각대로 된다.'는 암시의 힘을 긍정적으로 사용해야 한다. 이것은 마음을 교란시키는 외부의 부정적인 영향을 방어하는 가장 간단한 방법이다. 이것도 마음의 긴장을 풀고 이완된 상태에서의 암시가 가장 강력하다고 한다. 자기 암시를 하기에 가장 좋은 시간은 명상 수련 후 또는 잠이 들기 전, 잠에서 막 깨어난 후다.

뻐러땨하러의 심리 치료적 이해

살아 있는 것과 죽은 것의 차이를 나타내는 생명 현상으로는 대표적인 두 가지가 있는데, 하나는 숨을 쉬고 있는 것이고, 다른 하나는 감각을 느끼고 있는 것이다. 모든 살아 있는 생물은 태어난 순간부터 죽는 순간까지 이 두 가지 생명 현상이 지속되고 있다는 것은 받아들일 만하다. 그런데 숨이야 알아차리든 알아차리지 못하든 살기 위해 계속해서 쉬고 있는 것이지만, 감각은 그 대상을 알아차려서 인식할 때와 그렇지 못할 때, 정보의 양과 질이 달라진다. 이것은 의식이 작동하고 있는가 아닌가의 문제로 직결된다.

일반적으로 마음이 몸 안에 있다고 생각하지만, 사실 마음은 항상 바깥을 주시한다. 현상학에서는 이것을 의식의 지향성이라고 말하는데, 우리 의식은 외부 대상을 향해 달려나간다는 의미다. 초기불교에서는 마음을 감각장소를 통해서 대상을 알고, 대상에 대해 생각하는 것으로 정의한다. 눈, 귀, 코, 혀, 피부의 감각은 바깥 환경을 읽는 수단이다. 하지만 마음도 마음 자체의 대상이 있어서, 마음속에 감정이나 생각이 떠오르면 알아차리고 생각하게 된다. 그런데 이 의식이 각성되지 않은 상태에서는 눈, 귀, 코, 혀, 피부로 받아들인 정보들이 통일을 이루지 못하고 각각 따로따로 놀게 되고, 이런저런 감각에 휘둘리기 쉬워진다.

감각기관을 통해서 외부로부터 자극이 들어왔을 때, 감각정보를 해석하여 상황과 사태에 대한 판단이 서면 몸에 반응이 일어나는데, 감정이 일어나면서 2차적 감각이 몸에 발생하게 된다. 이때 마음에도 2차적 반응이 일어나는데, 1차적 반응이 감각정보를 해석하고 판단하는 것이었다면, 2차적 반응은 그에 따른 감정과 감각에 대한 반응이다. 이때 감정의 분출은 정보를 증폭시키며 다른 사건을 촉발하는 기폭제가 된다. 호르몬을 분비하여 중독 현상을 일으켜서 갈망과 혐오로 발전한다. 배가 고픈 것 자체는 욕구를 낳아 살기 위해 음식을 먹게 하는 것이지만, 이것이 갈망으로 발전하면 먹기 위해 음식을 먹게 된다. 감각적 충족을 통한 즐거움은 너무 쉽게 성취되기에, 상황이 변했는데도 무의식적인 반복을 하게 되는 것이다. 마찬가지 이유로 술, 담배, 섹스, 마약, 게임 등등으로 몸의 반응을 속이게 되고 이런 식으로 감각에 중독되는 것이다.

'사랑의 매'가 폭력이 되는 이유는 아이의 행동을 지적하기 위해 낸 화가 곧바로 자신을 더욱 화가 나도록 부추기기 때문이다. 처음에는 사건이 감정을 끌어내지만 다음에는 감정이 감정을 끌어내게 되는 것이다. 감정을 다스리기 위해서는 감정의 연쇄적 파급을 끊어야 한다. 애초에 원인이 되었던 사태로부터 지금 자신이 흥분한 감정 상태는 완전히 별개의 사건임을 인식해야 감정의 연속 및 파급을 멈출 가능성이 생긴다. 이것은 생각을 통해 균형을 잡을 수 있다는 뜻이다. 생각으로 분노를 조절할 수도 있고, 슬픔을 가라앉힐 수도 있다.

그러나 감정과 생각이, 생각과 생각이 충돌하는 경우가 있다. 아이스크림을 먹고 싶고 술을 마시고 싶은데, 살을 빼야 한다는 생각이 충돌하는 것이다. 이때는 어느 것이 더 중요한지 판단하는 판단 기준이 서야 하고, 감정에 끌려가지 않을 수 있는 결단이 필요한데, 이것은 생각과 감정이 꼬리 물기 하듯이 맴도는 단계에서는 해결되지 않는다. 이것은 삶의 환경을 배경으로 한 자신의 입지에 대한 이해와 그를 바탕으로 한 내면의 의식 상태에 갈등이 없어야 하며, 이를 바탕으로 한 개별적이고 구체적인 상황들에 대해 마치 운동선수들이 이미지 트레이닝 하듯이 방침을 세우고 훈련을 해야 하는 것이다.

"자라 보고 놀란 가슴, 솥뚜껑 보고 놀란다."고 하지만, 문제가 반복되는 이유는 그러한 상황에서 자신이 어떻게 대응해야 할지 미리 정해 두지 않았기 때문이다. 현대 심리학의 인지행동치료는 생각으로 감정을 변화시키는 방법을 제시하고 있지만 감정을 통제하는 것은 생각만으로는 부족하다. 자신의 의도를 자각해야 하고, 선택을 통해 방향을 돌릴 수 있어야 하는데, 그러기 위해서는 자신에 대한 이해가 명확해져야 하며, 또 그러기 위해서는 관념적 관성과 타성을 제공하는 모든 환경적 요인과 관계들로부터 빠져나와 자신을 직면하는 과정이 필요하다.

여기서 쁘러땨하러pratyāhāra는 감정의 연쇄적 파급을 끊고 환경적 요인과 관계들로부터 빠져나와 자신을 직면하는 실마리를 제공한다. 싼스끄리뜨어 pratyāhāra는 prati+āhāra로서, 아하러āhāra 즉 음식처럼 우리가 외부로 받아들이는 것을, 쁘라띠prati 거스르고 반대하는 것으로, 음식물을 끊는다는 뜻이다. 어떤 음식물이냐면, 눈, 귀, 코, 혀, 피부의 감각기관이 각각의 대상인 형색, 소리, 냄새, 맛, 촉감 등의 대상을 섭취하지 않는 것이다. 그렇다고 감각기관을 모두 닫는다는 것은 아니다. 물론 눈을 감으면 자기 자신을 의식하기 쉽게 되겠지만, 귀, 코, 혀, 피부를 막을 수 있는 것도 아니어서 가만 있어도 들리는 소리와 느껴지는 냄새와 맛, 촉감처럼 눈을 감아도 떠오르는 이미지 등은 어쩔 수 없는 것이다. 다만 의식이 감각기관을 통해 각각의 외부 대상으로 달려나가지 않도록 단속하는 것이며, 저절로 느껴지는 감각들도 더 이상의 의미를 두지 않고 무시하는 것이다.

감관을 거두어들이는 가장 보편적인 방법은 호흡 작용을 지켜보며 주의를 내면으로 끌어들임으로써 외부로부터의 감각적 자극이 점차 끊어지도록 하는 것이지만, 아써너를 내면화하는 거친 단계에서는 어떤 특정 자세에서 미간이나 손끝을 통해 외부 어딘가를 바라보거나 코끝, 배꼽 등 몸의 특정 부위에 시선을 안정시키거나 피부 차원에서 느껴지는 몸의 감각적 변화를 알아차리는 것도 의식을 내면화하는 데 도움이 된다.

1. 경전 속의 쁘러땨하러Pratyāhāra

『바가왓 기따』는 거북이가 모든 곳으로부터 (팔·다리·머리·꼬리 등의) 말단을 거두어들이듯, 감각 대상으로부터 감각기관을 거둬들일 때 그의 지혜는 확고해진다고 한다.[213] 『요가 쑤뜨러』에 따르면 쁘러땨하러는 감각기관들이 그들 각각의 대상과 접촉하지 않고, 마음의 본질을 따르는 것이다.[214] 그때에 감각기관들이 완벽하게 제어되기 때문이라고 한다.[215]

웨단떠 철학을 토대로 한 20개의 요가 『우빠니셔드』 중 하나인 『샨딜려 우빠니셔드Śāṇḍilya Upaniṣad』에는 쁘러땨하러를 다음과 같이 다섯 가지로 나누어서 설명하고 있다.[216] ① 감각 대상들로부터의 감각기관의 지각에 대한 강제적인 제어, ② 무엇을 보든지 간에 모든 것을 아뜨먼Ātman이라고 여기

213 yadāsaṃharate cāyami kūrmo'ṇgānīva sarvaśah | indriyāṇīndriyārthebhyastasya prajñā pratiṣṭhitā || 『바가왓 기따』 [II.58]

214 svaviṣaya-asaṃprayoge cittasya-svarūpa-anukāra iva-indriyāṇāṃ pratyāhārah [II.54]

215 Tatah paramā vaśyat-indriyāṇām [II.55]

216 Atha pratyāhāraḥ | sa pañcavidhaḥ | viṣyeṣu, vicaratāmindriyāṇaṃ baladāharaṇaṃ pratyāhāraḥ | yadyat paśyati tat sarvamātmeti pratyāhāraḥ | nityavihitakarmaphalatyāgaḥ pratyāhāraḥ | sarvaviṣaya parāḍmukhatvaṃ pratyāhāraḥ | aṣṭādaśasu marmasthāneṣu kramāddhāṇa9 pratyāhāraḥ || 1 || 『샨딜려 우빠니셔드』 [I.viii]

는 것, ③ 매일 행해야 하는 행위의 결과를 단념하는 것, ④ 모든 감각 대상으로부터 주의를 돌리는 것parāḍmukhatva, ⑤ 순서에 따라서 신체의 18개의 민감한 부분에 생명 에너지prāṇa를 유지하는 것[217]으로 분류하고 있다.

여기서 보다시피, 감관을 다스리는 것은 ⑤ 쁘라너의 흐름을 다스리는 것을 포함한다. 이것은 생명 에너지가 흐트러지는 것을 막고, 조화를 이루도록 하는 것이다. 여기에 ② 아뜨먼Ātman이라고 표현했지만, 이것은 내면 의식에 갈등이 없는 오롯한 상태를 말하는 것이며, ③ 행위의 결과를 단념하는 것은 결과에 집착하지 않고 자신의 행위를 신에게 바치는 기도처럼 한다는 의미다. 이러한 쁘러땨하러의 실천은 마음의 쁘러땨하러로 진행하게 하는데, 육체적·언어적·정신적으로 불건전한 모든 행위를 삼가고, 마음을 흩트리는 외적·내적 대상들로부터 주의를 거두어들이게 되는 것이다. 그렇다고 이것도 감각기관과 마찬가지로 마음을 닫아야 한다는 것을 의미하지 않는다. 마음을 닫는다고 쉽게 닫히는 것도 아니지만, 자칫 대상에 대한 경멸이 되지 않도록 깨어 있어야 하고, 마음에 떠오르는 감정이나 생각은 떠오르는 그대로 지켜봐야 하기 때문이다.

일반적으로 사람들은 깨어 있는 시간 동안 감각기관들을 통해 외부에서 일어나는 일들로부터 정보를 받아들여 상황을 판단하고 대응을 결정한다. 그 과정 중에 발생한 필요 없는 정보나 감정의 에너지는 비워 내야 하는데, 쁘러땨하러는 여기에 휘둘리지 않도록 마음의 중심을 잡는 것을 포함하며, 나아가 과거로부터 쌓아 온 잠재인상vāsanā과 잠재성향saṃskāra이 표층의식에 발현될 때, 거기에 휩쓸리지 않고 알아차리는 깨어 있는 의식 상태로 나아가게 하는 것까지 포함한다.

---

217 pādāṅguṣṭhagulphajaṅghājānūmeḍṛnābhihrdayakhaṇṭhakūpatālunāsākṣibhrūmadhyalalāṭamūrdhni sthānāni | teṣu kramādārohāvarohākrameṇa pratyāhāra || 2 || 『샨딜려 우뻐니셔드』 [I.viii] 1.발(바닥) 2.엄지발가락 3.발목 4.정강이 5.무릎 6.넓적다리 7.항문 8.생식기 9.배꼽 10.심장 11.목 12.목의 공동(인후) 13.입천장 14.코 15.눈 16.미간 17.이마 18.두정을 열거하고 이러한 부분들을 위로 올라가고 아래 내려오면서 쁘러땨하러를 행하는 것이라고 한다.

이렇게 쁘러땨하러는 감각 대상으로부터 일어나는 감각기관의 지각과 더불어 일어나는 마음을 자각함으로써 반응하지 않는 것이라 할 수 있다. 다시 말하자면, 일어나는 마음을 자각한다는 것은 마음과 자신을 동일시하지 않는 것이며, 일어나는 마음에 의해 자극받은 대로 행위하지 않는 단계로 이어지도록 훈련하는 것이다. 몸뿐만 아니라 마음을 자신과 동일시하지 않는 것은 자신이 경험하는 것도 동일시하지 않는 것이다. 이것은 갈등이 없는 오롯한 의식 상태로 몸과 마음의 작용을 지켜보는 것을 전제하는 것이다. 외부의 자극에 의해 반사적으로 일어나는 마음을 자각하고 제어함에 따라 행위기관 또한 제어되어 조건반사적으로 반응하는 행위를 하지 않게 되는데, 감각 지각으로부터 일어나는 마음을 자각함으로써 무의식적 반응을 멈추게 되는 것이다. 요가 철학에서는 이때 마음의 기능을 붓디buddhi의 역할로 간주한다.

그런데 이렇게 마음이 외부로부터 정보를 받아들이지 않을 때는 과거에 저장된 기억으로부터의 인상들이 떠오르기 시작한다. 어떤 이미지나 소리가 떠오르거나 들리기도 하며 알 수 없는 두려움이나 불안, 공포, 슬픔 등이 밀려오기도 한다. 이것은 언젠가부터 우리가 쌓아 온 의식의 일부분인 미세한 잠재인상vāsanā들이 표상으로 나타나는 것이다. 서양 심리학에서 말하는 잠재의식이라는 표현은 사실, 과거에 이루어져 지금까지 자신을 규정하고 영향을 미치는 의식이다. 내 마음 나도 잘 몰라서 무의식이라고 하지만, 이것은 어떻게 알아야 하는지 그 방법을 모르고 훈련이 되지 않아서 모르는 상태로 남아 있는 마음의 심층일 뿐, 실제로는 그냥 의식이다. 때문에 명상 수행의 일차적 목적은 표층의식과 심층의식의 경계를 허물고, 무의식을 의식화하는 것이다. 여기에 몸에 일어나는 감각의 중요성이 있다. 호흡이 표층의식으로부터 심층의식으로 내려가는 사다리 역할을 한다면, 감각은 심층의식에 내린 닻과 같은 역할을 하기 때문이다. 깊은 잠에 빠져 있을 때도 날아드는 모기를 손으로 뿌리치는 것처럼 심층의식은 24시간을 감각에 반응하기 때문이다. 마음을 다스리기 위해서는 일어나는 감각을 알아차려야 한다. 이것은 지성의 역할로서 지켜보는 마음의 힘을 키우는 것이다.

2. 세 가지 구나의 특성과 정서

쌍키여 철학에서 말하기를, 쁘라끄르띠Prakṛti가 드러나기 전에는 구나guṇa 세 가지가 균형을 이루고 있다가, 균형이 깨어지면서 전개되어 세상이 드러나기 시작했다고 한다. 요가 이론에 의하면 정서로 드러나는 우리의 마음의 상태는 세 가지 구나인 쌋뜨워sattva, 라저스rajas, 따머스tamas의 균형 또는 과도와 부족의 결과로 설명한다. 즉 이 중 한 가지 또는 두 가지가 우세하거나 부족한 상태다.

세 가지 구나의 특성과 정서

종류	특성과 정서	내용
쌋뜨워 sattva	특성	**깨끗하고**(순수, 가벼움), **맑고**(명료, 집중), **밝음**(빛, 지성), 고요, 조화, 평화, 안정, 균형, 행복의 에너지 등
	정서	기쁨, 친절, 사랑, 감사, 자비, 만족, 용기, 용서, 호의, 정직, 선의, 관대, 인내, 진실 등
라저스 rajas	특성	**활동적**(열정, 흥분)이고, **갈망**(욕구, 탐욕, 집착)하며, **충동적**(불안정, 산만, 동요)이며, 갈등과 에너지의 분산 등
	정서	불만족, 성급, 짜증, 강한 자기주장, 비판, 오해, 혐오(미움, 노여움, 분노), 적대, 적의, 잔인, 폭력 등
따머스 tamas	특성	**무겁고**(무기력, 무감각, 무관심, 에너지 정체), **어두움**(불명료, 무지, 현혹, 판단 능력 저하, 잘못된 신념) 등
	정서	우둔, 나태, 무책임, 안주, 우울, 침울, 외로움, 비애, 슬픔, 비탄, 실의, 절망, 공허, 자기연민, 수치감 등

심리 작용 또한 이러한 세 가지 성질의 구성 비율에 의하여 경험하는 마음의 양상이 달라진다고 할 수 있다. 이 세 가지 구나 중 어느 것이 지배적인가에 따라서 인간의 다양한 성격, 행동, 생활 양식, 사고, 감정 등이 나타나게 되며, 이 세 가지 속성의 부조화 때문에 인간이 고통을 겪는 것이라고 한다. 요가 심리 치료의 과정은 먼저 따머스에서 라저스로, 라저스에서 쌋뜨워로 나아가는 것이라고 할 수 있다. 그러나 궁극적으로 요가는 마음 작용의 정지에 이르는 것이기 때문에 이 세 가지 구나를 초월하는데 요가의 목적이 있다고 할 수 있다.

3. 구나에 따른 요가 심리 치료의 연구

① 쌋뜨워의 성질이 우세할 때

쌋뜨워sattva의 성질이 우세하면 몸과 마음의 모든 시스템은 균형 상태에 놓이며 정신적 명료함, 신체적 건강, 정서적 고요함, 창조적 영감이 최적의 수준을 유지한다. 쌋뜨워적인 상태의 마음은 중립적이고 이완된 상태로 이해한다. 요가에서는 전통적으로 이것을 빛을 발하는 명료한 상태라고 표현한다. 쌋뜨워의 속성을 증가시킴으로써 마음의 평화와 조화를 이루도록 하는 것이 요가 수련의 일차 목표라 할 수 있다. 그러나 쌋뜨워의 속성에 의해 행복하다 하더라도 이에 대한 집착은 다시 고통을 야기한다. 쌋뜨워적인 정서는 세로토닌, 도파민, 옥시토신 등의 행복 호르몬을 분비하고, 면역반응에 반드시 필요한 백혈구의 존재와 면역항체의 수준을 높여 준다고 한다. 이러한 정서적 상태에 머물 수 있는 지속적인 명상 수련과 사무량심의 개발이 필요하다.

② 라저스의 성질이 우세할 때

라저스rajas의 성질이 우세할 경우 과잉 활동, 공격적 행동을 야기한다고 한다. 힘들거나 유쾌하지 않는 상황을 마주하게 될 때 마음이 동요하기 때문에 통제력을 잃기 쉽다. 흥분, 충동적 행동, 무서움, 초조함, 공포, 소심함, 강박증, 편집증, 두려움, 경계심 등은 불안이라는 범주에 포함된다고 한다. 만성적으로 진행되는 가벼운 걱정이나 염려부터 강박충동장애, 본격적인 공황발작에 이르기까지 불안의 정도와 종류는 아주 다양하다. 불안은 분노의 상태와 마찬가지로 투쟁-도피 반응을 촉발시켜 땀, 심박률 증가, 복부긴장, 근육긴장, 사지의 떨림, 산만, 과호흡, 불면증과 같은 증상으로 드러난다고 한다. 어떠한 형태이든 간에 투쟁-도피 반응은 주어진 상황에 적절하거나 부적절하게 반응하여 화학물질을 신속하게 분비하고 운반하여 신체를 준비시킨다고 한다. 연구에 의하면 만성적인 분노와 적개심의 직접적인 영향으로 심장병이 발병할 확률이 높으며, 또한 면역반응에 필수적인 면역항체의 수준을 낮춘다고 한다. 우리의 몸은 항상성을 유지하고 스트레스 상황을 견디기 위하여 부신에서 아드레날린과 코티솔이 분비되는데, 반복되는 스트레스로 인한 이 호르몬들의 과잉 분비는 몸의 균형을 깨기 때문에 질병을 초래한다는 것이다. 정신이 물질을 만든다는 말은 바로 이것을 말한다. 마음속에 미움과 증오, 원한과 악의, 후회나 좌절, 열등감과 우월감, 자만심, 경멸 등을 지니고 다니게 되면, 이러한 부정적인 감정은 온몸에 독소를 만들어 냄으로써 일차적으로 자신에게 먼저 해를 끼치게 된다고 했던 것처럼, 내분비선의 특정 호르몬 분비나 신경세포 간의 특정 신경전달물질 과분비로 인해 몸을 지치게 하고 상하게 한다는 의미다.

• 아써너와 쁘라나야머 수련의 심리 치료 적용

균형이 깨진 라저스의 상태를 조화롭게 만들기 위해서는 먼저 감정 상태를 자각해야 한다. 호흡에 주의를 기울이는 연습을 반복하면, 충동적인 반응들을 줄일 수 있을 것이다. 계속 이러한 호흡 수련을 하면서 감정 상태를 야기한 상황을 되돌아볼 수 있도록 해야 한다. 정신적 긴장과 불안 등으로 인한 몸과 마음의 과도한 긴장 상태를 이완하도록 해야 한다.

스트레스로 인한 근육의 긴장은 긴장된 부위에서의 혈액순환 감소로 모세혈관에 압력이 가해져서 피로물질인 젖산을 증가시킨다고 한다. 젖산은 근육에서 만들어지는 물질로 근육이 강도 높은 격렬한 운동을 하고 있을 때 많이 만들어진다. 즉 근육에 공급되는 산소의 양보다 더 많은 에너지를 쓰게 되어 에너지의 부재 현상이 일어나는 것이다. 근육의 긴장을 푸는 아써너 수련과 함께 원활한 호흡을 할 수 있도록 안내하고, 점차 몸의 움직임을 줄이면서 깊고 느린 호흡을 수련하도록 한다. 불안감을 주는 생각으로부터 주의를 돌릴 수 있도록 명상이나 기도, 또는 자연에서 시간을 보내거나 자신을 지지하거나 돌보는 사람들과 접촉하는 것이 유용하다. 심지어 자연의 풍광을 찍은 사진을 보며 자신이 자연의 일부라고 생각하고 느껴보는 것도 도움이 된다고 한다.

생화학적 불균형에 기반을 둔 불안이라든가, 생리학적 장애를 동반하는 병리학적 상태의 불안, 강박장애나 공황발작, 외상후 스트레스 장애 등은 전문적인 치료가 우선되어야 한다. 만약 환자가 따머스적인 무기력 상태에서 벗어나서 활동 욕구가 생긴다면 신체를 강화하고 호흡 역량을 심화시키는 아써너 수련과 정서 상태에 균형과 안정감을 가져다주는 호흡 수련을 적용하는 것이 좋다. 이런 식으로 신체를 강화시키고 더불어 자신감을 높이는 것이다.

③ 따머스tamas의 성질이 우세할 때

따머스의 성질이 우세하면 타성에 젖게 된다. 이 성질은 안정성을 주는 힘이 있지만 반면에 움직임이 없고, 동기의 상실로 의욕을 저하시키기도 한다. 힘들거나 유쾌하지 않는 상황을 마주하게 되면 외면하거나 회피하기 쉽고, 무력감과 우울감에 빠지고 극단적인 경우에는 약물 중독이나 자살을 선택하기도 한다. 우울증은 따머스적인 정서의 한 예로서, 어느 정도의 우울은 우리가 삶에서 겪어 가는 불가피한 상실에 대한 정상적인 반응이지만, 병적인 우울증은 식욕과 관심, 열정, 에너지 등의 상실을 드러낸다. 이것은 만성적 슬픔, 낮은 자존감, 삶의 방향과 목적의 부족으로부터 자살에 이르기까지 우울증의 정도와 종류는 다양하다. 우울은 불안과는 달리 신경전달 물질인 노르에피네프린(흥분물질)과 세로토닌(행복물질) 같은 특정 호르몬 분비의 수준이 낮아진다고 한다. 우울은 원인이 무엇이든 간에 질병, 질환, 수술 후 회복을 지연시키고 신체의 신진대사를 떨어뜨린다.

자기 자신을 스스로 비판하거나, 낮은 자존감으로 힘들어 하는 사람들은 자신에 대한 긍정적 시각을 개발하도록 격려해야 한다. 인지적으로 자신과 사회, 인관관계 등에 대한 이해를 재구성하도록 도와야 하는데, 구체적 실천으로는 사랑하는 사람들로부터의 정서적 지지를 받게 하거나, 도움이 필요한 사람들이나 동물들을 돌보는 봉사활동, 밝고 행복한 아이와 놀아 주기, 일출이나 일몰을 바라보는 등의 자연과의 교감 등을 자주 갖도록 안내하고 건강한 음식의 섭취와 적당한 운동, 충분한 수면을 취할 수 있도록 하는 것이다.

• 아써너와 쁘라나야머 수련의 심리 치료 적용

에너지를 활성화할 수 있도록 관심이나 주의의 초점을 옮기고 흥미를 북돋우는 것이다. 부정적인 사고의 흐름을 줄여 줄 수 있는 활동적인 동작의 시퀀스를 구성한다. 더불어 마음을 진정시켜 주는 호흡 수련을 활용하는 것이 좋다. 신체의 큰 근육들을 많이 사용하게 하고, 근육을 짧은 시간 동안 많이 수축시켰다가 풀어 주도록 한다. 혈액순환을 자극하여 에너지를 활성화하는 아써너 수련으로 심혈관과 호흡 기능을 자극하여 기분을 상승시킨다. 먼저 간단한 것에서부터 점차 복잡해지는 것으로 연결된 움직임을 고안하는 것이 좋다. 우울할 때는 산과 들을 걷는 등 자연과의 교감도 효과적이다.

9장

요가 명상과 불교 명상의 이해

요가 명상은 내면의 평화와 지혜를 얻기 위한 실천적 방법이다. 외적 수련과는 다른 내적 요가와 그 궁극적 상태인 써마디가 어떤 것인지 단계별로 접근해 본다. 또한 이를 불교 명상(위빳사나 수행)과 비교하며 명상에 대해 체계적으로 밝힌다.

쌍여머saṃyama

명상은 마음이 안정되어 있을 때 가능한 것이다. 따라서 집중과 명상을 방해하는 요인들을 하나씩 제거해야 제대로 명상에 몰입할 수 있다. 수행 중에 도덕적 불완전에 기인한 심리적 혼란으로 괴롭지 않으려면 평소에 여머yama, 금계, 니여머niyama, 권계를 잘 지켜야 하고, 수행 중에는 과거에 여머, 니여머를 잘 지켜 왔든 그렇지 못했든 철저하게 지킴으로써 장애를 극복해야 한다. 육체적 불편함, 질병, 정신적 혼란을 야기하는 쁘라너의 불규칙적 흐름 등은 아써너와 쁘라나야머 수련으로 정리해 놓아야 하며, 소리와 같은 감각적 방해 요인은 한적한 곳으로 물러나 눈, 귀, 코 등의 감각기관들을 외부 사건들로부터 연관을 끊는 쁘러땨하러 수련으로 준비를 해 놓아야 한다.

본격적인 명상 수행에 앞서 잠에 빠지지 않겠다고 결심하는 것은 하나의 자기 암시로서, 꾸준한 수행을 지속하도록 도울 것이다. 명상 수련 중에 잠이 올 때 세수를 하거나 잠시 산책을 하는 것도 도움이 된다. 반대로 깨어서 명상을 하면서 육체적 긴장을 경험하곤 하는데, 만약 명상 후에 극심한 피곤을 느낀다면 너무 애를 썼다는 반증이다. 이것은 아마 마음속 대상과 전쟁을 치루고 있음을 알려 주는 신호일지 모른다. 이럴 땐 잠시 몸과 마음의 긴장을 풀고 명상에 들어가는 의식적인 노력이 도움이 된다.

이러한 불편함들을 극복하고 본격적인 명상에 들어가지만, 마음속 깊은 층에서 시기와 질투, 증오, 자만, 이기심, 초조함, 분노, 원인도 모르는 무의식적인 갈등, 두려움, 열등감 등이 떠오르게 되는데, 이에 당황하거나 휩쓸려 버리면 더 이상 명상을 지속할 수 없게 되어 버리지만, 이러한 것들을 지켜볼 수 있고 인식할 수 있게 되면, 극복할 수 있게 되어 종국에는 그러한 감정의 응어리들을 제거할 기회를 맞이하게 된다. 이런 식으로 명상이 깊어질수록 마음의 더 깊은 면들을 보게 되고, 그만큼 더 뿌리 깊은 콤플렉

스들을 없앨 수 있게 된다.

명상은 번뇌에 오염된 마음 상태로부터 벗어나는 것을 목적으로 하는 것으로, 이것은 내면의 평안과 지혜를 얻기 위한 실천적 방법이다. 명상은 더 깊은 마음속으로 잠수해 들어가서 이성의 영역을 초월하는 것이다. 이것은 인도 철학에 의하면, 경험적 주관Ātman에 갇혀 있는 지성buddhi을 초월하여 우주의식과 합일되고자 하는 것이다.

싸띠야넌더에 의하면 명상은 심리적 사건에 대하여 생리적으로 반응하는 것을 강력하게 통제할 수 있는 방법이라고 한다. 명상 중에 일어나는 대표적인 생리 변화는 산소 소비와 이산화탄소의 배출이 급격히 감소함에 따라 신진대사가 느려지는 것이다. 이것은 명상을 통해서 불수의 신경계가 단련되고 있는 것을 보여 준다. 명상은 혈압을 떨어뜨리기 때문에 고혈압 환자에게 좋은데, 그 이유는 심장 박동수가 줄어듦에도 혈액의 흐름이 원활해지면서 근육에 산소가 충분히 공급되어, 근육에 남아 있는 젖산이 더 빠르고 효과적으로 제거되기 때문이다. 명상은 우리가 잠든 동안 경험하는 것과 같은 수준으로 육체와 정신이 모두 이완되어 건강에 도움이 되고 병이 치료되기도 하지만, 잠을 자는 동안에는 혈액 안의 이산화탄소는 눈에 띌 정도로 증가하는 반면, 명상 중에는 혈액 안의 이산화탄소에 대한 산소의 비율이 적정한 수준으로 남아 있다고 한다.

본서 8장에서 요가를 구성하는 여덟 가지 요소 중에 여머, 니여머, 아써너, 쁘라나야머를 외적인bahiraṅga 수련으로, 그리고 쁘러땨하러를 다러나, 디야너, 써마디의 내적인antaraṅga 수행으로 넘어가는 중계 역할을 하는 것이라고 했는데, 내적 요가antaraṅga-Yoga인 이 세 가지는 스스로 경험해야 하는 것으로서 설명으로 교육할 수 없는 부분이 있다. 물론 스승의 정확한 가르침이 전제되어야 하겠지만, 스스로의 반복적인 훈련을 통해서 실현이 가능한 것이다. 반면에 이완은 보다 쉽게 가르쳐질 수 있는 것이어서, 평온으로 이어진다면 명상의 예비 형태가 되겠지만 실제적인 명상과 혼동해서는 안 된다.

내적 요가 세 가지는 다음과 같이 다러나dhāraṇā를 집중과 응념凝念으로, 디야너dhyāna는 선禪, 명상으로, 써마디samādhi는 정定, 몰아沒我의 상태로 번역하는데,『요가 쑤뜨러』에선 이 세 가지가 함께 작용하는 상태를 쌍여머saṃyama라고 부른다.[218] 이것은 '하나로 묶는다, 통합한다'는 문자적 의미에서 한자로 총제總際로 옮겼는데, 실제적 의미는 이 세 가지가 단계적으로 또는 동시에 함께 작용한다는 뜻이다. 이 세 가지를 하나씩 고찰하자면 다음과 같다.

1. 다러나

다러나dhāraṇā는 '집중'이라는 의미로, 마음을 하나의 대상에 고정시키는 것을 말한다.[219] 마음을 가라앉힌다는 말은 마음이 감각기관을 통해 외부 대상에 끌려다니거나, 내면에 떠오르는 생각이나 감정에 휩쓸리지 않도록 명상에 불필요한 마음 작용들을 멈추는 것을 의미한다. 이것은 쁘러땨하러가 작동하고 있어야 하는 것이며, 하나의 대상에 의식을 고정함으로써 불필요한 작용들을 멈추는 것이다. 명상 대상에 일정 시간 이상 집중할 수 있어야, 의식이 대상에 끊임없이 이어지는 다음 단계인 디야너dhyāna로 진행할 수 있게 되는 것이다. 그러나 훈련이 부족한 사람들은 이런저런 외적·내적 이유로 의식이 대상에 안착하지 못하고 떠돌게 된다. 쁘러땨하러를 통해 외적 대상에 휘둘리지 않도록 마음을 다스리고 있어도, 내면에 떠오르는 생각들 때문에 집중하기가 쉽지 않다. 이러한 생각들은 외적인 자극들이 차단된 상태이기 때문에 과거에 대한 기억 아니면 미래에 대한 상상이 대부분이다. 이렇게 다러나dhāraṇā로 노력하고 있는 중에 깊이 내제되어

218 Trayam-ekatra saṃyamaḥ [III.4]

219 Deśa-bandhaaḥ-cittasya dhāraṇā [III.1]

있던 문제들이 어떤 이미지로 드러나는 상황을 갑자기 경험할 수도 있는데, 집중 상태를 놓치지 않기 위해선 그것들을 억압하거나 붙잡지 말고 내버려 두어야 한다. 이러한 상징들은 무의식적 차원에 있던 어떤 것들이 의식의 영역으로 떠오른 것으로서, 평소엔 자신도 모르게 끈질기게 마음을 긴장시키는 것들에 대해서 뭔가 보여 주기도 하겠지만, 지금 이 단계에서는 그것들을 알려고 애쓰기보다는 그대로 놔두고 명상의 대상으로부터 마음이 떠나지 않도록 하는 것이 최선이다.

2. 디야너

디야너dhyāna는 한자 '선禪'으로 옮겨진 본격적인 명상을 나타내는 말이다. 한자 禪은 '보일 시 변礻'에, 하나 또는 오직이라는 뜻의 '홑 단單'으로 구성되어 하나만 보이는 단계, 또는 오직 보는 작용만 있는 단계로 해석이 가능한 역어다. 『요가 쑤뜨러』에서는 디야너에 대해 '명상의 대상에 집중된 의식이 한결같이 지속되는 상태'로 풀이한다.[220] 명상은 다러나, 즉 집중의 연장으로, 하나의 대상에 마음이 방해받지 않고 흐르는 상태다. 다러나가 계속해서 대상 외의 다른 것들이 떠오르지만 집중하려는 대상에 주의를 돌리는 노력을 반복하는 것이라고 한다면, 디야너는 마음이 정복되어서 온전히 계속해서 그 대상에 몰입되어 있는 상태를 표현하는 것이다. 그러나 디야너의 상태에 들었다고 해서 다시는 잡념이 일지 않는 단계에 들었다는 것이 아니다. 오히려 이렇게 마음이 가라앉아 집중된 상태를 유지하다 보면, 마음의 심층이 건드려져서 무의식에 가라앉아 있던 불순물들이 떠오를 수 있다. 다러나의 단계에서는 의식을 대상에 묶어 두려고 시시때때로 애를 써야 한다면, 디야너의 단계에서는 집중된 의식 상태에서 불현듯 감정의

220 tatra pratyaya-ekatānatā dhyānam [III.2]

소용돌이가 일어날 수 있다. 이때 숙련자는 감정의 소용돌이에 빠지지 않도록 거리를 유지하면서 명상의 대상으로부터 의식이 떨어지지 않도록 할 수 있게 된다. 물론 숙련이 되기까지는 소용돌이에 휩쓸려서 한참을 허우적거리다가 빠져나오기도 하고, 휩쓸리지 않으려고 애를 쓰며 버티다가 되돌아오기도 하지만, 그건 그 자체로 정화의 과정이기도 하고, 성장의 과정이기도 하다.

3. 써마디

써마디samādhi, 三昧는 마음을 한곳에 집중하여 움직이지 않는 안정된 상태를 나타내기 위해 한자로는 '정定'으로 옮겼는데, 그렇게 해서 거친 의식의 지평으로부터 마음 작용이 가라앉은 고요한 상태를 말한다. 『요가 쑤뜨러』에서는 이것을 명상의 상태에서 마치 자기 자신이 텅 빈 것처럼 오직 대상만을 알아차리는 것으로 묘사한다.[221] 집중의 대상만이 홀로 빛나고 집중하는 마음 자체는 없어진 상태가 바로 삼매라고 하는 것이다. 대상을 인식하는 주체는 그 대상과 하나가 되어 사라지기에 몰아沒我의 상태라고 한다.

써마디에서 합일의 경험은 우리가 일상에서 느끼는 어떤 경험도 초월하기에 언어로 표현하기 쉽지 않은데, 다러나에서 써마디까지의 과정을 비유로 표현하자면, 활쏘기에서 활이 과녁을 향하여 비뚤어지지 않도록 자세를 가다듬고 조준선을 정렬한 상태에서 과녁과 활과 자신을 정렬하려고 애쓰는 상태를 다러나로, 거기서 과녁에 정조준이된 정렬 상태로부터 벗어나지 않도록 유지하는 상태를 디야너로, 그렇게 정조준된 상태에서 과녁에 집중하다 보면 과녁이 갑자기 크게 보이면서 오로지 과녁만 의식되는 상태를 써마디로 비유할 수 있겠다. 감정이나 생각에 휩쓸리지 않도록 애쓰면서

221 Tad-eva-artha-mātra-nirbhāsaṃ svarūpa-śūnyam-iva samādhiḥ [III.3]

다러나, 디야너, 써마디의 단계로 상승함에 따라 집중력이 강해진다. 이런 식으로 감정과 생각이 다스려지고, 명상을 지속하고자 하는 분명한 의도와 맑은 의식이 하나로 일치되면, 갈등 없는 마음은 평정을 유지할 수 있게 되고, 정신은 고조되어 빛나는 상태가 된다. 적당한 긴장으로 최고도의 집중력이 발휘된 상태다. 이것이 바로 쌍여머saṃyama의 상태다. 이 상태는 마치 상황에 맞게 몸이 자동적으로 움직여지는 운동선수처럼 기운의 강약과 완급에 따른 몸의 리듬과 호흡의 밸런스가 강물을 타고 흐르는 조각배처럼 저절로 맞아지는 것과 유사한 상태다.

이렇게 적당한 긴장은 집중력을 향상시키고 신체와 정신에 활력을 주는데, 문제는 긴장과 이완의 균형이 무너진 경우다. 이완이 우세해져서 졸음에 빠져도 명상을 지속할 수 없고, 긴장이 과도해져도 생각과 감정의 소용돌이에 빠져들기 쉬워진다. 미세한 음의 차이나 구도의 어색함을 잘 포착하는 예술가처럼 자신에게 일어나는 미묘한 변화를 알아차려 상태에 맞게 긴장과 이완을 조절할 수 있는 명상가들이 수행에 진전을 보이게 된다. 가장 낮고 얕은 단계의 감정과 가장 높고 깊은 단계의 정신 사이에서 기능하는 생각과 의도와 의식이 한 줄로 꿰어져 중간에 장애가 나타나도 샛길로 빠지지 않고, 평정을 지키며 깨어 있는 의식이 한 단계 비약하여 외부 우주와 내부 우주의 정직한 대면을 하는 것이 쌍여머의 상태이며, 수행자의 직관이 곧 자연의 완전성과 통하는 상태다.

그러나 요가 철학에 의하면 해탈은 써마디에서 까이뷜려kaivalya로 불리는 독존 상태에 도달해야 하는 것이다. 생각이 멈춘 경지를 의미하는 삼매三昧의 체험은 존재의 실상을 꿰뚫는 지혜, 쁘랒냐prajñā, 般若의 획득을 목적으로 하는 것이다. 즉 일체의 번뇌가 사라진 상태에서 발현되는 진리의 체험에 최종 목적을 두는 것으로, 이는 써마디 상태에서 의식의 변형이 일어나야 하는 것이다. 써마디는 궁극의 실재에 도달하기 위한 실천적 행위로서, 뷔단떠에 따르면 개체적 자아jivātman가 보편적 자아paramātman의 부분이라는 것이 우리 존재의 근본 자리에서 진정으로 이해되는 체험이라고 한다. 다시 말해서 개별자인 영혼이 존재의 근원으로 녹아들어 궁극의 자유에 이르는 것이다.

써마디의 종류

『요가 쑤뜨러』에서는 써마디를 유상삼매와 무상삼매의 두 가지로 대별하고, 유상삼매에서의 네 가지 요소를 구분한다. 그리고 써마디를 다시 유종자삼매와 무종자삼매로 구분하여 각각의 특성을 설명한다. 하지만 삼매는 신에 대한 명상으로도 성취가 가능하다고 하며, 방법적으로는 신의 표시인 옴Aum, 즉 만뜨러를 반복하는 것으로 집중의 대상을 대체할 수 있다고 한다. 이것은 박띠요가와 만뜨러요가의 영향으로서, 명상을 통한 지혜의 성취를 목적으로 하는 냐너요가jñāna-Yoga에 직입하지 못하는 사람들을 위한 대안적 제시로 이해된다.

1. 유상삼매 네 가지 요소: 뷔떠르꺼, 뷔짜러, 아넌더, 어스미따

『요가 쑤뜨러』 1장 17절에는 유상삼매有相三昧에서 나타나는 네 가지 구성요소를 다음과 같이 설명한다.

대상에 마음 기울임과 그에 대한 주의 지속, 그리고 기쁨과 자아가 존재한다는 의식을 수반하기 때문에 쌈쁘랒냐떠 써마디유상삼매, 有相三昧다.

Vitarka vicāra-ānanda-asmitā-anugamāt samprajñātaḥ [I.17]

싼스끄리뜨 원문에 나오는 용어를 설명하자면, **뷔떠르꺼**vitarka는 생각 작용을 일컫는 말로, 인도의 논리학을 다루는 니야여Nyāya학파에서는 추론과 생각의 의미로 사용한다. 명상에서는 대상을 인식하기 위해 생각을 일으키는 것, 대상을 마음에 불러들이는 것, 대상에 마음 기울이는 것을 의미한다. 대상을 마음에 불러들이든 대상에 마음 기울이든 이것은 생각 작용의 일환으로 본다. **뷔짜러**vicāra는 문자적으로는 반조와 숙고를 의미한다. 그러나 명상에서는 대상에 대해 일으킨 생각이 지속되는 상태, 즉 대상에 주의가 지속되는 상태를 말한다.[222] 그다음에 오는 **아넌더**ānanda는 기쁨과 희열이고, **어스미따**asmitā는 자의식이다.

쌈쁘랒냐떠samprajñāta는 saṃ(바른, 완전한)+prajñā(지혜, 이해)+ta(명사형 어미)로 구성된 단어로 대상에 대한 완전한 이해, 지혜와 함께하는 써마디라는 뜻인데, 『요가 쑤뜨러』의 주석서에서 뷔야써는 쌈쁘랒냐떠saṃprajñāta와 어쌈쁘랒냐떠a-saṃprajñāta의 차이를 '대상을 지니고 있는가 없는가?'로 구분하고 있어서, 한자로는 **유상삼매**有相三昧로 번역한다.

『요가 쑤뜨러』 1장 41절에서 '지각하는 사람과 지각하는 앎, 그리고 지각 대상이 수정에 비친 듯하다.'는 말은 이 상태를 표현한 것이다.[223] 여기서 뷔떠르꺼vitarka, 尋가 작용하고 있는지 없는지, 그리고 뷔짜러vicāra, 伺가 작용하고 있는지 없는지에 따라 써마디가 거친 단계에서 보다 섬세한 단계로 진행하고 있음을 나타낸다. 1장 42절과 43절에서는 뷔떠르꺼가 작용하고 있는 써뷔떠르꺼savitarka 상태를 소리와 의미, 생각이 섞여 있는 선택적 상태의 명상 단계라고 설명하고,[224] 뷔떠르꺼가 작용하고 있지 않은 니르뷔떠르꺼

---

222 불교에서는 뷔떠르꺼(vitarka)를 '대상을 찾다, 생각하다'는 뜻의 심(尋)으로, 뷔짜러(vicāra)는 '대상을 엿보다, 정찰하다, 정탐하다'는 뜻의 사(伺)로 옮겼는데, 이 둘을 신(身)·구(口)·의(意) 삼행 중 언어적 작용을 염두에 둔 구행(口行)에 해당한다고 보았다.

223 Kṣīṇavṛtteḥ abhijātasyaevamaṇeḥ grahītṛgrahaṇagrāhyeṣu tat-sṭha tad-añjanatā Samāpattiḥ [I.41]

224 Tatra sabda-arṭha-jñāna-vikalpaiḥ saṅkīrṇā savitarkā Samāpattiḥ [I.42]

nirvitarka 상태를 기억이 정화되어서 마치 고유한 성질이 없는 것 같이 오직 대상만이 드러나는 상태라고 설명하며[225] 그 차이를 드러내고 있다. 여기서 기억이 정화되었다는 표현은 대상과 엮여 있는 소리와 의미, 생각 등이 떨어져 나갔다는 의미로 그만큼 의식이 섬세해졌다는 표현이다. 이 둘의 차이를 단순화시켜 표현하자면 대상에 마음을 기울이는 노력을 계속하고 있던 써뷔떠르꺼savitarka 상태에서 이제 노력을 하지 않아도 대상이 마음에서 사라지지 않고 계속 떠 있는 니르뷔떠르꺼nirvitarka 상태로 전환된 것을 의미한다.

이런 식으로 써뷔짜러와 니르뷔짜러 써마디도 더욱 미세한 대상을 가지는 단계로 구분했다.[226] 주석서에서 뷔야써는 경험하는 장소와 시간, 표식nimitta[227]에 의하여 한정된 속성이 드러나는 미세요소에 대한 써마빳띠 samāpatti를 써뷔짜러savicāra라고 부르는데, 거기서도 지각될 수 있는 속성이 드러나는 미세한 요소가 발현되어 써마디가 뒤따른다고 했다. 모든 점에서 또한 모든 방면에서 모든 속성을 던져 버리고, 모든 속성이 억제되어, 평온의 고조로 부를 만한 속성만이 중단되지 않을 때를 니르뷔짜러 써마빳띠 nirvicāra samāpatti라고 한다. 사실 미세요소는 이와 같은 본성svarūpa이 있는 것으로서 이런 방식으로 본성에 의하여 명상의 토대ālaṃbana가 되는 것처럼 미세요소가 의식에 떠오를 때 써마디 직관지samādhi prajṇā[228]는 그러한 본성svarūpa으로 빛나게 되고, 오히려 직관이 마치 본성이 결여된 것처럼 오직 대상이 될 때를 니르뷔짜러nirvicāra라고 한다고 말한다.

---

225 Smṛti-pariśuddhau sva-rūpa-śuinyeva-artha-mātra-nirbhāsā nirvitarkā [I.43]

226 Etayaiva savicārā nirvicārā ca sūkṣma-viṣayā vyākhyātā [I.44]

227 니밋떠(nimitta)의 사전적 의미는 표시나 자국, 흔적을 뜻하는데, 마치 촛불을 바라보다가 눈을 감았을 때 의식에 떠오르는 빛의 잔상처럼, 집중 대상의 이미지나 속성이 구체적 대상을 대체하는 역할을 하기도 한다. 명상 중에 나타나는 빛, 색깔, 이미지 등도 니밋떠라고 부르는데, 이러한 경험을 할 때 환희심을 불러일으키기도 한다. 수행에 있어서 니밋떠를 집중의 대상으로 삼는 명상의 전통이 있는 반면, 이것을 명상의 단계에서 마주하는 이정표로 간주할 뿐 명상의 주제로 여기지 않는 전통도 있다.

228 '써마디 직관지'로 번역한 samādhi prajṇā는 써마디 상태에서 떠오르는 대상에 대한 앎으로서, 이것을 예지(叡智)나 삼매 혜(慧)로 옮기기도 한다. 이것은 개념이나 언어의 매개 없이 대상을 있는 그대로 직관하는 작용이다.

이 둘의 차이를 단순화시켜 표현하자면 뷔떠르꺼vitarka 단계의 거친 대상이 가라앉고 니밋떠nimitta와 같은 보다 미세한 요소가 발현되어 그것을 주시하는 의식이 지속되는 것이 써뷔짜러savicārā이고, 거기서 니밋떠nimitta 같은 속성조차 억제되어 평온한 의식이 마치 텅 빈 것처럼 오직 대상이 되어 니르뷔짜러 써마빳띠nirvicāra samāpatti로 전환된 것으로, 미세한 대상은 표식마저 없는 것에서 끝난다고 한다.[229]

거친 대상인 지地, 수水, 화火, 풍風, 공空에 대해 냄새, 맛, 색, 촉감, 소리가 미세한 감각 대상인데, 이는 표식이 있는 것liṅga-mātra[230]의 근본 요소로서 미세한 감각 대상이다. 그러나 표식이 없는 것aliṅga 너머에 미세한 것은 존재하지 않는다. 뿌루셔는 미세함과 논리적으로 연결되지 않는다. 왜냐면 뿌루셔는 정신으로서 표식이 있는 것에 속하는 물질적 원인이 될 수 없고 작용인作俑因이 되기 때문이다. 지금까지 설명한 것은 **써비저**sabīja **써마디**다.[231] 여기서 비저bīja는 씨앗으로, 씨앗이 있는 써마디라는 뜻에서 한자로는 **유종삼매**有種三昧로 옮긴다. 외적인 토대의 씨앗이 있기 때문에 써마디 또한 씨앗이 있는 것으로 간주하며, 이것의 함축된 의미는 윤회 세계에 얽매는 원인인 에고가 남아 있는 써마디다. 여기서 거친 요소mahāvastu를 대상으로 갖는 것이 써뷔떠르꺼savitarka와 니르뷔떠르꺼nirvitarka이고, 미세한 요소를 대상으로 갖는 것이 써뷔짜러savicāra와 니르뷔짜러nirvicāra인데, 니르뷔짜러는 생각이 사라진 상태를 말한다.

유상삼매有相三昧의 네 가지 구성 요소에서 뷔떠르꺼vitarka, 뷔짜러vicāra가 떨어지고 나면 아넌더ānanda와 어스미따asmitā가 남는데, 이 둘은 생각이 사라

229 Sūkṣma-viṣayatvaṃ ca-aliṅga-paryavasānam [I.45]

230 liṅga-mātra는 뿌루셔와 쁘라끄르띠의 근접에 의해 세계가 전변할 때 제일 처음으로 드러나는 것을 말한다. 쌍키여 철학의 25가지 요소에서 뿌루셔와 쁘라끄르띠는 표식으로 드러나지 않는 것으로 설명하고, 반면에 두 요소의 근접으로 인하여 붓디가 전개될 때부터 표식이 드러나는 상태라고 이해한다. 드러나지 않는 쁘라끄르띠보다 더 미세한 것은 없다. 쁘라끄르띠를 liṅga-mātra의 질료인(pradhāna)으로 설명하고 있다.

231 Tā eva sabījaḥ samādhiḥ [I.46]

진 더욱 미세한 단계로서, 아넌더ānanda 즉 기쁨과 희열이 인식되는 단계에서, 이것마저 떨어지고 나면 어스미따asmitā 즉 지각하는 자의식만 남는 단계로 진행한다고 한다. 그런데 요가에서 말하는 유상삼매의 네 가지 구성 요소에 따른 명상 진행 과정을 보면, 위빳사나 명상의 초선에서부터 제4선까지 진행 과정을 떠올리게 한다. 즉 뷔떠르꺼vitarka, 뷔짜러vicāra, 삐이띠pīti, 수커sukha, 에꺼거따ekaggatā의 다섯 가지 구성 요소가 모두 작동하고 있는 제1선에서, 뷔떠르꺼, 뷔짜러가 떨어져 나가고 삐이띠, 수커, 에꺼거따의 나머지 구성 요소 중에 삐이띠, 즉 기쁨과 희열이 우세하게 드러나는 제2선을 지나, 이것마저도 떨어져 나가고 나면, 그다음 수커, 즉 잔잔하게 물결치는 행복감을 몸으로 경험하는 제3선의 단계를 거쳐서, 제4선에서는 의식이 한 점에 집중되어 있어 오로지 평온으로 청정한 상태만 남는 에꺼거따의 상태까지 거친 단계에서 점점 더 미세한 단계로 진행하는 구조를 보여주는 것이 유사하다. 요가의 명상과 불교의 명상 비교는 이 장 뒷부분에 가서 좀 더 심도 깊게 다루고자 한다.

2. 무상삼매와 법운삼매, 독존獨存, kaivalya

『요가 쑤뜨러』 1장 18절에는 유상삼매와는 다른 써마디에 대해 설명하는데, 여기서 다른 써마디란 **어쌈쁘랒냐떠**a-samprajñāta, 즉 대상을 지니고 있지 않은 **무상삼매**無相三昧를 뜻한다.

인식 작용을 정지하는 수련이 선행되어, 잠재적 성향만이 남아 있는 다른 써마디가 있다.

Virāma-pratyaya-abhyāsa-pūrvaḥ saṃskāra-śeṣaḥ anyaḥ [I.18]

싼스끄리뜨 용어를 설명하자면, 뷔라머virāma는 그침, 정지를 뜻하고, 쁘러뗘여pratyaya는 인식, 관념, 마음의 작용을 말한다. 어바쌰abhyāsa는 수련을, 뿌르워pūrva는 선행하는, 이전의, 그리고 쌍스까러saṃskāra는 잠재적인 성향을, 쉐셔śeṣa는 잔존하는, 언녀anya는 다른 것, 즉 **어쌈쁘랒냐떠 써마디**a-sam-prajñāta samādhi, 무상삼매無相三昧를 가리킨다. 모든 작용이 활동을 멈추고 잠재적 성향만 잔존하는 상태가 어쌈쁘랒냐떠 써마디인데, 이것을 성취하는 수단은 지고의 초연함vairāgya이다. 명상의 토대ālaṃbana, 즉 지각 대상과 함께하는 수련으로는 이를 성취하는 데 적합하지 않기 때문에, 모든 인식 작용을 멈추는 어쌈쁘랒냐떠는 실체가 없는 것을 토대로 하는 것이며, 이것은 대상이 없는 것이다. 이 수련에 뒤따르는 마음은 토대가 없어서 마치 존재하지 않는 것 같은 상태를 획득하게 되는데, 이것이 어쌈쁘랒냐떠 써마디無相三昧다. 이 무상삼매는 육신이 없는 신들이나 쁘라끄르띠에 용해된 자들에게는 출생으로 말미암은 무상삼매가 있고,[232] 다른 이들에게는 신념과 정진, 기억(주의력)과 써마디, 직관지를 개발하여 나타나는 무상삼매가 있다.[233] 전자는 출생에 의해 성취한 것이고, 후자는 방편, 즉 수단을 통해 노력으로 성취하는 것이다. 천계에 태어난 육신이 없는 신들은 자신들이 가지고 있는 잠재성향에 의해 작동하는 마음과 함께 독존kaivalya의 상태와 유사한 즐거움을 누리면서 그 잠재성향의 열매가 소진될 때까지 삶을 영위한다고 한다. 마찬가지로 쁘라끄르띠에 용해된 자들도 아직 마음에 해야 할 의무가 남아 있기에 그 의무에 의해 다시 윤회하기 전까지는 독존과 유사한 상태를 즐긴다고 한다. 이 둘의 경우는 아직 윤회로부터 벗어난 상태가 아니며, 출생으로 비롯한 즐거움을 그 업이 다할 때까지 누리기만 하는 세속적인 상태일 뿐이다. 하지만 수단을 통한 무상삼매는 요기들이 수행을 통해

232 Bhava-pratyayaḥ videha-Prakṛti-layānām [I.19]

233 Śraddhā-vīrya-smṛti-samādhi-prajñā-pūrvaka itareṣām [I.20]

윤회의 세계를 벗어나고자 성취하는 것이다. 여기서 신념은 침착한 마음의 확신이다. 이것은 인자한 어머니처럼 요기를 보호한다. 이러한 신념으로 식별지를 추구하는 자에게는 정진력이 발생한다. 정진력이 발생한 자에게는 잘 잊지 않고 유지하는 주의력이 나타난다. 주의력이 확립된 자는 마음이 흐트러지지 않아 써마디에 들며, 이렇게 집중된 마음에 직관을 통한 식별지가 나타나는데, 이로써 사물을 있는 그대로 제대로 알게 된다. 이러한 꾸준한 수련과 이런저런 대상을 바라지 않는 초연함으로 어쌈쁘랏냐떠 써마디無相三昧가 나타난다.[234]

그런데 삼매를 얻더라도 번뇌의 씨앗들이 남아 있다면 아직 유종삼매인데, 무종삼매가 되려면 생각이 끊어진 니르뷔짜러 써마디의 단계에 도달해서 주객의 분리를 넘어선 투명한 상태가 되어야 한다. 니르뷔짜러 써마디가 투명해지면 마음이 고요히 빛을 발하게 되고,[235] 오염물로부터 벗어난 빛나는 지성buddhi은 라저스와 따머스로부터의 영향을 극복하고 매우 투명한 상태의 안정을 지속적으로 경험하게 된다고 한다. 니르뷔짜러 써마디를 경험할 때 요기는 평정을 이룬 초자아adhyātma가 되어 존재하는 사물을 대상으로 하면서도 감각 대상의 방식을 따르지 않아도 되는 지혜의 세계가 열리게 되는데, 주석서에서는 그래서 이와 같이 말하였다. "지혜의 빛에 이르면, 슬퍼할 일 없는 자가 땅 위에서 슬퍼하는 사람들을 산에 올라 사방

---

234 무상삼매의 성취를 위한 이 다섯 가지 방편, 신념과 정진, 기억과 써마디, 그리고 직관지는 불교의 수행 체계를 보여 주는 37가지 수행을 돕는 항목 가운데 5근(五根)으로 표현되고 5력(五力)으로 표현되는 것과 항목이 같다. 5근(五根)이라고 할 때는 뿌리 근(根) 자를 붙였지만, 이것은 감각기관을 나타내는 인드리여(indriya)를 옮긴 한자로, 마치 지각 작용을 하는 감각기관처럼 수행의 기관으로 작용한다는 의미에서 신근(信根), 정진근(精進根), 염근(念根), 정근(定根), 혜근(慧根)으로 부르고, 5력(五力)이라 할 때는 이 기능들이 강해져 수행에 필요한 5가지 힘이 된다는 의미에서 신력(信力), 염력(念力), 정진력(精進力), 정력(定力), 혜력(慧力)으로 불러서 총 10가지 항목을 나타내지만, 그 내용은 5가지로 같은 것이다. 수행 중에 어떤 상황에 이 5가지를 어떻게 적용하는가의 문제일 뿐이다. 한 가지 부연하자면, 염(念)으로 옮긴 스므르띠(smṛti)는 잊지 않고 유지하는 기억이 일반적인 의미이지만, 명상에 있어서는 빠알리어의 싸띠(sati)가 단순한 기억이 아니라 변화하는 현상을 초연하게 주시하는 의식을 유지하는 기능적인 의미를 뜻하는 것처럼, 그와 같이 이해하는 것이 그로 인해 마음이 흐트러지지 않아 써마디에 들게 된다는 설명에 부합한다고 본다.

235 Nirvicāra-vaiśāradye adhyātma-prasādaḥ [I.47]

을 지혜로 바라보듯 한다."[236] 그 단계에서 완전한 진리ṛtaṃbharā의 지혜가 생기는데,[237] 그것으로 인하여 생긴 잠재성향saṃskāra은 다른 잠재성향들을 억제한다.[238] 요기의 써마디로 획득한 직관지samādhi prajṇā가 만드는 잠재성향은 새롭게 태어나는 것이다. 이것으로 인해 (표면으로) 올라오는 저장되어 있던 āśya 잠재성향이 무효화된다bādhate.[239] 올라오는 잠재성향을 물리치고 비롯되는 것은 관념pratyaya이 아니다. 관념이 파괴될nirodha 때 써마디가 확립된다upatiṣṭhate. 써마디로부터 태어나는 직관지는 그 직관작용으로 만들어진 잠재성향으로서 새로운 잠재성향으로 자리하게 된다.

써마디로부터 직관지가 발생하고 그것으로부터 잠재성향이 나타난다. 주석서에서 뷔야써는 써마디 직관지로 만들어진 잠재성향은 번뇌를 파괴하는 원인이기 때문에 마음에 함께 하는 의무와는 구별되며 그런 의무는 만들지도 않는다고 말한다. 그 마음은 실로 자신의 의무가 종료된 것이라고 한다. 부연하자면, 의무를 지닌 마음이란 뿌루셔의 해방과 경험을 위한 목적을 지니고 있는 마음을 의미하는 반면에 번뇌를 소멸하기 위하여 생긴 이러한 잠재성향은 더 이상 마음의 의무를 지니지 않기에, 그것들은 실로 마음이 행해야 할 의무로부터 물러나게 하며 마음이 작동하는 것은 직관지에 이를 때까지라고 한다.[240]

---

236 prajñā prasādam āruhya aśocyaḥ śocato janān | bhumiṣṭhāniva śailasthaḥ sarvānprājño'nupaśyati || 『요가 바셔(Yoga Bhāṣya)』 [I.47]

237 Ṛitambharā tatra prajñā [I.48]

238 Tajjaḥ saṃskāro-anya-saṃskāra-pratibandhī [I.50]

239 뷔야써의 주석서에 나오는 원문은 samādhiprajñāprabhavaḥ saṃskāro vyutthānasaṃskārāśayaṃ bādhate다. 여기서 동사 bādhate는 동사 어근 √bādh의 아뜨마네빠다(ātmanepada), 3인칭 단수 현재형이다. 아뜨마네빠다는 행위가 자신에게 행해지는 것을 나타내는 동사 형태다. 여기에 '제거하다, 쫓아내다, 무효화하다'는 의미는 즉 자신이 무효화되거나 제거되는 것을 나타내는 동사로, 축적되어 있던 잠재성향이 올라오는 것이 무효화된다는 의미다. 물론 '억압하다, 괴롭히다, 반대하다, 저항하다, 막는다'는 뜻도 있지만, 그럼에도 전반적인 맥락을 고려하면 무효화된다는 의미가 강하다고 본다. 내외의 많은 번역자가 이 단어를 '억압하다, 저지하다'의 의미로 옮겼는데, 『요가 쑤뜨러』 본문과 주석서에서 '억압하다, 저지하다'의 의미로 사용되고 있는 단어는 pratibandhī다.

240 주석서에 나오는 원문은 cittaṃ hi te svakāryadavasādayanti | khyātiparyavasānaṃ hi

『요가 쑤뜨러』 1장 51절에는 지금까지 이어진 니르뷔짜러nirvicārā 써마디에 대한 설명에 이어서 외적인 토대의 씨앗이 없는 써마디라는 뜻의 무종삼매無種三昧에 대해 다음과 같이 언급한다.

그것ṛtaṃbharā으로 인하여 생긴 잠재성향마저 정지되어,
모든 것이 제어되었을 때가 니르비저 써마디nirbīja samādhi, 無種三昧다.[241]
Tasya-api nirodhe sarva-nirodhat-nirbījaḥ samādhiḥ [I.51]

이런 상태에 도달해서 순수함과 밝음sattva의 성질을 지니고 있는 지성buddhi은 정신Puruṣa과는 다르다고 하는 인식이 생겨나는데[242], 이러한 인식력을 식별지viveka-khyati라고 한다. 심지어 이런 상태마저도 무집착의 초연함이 일어날 때, 식별력을 제어하게 되어, 마지막 잠재적 성향saṃskāra과 결합하여 멈추면, 이것이 씨앗이 남김없이 사라진 **니르비저 써마디**nirbīja samādhi 無種三昧다. 이 어쌈쁘랒냐떠 써마디asaṃprajñāta samādhi 無相三昧는 "거기에는 아무것도 인식할 것이 없다."는 의미다.

쌋뜨워와 뿌루셔의 다름을 아는 자는 모든 존재의 주권자가 되고 모든

---

cittaceṣṭitaṃ iti || 다. 여기서 svakāryad는 '자신의 의무나 작동으로부터'를 뜻하고 avasādayanti는 '가라앉게 하다, 끄집어 내리다'는 뜻이다. khyāti는 '지식, 견해, 선언, 단언, 주장'을 뜻하고, paryavasāna는 '끝, 종료, 충분히 이해하는 것, ~에 이르기까지'를, citta는 '마음'을, ceṣṭita는 '작동하다'를 뜻한다. 방걸리 바바(Bangali Baba)는 그의 책 「Yoga Sūtra of Patañjali」에서 마지막 구절을 "In fact, the completion of the revelation is the working of the mind." 즉 "계시의 완성은 마음의 작용이다."라고 하여 이해하기 쉽지 않은 단순한 번역을 하고 있다. "세상의 전변과 회귀는 마음 작용을 멈춤으로써 완성된다."로 그 의미를 유추해 볼 뿐이다. 라머 쁘러싸드(Rāma Prasāda)는 그의 책 「Patañjali's Yoga Sūtras」 에서 "It is only up to the attainment of discriminative knowledge that the activity of the mind has to last." 즉 "마음의 작용이 지속되어야 하는 것은 오직 식별지를 성취할 때까지다."라고 의역하고 있다. 이 말대로라면 식별지를 성취하면 마음 작용이 멈춘다는 뜻이다. 이에 대해 정승석 교수는 그의 책 「요가수트라 주석」에서 "마음의 발동은 식별지에 의해 종식되기 때문이다."라고 번역하여 라머 쁘러싸드의 번역과 이해를 같이 하고 있다.

241 욕망의 씨앗들조차 에고에서 영원히 불타 사라져 다시는 싹을 틔울 수 없는 더욱 높은 써마디 상태다. 니르비저 써마디(無種三昧)는 흔적으로만 남은 에고조차 전혀 의존하지 않고 지복을 느낄 수 있다. 절대적인 공(sūnya)에서 오는 더 없는 행복이며, 존재의 빛으로 변화된 비존재의 지극한 기쁨 상태다.

242 뿌루셔(Puruṣa)가 정신 또는 순수의식이라면, 쌋뜨워(sattva)의 성질을 지니고 있는 붇디(buddhi)는 쁘라끄르띠(Prakṛti)와 결합한 내적기관으로서 인식 기능을 하는 또 하나의 대상이다.

것에 대하여 알게 되는데,[243] 이렇게 다름을 통찰하는 자는 자아의 존재 상태에 대한 생각이 그치게 되며,[244] 이 모든 것들에 대해서도 초연해져 속박의 씨앗이 파괴되고,[245] 지성buddhi과 정신Puruṣa이 똑같이 순수한 상태가 될 때 독존이 성취된다.[246] 이러한 명상의 최고 경지에서 조차도 초연함을 지키는 자에게는 모든 것에 대한 지속적인 식별지로 인한 **법운삼매**法雲三昧, dharmamegha samādhi가 드러나게 되는데,[247] 명상가들은 이것을 최상의 명상이자 마지막 부채負債를 갚는 것parama prasaṅkhyāna이라고 부른다.[248] 그때 괴로움의 원인인 번뇌와 윤회의 원인인 업이 그치기 때문이다.[249] 이때 현자는 살아 있으면서도 해탈한다jīvanmukta. 왜 그런가 하면, 왜곡된 인식이 존재의 원인인데, 왜곡된 인식의 번뇌가 파괴되면 어느 누구에 의해서도 어디에라도 태어나는 것을 본 적이 없기 때문이다.[250] 그때 모든 장애와 불순물로부터 벗어난 지혜는 무한하여 알려져야 할 것은 거의 없게 되고,[251] 구나는 목적을 완수하여서, 전변轉變의 흐름을 종결한다.[252] 순간에서 순간으로 이어지는 전변의 마지막에 이해되는 것이 이 전변의 흐름이다.[253] 뿌루셔의 목적이 (충족되어) 비워진 구나가 (쁘라끄르띠의) 원상태로 회귀하는 것이 독존獨存, kaivalya이다. 이때 순수정신의 힘이 (지성의 속성들로부터 떨어져) 그 자체에 확립된다.[254]

---

243 sattva-puruṣānyatā khyāti mātrasya sarva-bhāva-adhiṣṭhātṛtvaṃ sarva-jñātṛtvaṃ ca [III.49]

244 Viśeṣa-darśina: ātma-bhāva-bhāvanā-vinivṛttiḥ [IV.25]

245 tad-vairāgyād-api doṣa-bīja-kṣaye kaivalyam [III.50]

246 sattva-Puruṣayoḥ śuddhisāmye kaivalyam iti [III.55]

247 prasaṃkhyāne apy akusīdasya sarvathā vivekakhyāteḥ dharmamegha: samādhiḥ [IV.29]

248 tat paraṃ prasaṃkhyānam ity ācakṣate dhyāyinaḥ『요가 바셔』[I.2]

249 tataḥ kleśa-karma-nivṛttiḥ [IV.30]

250 kleśakarmanivṛttau jīvann eva vidvān vimukto bhavati kasmāt, yasmād viparyayo bhavasya kāraṇam. na hi kṣīṇaviparyayaḥ kaścit kenacit kvacij jāto dṛśyata iti『요가 바셔』[IV.30]

251 tadā sarva avaraṇa-mala apetasya jñānasya ānantyāj-jñeyam alpam [IV.31]

252 tataḥ kṛta arthānāṃ pariṇāma krama samāptiḥ guṇānām [IV.32]

253 kṣaṇa pratiyogī pariṇāma aparānta nirgrāhyaḥ kramaḥ [IV.33]

254 Puruṣa artha śūnyānāṃ guṇānāṃ pratiprasavaḥ kaivalyaṃ svarūpa pratiṣṭhā vā citiśaktiḥ iti [IV.34]

이상의 내용을 도표로 만들면 다음과 같다.

라저요가의 써마디

<table>
<tr><th>선정의 종류</th><th colspan="2">선정의 요소</th><th>상태</th></tr>
<tr><td rowspan="6">쌈쁘랏냐떠 써마디
samprajñāta samādhi
· 지각(인식)하는 상태
· 직관지의 작용
유상삼매有相三昧</td><td rowspan="2">뷔떠르꺼vitarkā 심尋
· 거친 대상에 집중하려는 마음의 상태
· 사변思辨의 단계로서 숙고가 따른다.
· 문자적 의미는 추론 또는 가정을 의미한다.</td><td>써뷔떠르꺼savitarka[255] 유심有尋
· 대상과 분리된 그릇된 개념과 더불어 마음에 거친 대상이 나타난다.
· 파동이 일어나는 써뷔깔뻐 써마디 savikalpa samādhi 有想三昧와 동일시된다.
· 분별分別이나 사변思辨</td><td rowspan="4">써비저 써마디
sabīja samādhi
유종삼매
有種三昧
· 씨앗, 즉 외적인 토대가 남아 있는 상태
· 붸단떠의 써뷔깔뻐 써마디有想三昧가 쌈쁘랏냐떠 써마디有相三昧와 동일하다.</td></tr>
<tr><td>니르뷔떠르꺼nirvitarka[256] 무심無尋
· 추리와 그릇된 개념에서 벗어나, 대상이 그 본래의 형태로 의식 속으로 들어온다.
· 초분별超分別 · 초사변超思辨</td></tr>
<tr><td rowspan="2">뷔짜러vicāra 사伺
· 미세한 대상에 집중하는 마음의 상태
· 성찰省察과 내성內省, 즉 정관正觀의 단계
· 문자적 의미는 반조 또는 생각을 의미한다.</td><td>써뷔짜러savicara[257] 유사有伺
· 내성적內省的 집중으로서, 미세한 대상의 그 현재 속성들이 낱낱이 밝혀지는 상태로 마음에 나타난다.
· 장소, 시간, 인과의 개념이 수반된다.
· 관조觀照 삼매</td></tr>
<tr><td>니르뷔짜러nirvicara[258] 무사無伺
· 초내성적 집중으로서, 장소, 시간, 인과의(과거, 현재, 미래의) 모든 조건에서 대상은 모든 양태로 지각된다.
· 초관조超觀照 삼매</td></tr>
<tr><td>아넌더ānanda 희喜</td><td>황홀경의 기쁨의 단계</td><td rowspan="3">니르비저 써마디
nirbija samādhi
무종삼매無種三昧
· 욕망이 남아 있지 않는 상태
· 대상에 대한 일체의 생각이 사라지고, 불에 탄 씨앗처럼 잠재 인상만이 의식 속에 남아 있는 상태다.</td></tr>
<tr><td>어스미따asmita
자아自我</td><td>자아 일치감</td></tr>
<tr><td>어쌈쁘랏냐떠 써마디 asamprajñāta samādhi
· 지각(인식)하지 않는 상태
· 직관지의 초월
무상삼매無相/想三昧</td><td>『요가 쑤뜨러』
4장 29절에 따르면 다르머메가 써마디 dharmamegha samādhi 法雲三昧가 궁극적인 삼매로서 완전한 해탈 상태다.</td><td>· 붸단떠 철학에서는 니르뷔깔뻐 써마디nirvikalpa samādhi 無想三昧와 동일하다.[259]
· 그 어떤 파동도 일어나지 않는 삼매다.</td></tr>
</table>

유상삼매有相三昧, samprajñāta samādhi는 붸단따의 유상삼매有想三昧, savikalpa samādhi와 유사하고, 무상삼매無相三昧, asamprajñāta samādhi는 무상삼매無想三昧, nirvikalpa samādhi와 유사하다. 그런데 이 써마디들의 유사성에도 불구하고, 요가에서 말하는 유상有相, 무상無相과 붸단따에서 말하는 유상有想, 무상無想 사이에는 개념상 약간의 차이가 있다. 왜냐면 요가에서 말하는 유상有相, 무상無相의 기준은 '상대하는 대상相이 있느냐 없느냐'이지만, 붸단따에서 말하는 유상有想, 무상無想의 기준은 '생각 작용想이 남아 있느냐 없느냐'이기 때문이다.

『요가 쑤뜨러』에서 말하는 뷔깔빠vikalpa, 想는 실체는 없이 관념적 지식에서 비롯한 생각인데,[260] 이것은 바른 인식과 그릇된 인식, 잠, 기억과 함께 다섯 가지 마음 작용의 하나로서[261] 이러한 작용들에 의해 마음이 흔들리지 않도록 확고함을 달성하려는 수련과 아무것도 갈망하지 않는 무집착의 초연함을 개발하여 정지시켜야 할 대상이다. 그러나 붸단따 전통에서 뷔깔빠를 이야기할 때는 명상 중에 인식 작용이 남아 있느냐 없느냐의 차이를 나타내는 말로서, 요가의 유상有相, 무상無相과 유사한 개념이다.

---

255 4단계 중 가장 낮은 이유는 대상을 지시하는 관습적인 말을 사용하고, 그 대상에 대한 개념적 의미가 남아 있고, 대상 자체에 대한 직접지각이라는 요소들이 의식 내에서 혼합됨으로써 대상에 대한 쌋뜨워 구나(sattva guṇa)의 반영이 흐려지기 때문이다.

256 과거의 언어 사용의 습관과 추리적 사고가 마음으로부터 제거된 것으로 정의된다. 쌋뜨워(sattva) 즉 의식의 수정 같은 측면이 마음의 활동성(rajas)으로부터 벗어나서, 대상이 마음속에서 단어의 의미와 혼합되지 않은 자체의 뚜렷한 본성을 드러낸다.

257 경험에 있어서 의식의 흐름이 대상과 너무도 완벽하게 동화되어 마음은 그 자신의 본질이 결여된 것과 같다. 그 자신의 본성을 비우고 대상 자체가 된다. 그러나 대상에 대한 인식이 완전하지만 공간과 시간에 있어 현재의 순간에 한정된 인식이라고 한다.

258 시간과 공간에 있어 현재 순간에 한정된 인식을 초월한다. 대상과 완전히 하나가 되어 현재 순간뿐 아니라 과거를 꿰뚫고, 미래의 다양한 가능성들을 완전히 공유한다. 정신적 명료성을 얻고, 내성적 통찰, 즉 반야가 계발되어 진리를 꿰뚫어 볼 수 있다.

259 「Vedānta Sāra of Sadānanda」(Swami Nikhilananda), p.104~107 참고

260 śabda jñāna anupātī vastu śūnyo vikalpaḥ [I.9]

261 pramāṇa viparyaya vikalpa nidrā smṛtayaḥ [I.6]

유상삼매有想三昧, savikalpa samādhi는 명상 대상에 주의가 집중된 상태에서 생각 작용이 아직 끊어지지 않아 떠오르긴 하지만, 대상의 배경으로 떠오르기에 주의를 흩트리지는 못하는 상태다. 이 써마디 상태가 얼마나 지속될 수 있는가는 수행자의 노력 여하에 달려 있다. 무상삼매無想三昧, nirvikalpa samādhi는 말 그대로 한 생각도 일어나지 않는 써마디로서, 생각 작용 자체가 끊어져 고요와 평온의 흐름만 지속되고 있는 써마디다. 라마나 마하리쉬Ramana Maharshi에 따르면, 이 상태에서는 육체에 대한 의식이 없고 현상계도 지각하지 못하는데, 그렇다고 잠재인상vāsanā으로부터 벗어난 것은 아니어서 일시적인 무상삼매를 경험하고 있을 뿐, 완전한 자유를 얻은 상태가 아니므로 써마디에서 벗어나면 다시 에고가 작동한다고 한다. 잠재인상vāsanā으로부터 벗어나 에고가 사라진 상태가 되어야 세간과 출세간의 경계가 무너진 본연의 무상삼매無想三昧, Sahaja-nirvikalpa samādhi를 성취한 것이라고 한다.

3. 요가의 명상과 불교의 명상 비교

요가에서는 쌍여머가 다러나, 디야너, 써마디로 이어지는 집중의 강도에 따른 상태의 변화이자 이 셋이 단계적으로 또는 동시에 함께 작용하는 것을 나타낸다고 했다. 싼스끄리뜨어 디야너dhyāna는 초기불교의 언어인 빠알리어에서는 자너jhāna로 부르는데, 이것은 일체의 동요가 가라앉은 내면의 평정 상태를 목적으로 한다. 그렇게 해서 얻어진 동요 없는 마음 상태를 일컬어 삼매samādhi, 定라고 한다. 불교에서는 디야너 즉 자너jhāna와 써마디samādhi, 이 두 단어를 합쳐 한자로 선정禪定으로 옮겼는데, 여기서 관법觀法, Vipassanā 수행을 바탕으로 하는 '선禪'은 색계 써마디 네 단계를 가리키게 되었고, '마음 그침' 혹은 '적정'을 일컫는 전문 술어인 지법止法, samatha 수행을 바탕으로 하는 '정定'은 무색계 써마디 네 단계를 성취한Samāpatti 상태를 가리키는 술어로 정착되었다. 지법止法, samatha 수행은 들뜨거나 흥분된 상태를 가라앉히기 위한 여러 기법들을 포함한다. 예를 들면, 마음의 안정을 위한 호흡법이라든가 특정한 대상을 지속적으로 떠올려 거기에 몰입하는 방법 등이 있다. 이러한 싸마타samatha는 '마음 작용의 정지'로 정의되는 요가의 목적과 일맥상통한다.

요가는 대상에 대한 집중을 통해 마음 작용을 정지시키는 집중법이라고 할 수 있다. 마음 작용의 정지, 그로 인한 마음 작용의 소멸이 요가의 목적으로서, 이러한 마음의 집중 상태, 써마디samādhi 상태에서 지혜를 낳는다고 한다. 마음이 고요해지고 통일되어 집중이 강해지면서 왜곡된 인식을 벗어나게 된다는 것이다. 불교의 명상에서도 선禪의 근간은 심일경성心一境性, citta-ekaggata인 정定이다. 다만 제4선까지는 몸으로 대표되는 물질적 요소를 떠나지 않는 정定으로서 지止, samatha와 관觀, vipassanā을 같이 닦는 것을 강조하고 있고, 그 위 다섯 번째부터 여덟 번째까지는 물질적 요소를 완전히 떠나 정신적 요소만 남아 작동하는 정定의 상태로서, 그 상태를 뛰어넘어 모든 번뇌가 소멸되는 멸진정滅盡定, Nirodha Samāpatti을 성취한 아라한을 지止, samatha와 관觀, vipassanā을 모두 성취한 양면해탈자라고 하며 그 경지를 여덟 번째 다음의 정定이라는 뜻으로 구차제정九次第定이라고도 부른다.

이렇듯 불교 명상은 지止, samatha와 관觀, vipassanā이 균형을 이루었을 때, 훌륭한 것이라고 말한다. 지관止觀, 즉 마음 작용이 대상에 멈춰서 고요한 상태에서 현상을 꿰뚫어 보는 올바른 관찰이 실현될 때, 번뇌로부터 벗어나는 지혜가 생긴다는 것이다. 때문에 흐트러진 마음을 집중시켜 정신적 통일을 이룬 상태에서, 사물의 본질을 깨닫는 정定과 혜慧를 함께 개발해야 한다고 고려의 승려인 지눌知訥은 정혜쌍수定慧雙修를 제창하였다.

초기불교 경전에 등장하는 팔선정八禪定은 4선, 4정으로 구분할 수 있는데, 각 단계마다 구성 요소 및 특성을 다음 도표를 통해 요약하고자 한다.

초기불교의 팔선정

선정의 종류	선정의 요소	선정의 상태
루빠 자너 Rūpa jhāna 색계色界 선정 몸으로 대표되는 물질과 정신이 결합된 심신현상을 대상으로 하는 써마디	**1. 뷔떠르꺼**vitarka 대상을 인식하기 위해 생각을 일으키는 것, 대상을 마음에 불러들이는 것, 대상에 마음 기울이는 것	**일선**一禪 · 선정의 다섯 가지 요소 뷔떠르꺼, 뷔짜러, 삐이띠, 수커, 찟떠-에꺼거따가 동시에 존재한다. · 뷔떠르꺼와 뷔짜러가 있는 상태, 즉 거친 생각과 세밀한 생각이 있으면서도 번뇌를 떠난 기쁨과 즐거움이 있다.
	2. 뷔짜러vicāra 대상에 대해 일으킨 생각이 지속되는 상태, 즉 대상에 주의가 지속되는 상태	**이선**二禪 · 뷔떠르꺼, 뷔짜러는 가라앉고 삐이띠, 수커, 찟떠-에꺼거따가 수반된 상태다. · 외계의 인식을 초월한 경지로 내적인 기쁨과 즐거움에 머문다.
	3. 삐이띠pīti 육체적·정신적 희열	**삼선**三禪 · 삐이띠는 가라앉고, 수커와 에꺼거따만이 수반된 상태다. · 정신적 희열이 가라앉고, 몸에 미세한 행복감sukha이 남아 있다.
	4. 수커sukha 정신적 희열이 가라앉고, 몸에서 미세하게 느껴지는 행복감 **5. 찟떠-에꺼거따** citta-ekaggatā, 心一境性 마음이 한 끝에 집중된 상태, 대상이 한 점으로 수렴되어 집중된 상태	**사선**四禪 · 수커마저 가라앉고 에꺼거따만이 남은 상태로 즐거움과 괴로움을 벗어나 평온과 함께 알아차림이 청정한 상태다. · 물질적 요소가 미세하게나마 남아 있는 제4선에서 멸진정滅盡定을 성취할 수 있다고 하며, 지止, samatha와 관觀, Vipassanā 수련을 병행하는 불교의 성자만이 달성한다고 한다.
어루빠 자너 Arūpa jhāna 무색계無色界 선정 오직 정신과 함께하는 써마디		**오선**五禪 공무변처空無邊處 · 허공이 무한히 펼쳐지는 경험을 하는 선정
		육선六禪 식무변처識無邊處 · 허공을 따라 의식이 한계가 없이 펼쳐지는 경험을 하는 선정
		칠선七禪 무소유처無所有處 · 의식이 무한히 펼쳐지는데도, 아무것도 잡을 것이 없는 경험을 하는 선정
		팔선八禪 비상비비상처非想非非想處 · 인식이 있다고도 없다고도 할 수 없는 아주 미세한 단계의 경험을 하는 선정으로, 마음부수(심리 작용)들이 있는지 없는지 분간하지 못하지만, 잠재성향이 소멸되지 않고 남아 있는 단계

불교 명상에서 색계 선정色界禪定, Rūpa jhāna의 구성 요소는 요가의 유상삼매有相三昧의 네 가지 구성 요소인 뷔떠르꺼Vitarka, 뷔짜러Vicāra, 아넌더ānanda, 어스미따asmitā에서, 용어만 다르지 의미는 같은 아넌더ānanda와 삐이띠pīti까지는 같고, 마지막 찟떠-에꺼거따citta-ekaggatā, 心一境性와 어스미따asmitā만 다르다. 즉 아넌더ānanda(기쁨)로 삐이띠pīti와 수커sukha를 대체하고, 어스미따asmitā(자아일치감)로 찟떠-에꺼거따citta-ekaggatā, 心一境性에 대입한 것인데, 이 둘은 아我, Ātman와 무아無我, anātman/anattā의 전제가 수행법에서도 차이를 드러내고 있음을 보여주는 것이다.

불교에서는 무색계 선정無色界禪定, arūpa jhāna, 즉 물질적 요소가 없이 정신만 작용하는 단계에서는 해탈할 수 없었기에 싯다르터 고따머Siddhārtha Gautam가 당시 최상의 수행법이었던 일곱 번째와 여덟 번째 선정을 성취했음에도 그것을 포기하고, 빠알리어로 쌈빠잔녀sampajañña, 싼스끄리뜨어로 쌈쁘라잔녀saṃprajanya로 부르는 정지正知를 싸띠sati에 적용하여 색계色界 선의 네 번째에서 해탈한 것으로 알려져 있다. 때문에 다섯 번째에서 여덟 번째까지 무색계無色界 수행을 마음의 집중력을 강화하는 싸마타samatha, 止法 수행으로, 싸띠-쌈빠잔녀sati-sampajañña가 적용된 초선에서 4선까지 색계色界 선정을 위빳사나Vipassanā, 觀法 수행으로 구분한다.

그런데 불교에서 정지正知로 한역된 빠알리어 쌈빠잔녀sampajañña와 요가에서 유상有相과 무상無相의 차이를 나타내는 기준이 된 쌈쁘랏냐떠saṃprajñāta의 차이를 비교해 보는 것은 나름의 가치가 있다. 왜냐하면 의미상 차이에도 불구하고 이 두 단어 모두 saṃ+pra+√jñā에서 파생된 단어라는 연결성이 있기 때문이다. 물론 sampajañña는 sam(바르게)+pajāna(안다)의 명사형으로, 능동태의 바른 앎, 또는 올바른 이해를 뜻하는 술어로서 물심현상物心現像의 존재적 특성을 제대로 이해하는 것을 뜻한다면, 요가에서 말하는 saṃprajñāta는 saṃ(함께)+ prajñāta(알려진)의 수동태 명사형으로, 알려지는 대상을 지니고 있는, 즉 주객의 분리를 전제하고 있는 술어로서, 주객의 분리가 사라진 무상無相, a-saṃprajñāta 단계의 우위를 나타내는 단어다. 그런데 쌈쁘랏냐떠saṃprajñāta가 오로지 써마디에 관련된 단어라고 한다면, 쌈빠잔녀sampajañña는 써마디 수행에서 반야般若, paññā/prajñā, 즉 지혜 수행으로 연결하는 교량 역할을 하는 차이가 있다. 이것은 어슈땅가요가Aṣṭā-aṅgā-Yoga, 즉 요가의 여덟 가지 구성 요소와 불교의 팔정도 구성 요소들을 비교하면 드러나는데, 불교의 팔정도는 다음과 같이 계戒, 정定, 혜慧의 세 부분으로 구분된다.

혜慧

① 정견正見: 바르게 보기

② 정사유正思惟: 바르게 생각하기

계戒

③ 정어正語: 바르게 말하기

④ 정업正業: 바르게 행동하기

⑤ 정명正命: 바르게 생계 유지하기

정定

⑥ 정정진正精進: 바르게 정진하기

⑦ 정념正念: 바르게 깨어 있기

⑧ 정정正定: 바르게 삼매(집중)하기

하지만, 요가의 어슈땅가요가는 다음과 같이 8가지로 구성된다.

① 금계禁戒, yama

② 권계勸戒, niyama

③ 좌법坐法, āsana

④ 호흡법prāṇāyāma

⑤ 감각철회pratyāhāra

⑥ 마음을 한데 모으는 집중dhāraṇā

⑦ 집중의 상태를 유지하는 명상dhyāna

⑧ 오직 명상의 대상만이 빛나는 써마디samādhi

①금계 ②권계는 정신적 토대를 닦는 계율, ③좌법 ④호흡법 ⑤감각철회는 육체적 토대를 닦는 심신단련법, 그리고 ⑥다러나, ⑦디야너, ⑧써마디는 '정定'에 해당하며, '혜慧'를 별도의 항목으로 구성하고 있지 않다.

물론 생각이 끊어진 니르뷔짜러 써마디의 단계에 도달해서 주객의 분리를 넘어선 투명한 상태가 되면 완전한 진리를 머금은 지혜Ṛtambharā prajñā가 생긴다 하고, 쁘라끄르띠와 뿌루셔의 다름을 아는 식별지viveka-khyati가 생긴다고 하지만, 이것은 어디까지나 써마디에 도달해서 나타나는 결과인 반면, 불교에서는 존재의 실상인 무상無常, 고苦, 무아無我를 통찰하는 통찰지Paññā의 개발이 모든 괴로움의 뿌리가 소멸하는 열반nibbāna을 실현하는 궁극의 수단이라고 하는 차이를 보이고 있다.

불교에서는 싸마타 수행을 통해 '익힌표상uggaha-nimitta, 욱거허 니밋떠'을 대상으로 하는 근접삼매upacāra-samādhi, 우빠짜러 써마디를 거쳐 다섯 가지 장애가 제거되면서 본삼매appanā samādhi, 압빠나 써마디에 들어 마음이 고요하고 편안해지는 심해탈心解脫, ceto-vimutti, 쩨또 뷔뭇띠을 선정상태에서 경험하는 일시적 해탈이라 하는데, 닮은 표상patibhaga-nimitta, 빠띠바거 니밋떠의 한 끝에 집중됨心一境性, cittassa ekaggatā으로써 성취된다고 한다.

반면에 위빳사나를 통한 완전한 해탈을 혜해탈慧解脫, pañña-vimutti, 빤냐 뷔뭇띠이라 하는데, 여기서는 관념적인 표상nimitta이 아니라 무상, 고, 무아로 드러나는 법dhamma을 대상으로 하여 깊은 관찰 속에서 순간순간 변화하는 현상을 꿰뚫어 보기 때문에, 본삼매 상태에서는 이것을 이룰 수가 없고 찰라삼매khaṇika-samādhi, 카니꺼 써마디에서 얻어진다고 하는데, 이것은 위빳사나를 닦을 때 나타나는 고도로 집중된 상태로서 『청정도론』 등의 주석서에서는 싸마타 수행을 통해서 나타나는 근접삼매에 필적하는 삼매라고도 하고, 싸마타 수행의 초선에 대비되는 삼매라고도 한다.

이렇게 불교의 명상에서 나타나는 싸마타 수행의 세 가지 집중의 상태는 찰라삼매khaṇika-samādhi, 근접삼매upacāra-samādhi, 본삼매appanā samādhi로서, 요가에서 쌍여머saṃyama가 다러나dhāraṇā, 디야너dhyāna, 써마디samādhi로의 단계적 집중도를 나타내는 것과 대비가 된다. 다만 이것은 싸마타 수행에서의 비교일 뿐, 위빳사나 수행에서는 이러한 순차적 대비는 의미가 없다. 찰라삼매를 통해 순간순간 변화하는 현상을 꿰뚫어 봄으로써 지혜를 통한 인식의 변화가 더 중요하기 때문이다.

그렇기 때문에 선정 상태에서 경험하는 심해탈心解脫, ceto-vimutti은 일시적 해탈일 뿐, 이것이 혜해탈慧解脫, paññā-vimutti과 함께 성취된 양면해탈兩分解脫, ubhatobhāga-vimutti, 우바또바거 뷔뭇띠이 되어서, 선정의 상태에서 벗어나도 마음이 번뇌로 흔들리지 않는 부동심해탈不動心解脫, akuppā cetovimutti을 얻은 경우에만 열반을 나타낸다고 한다.

이상으로 불교 명상에서 드러나는 사실 하나는 싸마타의 고요함만으로는 열반을 실현할 수 없다는 점이다. 싸마타 수행으로는 마음과 대상이 온전히 하나가 된 상태에 잠재성향이 억눌려 있기 때문에 싸마타에서 벗어나면 다시 그 영향을 받는다고 본 것이다. 탐貪, 진瞋, 치痴로 드러나는 괴로움의 뿌리는 무상, 고, 무아를 통찰하는 위빳사나의 힘으로 소멸시켜야 영원히 다시는 일어나지 않게 되어 열반nibbāna을 실현하게 된다고 한다.

하지만 요가 명상에서는 완전한 진리를 머금은 지혜ṛtambharā prajñā로 인하여 생긴 잠재성향마저 정지되어, 모든 것이 제어되었을 때 무종삼매無種三昧,

nirbīja samādhi에 든다고 하며, 모든 것들에 대해서도 초연해져 속박의 씨앗이 파괴되고, 지성buddhi과 정신Puruṣa이 똑같이 순수한 상태가 되어, 괴로움의 원인 번뇌와 윤회의 원인 업이 그치는 법운삼매法雲三昧, dharmamegha samādhi 속에 뿌루셔의 목적이 충족되어 쁘라끄르띠는 구나가 균형을 이루는 상태로, 뿌루셔는 뿌루셔대로 원상태로 회귀하는 독존獨存, kaivalya이 성취된다고 하여, 써마디를 강조하고 있다.

요가 명상과 불교 명상을 비교하다 보면 논의는 법운삼매dharmamegha samādhi를 통한 독존kaivalya의 상태와 무상無常, 고苦, 무아無我를 통찰하는 위빳사나를 통한 열반nibbāna의 상태가 같은 것인지 다른 것인지에 대한 질문으로 귀결된다. 이에 대한 첫 번째 답변은 자신이 깨닫기 전에는 모른다는 것이다. 그럼에도 불구하고 이성적 차원에서 논리적 판단을 요구하다 보면 경험적 자아의 뿌루셔로의 회귀로 설명되는 독존의 상태와 무아anattā, 無我를 전제로 한 열반의 상태가 다를 것으로 가정한다는 답변을 하게 된다. 왜냐하면 전제가 다르면 결과도 다를 것이라는 귀납적 논리가 남기 때문이다. 만약 있고 없고의 차이가 때론 물질로, 때론 파동으로 드러나는 양자量子, quantum의 한 측면만 드러내는 양태의 차이라고 한다면, 궁극의 경지에 대한 관념적 표현의 차이는 무시해도 좋겠지만, 만약 뿌루셔로의 회귀가 또 다른 드러남과 드러나지 않음의 반복을 의미한다면, 모든 것의 소멸과 끝을 이야기하는 열반의 상태와는 다른 것으로 유추되기 때문이다.

10장

요가와 아유르붸더

몸과 마음의 완전한 균형을 개발하는 요가에서는 육체적 정화가 그 바탕이자 출발점이다. 인도 전통 의학 아유르붸더에 나온 체질 분류, 질병 치료법, 건전한 식습관 등을 살펴보고, 인도인의 삶 속에 스며들어 있는 요가의 정신 문화적 현상이 거기에도 있음을 밝힌다.

요가와 건강

웰비잉well being은 웰다잉well dying을 위한 것으로, 육체적·정신적 건강을 전제로 한다. 육체적으로만 건강하고 정신이 병들어 있어도 웰비잉이 안 되겠지만, 정신은 건강해도 육체적 질병을 앓고 있다면 이 역시 웰비잉은 아닌 것이다. 이렇듯 인간은 심신상관적인 존재로서 물질적 요인과 정신적 요인에 의해 영향을 받고 살아가는 존재다. 물질적 요인에서는 기후나 생활 환경, 먹는 음식, 삶의 방식, 사회·문화적 요인까지 직간접적으로 영향을 미치는 것들이 있고, 정신적 요인에는 현재의 마음 상태와 과거로부터 이어지는 묵은 심리적 영향들이 있다. 과거로부터 이어지는 묵은 심리적 영향들에는 싼스끄리뜨어로 봐써나vāsanā라고 부르는 잠재인상과 쌍스까러saṃskāra라고 부르는 잠재성향 등 현재의 심리 상태에 영향을 미치는 것들이 있고, 과거 행위의 결과로 육체에까지 영향을 미치는 것들도 있는데, 이러한 영향들을 최소화시키거나 견뎌 내고 극복할 수 있도록 하는 관건은 결국 현재의 심리 상태다.

『요가 쑤뜨러』 주석서에는 세 가지의 고통을 이야기한다. ① 아디야뜨미꺼ādhyātmika는 심신상관적 질병으로서 자신의 육체와 마음에 관련된 것이다. ② 아디바우띠꺼ādhibhautika는 홍수에 의한 참화, 일사병, 폭풍우, 사이클론, 익사, 짐승에 의한 부자연스러운 죽음, 전염병과 같이 자연에 의하여 야기된 것이다. ③ 아디다이위꺼ādhidaivika는 운명에 의한 것으로, 자신의 까르머에 원인이 있다고 보는데, 예를 들자면 유전적 이유로 질병이 발생하는 경우다.[262]

『요가 쑤뜨러』에서 말하는 명상의 장애 또는 방해로는 질병, 우둔함, 의

262 고통은 자기 자신과 관련된 것(ādhiātmika), 창조된 존재와 관련된 것(ādhibhautika), 신으로부터 기인하는 것(ādhidaivika)이 있다. 「요가 바셔」 [I.31]

심, 부주의, 나태, 무절제, 잘못된 견해, 요가의 단계를 달성하지 못하는 것, 불안정이 마음을 산만하게 해서 장애가 되는 것이 있고, 이 산만한 마음의 징후로 고통, 실망, 신체의 떨림, 불규칙적인 호흡을 열거한다.[263] 이들은 모두 삶의 균형이 무너진 상태를 나타내는 것이며, 반대로 균형 잡힌 삶은 자신의 목표를 달성하는 데 육체적·정신적으로 균형이 잡힌 총체적 자유를 의미한다. 요가 수련은 몸과 마음의 완전한 균형을 개발하기 위한 것이다. 마음과의 협력이 필요한 육체를 건강하게 함으로써 안정감과 침작함, 확고함이 개발된다. 빠딴잘리는 아직 다가오지 않은 괴로움은 피할 수 있다고 설명하는데,[264] 요가는 장애를 어떻게 극복하는가를 가르쳐서 자아실현이라는 삶의 목표를 달성하도록 돕는 것이다.

인도의 전통 의학 아유르붸더

『붸더』 중에 의학에 관한 것이 아유르붸더Āyurveda인데, 이 단어는 āyur(생명, 장수)+veda(지식)으로 구성된 것으로서 '생명에 관한 지식'이라는 뜻이다.[265] 아유르붸더의 어떤 개념들은 인더스 문명, 또는 그 이전 시기부터 있었다고 하는데, 체계적으로 발전한 것은 붸더 시대라고 하며, 그 이후 쌍키여Sāṅkhya와 봐이세시꺼Vaiśeṣika 철학, 그리고 불교와 자인교 등이 활발했던 시기에 이론과 실기가 더욱 정교하게 발전했다는 것이 고전 아유르붸더 교재에 보인다고 한다. 고대 과학자에 의하여 저술된 아유르붸더의 의학 교재인 『쩌러꺼 쌍히따Caraka Saṃhitā』에서 쩌러꺼는 다음과 같이 말한다.

263 『요가 쑤뜨러』 I.30~31 참조

264 heyaṃ duḥkham anāgatam [II.16]

265 아유르붸더를 가장 오래된 『리그 붸더』의 한 부분으로 보기도 한다. 『붸더』의 찬가들은 신체 안의 기질을 조화롭게 하는 소리의 진동이기 때문에 이들이 마음 내에 미세한 잠재력을 일어나게 한다고 한다.

다르머, 아르터, 까머, 목셔의 최상은 근본적으로 질병이 없는 상태다.
dharmārtha kama mokṣanam arogyam mulam uttaman[266]

붸단떠 철학에서 설명하는 인간이 인생에서 추구해야 하는 네 가지 가치Puruṣārtha는 본서의 '2장 인도 철학과 요가'에서 보았듯이 다르머dharma, 법칙를 통해 목셔mokṣa, 해탈를 달성하려는 정신적 가치와 함께, 어르터artha, 富, 삶의 수단를 통해 까머kāma, 욕구의 충족과 그로부터 허용되는 즐거움를 성취하려는 물질적 가치인데, 위의 경구는 인생의 이러한 네 가지 가치를 달성하기 위해서는 근본적으로 질병이 없는 상태가 최상이라는 것이다.

여기서 건강을 뜻하는 어로겨arogya라는 단어는 로거roga가 없는 상태, 즉 정신적·육체적으로 흠과 결함, 교란이 없는 상태를 말한다. 결국 다르머dharma를 따라서 사회적 의무를 다하고 도덕적 규범을 지키며, 어르터artha를 통해 까머kāma를 성취하는 것도 몸과 마음에 흠이 없이 균형 잡혀 있을 때 최상이라는 뜻이다.

질병의 부재를 건강으로 정의하는 대증요법은 질병의 증상을 우선적으로 다룬다. 그러나 아유르붸더의 목표는 몸과 마음, 영혼의 건강을 유지하고 질병을 예방하는 것이다. 병이 생겼을 때 아유르붸더 의술은 질병의 원인을 발견하고 건강을 완전히 회복하기 위해 몸과 마음 전체를 살펴보는 홀리스틱holistic 과정을 활용한다. 아유르붸더는 마음과 감각기관이 조화롭게 다스려져 평온하며, 신진대사와 신체적 기능이 원활하여 몸과 마음이 조화를 이루는 것이라고 한다.

아유르붸더는 육체적·정신적 건강의 달성과 삶의 질의 향상을 목표로 아써너와 쁘라나야머 수련을 권장하고 있다. 아유르붸더는 장수 또한 좋은 목표로 보고 있으며, 정신적·영적 치료법으로서 여러 가지 요가 수행법을

266 『짜꺼러 쌍히따』 1권 1:15

권유하는데, 육체와 마음의 정화 요법으로서 다섯 가지pañca karma, 또는 여섯 가지 요법ṣaṭ karma과 요가 및 명상을 제시한다.

아유르붸더는 진료 시에 몸과 마음을 함께 다루며, 개인과 사회까지 다루는 통합된 생활 방식을 상담한다. 질병은 오랜 기간 동안 지속된 잘못된 식이요법과 스트레스로 가득 찬 삶에서 생긴 결과이기 때문에, 아유르붸더는 에너지의 흐름과 균형 그리고 생물학적 기질 등을 고려하여 체질에 따른 식이요법과 약초 및 광물을 사용하고 생활 방식을 개선하는 자연주의 요법의 한 형태다.

아유르붸더에서는 지수화풍공의 요소들이 자연계에 영향을 미치고 있듯이, 우리 내부에도 이것들은 생물학적인 힘으로 작용하고 있다고 하는데, 어떠한 질병이 발생했을 때 증상을 일으키는 근본 원인을 다루고자 어떤 까르머와 어떤 종류의 의식으로부터 그러한 질병이 일어났는지까지 고려한다고 한다. 과거에 행한 까르머의 결과들이 태어날 때의 건강 상태에 영향을 미치는 원인으로 작용된다고 보기 때문이다. 그러나 현재의 노력 또는 현재의 행위가 건강 상태를 좋게 할 수도 있고 나쁘게 할 수도 있기에, 건강을 유지하기 위해서는 과거의 까르머와 현재의 행동 사이의 협력 또한 중요하다고 여긴다. 건강하게 태어났다면 그 유지를 게을리해서는 안 되며, 까르머로 인하여 건강하지 못하게 태어났다면 건강을 회복하고 치료하는 데 전념해야 하는데, 내면에 생명의 에너지가 막힘없이 흐르게 하기 위해서는 자신의 존재를 책임지는 자기 수련과 각성이 요구된다. 아유르붸더에서 건강은 아래의 다섯 가지 요소가 균형을 이루는 것으로 정의한다.

① **도셔**doṣa: 체질을 구분 짓는 체액의 종류

② **다뚜**dhātu: 혈장rasa, 혈액rakta, 근육māṃsa, 지방meda, 뼈asthi, 골수majja, 정액shukra의 일곱 가지 세포 조직

③ **아그니**agni: 소화와 연소를 일으키는 불
④ 감각기관의 정상적인 작동
⑤ 마음의 평온과 평화

더불어 질병 치료의 여덟 가지 접근법을 체계화했는데, ① 내복약kayachikitsa, ② 외과shalyatantra, ③ 눈, 귀, 코, 혀, 머리과shalakyatantra, ④ 소아과kaumarabhritya, ⑤ 독물학agadatantra, ⑥ 정신 병리학bhutavidya, ⑦ 회춘rasayana, ⑧ 소생vajikarana이다.

체질적인 치료법으로는 각 체질에 맞는 식이요법과 순한 약초의 사용, 그리고 건전한 생활 방식의 추구를 권장하고, 임상적인 치료법으로는 약초나 약물, 다섯 가지 정화법인 빤쩌 까르머pañca karma[267]를 활용한다. 다섯 가지의 정화법은 질병 치료를 목적으로 하지만 예방 차원에서도 가장 효과적인 방법으로도 알려져 있다. 이를 행하기 전의 예비요법으로 요즈음 서구인들에게 각광받고 있는 오일요법과 스팀요법으로 오염된 체액을 내보내고, 아유르붸더 마사지로 약초 기름을 피부에 바르고 문질러 피부를 통하여 근육과 뼈, 신경에 영양을 공급하는 방법이 있다. 이러한 마사지는 경락과 유사한 나디들을 자극해서 인체 내의 에너지 흐름이 균형을 이루도록 하여 질병을 치료하는 데 도움을 주고자 하는 것이다.

다음에 설명하는 '도셔doṣa와 구나guṇa', '영양과 미따하러mitāhāra', '시간과 계절'에 나오는 내용은 인도인으로서 우리의 위빳사나 수행 도반이자 아유르붸더 의사인 니킬Nikhil에게 배운 내용을 바탕으로 국내 상황에 맞게 정리한 것이다. 원래 내과 의사였던 니킬은 명상 수행을 하면서 자연주의 요법에 관심을 갖게 되었고, 스승들을 찾아다니면서 아유르붸더를 배운 이래, 철저하게 아유르붸더에 입각하여 치료를 하고 있다.

267 1. 대변 보게 하기(삣떠) 2. 투약하여 관장하기(봐떠) 3. 치료적으로 토하게 하기(꺼퍼) 4. 코로 약물 투약하기 5. 중독성 혈액 해독하기

도셔dosa와 구나guṇa

아유르붸더에서는 인간의 삶을 네 가지 유형으로 분류한다. 첫 번째 **히따유**hitāyu 유형은 이기적이지 않고 인자하며 만물을 숙고하고 욕구를 잘 제어하는 사람으로서의 성스러운 삶의 종류다. 두 번째 **어히따유**ahitāyu 유형은 이와는 반대로 이기적이며 인색하고 경솔한 경우다. 세 번째 **수카유**sukhāyu 유형은 복을 타고난 삶이다. 이 사람은 어떤 질병도 앓지 않고 부를 누리며 원하는 일을 하는 힘이 있다. 무엇을 하더라도 훌륭한 예의를 지니고 있다. 네 번째 **두카유**dhukhāyu 유형은 이와는 반대로 복 없이 힘들게 사는 경우다. 여기서 수카유와 두카유는 지금 우리가 선택할 수 있는 사항이 아니다. 그렇지만 히따유와 어히따유는 우리가 선택할 수 있고, 노력을 통해 개선할 수 있는 것이며, 그럼으로써 장래의 수카유를 마련할 수 있게 되는 것이다. 히떠hita와 어히떠ahita라는 단어는 아유르붸더에 적용되는 의미가 있는데, 유익함과 안녕을 뜻하는 '히떠'라는 단어는 신체의 활동 원리인 도셔doṣa의 균형을 이루게 하거나 유지한다는 의미가 있고, '어히떠'는 도셔의 균형이 깨어지거나 유지되지 않는다는 의미가 있다.[268]

결함이나 단점을 뜻하는 도셔doṣa라는 말은 아유르붸더에서는 질병을 일으키기 쉬운 세 가지 요소인 가래kapha, 담즙pitta, 바람vāta을 가리키는데, 질과 양에 변화를 일으켜 노화와 질병을 유발할 수 있는 체액humour으로 이해하며 이로써 체질을 분류하기도 한다. 아유르붸더에 의하면 인간의 몸과 마음은 이러한 세 가지 도셔의 지배를 받는다고 하는데, 이 도셔들은 정상적인 상태에서는 몸과 마음의 균형을 유지하지만 균형이 깨어졌을 때는 질병을 초래하는 것으로 본다.[269]

268 「Iyengar Yoga for Motherhood」 (Geeta S. Iyengar 외) p.5 참고

269 「붸더」에 등장하는 주요한 신인 인드라(indra), 아그니(agni), 소마(soma)는 공기(vāta), 불(pitta), 물(kapha)

인간은 출생에서부터 하나 또는 두 가지의 우세한 도샤doṣa와 더불어 체질이 정해지게 된다. 이것은 정신적 요소와 더불어 다양한 기질로 드러난다. 개개인은 유전적 생물학적 기질들의 독특한 결합이다. 아유르붸더는 지배적인 도샤doṣa에 따라 꺼퍼kapha, 봐떠vāta, 삣떠pitta로 기질을 나눈다.[270] 각각의 도샤와 비슷한 물질은 도샤를 증가시킬 수 있고, 반대의 물질은 이것들을 감소시킬 수 있다. 건강과 장수를 위해서 이러한 세 가지 체액은 개별적 유기체 내에서 균형을 유지해야 한다. 그러나 체액의 교란으로 인한 손상이 일어나면 여러 가지의 질병을 유발된다.

시간, 장소, 환경, 영양, 감정 등은 지속적으로 도샤에 영향을 미친다. 이러한 세 가지 체액은 우리의 생각과도 관련되어 있다고 한다. 우리가 느끼거나 생각하거나, 먹거나 마시거나 행하는 모든 것은 일정한 구나guṇa를 지니기 때문에, 도샤의 활동은 줄어들거나 또는 심해질 수 있다고 한다. 따라서 세 가지 특성guṇa에 대한 균형을 유지하는 것이 우선이다. 즉 라저스와 따머스로 인한 쌋뜨워의 불균형은 체액의 평형 상태에 영향을 미치게 된다. 그 반대 또한 마찬가지다. 신체의 세 가지 활동 원리인 이 도샤들은 지수화풍공의 오대원소mahābhūtas들이 만든 것으로 본다. 이들은 각각 견고성, 응집력, 추진력, 이동성, 수용성을 드러낸다. 개념적으로 형태, 생명, 빛, 시간, 공간에 대입된다.

로 해석되기도 한다. 인드라는 공기를 생명력의 본질적 에너지로 가지고 있고, 아그니는 불을, 소마는 물을 지니고 있다고 한다.

270 이 세 가지 중 어느 것이 더 나쁘거나 더 좋은 것은 아니다. 각 유형은 어떤 질병에도 걸릴 수 있지만, 해당 유형이 지니고 있는 성질의 질병을 일으킬 가능성이 더 많다는 것이다. 따라서 개인적인 체질과 그것을 다루는 방법을 아는 것이 중요하다.

1. 꺼퍼 도셔

꺼퍼 도셔kapha doṣa는 물과 흙의 요소로부터 생긴다. 물은 꺼퍼의 활동적인 힘이고 흙은 물의 그릇이 된다. 꺼퍼는 견고함, 무거움, 안정감, 느림, 응집성, 윤활성, 차가움, 습하고 끈적거림의 특성이 있다. 흙의 기운을 담당하는 장기는 비장이고, 물의 기운을 담당하는 장기는 신장이다. 싼스끄리뜨어 꺼퍼kapha는 문자적으로는 담痰, 가래이라는 의미이기도 하다. '담이 들다' 또는 '담이 결리다'라는 우리 말 표현은 몸의 분비액이 순환하다가 삐거나 접질린 부위에 응결되어서 결리고 아픈 증상을 뜻하는데, 이와 마찬가지로 꺼퍼kapha의 기능은 영양분을 실어 나르는 수용체의 특성과 윤활성이 있어서 육체를 만들고 보존하는 역할을 한다.

이 꺼퍼가 주로 있는 곳은 머리와 흉부 지역으로 구강에서 위장까지다. 이 도셔는 해가 뜬 후 이른 아침과 초봄, 겨울에 강하게 작용한다고 한다. 이것은 육체와 성격이 발달 중인, 어린 시절과 청년기에 활동이 우세하다. 특히 수태에 매우 중요한데, 재생기관의 우수성을 보존하고 임신 초기에 우세하기 때문이다.

꺼퍼 유형의 기질은 침착하고 친절하고 관용적이다. 우정을 천천히 쌓지만 한번 맺어지면 변하지 않는다. 책임감이 강하고 의무를 조용하게 조직적으로 행하고 우수한 기억력을 지닌다. 증가하거나 줄어든 꺼퍼에 의하여 부종이나 기도와 폐에 호흡기 질환 등을 겪을 수 있다. 몸무게가 불어나고 팔다리가 뻣뻣함과 무거움을 경험한다. 꺼퍼 도셔가 손상되었을 경우, 심지어 음식을 먹었는데도 배고픔을 느끼고 입에 침이 고이며 동맥경화를 겪곤 한다. 달고 시고 짠맛을 좋아하는데, 건강을 위해서라면 그와 반대되는 쓰고 맵고 떫은맛이 나는 음식을 권장한다. 하지만 이 체질의 가래, 콧물 등에는 꿀이 좋다고 한다.

2. 삣떠 도셔

삣떠 도셔pitta doṣa는 불의 요소로부터 생긴 것으로 신진대사를 대표한다. 불은 활동적인 측면이고, 물은 불이 연소되는 매개체다. 때문에 삣떠는 열기와 습기, 유동성, 예리함과 까다로운 특성이 있다. 불의 기운을 담당하는 장기는 심장이고, 불이 위로 올라가듯이 부력과 양력, 활기, 쾌활함을 나타낸다. 싼스끄리뜨어 삣떠pitta는 문자적으로 '담즙膽汁, 쓸개즙'을 뜻하고, 이 단어는 어원적으로 삐이떠pīta 즉 '노란색'과 관련이 있는데, 분노로 인해 얼굴이 샛노래지거나 간담이 안 좋아 황달에 걸리는 것을 암시하기도 한다.

이것의 주 기능은 소화의 불인 아그니agni에 의한 변형의 원리다. 담즙을 통해 소화에 직접적으로 관여하여 신진대사를 촉진하는 에너지 활성화를 담당한다. 삣떠 도셔가 신체 내에 주로 있는 곳은 소장과 배꼽 주변이다. 이것은 해가 절정에 다다른 정오와, 여름에 강하게 작동된다. 사회적 활동이 활발한 청장년기에 우세하다. 손상된 삣떠로 인한 질병들은 체열감이나 속 쓰림, 염증, 홍반, 설사, 심한 갈증 또는 배고픔, 가려움, 불면증 등이다. 이 유형의 사람은 주목받기를 좋아하고, 빠르고 정확하게 일하며, 그룹의 리더로서의 역할을 즐기지만, 스스로 제어하지 못하는 경우 종종 침착성을 잃어버리고 흥분하기도 한다. 삣떠는 변형되고 또한 흡수되기 때문에 요점을 알아듣고 이해하는 데 탁월한 능력을 발휘한다고 한다. 위장의 열이 눈으로 올라가곤 하는데, 이럴 땐 발을 시원하게 해 주면 눈이 시원해진다. 체열이 오를 땐, 피를 빼 주어 해소하기도 한다. 시고 짜고 매운맛을 좋아하는 삣떠 체질은 열로 인한 설사를 자주하고 일사병sunstroke, 열사병heatstroke, 황달jaundice 등에 걸리기 쉽다. 열병의 경우에는 단맛 나는 음식이나 물, 바람으로 처리할 수 있다. 바람이 부는 시원한 곳에 눕혀 물수건으로 머리를 식히고, 과일이나 물, 단것 등으로 열을 가라앉힌다. 장기적으로는 음식에 찬 기운을 가진 기ghee 버터를 섞어 먹는다. 삣떠 체질에는 기ghee 가 최상의 처방이다.

3. 봐떠 도셔

봐떠 도셔vāta doṣa는 바람과 대기의 요소로부터 생긴다. 바람은 활동적인 측면이고 대기는 바람이 움직이는 영역이다. 봐떠는 건조하고, 차갑고, 가볍고, 작은 특성이 있는 움직임과 운반의 원리다. 싼스끄리뜨어 봐떠vāta는 문자적으로도 '공기, 바람'을 뜻하며, 이 요소는 신체 내에서 호흡과 심장 박동과 같은 리듬감 있는 모든 행위를 만든다. 신체 내의 모든 움직임을 관장하기 때문에 감각 지각에 중요한 역할을 하는데, 통증은 이 봐떠가 교란되어 나타나는 것이다. 이것은 주로 배꼽 아래와 결장, 직장에 분포하며, 새벽 전과 저녁, 가을, 겨울에, 그리고 삶의 후반기에 강하게 활동한다.

봐떠는 신속 활발한 것으로 생각의 속도를 제어한다. 이 유형의 사람들은 때로는 그들의 생각을 따라가지 못할 정도로 두뇌의 회전이 매우 빠르다고 한다. 그들은 너무나 많은 아이디어가 있어서 하나의 일을 마무리하지 않은 채 그다음의 일을 진행하는 성향을 지닌다. 이야기하기를 좋아하고 많은 사람들을 알지만 깊은 관계를 맺지 않거나 못한다. 활동 과다로 쉬 피로를 느끼고 쥐가 자주 나거나 눈꺼풀이 떨리고 손을 떨기도 한다.

봐떠는 신체 내의 기름기와 촉촉함을 감소시키고 건조하는 능력이 있어서, 이것이 우세한 체질의 사람들은 어지럼증을 잘 느끼거나 피부가 푸석푸석하고, 골다공증, 간질, 중풍, 통풍, 류마티즘 등 풍병에 잘 걸리며, 복부와 장에 가스가 차며 변비 등으로 힘들어한다. 증가된 봐떠로 인하여 불안 초조 및 안절부절 등의 정서를 경험한다. 어수선하고 들뜨거나 불면증에는 기름을 먹거나 오일 마사지를 하여 바람을 빼고 가라앉힌다. 쓰고 맵고 떫은맛의 봐따 증상은 달고 시고 짠맛으로 다스린다. 단맛이 나는 음식에는 곡물, 낙농식품, 과일, 견과, 기ghee 등이 있는데, 이 중에 곡물이 가장 영양가가 균형 잡힌 음식이다. 금gold도 단맛이 난다고 하며, 봐따 체질에는 참깨(참기름)가 최고의 약효가 있다고 한다. 풍병風病에는 풍風과 공空이 함께 어우러진 예풍혈을 비롯한 귀 주변을 따듯하게 해야 하며, 오일 마사지가 도움이 된다.

단맛에 이어 다른 맛들도 살펴보자면 신맛 나는 음식에는 레몬, 유자 등 신과일과 식초, 김칫국물 등이 있어서 식욕을 돋우는데 은silver도 이에 속한다고 하며 살균 효과도 있다고 한다. 짠맛은 소금처럼 소화제 역할을 한다. 쓴맛은 풍風과 공空의 맛인데, 속성이 가벼운 것으로서 꺼퍼kapha 체질이나 삣떠pitta 체질에 좋다. 인도에서는 님neem이나 뚤시tulsi, 강황turmeric 등이 있고, 우리나라에는 익모초, 씀바귀, 여주 등이 있는데, 지방을 줄이며 생약으로는 항생 효과가 있다. 매운맛은 불과 바람의 맛인데, 둘 다 매섭긴 마찬가지인 듯하다. 소화제로 쓰이고, 역시 체중 감소에 도움이 된다. 고추, 후추, 겨자, 담배 등이 있다.

떫은맛은 수렴 수축하는 성질이 있다. 때문에 지혈, 지사제로 쓰인다. 인도에서 음식을 먹고 난 뒤에 나오는 씨앗이나 후춧과 구장betel 잎으로 빈랑나무의 열매betel nut 등을 감싼 빤pan 등은 그 수렴하는 성질로 인해 식도를 쓸고 지나가서 위에서 영양소를 흡착해 가지고 있으면서 간으로 조금씩 영양소를 흘려보내 간의 부담을 줄이는 역할을 하며, 대장에서는 다시 불순물을 흡착하여 끄집어내는 청소기 역할도 한다고 한다. 빈랑은 '식물 껌'이라는 별명이 있을 정도로 각성 효과가 뛰어나기 때문에 기름진 음식을 먹고 나서 입안을 개운하게 하거나 아니면 나른한 오후에 강장음료를 마시는 것처럼 정신을 바짝 나게 하려고 씹곤 하지만, 법제 과정을 거치지 않은 생빈랑 열매의 경우 세계보건기구 WHO에서 1급 발암물질로 지정할 만큼 구강암 유발 확률을 높이는 것으로 알려져 있으니 주의가 필요하다.

영양과 미따하러mitāhāra[271]

영양은 치료뿐만 아니라 질병에도 중요한 역할을 한다. 지구상의 수많은 사람이 과도한 음식 섭취로 인한 비만으로, 그와 동시에 빈곤으로 인한 영양실조로 질병에 시달리고 있다. 영양은 시간과 필요에 따라 치료가 될 수도 있지만 독소가 될 수도 있다. 그러면 식사는 언제 하는 것이 좋은가. 그 기준은 바로 배가 고플 때 먹어야 한다는 것이다. 그렇지 않은데 기계적으로 먹는 것은 소화 불량이나 식욕 감퇴를 불러올 수 있고, 반면에 때를 놓치면 위산 과다에 가스가 차고 두통이 발생할 수 있다. 그러면 얼마만큼 먹어야 하는가? 넘치지도 모자라지도 않으면서도 적당한 만족감을 느낄 수 있으면 좋다. 하루 식사 중 점심 식사가 자연 주기로 볼 때 가장 든든한 식사를 해야 하는 때인데, 식후 대여섯 시간은 공복감에 시달리지 않는 것이 좋다. 과식을 하면 속이 더부룩하고 식곤증에 시달리게 되지만, 부족하게 먹어서 왕성한 작업을 해야 하는 시간에 살이 떨리는 등 허기를 느끼게 되는 것도 곤란하다. 때문에 아침을 거르지 않고 적당량을 먹는 것이 점심 식사에 과식하지 않도록 하는 데 도움이 된다.

식사도 경제 원리에 따라 최소 비용으로 최대 효과를 내는 것이 필요한데, 일반적인 영양 성분 구성은 탄수화물이 60~70%, 단백질이 25~35%, 그 나머지는 비타민이나 미네랄이 차지하도록 하는 것이 좋다고 한다. 이렇게 볼 때, 곡물을 60~70%, 콩류를 25~35%, 그 외는 야채와 향신료로 채우는 것이 좋다. 사실 이 정도의 비율을 맞춘 식사는 일반적인 시골 밥상으

271 Mita(건전한)와 Āhāra(식습관)의 합성어다.

로 충분하다. 다만 요즘은 저탄고지 다이어트에 대한 연구가 활발히 진행되고 있으므로 이에 대해 전문가의 도움을 받거나 공부를 하는 것도 도움이 될 것이다.

과일은 주성분이 당분과 물로서 영양 성분이 그리 좋지는 않으므로 입가심으로 한두 조각이면 충분하다. 콩류는 그 성질이 가벼워서 가스를 발생하기 쉬운데, 그것을 중화시키기 위해선 기름이나 기ghee 버터, 원당jaggery 또는 땅콩을 섞어 먹는다. 검은 콩은 가스를 발생시키지 않고, 녹두는 가스를 조금밖에 발생하지 않는다고 한다. 모든 종류의 견과는 고단백에 양질의 지방 식품이다. 근육 운동을 하는 경우에도 땅콩 몇 알이 도움이 될 수 있다.

기름을 농도로 구분하여 보면, 코코넛 팜 오일이나 기ghee는 짙으며, 해바라기씨기름, 콩기름, 옥수수기름, 잇꽃saf-flower[272] 기름은 묽고 엷다. 그 중간의 것으로는 땅콩기름, 참기름, 겨자기름, 올리브기름 등이 있는데, 정제된 기름refined oil은 고온에서 압착하여 영양소가 파괴된다. 그래서 맛과 향, 점성, 윤활성이 좋은 나무 젓개로 상온常溫 압착cold press하여 걸러 낸 기름filtered oil이 좋다. 이 중 짙은 코코넛팜오일이나 기ghee 버터는 그 성질이 찬 것으로서 삣따pitta 체질의 열을 내리는 데 좋고 여름에 사용하기 좋은데, 코코넛팜오일은 머리나 몸통 마사지용으로도 좋다. 기ghee는 지방 오메가3와 오메가6의 비율이 1:5~6[273] 으로서 가스 제거, 심장 질환이나 관절 질환, 심지어 암 예방에도 도움이 된다고 한다. 피부가 윤택해지고 수명이 늘어난다고 해서 임산부, 노약자에게 좋고, 여름에는 누구에게나 권장된다. 계란 하나에 함유된 콜레스테롤cholesterol[274] 양이 기ghee에 함유된 양의 20배가 된다. 그만

272 국화과의 두해살이풀. 이집트 원산으로 줄기 높이 1미터 내외, 한여름에 적황색 꽃이 줄기와 가지 끝에 핀다. 종자는 채유용, 꽃은 약재, 꽃물은 짜서 붉은빛 물감으로 쓴다.

273 해바라기씨기름이나 콩기름의 경우엔 1:100이나 1:120이 되니 1:5~6은 상당히 비율이 좋은 수치다.

274 동물의 뇌, 신경 조직, 장기(臟器), 혈액 등에 함유되어 있는 지방 비슷한 물질(혈액 중 이 양이 부족하면 빈혈

큼 동맥경화의 우려가 낮은데, 이것도 기본적 성질이 짙은 것이어서, 비만인 사람은 기ghee보다는 기름 사용이 권유된다. 함유 성분 중 복합리놀레산conjugated linoleic acid[275]은 암 예방 효과가 있고, 후천성 면역 결핍증AIDS에도 좋고, 산화자유기oxidative freeradical가 없어서 항산화 효과도 좋다고 한다.

기름 중 최상은 참기름으로서, 인도어로 기름을 뜻하는 뗄tel은 참깨를 말하는 띨til에서 유래되었다. 150~200년 전 아유르뷔다 경전에도 동, 서, 남, 북 인도 전역에서 사용되었다고 한다. 뼈에 좋은 칼슘과 인이 풍부하다. 더불어 기본 성질이 따듯해서 봐따 체질 질환인 관절이나 뼈 질환에 좋고, 변비에도 좋고, 뇌에도 좋다고 한다. 항균 작용도 하며, 목 쉰 데도 좋다.

겨자씨기름은 인도 북동부 고산 지대에서 많이 사용되며 쓰고 매운맛이 나서 꺼퍼kapha 체질에 좋으나, 기본 성질이 더워서 열 체질이나 더운 여름에는 지양하는 것이 좋다. 소갈증消渴症[276]도 질병의 하나로 이를 다스리는데 마른 체질은 기ghee를 쓰고, 체열이 있는 경우엔 코코넛기름이나 땅콩기름을 쓰고, 뚱뚱한 체질에는 참기름이나 겨자기름, 땅콩기름을 사용하여 요리를 하거나 마사지나 관장을 해서 체내 가스를 빼낼 수 있다. 땅콩기름은 덥지도 차지도 않고 짙거나 옅지도 않은 말 그대로 무난하게 사용할 수 있는 기름이다.

우유는 그 성질이 차고 달아서 삣따pitta 체질에 좋으나, 덥게 데워 마시면 들뜨는 성질의 봐따vāta 체질에도 좋다. 꺼퍼kapha 체질은 우유를 마시지 않는 것이 좋다. 우유는 저온살균pasteurization을 하는데, 이때 단맛, 즉 지대와 수대 요소가 날아가고, 비타민 등 영양소가 파괴되는 단점이 있다. 커드curd

이 생기고, 너무 많으면 고혈압이나 심장질환을 일으킴). 체내 호르몬의 반은 이 물질로 구성되어 있고 신경 조직도 이것으로 감싸여 있다. 콜레스테린(cholesterin)이라고도 부른다.

275 필수 지방산의 하나. 무색무취의 액체. 면실유(綿實油), 옥수수유에서 단리(單離)시켜 정제한다. 동맥 경화 예방, 도료, 비누 등에 쓰인다.

276 목이 말라 물이 자꾸 먹히는 증세. 당뇨병 등

는 우유를 데우고 가라앉혀 짙게 한 것으로서, 신맛이 나며 그 성질은 더운 것이라서 삣떠 체질에는 적합지 않고 봐떠 체질의 가스 제거에 좋다. 질척거리는 요거트yoghurt는 꺼퍼 체질에는 독이 된다. 커드도 굳이 맛을 보려면 항아리 단지에 담겨서 수분이 날아간 것이 좋으나 일반적으로 꺼퍼 체질은 낙농 제품을 권유하지 않는다. 과일은 대부분 수분이 80% 이상을 차지하는 것으로, 속이 여물어 식사 대용이 되는 과일도 있지만 대부분 갈증해소가 주 역할이다. 과즙이나 우유, 야자수 등 음료는 갈증 해소가 목적이지 배고픔을 달래는 것은 아니다. 맹물도 위생 설비에 문제만 없다면 흐르는 자연수나 수돗물도 괜찮다. 물도 입맛이 좋아야 한다. 구리copper[277]나 동brass[278] 그릇에 물을 담아 두면 살균이 된다고 한다. 장마철에는 자연수의 경우 오염되지 않았는지 확인할 필요가 있다. 육식은 자연 방목하여 활동량이 많은 고기를 먹는 것이 좋지만, 요즘은 구하기도 어려운 데다가 동물성 지방에는 동맥경화를 일으키는 오메가6가 많다. 건강에 좋고 두뇌 기능에 좋은 오메가3는 생선이나, 낙농 제품, 육식에는 간이나 골 요리에 함유되어 있다. 그러나 화기火氣가 약한 장마철에는 육식을 삼가는 것이 좋다.

대장은 반사시스템이라서 일정량이 차야 배변감이 일어나게 되어 있기 때문에, 소량의 음식을 장기간 계속하면 변비에 걸리기 쉬워진다. 변비에는 기름이나 기ghee가 좋고, 꺼퍼 체질의 점액질 변에는 콩을 섞어 먹는 것이 좋다. 과식과 불규칙한 식사는 금물이고, 시도 때도 없이 물을 마시는 것도 좋지 않다.

꿀과 기ghee는 제3의 첨가물 없이 정비례로 섞어 먹으면 독이 된다. 반드시 비율을 달리 하든지, 첨가물을 섞어야 한다. 꿀은 풍風, 공空의 쳐내는 봐떠vāta 성질이 있는데, 뜨겁게 하면 독성이 살아난다.

---

277 붉고 윤이 나는 금속 원소. 자연동으로나 화합물로 나며 은(銀) 다음으로 전기 및 열을 잘 전달하는 물체

278 구리와 아연(亞鉛)으로 이루어진 합금의 총칭. 일명 놋쇠

이렇듯 음식은 육체적인 건강과 정신에 미묘한 영향을 미치는데, 그것은 음식의 속성guṇa이 우리의 정신에 영향을 미치기 때문이다. 신선하고 가볍고 영양가 있는 음식과 순수하고 깨끗한, 즉 쌋뜨워sattva 특성이 풍부한 음식은 몸을 가볍고 유연하게 하며 마음을 맑고 깨끗하게 만들어 요가 수련에 적합하다. 몸에는 영양을, 마음에는 평화와 안정을 가져다준다. 라저스Rajas 특성이 풍부한 음식은 몸과 마음의 균형을 깨뜨리고, 몸에 지나친 자극을 줌으로써 감정이 들뜨게 되고 불안하며, 분노와 탐욕 등을 불러일으킬 수 있다. 따머스tamas 특성이 풍부한 음식은 몸과 마음에 유해한 식품으로서 쁘라너Prāṇa가 빠져나가고 판단력이 저하되고 이성이 떨어지고 지성이 정체된다. 몸의 저항력은 감소되고 마음은 우울하고 슬프고 어두운 감정을 갖게 된다. 아래에 제시된 도표는 세 가지 구나에 따라 음식을 분류한 것이다. 하지만 이것은 어디까지나 일반적 특성을 분류한 것이지 체질에 따른 분류는 아니기에 독자께서는 이 도표를 참고로 자신에게 맞는 음식을 찾아보면 좋겠다.

미따하러mitāhāra는 음식 섭취의 절제를 의미하는 다이어트와 식이요법과 단식을 포함한다. 아유르붸더에 의하면 걱정, 두려움, 흥분과 같은 마음의 상태로 음식을 먹게 되면 봐떠의 불균형을 야기한다. 분노와 화는 삣떠의 불균형을, 우울증은 꺼퍼의 불균형을 일으키게 된다고 한다. 우울할 경우

세 가지 구나에 의한 음식 분류

분류	음식
쌋뜨워sattva 식품	곡물류, 통밀빵, 과일, 야채, 우유, 버터, 치즈, 콩류, 씨앗, 견과류, 꿀, 약초 등
라저스rajas 식품	맵고, 시고, 쓰고, 마르고, 짠 자극적인 양념의 음식, 패스트푸드, 설탕 냄새가 강한 허브나 야채, 커피, 홍차, 생선, 계란, 소금, 초콜릿 등
따머스tamas 식품	육류, 술, 담배, 양파, 식초, 오신채, 버섯, 냉동식품, 썩은 과일 또는 너무 익은 과일 등

에 차갑고 무겁고 기름진 음식 먹게 되면 그 문제를 강화하게 된다는 것이다. 화가 난 상태에 먹는 것은 삣떠와 관련된 질환이 발생될 수도 있고, 차갑고 가벼운 음식은 화를 삭인 후에 먹는 것이 좋다. 봐떠의 불균형으로 이끄는 감정적인 마음일 경우는 달콤하고 따뜻하고 기름진 식품을 먹는 것이 좋다고 한다.

『하타요가 쁘러디삐까』에서는[279] 금욕과 음식의 절제로 요가에 전념하는 사람은 빨리 성공을 거둔다고 말하며, 자신의 만족을 위해 음식을 먹지 않고 위장의 4분의 1은 남겨 놓는 것을 '미따하러mitāhāra'라고 정의한다. 음식에 열이 과해지면 건조해지고, 소금 또는 신맛이 과한 음식과 과도한 채식은 유해하므로 피해야 하는 것이 좋다고 한다. 더불어 밀, 쌀, 보리 등의 우량 곡물과 달콤하고 기름기 없는 설탕, 슈거캔디, 꿀, 그리고 우유, 기, 버터, 건조한 생강, 오이과 채소, 다섯 잎을 가진 채소, 녹색 콩, 빗물에서 모은 물 등이 요기들에게 좋은 음식으로 소개된다.

사람은 자신의 의지로 먹지 않고 40~50일도 버틸 수 있지만 지구의 어딘가에서 음식을 먹지 못해 죽어 가는 사람도 있다. 현대인은 너무 많이 먹어 병이 된다. 동물들은 병에 걸렸을 때 본능적으로 단식을 하여 자연적 치유의 힘을 활용한다. 단식을 하여 음식의 공급을 일시적으로 끊으면 이미 몸에 축적되어 있던 영양분들이 에너지로 변해 몸을 지탱하게 된다. 더 소화시킬 음식이 없기 때문에 아그니agni가 창자 내에 쌓여 있던 독소들을 서서히 태운다는 원리다. 그 과정에서 불필요하게 쌓여 있던 노폐물과 독성들은 정화되고, 숙변이 제거되고, 체질개선이 일어나며 내재된 자연치유력이 커져 건강을 회복시켜 준다. 단식을 하면 마음과 감각이 통제되고 몸과 정신이 맑아지고 강화되어 영성이 계발되고 생명력이 강화된다고 한다. 즉 질병의 자연치유력을 회복시킨다고 알려져 있다. 하지만 이것도 건강에 문

279 『하타요가 쁘러디삐까』 1장 57~63 참고

제가 있는 경우에 전문가의 도움을 받아 하는 것이지, 또 하나의 극단이 되면 곤란하다. 『바가왓 기따』는 "요가는 과식하거나 너무 절식하는 사람, 너무 잠을 많이 자거나 너무 적게 자는 사람을 위한 것이 아니다. 오, 아르쥬나여. 알맞게 먹고 알맞게 휴식하고 행위에 있어서 행동을 절제하며 잠과 깨어 있음에 절제하는 사람에게만 고통을 없애 주는 요가가 가능하다."라고 가르친다.[280]

아유르뵈다는 불교에서도 많은 발전을 했는데, 음식으로 옮기는 아하러 āhāra를 영양소를 통해 육신을 조건 짓는 물질적 음식과, 감각접촉과 마음의 의도와 대상을 알아차리는 작용을 통해 정신과 물질을 조건 짓는 음식으로 구분하며 다음과 같이 네 가지로 이야기한다. ① 먹는 음식kabaḷīkāra āhāra ② 감각접촉의 음식觸食, phassa āhāra ③ 마노의 의도의 음식意思食, mano-sañcetanā āhāra ④ 대상을 알아차림으로써 받아들이는 음식識食, viññaṇa āhāra. 즉 감각기관이 각각의 대상과 접촉하여 감각정보를 받아들이는 것도 음식을 먹는 작용처럼 바라본 것이고, 의도를 내서 대상을 알아차리는 작용도 마찬가지로 정신을 조건 짓는 음식처럼 본 것이다. 이것들은 과보로 나타나 재생연결의 찰나에 그와 결합된 오온五蘊, pañca khandha들과 업에서 생긴 물질들에게 음식처럼 조건 짓는다고 한다.[281] 이렇듯 불교에서는 먹고 마시는 음식물의 절제만 아니라 마음을 통해 받아들이는 정신적 음식에 대해서도 절제가 필요함을 암시한다.

280 「바가왓 기따」 6장 16~17절

281 「아비담마 길라잡이 2」 (초기불전연구원) p.242~243 참조

시간과 계절

하루를 꺼퍼kapha, 삣떠pitta, 봐떠vāta로 구분하면, 네 시간씩 여섯 등분으로 나눠진다.

새벽 2시부터 6시까지는 봐떠vāta 시간으로 활동성이 리드하기 때문에 대개 일출 30분 전에 기상하는 것이 상쾌한 아침을 맞이하는 데 좋다. 오전 6시부터 10시까지는 꺼퍼kapha 시간으로 안정성이 리드하기 때문에 운동이라든가 가장 힘찬 일은 이때 하는 것이 좋다. 10시부터 오후 2시까지는 삣떠pitta 시간으로 해가 중천에 뜨는 시간이다. 소화력이 왕성한 시간이므로 점심 식사를 이때에 한다. 식후엔 휴식이 필요한데, 과격한 운동을 하게 되면 위장으로 가야 할 혈액이 사지로 분산되면서 소화 장애가 발생할 수 있다. 이때는 가볍게 10~20분 정도 걷는 것이 좋다. 그러고 나서 30분가량 왼쪽으로 누워 쉬다가 일어나는데, 깊은 잠에 빠질 것 같으면 의자에 앉아 조는 것이 낫다. 이렇게 쉬고 나서 개운한지 확인해 본다. 만약 무거움을 느끼면 과도하게 낮잠을 잔 것이다. 오후 2시부터 6시까지는 다시 봐떠vāta 시간으로 사무직이나 앉아서 하는 일이 제격이다. 봐떠vāta의 활동성을 가라앉히며 역이용하는 것이다. 저녁 6시부터 10시까지는 다시 꺼퍼kapha 시간으로 필요한 경우엔 가벼운 저녁 식사를 하고, 저녁 운동은 수면에 들기 두 시간 전에 마치는 것이 좋고, 안정성이 보장되는 10시 이전에 잠을 청하는 것이 이상적이다. 왜냐하면 10시부터 오후 2시까지는 삣떠pitta 시간이라 활동력이 왕성해지면 숙면을 취하는 것이 어려울 수 있기 때문이다.

인도에는 여름은 따기tyāgi 즉 비우고 버리는 계절이고, 겨울은 보기bhogi 즉 즐기는 계절이고, 우기는 로기rogi 즉 질병의 계절이라는 우스갯소리가 있다. 사계절이 뚜렷하다던 우리나라도 세계적인 온난화와 함께 점점 아열대성 기후로 변화하고 있는 것 같다. 기상청 자료에 따르면 여름철 야간의 외부 온도가 최저 25℃ 이상으로 무더위로 인해 숙면을 취하기 어려운 열대야가 최근 10년간 55% 증가해서, 평년 12.5일을 두 배 이상 넘어서는 곳이 전국에 여러 곳이고 제주도는 30일을 넘고 있다고 한다. 낮 기온은 35℃ 안팎으로 폭염이 지속되는 일수가 2003~2012년보다 49% 늘었다고 하는데, 이대로 가다간 우리나라도 낮잠을 자는 씨에스타Siesta를 공식적으로 시행해야 하는 때가 다가오고 있는 것은 아닌가 하는 생각이 든다.

인도에서는 계절을 6등분 하는데, 그 시기는 우리나라와 같지 않아서 몇 월부터 몇 월까지는 명시하지 않고, 계절명만 밝혀서 독자들이 우리 시기에 맞게 적용할 수 있는 아이디어를 얻도록 하고자 한다.

우선 ① **초겨울**Hemant인데, 춥고 건조한 계절로 기름이나 기ghee 버터로 보완을 해야 하는 시기다. 동물이 동면에 들어갈 준비를 하듯이 휴식과 함께 에너지를 축적하고 소화력도 활발한 시기다. 기름으로 볶거나 튀긴 음식이나 단것 등으로 체온을 유지하고, 더운물을 마시고 따듯하게 하는 시기다. 이 시기에 다이어트는 재난이다.

② **늦겨울**Shishir에 인도에서는 원당jaggery에 참깨를 묻혀 만든 깨강정을 먹는 관습이 있는데, 이는 체온과 열량을 높이는 방법이다. 이 둘의 성질은 모두 더운 것이기 때문이다. 우리나라에서도 설을 앞둔 겨울철에 깨강정이나 참깨 경단을 만들어 먹는 풍습이 있다.

③ **봄**Vasant은 겨울이 지나면서 꺼퍼kapha성 질환들이 발병하는 시기다. 식욕은 저하되고, 변이 끈적끈적해진다. 이 시기에는 식사를 가볍게 하는 것이 좋은데, 밥도 무겁지 않은 보리밥이나 튀밥, 강냉이 등에 콩을 섞어 먹으며, 고추, 후추, 겨자 등 매운 향신료를 쓴다. 식욕 증진을 위해선 한 나절이나 하루 정도의 단식을 통해 배고플 때 먹도록 하며, 적당한 운동을 하고, 더운물을 마신다. 적당한 풍욕이나 일광욕도 좋다. 식곤증에 지치지 않도록 낮잠을 오래 자지 않도록 한다. 이 시기에 걸리는 감기에 먹는 약으로

는 꿀에 강황(쓴맛) 가루나, 생강(매운맛) 등을 타 먹거나, 꿀에 생강, 계피, 후추 등을 넣어 달여 마신다. 담요를 뒤집어쓰고 땀을 흘리는 것도 좋은데, 이것은 식욕 부진에도 좋다. 이 시기에는 위장의 열이 번져서 체열이 오르는 경우가 있는데, 꺼퍼 체질의 경우, 위장의 열이 혈액을 통해 가슴으로, 코로 올라가 농이 되어 나타난다. 이런 경우, 봄에는 토하는 방법이 권장된다.

④ **여름**Grishma은 가장 건조하고 뜨거운 시기로 휴식을 취하고 활동을 적게 하는 시기다. 꺼퍼kapha 질환들은 가라앉지만 갈증과 허기가 뚜렷해진다. 이때는 단맛으로 달래야 하는데, 곡식 중 최상인 쌀의 경우 밥을 물에 말아 먹거나 누룽지를 불려서 냉장고에서 시원하게 식혀 먹기도 한다. 옷을 헐렁하게 입어서 통기성이 좋도록 하며, 음료수로는 보리차를 식힌 것이나 식혜도 열을 내리는 데 좋다. 결론적으로 시원한 기운을 가진 음식을 먹는데, 쌀, 보리, 우유, 기ghee, 설탕 등을 활용한다. 설탕은 성질이 차지만, 그 원료인 원당jaggery은 더운 것이다.

⑤ **우기**Varsha에는 바람이 많이 불기 때문에 봐떠vāta 질환이 자주 발병한다. 여름에 가까운 시기엔 방귀나 트림 등 가스가 많이 발생하지만, 날씨가 시원해질수록 가스가 위장에 차서 복부 팽만을 일으키고, 나중에는 근육이 뭉치고 두통을 유발한다. 일반적으로 통증은 봐떠 질환, 그것도 가스로 인한 질환으로 본다. 단맛, 신맛, 짠맛으로 다스리는데, 가스를 제거하기 위해선 기름을 복용한다. 따듯한 물에 기름을 타 마셔도 되고, 음식에 기ghee나 기름을 첨가해 먹는다. 콩은 줄이는 것이 좋다. 복부 팽만은 기름 관장이 직방이다. 효소 시럽도 봐떠 체질에 좋은데, 기본 성질은 더운 것이다. 마늘도 좋다.

⑥ **가을**Sharad에 청명한 날씨는 낮엔 덥기도 하다. 게을러지기 쉬운 계절인데, 신선함을 잃지 않도록 깨어 있어야 한다. 운동을 본격적으로 하는 시기이기도 한데, 이 시기엔 삣떠pitta가 증가하여 포진이나 열성 물집 등 관련

질병이 발병한다. 삣떠는 단맛, 쓴맛, 떫은맛으로 다스리는데, 음료수로는 식혜, 수정과 등이 좋고 황토 마사지나 전단향 또는 장뇌camphor[282]를 기름에 섞어 쓰는 아로마테라피aromatherapy 등으로 열을 내리기도 한다. 그러나 뭐니 뭐니 해도 삣떠 질환에는 기ghee가 최고다. 요즘 알려지고 있는 기를 넣은 방탄커피도 도움이 된다. 기를 녹여서 야채를 볶아도 되고, 밥에 비벼 먹어도 된다. 체열을 내리기 위해선 하제laxative를 서서 통변설사를 시키는 것이 좋다. 위급한 경우엔 100~150ml 정도의 피를 뽑는 방법도 있지만, 일반인들이 할 수 있는 방법은 손가락 끝을 따는 것이다.

육체적 정화를 위한 하타요가의 셧 까르머

하타요가는 예비 단계의 육체 정화 행위를 대단히 중요하게 생각하며, 거의 모든 하타요가 경전들은 물리적인 육체 정화 요법인 셧 까르머ṣaṭ karma를 포함하고 있다. '셧 까르머ṣaṭ karma'는 '여섯'이라는 뜻의 셧ṣaṭ과 행위라는 뜻의 까르머karma를 합친 말로, 여섯 가지 육체 정화 행법을 말한다. 이 행법은 슛디 끄리여śuddhi Kriya 또는 셧 쇼더너ṣaṭ Śodhana라고도 하는데, 슛디śuddhi는 정화의 의미를 함축하고 있다. 끄리여kriya 또한 행위라는 뜻이고, 쇼더너śodhana도 청소, 정화의 의미를 지니고 있다.

여섯 가지의 정화 행법은 ① 더우띠Dhautī라고 하는 구토와 단식 등을 통한 소화기 청소법, ② 버스띠Basti라고 하는 관장법, ③ 네띠Netī라고 하는 코 청소법, ④ 너울리Naulī라고 하는 장 운동법, ⑤ 뜨라떠꺼Trāṭaka라고 하는 눈을 정화하는 응시법 ⑥ 꺼빨러바띠Kapālabhātī라고 하는 뇌 호흡법이다. 이러한

282 녹나무를 증류해 얻는 고체 성분. 무색·반투명 결정으로 독특한 향기가 있다. 셀룰로이드, 무연(無煙) 화약, 필름, 강심제, 방충·방취제(防臭劑) 제조 등에 쓴다.

행법은 경험 있는 요가 지도자의 지도 아래 행해져야 한다.

요가에서 육체는 보다 높은 영적 의식을 달성하기 위한 수단이므로, 먼저 거기에 적합한 육체의 청결과 건강이 마음의 정화로 이어질 수 있도록 육체 정화 행법을 실천하는 것이 바람직하다. 이러한 정화 행법은 라저요가Rāja-Yoga의 준비 단계인 하타요가Haṭha-Yoga에서 강조된다. 『하타요가 쁘러디삐까HaṭhaYoga pradīpikā』에는 여섯 가지 행법을, 『게란다 쌍히따Gheraṇḍa Saṁhitā』에서는 이 여섯 가지를 세분하여 스물한 가지의 행법을 소개하고 있다.[283] 이러한 정화 행법을 『게란다 쌍히따』에서는 필수 사항으로 언급하고 있는 반면, 『하타요가 쁘러디삐까』에서는 세 가지 체액doṣa이 균형을 이루는 사람은 할 필요가 없으며, 지방질이 과도하게 많아 비만이거나 담이 있는 사람에게만 필수적이라고 가르치고 있다.[284] 『쉬버 쌍히따Śiva Saṁhitā』에서는 이러한 정화 행법의 실천을 주장하지 않는다.

여섯 가지 육체 정화 행법의 중요성은 『하타요가 쁘러디삐까』 2장 4~5절에 "나디nāḍī에 불순물이 차 있으면 쁘라너prāṇa가 척수의 중앙에 흐르고 있는 쑤슘나 나디Suṣumnā nāḍī를 흐를 수 없고, 모든 나디가 완전히 정화될 때 요기는 쁘라너prāṇa를 조절할 수 있다."라고 언급한다. 셧 까르머는 나디들을 정화시키기 위한 물리적인 보완 행법으로 볼 수 있다. 아유르붸더에 의하면 세 가지 도셔의 불균형은 질병을 초래하기에, 아써너āsana와 쁘라나야머prāṇāyāma 수련 이전에 셧 까르머를 실천하는 것을 세 가지 도셔doṣa의 균형을 유지하는 방법으로 권장한다. 이는 더불어 몸의 독소를 정화시켜 질병과 부조화를 치유하여 건강하게 만들고자 하는 것이다.

『게란다 쌍히따』에서 저자인 게란다는 요가를 셧 까르머ṣaṭ karma, 아써너āsana, 무드라mudrā, 쁘러땨하러pratyāhāra, 쁘라나야머prāṇāyāma, 디야너dhyāna, 써

283 『게란다 쌍히따』 1장 참조

284 『하타요가 쁘러디삐까』, 2장 21 참조

마디samādhi의 일곱 가지 단계로 나누고, 그중에서 셧 까르머를 첫 번째 수련 단계로 도입했다. 셧 까르머를 통하여 육체의 청결과 건강, 독소와 불순물을 제거해 내장기관의 기능을 증진시켜 질병에 대한 저항력을 기르고, 나디를 정화하여 몸과 마음을 건강하게 하고자 하는 것으로 보인다. 이와 같이 하타요가 경전들에서는 육체를 정화하기 위한 이러한 정화 행법들을 행하면 비만과 점액질의 과잉에서 오는 질병이 없어지고 시력이 좋아지며 정액의 흐름이 조절되고 소화액 분비가 원활해진다고 한다. 무엇보다 나디가 정화되면 안색이 밝아지며, 내부로부터 미묘한 소리nāda가 들리고, 신비한 힘이 생긴다고도 한다.

11장

붸단떠,
앎의 요가와
신앙의 요가

해탈로 이르는 길에는 '앎의 요가(냐너요가)'와 '신앙의 요가(박띠요가)'가 있다. 붸단떠 철학을 바탕으로 하는 아디 샹꺼러의 '앎의 요가'와 라마누저와 님바르꺼 등의 '신앙의 요가'를 개략적으로 비교하며 살펴본다.

이 책의 '2장 인도 철학과 요가'에서 『붸더』의 권위를 인정하느냐, 인정하지 않느냐의 관점에서 인도의 철학을 정통과 비정통으로 구분한다고 했는데, 이는 내용적으로 들여다보면, 아뜨먼Ātman과 브람먼Brahman의 존재를 인정하는 유신론과 불교와 자인교 같은 무신론적 수행 전통의 대립을 통한 변증법적 발전의 역사로 볼 수 있다.

6개의 힌두 정통파 철학 중에는 전기와 후기로 짝을 이루어 2개의 학파를 구성하는 미맘사Mīmāṃsā 학파가 있는데, 미맘사는 숙고나 탐구를 뜻하는 말로서 『붸더』 경전의 의미를 숙고하는 전통을 의미한다. 전기 미맘사Pūrva Mīmāṃsā는 초기pūrva 『붸더』 경전 속에 규정되어 있는 제사의례祭祀儀禮의 실행 의의를 철학적으로 연구하여 통일적 해석을 하는 학파로서 까르머 미맘사Karma-Mīmāṃsā라고도 불리는데, 여기서 까르머karma의 의미는 죄업을 닦기 위해 신에게 바치는 의식과 의례를 뜻한다. 이 학파는 『쌍히따Saṃhitā』와 『브람머너Brāḥmana』와 같은 『붸더』 주석서에 기초해서 다르머dharma의 특성에 관한 철학적 이론을 정립한 것으로 알려져 있는데, 여기서 말하는 다르머는 『붸더』에 규정되어 있는 제식祭式의 실행이며, 제식을 통해 획득된 힘을 통해 종교상의 이상을 실현하게 된다고 해석한다. 이 학파는 붸단떠Vedānta로 불리는 후기 미맘사Uttara Mīmāṃsā 학파가 성립되는 데 영향을 끼쳤다. 붸단떠는 veda+anta로 구성된 단어로 '붸더의 끝' 또는 '붸더의 정수'라는 뜻이다. 시대순으로 후대에 나왔다는 의미와 더불어 더 뛰어난 가르침이라는 의미가 있는데, 실제적으로는 『아런녀꺼Āraṇyakas』와 『우빠니셔드』 사상의 궁극적인 체계화를 의미한다. 이 학파의 사상은 이전의 모든 정통적 사상가들에 의해 얻어진 모든 결과들을 하나로 조화 있게 결합하고 있다고 간주된다.

붸단떠는 해탈과 그에 관한 지식을 다루고 있는 『우빠니셔드』에 대해 숙고하는데, 이와 더불어 『브람머 쑤뜨러Brahma Sūtra』와 『바가왓 기따Bhagavad Gītā』까지 이렇게 세 가지 기본 경전을 기초 경전으로 삼는다. 이 세 가지 기본 경전을 '쁘라스타너 뜨라이Prasthānatrayī'라고 부르는데, 쁘라스타너prasthāna는 전거典據 또는 출처出處라는 뜻으로, 『우빠니셔드』는 계시śruti와 명령upadesha의 쁘라스타너이고, 『브람머 쑤뜨러』는 논리nyāya의, 『바가왓 기따』는 수행sādhanā과 전승傳承, smṛti의 쁘라스타너라고 한다.

이 학파는 『브람머 쑤뜨러Brahma Sūtra』에 대한 다양한 해석으로 인하여 존재론과 인식론, 그리고 구원론에 있어서의 차이로 지식, 즉 깨달음을 추구하는 학파와 신에 대한 신앙을 추구하는 학파로 여러 분파를 형성하게 되었다. 붸단떠의 주요 스승들은 『우빠니셔드』와 『브람머 쑤뜨러』뿐만 아니라 『바가왓 기따』에 대해서도 주석서를 남겼는데, 『바가왓 기따』가 쌍키여, 요가, 그리고 『우빠니셔드』 사상의 혼합주의적인 성격을 띠기에 붸단떠 사상을 드러내는 주요한 역할을 하게 되었다.

"나는 누구인가? 나와 세상은 어떠한 관계에 있으며, 그리고 이 모든 것의 궁극인 신은 어떠하며 나와 세상과의 관계는 어떤 것인가?"에 대한 궁극적 질문은 붸단떠 철학에서도 유지되었는데, 이것은 신앙의 대상인 이슈워러Īśvara로 드러나는 궁극의 실체인 브람먼Brahman과 개아個我인 지봐뜨먼Jivātman, 그리고 끊임없이 변화하고 있는 경험적 물질 세계로서 현상계Jagat를 구성하고 있는 쁘라끄르띠Prakṛti의 관계에 대한 숙고로 이어졌다.

일명 『붸단떠 쑤뜨러』로도 불리는 『브람머 쑤뜨러Brahma Sūtra』는 바더라여너Bādarāyaṇa[285]가 원래 이불이론異不異論, bhedābheda, 붸더-어붸더 관점에서 개아個我, jīvātman가 궁극의 실체인 브람먼Brahman과 같기도 하고 다르기도 하다고 주장하며 『우빠니셔드』의 가르침을 요약 해석했다. 바더라여너는 '고전 『우빠니셔드』'의 가르침을 요약하면서 고대 인도에 활발했던 다른 경쟁 학파들을

285 「브람머 쑤뜨러」가 작성된 시기(400~450년) 이전의 붸단떠학파에 대해서는 알려진 바가 거의 없지만 「브람머 쑤뜨러」의 저자 바더라여너가 「우빠니셔드」의 가르침을 체계화한 첫 번째 사람은 아니라고 한다. 그는 자신 이전의 여러 붸단떠 스승들의 말씀들을 인용했고, 후기의 2차 문헌에도 또 다른 초기 붸단떠 스승들을 언급하고 있다. 「브람머 쑤뜨러」는 수백 년에 걸쳐 여러 저술가에 의해 누적된 내용을 바더라여너가 종합한 것으로 알려져 있다.

논박했는데, 『브람머 쑤뜨러』의 수수께끼같이 간결한 경구들은 그 의미를 풀어 주는 주석을 낳게 했고, 이 주석서들은 경전을 각기 다른 방식으로 해석하면서 다양한 학파들이 형성되는 결과를 낳았다. 이 중에서 8세기의 아디 샹꺼러Ādi Śaṅkara는 역사적으로도 철학적으로도 분수령이 된다. 그는 불이론不二論, advaita, 어드봐이떠을 확립함으로써 그 이전의 이불이론異不異論, Bhedābheda과 차이를 드러내며 궁극의 실체인 브람먼에 대한 지식, 또는 환상의 세계에 대한 미혹에서 벗어나 궁극의 브람먼을 확인할 수 있는 지식, 이에 대한 확고한 앎Jñāna을 강조하여 앎의 요가, 냐너요가Jñāna-Yoga의 토대를 닦았다. 반면, 샹꺼러가 브람먼을 이렇게 비인격적 원리인 궁극의 실재로 간주하는 것에 대한 반발로, 브람마를 인격적인 신으로 간주하는 라마누저Rāmānuja, 1017~1137의 한정불이론限定不二論, Viśiṣṭādvaita, 뷔쉬슈떠-어드봐이떠과 마드워Madhva, 1197~1276의 이원론二元論, Dvaita, 드와이떠 등이 일어나게 된다. 이렇게 붸단떠 철학은 해탈을 달성하는 수단으로 이성을 활용하는 샹꺼러의 입장에서 보면 앎의 요가Jñāna-Yoga로 이해할 수 있고, 신에 대한 헌신의 라마누저와 마드워의 시각에서 보면 신앙의 요가, 박띠요가Bhakti-Yoga로 이해할 수 있다.

5세기경 『브람머 쑤뜨러』와 8세기 아디 샹꺼러Ādi Śaṅkara 사이의 시기에 대해서는 알려진 내용이 많지 않은데, 샹꺼러 이전에 이불이론異不異論, bhedābheda을 주장한 것으로 알려진 바르뜨르쁘라빤쩌Bhartṛprapañca는 개아와 물질적 우주는 비록 유한하고 불완전할지라도 실재하며 브람먼과 전적으로 다른 것이 아니라고 주장했다. 예를 들면, 바다에서 일어나는 파도와 거품은 동일한 물로서 다름이란 파도 또는 거품으로 드러나는 현상일 뿐, 이와 같이 브람먼Brahman으로부터 전개된 생명체들jīvas과 세계는 브람먼과 다르면서도 다르지 않다는 것이다. 하지만 샹꺼러는 브람먼 이외의 어느 것도 참된 실재일 수 없다고 단언했다. 바르뜨르쁘라빤쩌는 모든 것이 브람먼이라고 간주했지만, 샹꺼러에 의하면 상대적 우주는 마야Māyā, 즉 환상이요 미혹일 뿐 브람먼이 아니라는 것이다.

샹꺼러는 불이론不二論, advaita의 개조開祖로 널리 알려져 있는데, 그는 자신의 스승인 고빈더빠더Govindapāda의 스승 아니면 그보다 오랜 선임자인 가우더빠더Gauḍapāda의 영향을 받았다. 가우더빠더가 쓴 『까리까Kārikā』[286]는 『만두껴 까리까Māṇḍukya Kārikā』 또는 『아거머 샤스뜨러Āgama Śāstra』로 알려져 있는데, 이것은 불이일원론에 남아 있는 가장 오래된 책이다. 학자들은 가우더빠더의 철학에 중관불교[287]의 영향이 미쳤을 가능성에 대해 의견이 갈린다. 불이론不二論은 불교의 영향을 받아 이불이론異不異論, bhedābheda, 뻬더-어뻬더에서 벗어나게 되었다고 보는 견해도 있기 때문이다. 가우더빠더는 다원성이란 없으며, 마음은 깨어 있거나 꿈을 꾸거나 간에 환상Māyā[288]을 통해 활동하며 브

286 『까리까』는 주제를 설명하는 요점을 운율에 맞추어 간략하게 요약한 축약문집으로, 가우더빠더가 쓴 『까리까』는 215개의 운문 형식을 띤 『만두껴 우빠니셔드(Māṇḍukya Upaniṣad)』에 대한 주석서다. 때문에 『만두껴 까리까(Māṇḍūkya Kārikā)』라는 이름으로도 불린다.

287 중관파(中觀派) 또는 중관학파(中觀學派, Mādhyamika, 마디여미꺼)는 용수(龍樹, Nāgārjuna 150~250)의 불교 사상을 바탕으로 체계화된 인도 대승불교의 종파다. 중관파는 유식유가행파와 더불어 인도 대승불교의 이대 조류를 이루었다. 중관(中觀)이라는 용어는 단멸론(斷滅論, ucchedavāda)과 영원론(永遠論, śassatavāda)의 양 극단으로부터 벗어나서 중도(中道, madhyama pratipada)의 관점에서 바르게 본다는 정견(正見, samyagdṛṣṭi)을 가리키는 단어다. 중관학파의 핵심 사상은 공(空, śūnyatā)으로, 이것은 다르머가 자성(自性, svabhāva)이 비어 있다는 것이다. 여기서 자성의 부정은 일상적 의미에서 모든 사물의 허무주의적 부정을 의미하는 것은 아니다. 사물의 존재를 부정하는 것이 아니라, 이 사물들이 궁극적으로는 본연적 존재가 비어 있다는 것이다. 심지어 이 공(空)이라는 단어조차도 비어 있는 것이라고 한다. 이 말은 그 자체로 존재할 수 있는 것이 아니며, 현상적 실체를 넘어선 초월적 실체를 뜻하는 것도 아니라는 뜻이다. 자성은 사물을 감지하고 생각할 때 단지 사물에 덧붙여진 인지적 측면이라고 한다. 이런 의미에서 공(空)은 어떤 원초적 실체로 존재하는 것이 아니라, 사물의 존재 방식을 잘못 이해하는 것을 단순히 바로잡는 개선책이라는 것이다. 중관학파가 부정하는 자성에 대한 이러한 생각은 관념적인 철학 이론에 대한 것이 아니라, 사물들이 세상에 자동적으로 덧붙이는 인지적 왜곡에 대한 것이다.

288 환영이나 마술을 뜻하는 마야(Māyā)는 맥락에 따라서 다양한 의미를 전달하는데, 후기 『뻬더』 경전에서는 "마술을 통해 드러난 사실이 아닌 환영" 그리고 영원한 절대의 개념에 반대되는 "끊임없이 변화하면서 영적 실체의 참된 특성을 가리는 허상"의 의미를 내포하고 있다. 불이론에서는 "현상 세계가 참된 것처럼 보이게 하는 우주적 환영을 만들어 내는 강력한 힘"을 나타낸다. 『우빠니셔드』는 우주와 인간 경험을 뿌루셔와 쁘라끄르띠의 상호 작용에 의한 것으로 설명하는데, 뿌루셔는 아뜨먼으로, 쁘라끄르띠는 마야로 드러난다고 한다. 여기서 아뜨먼에 대한 지식을 참된 지혜(vidyā)라고 하고, 마야에 대한 지식을 무지(avidyā)라고 한다. 뻬단떠와 요가학파에서는 지식의 완전한 깨달음은 겉으로 드러나지 않은 영원한 진리에 대한 이해뿐만 아니라 의혹과 오류, 무지에 대한 이해도 필요한 것으로 설명한다. '나는 누구인가?'라는 질문에 샹꺼러는 "알려고 하는 자는 누구이고, 어떻게 브람먼이 된다는 말인가?" 하고 반문한다. 왜냐면 샹꺼러에게 있어서는 "당신이 바로 그이고(tat tvam asi)", "내가 바로 브람머(aham brahma asmi)"이기 때문이다. 무지를 제거하는 것은 깨달음의 여정에 필요한 단계며, 이는 마야를 이해하고 넘어섬으로써 가능한 것이다.

람먼Brahman과 아뜨먼Ātman이 둘이 아닌 하나임을 뜻하는 불이론不二論만이 궁극적인 진리라고 주장한다. 이 진리는 환상의 무지로 가려져 있다. 저절로 무엇이 생기거나 다른 것에서 무엇이 생겨 나오는 일은 없다. 어떤 개별적인 자아나 영혼이 따로 존재하는 것이 아니라 브람먼과 다르지 않은 아뜨먼만 있을 뿐이다. 그 속에서 개체들은 허공의 일부가 항아리 속의 공간으로 한정되는 것처럼 일시적으로 한정될 수 있을 뿐이다. 항아리가 깨지면 개별적인 공간은 다시 허공의 일부가 된다고 했다.

샹꺼러의 불이론

아디 샹꺼러Ādi Śaṅkara, 788~820는 가우더빠더의 저서와 더욱 오래된 학문을 정교하게 다듬어서 『쁘라스타너 뜨라이Prasthānatrayī』와 『만두꺄 까리까Māṇḍukya Kārikā』에 대한 상세한 주석서를 쓰면서 가우더빠더의 저술을 『브람머 쑤뜨러』와 통합시켰는데, 샹꺼러의 저술과 그의 주석서들은 불이론不二論, advaita, 어드봐이떠의 규범적인 해석으로 자리 잡았다.

1. 브람먼Brahman과 이슈워러Īśvara

샹꺼러의 철학은 귀납법적으로 경험적인 세계에서 출발하는 것이 아니라, 연역법적으로 절대자 브람먼에서 출발한다. 샹꺼러에 따르면, 브람먼은 실재하며 현상적인 세계는 실재하지 않는다고 한다. 어떠한 변화나 이원성·다양성도 환상일 뿐이고, 자아는 브람먼과 결코 다르지 않다. 브람먼이 현상적 경험의 형태로 드러날 뿐, 브람먼은 시간·공간·인과를 넘어 있기에, 브람먼 내에서 또는 브람먼으로부터의 차별은 불가능하다고 한다.

샹꺼러는 불이론을 체계화하면서 브람먼을 분화되기 이전의 상위 존재와 세상의 창조주로서 특성을 지닌 하위 존재로 구분하여 설명했다. 최상의 브람먼Para-Brahman은 분화되지 않은 절대이자 무한한 초월적 존재로, 『우빠니셔드』에서 "이것도 아니고 저것도 아니다neti neti."라는 구절에 나타나듯이 모든 개념과 관계를 넘어서 있어서 구별할 만한 특징이 없고nirviśeṣa, 속성이 없는nirguṇa 궁극의 형이상학적 실체라고 한다. 하위 브람먼Apara-Brahman은 마야Māyā를 통한 브람먼의 현상적 드러남으로서, 이것은 이 세계 속에서 생명체jīva들이 포함된 경험의 모든 다양성을 포괄하며 신앙의 대상인 인격신의 속성을 지니고 있는 써구너 브람먼Saguṇa Brahman이라 한다.

써구너 브람먼, 즉 이슈워러Īśvara[289]는 경험적 차원에서 우주의 원인이자 모든 행위에 대한 과보를 내리는 존재로서, 좋아하는 것과 싫어하는 것이 없이 연민으로 충만하며 무지와 에고 그리고 속박으로부터 벗어난 깨달음을 성취한 해탈자로서 순수함의 절정에 도달해 있다고 정의한다. 이렇게 이슈워러를 받아들여 정립하면서, 불이론不二論은 쌋찟아넌더saccidānanda, 즉 존재sat와 의식cit, 더없는 행복ānanda으로 이해되는 이슈워러의 참된 속성이 개아의 참된 속성과 다르지 않다고 선언한다. 이러한 주장은 우주의 질료인質料因이자 동시에 작용인作用因으로서의 이슈워러의 속성과, 능력에 제한이 있는 개인의 속성이 실재가 아니며, 그러한 속성들을 부정하는 어떤 단일성이 있다고 말할 수 있는 여지를 제공한다. 이것은 이슈워러를 경험적 존재로서의 속성을 지닌 써구너saguṇa로, 절대적 의미에서는 속성이 없는

289 이슈워러(Īśvara)라는 단어는 '~할 수 있는', 또는 '주인장, 지배자' 등의 뜻을 지닌 √Īśa에서 파생된 명사로서 '최상의, 훌륭함, 아름다움', 또는 '선택과 바람, 은총과 은혜' 등의 의미를 지닌 vara와 결합되어 '최상의 아름다움을 지닌 은총과 은혜의 지배자'라는 뜻을 나타내는 복합어다. 이 단어는 고대와 중세를 거치며 최상의 존재인 신을 의미하게 되었고, 쉬붜신을 뜻하는 마헤슈워러(Maheśvara)라든가 빠라메슈워러(Parameśvara) 등의 복합어를 구성하는 일부로 사용되기도 했다. Maheśvara는 maha+īśvara로 '위대한 주님'을 뜻하고, Parameśvara는 parama+īśvara로 '최상의 주님'을 뜻한다. 대승불교에 등장하는 관세음보살(觀世音菩薩, Avalokiteśvara)은 ava 아래로, lokita 세상을 굽어보는 또는 세상의 소리를 듣는, īśvara 주님이라는 뜻이다.

니르구너nirguṇa로 정립하는데, 이 단일성은 경험적 차원에서가 아니라 묵띠mukti, 즉 궁극의 깨달음 차원에서만 받아들여질 수 있는 것이다. 절대의 차원에서는 개아個我, jivātman와 이슈워러 사이에 어떤 구별이나 다름이 있을 수 없기에, 이 둘 사이를 구분 지으려는 시도는 어떤 것이든 잘못된 지식에 근거한 그릇된 생각이라고 한다.

2. 현상 세계와 개아個我, jīvātman

무수한 차별이 있는 현상 세계를 창조한 신Īśvara은 원래 무차별·무속성의 브람먼임에도 불구하고, 인간은 무지無知, avidyā로 인해 그 같은 사실을 자각하지 못하고 있다고 한다. 우주는 요술쟁이가 만들어 낸 것과 같은 환영Māyā의 세계, 즉 무실체의 세계인데, 이것을 알지 못하는 무지로부터 벗어나 세계가 허상임을 알게 되면 브람먼과 아뜨먼이 본래 동일한 존재라는 자각, 즉 범아일여梵我一如의 진리를 곧바로 깨닫게 되고 그 즉시 해탈에 도달한다고 하였다.

“당신이 바로 그다tat tvam asi”, 그리고 “내가 바로 브람머다aham brahma asmi”라고 하는 구절에서 세계의 기초가 되는 원리와 인간의 본질을 형성하는 원리가 본질적으로 동일하다는 것을 엿볼 수 있는데, 여기서 ‘그tat’는 문자적으로 전지하고 무소부재하며 어떤 제약도 없는 브람머Brahma를 뜻하고, ‘당신/너tvam’ 또는 ‘나aham’는 문자적으로 제한된 지식과 능력을 지닌 생명Jīva을, 그리고 ‘이다asi, asmi’는 문자적으로 이 둘이 브람머와 동격임을 뜻한다. 그런데 이것은 문자적 의미상 말이 안 되는 표현이다. 왜냐면 ‘그tat’와 ‘당신/너tvam’ 또는 ‘나aham’에 내포된 의미는 호환될 수 없는 것으로 거부되어야 하기 때문이다. 이 문장들이 의미 있게 받아들여지려면, 각 단어마다 호환될 수 있는 내용만 유지되어야 하는데, 때문에 도달하게 되는 결론은 이 모두 순수하고 단순하며 나눌 수 없고 속성이 없는 정신 또는 영혼, 즉 아뜨먼Ātman이라는 것이다.

써구너 브람먼Saguṇa Brahman, 즉 인격적 속성을 지닌 이슈워러Īśvara도 개별적 자아Ātman와의 구별은 전적으로 부가물들 중 하나에 달려 있는 것으로 본다. 종교적으로 신은 우주의 창조자로, 마야Māyā는 그가 우주를 창조하도록 돕는 힘śakti으로 표현하기도 하지만, 궁극적 실재는 속성을 지닌 인격적 신이 아닌 절대라는 사실이다. 샹꺼러는 오직 하나의 정신Ātman이 존재하고 바로 이 정신이 브람먼Brahman이라는 유일한 실재sat라고 믿는다. 이것은 쌍키여·요가 철학의 뿌루셔와 쁘라끄르띠의 상호 작용으로 인한 우주의 전개와는 다른 것으로, 샹꺼러는 이 세계에 드러나는 모든 다양성을 인식의 오류mithya로 간주한다.[290] 샹꺼러는 생명jīva과 정신Ātman의 결합은 단순한 현상일 뿐 그들 사이의 연관은 궁극적으로 미혹Māyā이라고 하며, 우리가 살고 있는 세계를 실재하지 않는 환영으로 인식한다. 우리가 눈으로 보고 손으로 만지는 현실 세계를 실재하는 것이 아니라 환상으로 여기는 것이다.

우리가 타고난 무지에 둘러싸여 세상을 바라보는 오류로 가득한 실재론적 입장에서는 현상으로 드러나는 우주가 실재하는 것으로 받아들인다. 그것도 세상을 브람먼에 의한 창조라고 하는 신화를 받아들임으로써, 거기에 이 창조의 시간적 특성을 적용함으로써 브람먼에 전적으로 의지한 것으로 설명하지만, 이것은 영혼의 윤회전생이 시작이 없다는 교리에 위배된다. 이 둘(창조와 윤회전생)은 긴 기간이 필요했으며, 그리고 이 창조와 재흡수는 영원히 지속되는 것으로 어떤 창조도 처음으로 간주될 수 없다고 말한다. 이것은 마치 씨앗으로부터 싹이 터서 자라고 다시 씨앗을 맺는 끝없이 반복되

290 여기에는 두 가지 형태의 착각이 있다. 첫째로는 어떤 사람이 비록 가까이 다가가서 자세히 살펴보면 그것이 단지 끈일 뿐인 것으로 드러날지라도, 멀리서 뱀을 보고 있다고 생각할 수 있는 '오해' 또는 '착각'이 있다. 둘째로는 어떤 사람이 노란 색의 유리판을 통하여 흰색 조개를 보고 있으면서도 그 유리판이 있다는 사실을 알지 못해서 조개가 노랗다고 생각하는 '관점의 오류'가 있다.

는 윤회saṃsāra와 업karma의 이론을 뒷받침한다.

하지만 근원적 우주는 이 모든 것이 단순히 진리가 드러난 것뿐으로, 다양성의 세계는 오직 환상Māyā일 뿐이요, 신기루이며, 꿈일 뿐으로, 진리는 논리가 아니라 내적 깨달음으로 성취되는 것이라고 말한다. 이 다양성의 세계로부터 가장 내밀한 본연의 정신Ātman으로 되돌아감으로써 "무시무종의, 무공간의, 변화하지 않는"으로 묘사되는 진리를 깨닫게 될 것이라고 말한다. 플라톤도 유사한 설명을 했는데, 그는 이 세상을 사실이 아닌 그림자의 세계라고 했으며, 칸트도 마찬가지로 이 세상은 현상일 뿐, 있는 그대로의 실체가 아니라고 했다.

무시무종無始無終으로 반복되는 윤회에 대한 이해와 플라톤이 이데아론으로 말하고자 한 그림자 세계에 대한 이해, 그리고 칸트가 인간 마음을 분석함으로써 보여 주는 '시간, 공간, 그리고 인과율'이라고 하는 외부 세계를 이해하는 세 가지 필수 요소는 우리가 천연덕스럽게 믿고 있듯이 이 우주가, 삼라만상이 영원하고 근본적인 객관적 실체가 아니라, 우리 인식의 지각 양태에 따라 주관적일 수밖에 없는 그러한 것이라고 말한다.

샹꺼러에 따르면, 비실재적인 것의 근원도 필연적으로 하나의 토대, 즉 정신을 함축하고 있는 것으로, 정신이 없다면 세계 또는 마야가 존재할 수 없다. 실제로 정신만이 유일한 실재이며 그 밖의 모든 것은 마야, 즉 브람먼의 변형일 뿐이다. 다시 말해서 세계는 브람먼의 한 부분 또는 한 국면이 아니라 그의 현상일 뿐이라고 말한다. 마찬가지로 개아jīvātman는 영원과 전지와 편재의 속성을 온전히 지닌 브람먼의 드러남이라고 한다. 다만 이러한 신적 특성들은 장작 속의 불꽃처럼 숨겨져 있으며, 최종 해탈 후에야 드러나는 것이라고 한다. 이렇게 신성이 가려져 있는 것은 외적 부가물upādhi들과 마음manas, 감각기관들indriyāṇi, 그리고 생명 에너지prāṇa가 미세한 몸을 형성하기 때문이라고 한다. 이러한 심리기관들과 행위들이 신성을 훼손하지 않고 윤회마다 영혼을 따라 다니는데, 사람에게 내재하는 무지avidyā로 인해 이러한 외적 부가물upādhi들은 환상Māyā의 일부를 구성한다고 한다. 이렇듯 경험적 또는 개별적 자아는 외적 부가물로 인해 자아와 비자아, 즉 정신과 물질이 혼합된 복합체인데, 자아와 비자아에 대한 미혹 또는 잘못된 동일화는 모든 형태의 경험에 선행하며, 이러한 잘못된 동일시로부터 삶의 모든 괴로움이 발생한다고 한다. 그러나 어디로부터 죄와 괴로움의 근원인 이 무지가 생기는 것인가라는 질문에 대해서는 빛의 결핍이 어둠인 것처럼 선의 근원인 지식과 앎의 결핍이라고 할 밖에, 그 외 만족할 만한 답변은 찾을 수 없고, 윤회saṃsāra를 넘어선 인과에 대해서는 우리가 알 수 없는 노릇이니 질문 자체가 받아들일 수 없는 것이라는 답변이 더 타당해 보인다.

그럼에도 윤회saṃsāra가 이러한 무지를 전제로 하고 있다는 것은 해탈mokṣa이 무지의 극복에 달려 있으며, 그것은 곧 개별적 자아의 개념을 초월한다는 것을 의미한다. 이것은 쌍키여·요가학파에서 말하는 목격자sākṣin로서의 뿌루셔 개념과 유사한 것으로, 목격자는 경험적 자아와 구별되는 초월적 자아의 참된 특성으로 간주된다. 그는 순수의식이며 보는 주체로서의 정신적인 빛인 동시에 브람먼과 전적으로 동일하다고 한다. 그러므로 삶에 대한 인간의 궁극적 목적은 개별적 자아가 브람먼 그 자체라는 진리를 깨닫는 데 있는 것이며, 경험적 자아에 붙어 있는 다양한 부가물은 본연적 실체가 아니므로 자아Ātman와 그들을 동일시하는 오류를 올바른 지식으로 제거해야 한다고 한다. 그러나 지식의 획득을 통한 궁극적인 자유는 자아의 본질에 대한 어떤 실제적인 변화를 의미하지는 않는다. 이 말은 자아와 브람먼의 동일성이 새롭게 획득되는 것이 아니라, 이미 거기에 있었던 것이 인간 자신의 경험 속에서 자각되는 것일 뿐이라고 한다.

샹꺼러가 중요시했던 것은 제식과 같은 종교적 행위가 아니라 지혜다. 그에게 있어서 행위는 오직 브람먼과 영혼의 동일성에 대한 지식을 획득할 수 있도록 마음을 정화하는 행위를 하는 것이고, 그것도 무집착vairāgya의 정신 속에서 행위의 결과에 대한 기대 없이 오로지 까르머요가Karma-Yoga를 오랫동안 수행해야만 효력을 얻을 수 있다고 주장한다. 그렇지만 이 행위들도 나중엔 모두 포기해야 하는데, 왜냐면 행위karma와 앎jñāna은 어둠과 빛처럼 서로 반대되는 것으로 모든 행위를 완전히 포기sannyāsa하지 않고는 해탈은 불가능하기 때문이다. 이것이 포기와 단념의 길Nivṛtti-marga 또는 앎의 확립Jñāna-niṣṭhā이라 불리는 것이다.

냐너jñāna는 그리스어 그노시스gnosis처럼 '알다'라는 의미를 지닌 동사 어근 √jñā에서 파생된 명사로 실상을 있는 그대로 경험하는 데 불가결한 지식을 깨닫는 것을 뜻한다. 국내 초기 번역자들이 인도어 표기를 잘못 이해하여 '즈나나'로 옮기곤 했는데, 이것은 인도어 발음에 맞게 '냐너'로 표기하는 것이 맞다. 또한 이 냐너jñāna를 영역한 날리지knowledge, 즉 지식을 그대로 받아들여 냐너요가Jñāna-Yoga를 '지식의 요가'로 번역해 많이 알려져 있지만, 지식은 본래의 의미를 드러내기에는 턱없이 부족한 역어다. 저자는 냐너jñāna를 우리말로는 '앎'으로 옮기는 것이 타당하다고 생각한다. 본래 '앎'이라는 단어는 '안다'라는 동사에서 파생된 명사이지만 '알'과의 연관성에서 그 의미가 살아나는 단어다. 플라톤의 이데아 이론을 천원지방天圓地方, 즉 '하늘은 둥글고 땅은 모나다.'고 하는 고대 중국의 이론을 기호학적으로 대입하면 '옴'처럼 'ㅇ'이 'ㅁ' 위에 떠 있는 모습이 된다. 플라톤의 제자 아리스토텔레스는 'ㅇ'이 'ㅁ' 안에 들어와 있는 모습으로 스승의 이론을 발전시켰는데, 물론 하늘이 땅보다 넓어서 ㉤처럼 표시되겠지만, 각개 사물 안에 이데아가 들어 있는 것으로 표시할 때는 ▣처럼 그 반대로 되는데, 이것은 마치 깡통 안에 복숭아 조림이 들어가 있는 것과 유사하다. 이것을 겉의 물질 세계에서 그 안의 내용, 즉 정신을 바라볼 때, '얼'이라고 하고, 그 정신이 바깥으로 나올 때 '알'이라고 한다. 여기서 'ㄹ'은 정신과 물질의 대사를 나타내는 표시다. 그런데 만약 몸만 멀쩡하고 제정신이 아니면 '얼이 빠졌다.'고 하고, 반면에 얼이 몸 밖으로 나오는 것은 '알을 낳는다.'고 표현한다. 모든 출생은 아리고 쓰라린 고통을 수반하는데, 우리 조상들은 그것을 음률로 승화시켜 '아리랑, 쓰리랑' 했던 것이다. 붓다는 그러한 고통을 영적 깨달음으로 승화시키는 것을 '숭고하다, 고귀하다'고 해서 아리여ārya라고, 그러한 사람들을 아리안aryan이라고 불렀다. 그런데 여기서 말하는 고통은 앎을 낳는 고통을 의미한다. 알은 깨어져야만 본래의 역할을 하는 운명으로 새가 알을 낳을 때도 고통스럽겠지만, 알이 그 벽을 깨고 나오는 과정도 고통스러운 것이다. 모든 무지와 어두움으로부터 깨어남이 그러하고, 그럼으로써 궁극의 진리에 닿는 깨달음이 그러하다. 때문에 알의 명사형 '앎'은 깨어남과 깨달음을 전제하는 것으로 냐너jñāna에 적합한 역어기에 이 책에서는 냐너요가jñāna-Yoga를 '앎의 요가'로 부르기로 한다.

수행은 궁극적인 실재에 대한 앎을 획득하여 그러한 앎을 직접 경험으로 변형시키기 위한 수단이며, 여기에는 『우빠니셔드』에서 언급한 것과 마찬가지로 학습śravaṇa, 반성manana 명상dhyāna의 세 가지 과정이 있다. '학습'은 스승 밑에서 불이론不二論의 궁극적 가르침인 브람먼의 유일한 실재성에 대해 배우는 과정을 의미한다. 인간 자신에 관한 진리, 즉 개인과 절대자의 근본적 동일성에 대한 가르침을 배우는 것이다. 이것은 불교에서 이야기하는 문혜聞慧, sutamayā paññā에 해당한다. '반성'은 개인과 궁극적 실재에 대한 가르침을 이성적으로 숙고하는 것이다. 일상의 경험을 초월해 있는 궁극적 진리의 브람먼을 수행자 스스로 확신하도록 돕는 과정이 된다. 이것은 불교 수행의 사혜思慧, cintamayā paññā에 해당한다. '명상'의 단계는 우빠니셔드의 연구에 의해, 그리고 그들의 가르침에 대한 반성에 의해 얻어진 궁극적 실재에 대한 간접적 지식을 직접 경험으로 변형시키는 것이다. 이것은 불교 수행의 수혜修慧, bhāvanāmayā paññā에 해당한다.

앎의 요가Jñāna-Yoga는 '나는 누구인가?' '신, 진리, 실재가 무엇인가?'라는 질문으로 시작하지만, 그것은 생각이 아니라 관찰을 기초로 판단을 배제하는 명상 수행이다. 영적 지식을 가진 이는 관념에 매달려 있는 철학자와는 다르다. 따라서 '창조의 질서는 무엇인가?'와 같은 일체의 형이상학적 추론과 논의를 하지 않는다. 신이나 구루 혹은 종교적 신념에 대한 믿음을 요구하지 않으며, 형식이나 의례의식에서 벗어나 있다. 진리는 모든 이론 너머에 있으며 모든 믿음 밖에 있으므로 표현할 수 없다는 것이다. 진리는 오직 보는 것dršana으로써 선택 없는 관찰을 통하여 체험되는 것이다.

앎의 요가는 샹꺼러Śaṇkara와 불이론不二論을 따르는 그의 추종자들, 그 외 다른 학파로는 까쉬미르 쉐이비즘Kashmir śaivsim, 쉐이뷔 싯던떠Śaiva siddhanta학파에서 찾아볼 수 있다.[291] 쌍키여Sāṅkhya와 요가 철학의 가르침 또한 앎의 요가의 최초 형태들이라고 본다. 근현대에 알려진 스승들로는 라마나 마하리쉬, 스와미 뷔붸까넌더, 짓두 끄리슈나무르띠 등이 있다. 불이론不二論, advaita의 보편구제설[292]적 해석과 대중화의 주도적인 지지자는 힌두이즘의 부활에 중요한 역할을 한 뷔붸까넌더였다. 그는 라마끄리슈나Ramakṛiṣṇa 교단의 해외 지부를 통해 불이붸단떠advaita vedanta가 서구 세계에 전파되는 데도 많은 기여를 했다. 진리는 오직 보는 것dršana이라는 측면에서는 통찰지洞察智, 通察智, Paññā[293]의 성취를 목적으로 하는 불교 수행도 앎의 요가에 해당한다고 볼 수 있다.

---

291 앎의 요가는 불교 전통에서도 두드러지는데, 티베트의 머하 무드라(mahā mudrā)와 족첸(Dzog chen), 중국과 일본, 한국의 선 수행, 남방 불교의 위빳사나 명상을 인도로부터 불교를 매개로 하여 전달된 앎의 요가로 보기도 한다.

292 인류는 결국 전부 구제받는다는 설

293 통찰이라는 단어는 '꿰뚫어 봄'이라는 뜻의 한자어 洞察에 대한 한글 표기다. 그러나 '통찰지'를 뜻하는 빠알리어 빤냐(Paññā)의 의미는 "tena ten' eva pakārena dhamme janati 'ti 'pi paññā"로 실상을 있는 그대로 알게 하는 수단(pakāra)이면서 동시에 실상을 한 곳도 빼먹지 않고 삥 둘러(pākāra) 전체를 조망하기에 通察로도 이해하는 것이 반야(般若)라고 하는 한자 번역과도 맥이 닿는다. 반(般) 자가 '돌다, 돌리다'는 의미가 있기 때문이다. '꿰뚫다'는 의미를 전하는 빠알리어는 교학(pariyatti)과 수행(paṭipatti), 그리고 수혜(修惠, bhāvanāmaya paññā)를 통한 진리를 꿰뚫음(paṭivedha)을 이야기하기에, 빤냐(Paññā)는 물론 洞察이라는 의미를 전제하고 있다.

신앙의 요가, 박띠요가Bhakti-Yoga

샹꺼러의 불이론不二論, Advaita 이후로 근현대의 신붸단떠Neo-Vedanta 운동을 제외하고는 대부분의 붸단떠 분파는 뷔슈누Viṣṇu나 끄리슈너Kṛiṣṇa 같은 그의 화신을 최상의 실체로 여겨 믿음과 헌신을 강조하는 봐이슈너뷔즘Vaiṣṇavism과 관련되어 있다. 불이론은 힌두 사상을 현대화하여 서구 사회에 알린 스와미 뷔붸까넌더Swami Vivekananda의 영향으로 상당한 주목을 받은 반면에, 대부분의 다른 붸단떠 전통은 힌두교 안에서 봐이슈나브 신학Vaiṣṇav theology의 형태를 표현하는 강연 활동으로 드러났다. 이러한 움직임의 시작은 브람먼을 뷔슈누 또는 끄리슈너와 동일시하며 이불이론異不異論, bhedābheda, 붸더-어붸더 전통을 고수하는 초기 봐이슈너뷔즘 붸단떠(7~9세기)에서 볼 수 있는데, 7세기의 님바르꺼Nimbārka는 이불이론의 바탕 아래 이원론적 불이론二元論的 不二論, dvaitādvaita, 드와이따-어드봐이떠의 기초를 닦았다. 그런데 여기서 주목해 볼 만한 사실 하나는 힌두 철학에서 정통과 비정통으로 구분하는 유신론과 무신론의 대립이 붸단떠 철학 안에서는 앎을 통한 해탈의 길 냐너요가Jñāna-Yoga와 신앙을 통한 구원의 길 박띠요가Bhakti-Yoga로 대체되어 변증접적 영향을 끼친 것으로 보인다는 것이다. 여기서 유신론과 무신론의 대립이라고 했지만, 붸더 시대부터 비롯된 브람먼에 대한 힌두 전통 신앙의 입장에서 '살아 있는 해탈자生解脫者, jīvanmukti'에 대한 해석과 지위 부여를 어떻게 해야 하는가에 대한 고민이 있었으리라 짐작이 되는 이유는, 기원전 600년경, 붓다의 출현이 힌두 전통사회에 던진 신선함과 당혹감이 작지 않았을 것이기 때문이다. 이렇게 이야기하는 이유는 『요가 쑤뜨러』가 편찬될 시기만 해도 붓다의 수행법이 온전히 전달되어 수행되고 있었고, 『요가 쑤뜨러』에서 보이는 수행 체계나 용어들이 붓다의 수행 체계와 용어들을 어떻게든 힌두 방식으로 수용해서 정리한 듯한 인상을 지울 수 없기 때문이다.

본서의 4장 '요가 철학의 이해'에서 논의했다시피, 『요가 쑤뜨러』에서도 이슈워러Īśvara에 대해 이야기하고 있지만, 요가에서 말하는 이 신은 유유자적하는 자재신自在神으로서, 창조주도 아니고 어드봐이떠 붸단떠학파에서 말하는 절대자도 아니다. 비록 영원하고 무소부재無所不在할지라도 모든 대상을 품고 있지도 않으며, 세계 창조에 대해 어떠한 책임도 지지 않는 '특별한 자아Puruṣa-viśeṣa'로서 자신의 행위karma나 과보vipâka, 심리적 성향āśaya에 의한 장애들의 영향을 받지 않는aparāmṛṣṭaḥ 존재라고 하는데, 이것은 완전한 깨달음을 성취하여 윤회saṃsāra의 족쇄로부터 완전히 벗어나 있는 '붓다'를 묘사한 것이라고 해도 반박할 여지가 없어 보인다. 인간이 이루려고 하는 완전성의 본보기로 작동하는 측면에서 붓다와 이슈워러Īśvara가 인격의 완성을 이룬 스승을 연상시킨다는 것에 대해선 이미 이야기했다. 궁극의 근원을 알고자 하고 근원과의 연결을 확인하고자 하는 인간의 마음이 붸단떠학파 안에서 한편으로는 지식 또는 앎을 추구하는 전통과, 다른 한편으로는 신에 대한 무조건적인 헌신, 신에 대한 헌신을 강조하는 박띠Bhakti 전통으로 이어졌다고 보는 이유는 이 전통에서 묘사하는 이슈워러에 대한 개념이 『요가 쑤뜨러』에서의 개념과는 사뭇 다르기 때문이다.

7세기에 님바르꺼Nimbārka 등에 의해 촉발된 중세 후기 힌두이즘의 신앙信仰, Bhakti 운동은 봐이슈너뷔즘 박띠 붸단떠Vaiṣṇavism Bhakti Vedanta로 12세기~16세기에 급속도로 팽창하는데, 봐이슈너뷔즘Vaiṣṇavism은 뷔슈누Viṣṇu를 최상의 존재로 여기는 가장 큰 힌두 종파 중 하나다. 우리는 이 신앙 운동에 영향을 끼친 사상가들 중, 님바르꺼와 함께 봐이슈너뷔즘 쌈쁘라다여Vaiṣṇavism Saṃpradāya, 즉 뷔슈누 종파 또는 공동체가 성장할 수 있는 씨앗을 뿌린 12세기의 라마누저Rāmānuja, 그리고 13세기의 마드워Madhva에 대해 알아보고자 한다.

1. 님바르꺼와 라마누저의 이론 비교

님바르꺼Nimbārka의 이원론적 불이론二元論的 不二論, dvaitādvaita, 드와이따-어드봐이떠이나, 라마누저Rāmānuja의 한정불이론限定不二論, viśiṣṭādvaita, 뷔쉬슈따-어드봐이떠의 이론적 측면은 각기 사용하는 용어상의 차이를 제외하면, 그 내용이 크게 다르지 않다. 우선 둘 다 불이不二, 즉 다르지 않음을 이야기하는 것은 샹꺼러의 불이론不二論을 염두에 둔 것으로 보이며, 불이不二 즉 하나인데 이원론적二元論的이라고 하거나, 무언가에 의해 특성 지어지고 제한받아 한정限定되었다고 하는 것은 이불이론異不異論, Bhedābheda, 뻬더-어뻬더 전통을 배경으로 하고 있음을 알 수 있다. 근원과 궁극에 대해 이야기하는데 이불이異不異, 즉 같은데 다르기도 하다는 표현은 모순되어 보이기도 하지만, 제한된 인식을 지닌 인간이 절대와 현상계의 관계를 이해해 보려고 애쓴 노력의 일환으로 이해할 수 있다. 님바르꺼에 의하면, 찟cit, 지각이 있는 생명체과 어찟acit, 지각이 없는 물질, 그리고 이슈워러Īśvara, 최상의 정신의 세 가지 실체만 있다고 하는데, 이들은 의미상 복뜨르bhoktṛ, 경험을 누리는 자, 즉 지뷔jīva, 보겨bhogya, 경험의 대상, 물질 그리고 누연뜨르Nuyantṛ, 관리하는 지배자로도 불린다고 한다.

① 찟cit

여기서 찟cit 즉 개아個我는 냐너 스워루뻐jñāna svarūpa 즉 앎의 본성이 있는 것으로, 'prajñāna-ghana(지혜로 충만한)' 'svayamjyoti(스스로 밝은)' 'jñānamaya(앎으로 된)' 등의 단어가 지뷔jīva, 개아의 특성을 드러내듯이, 지뷔는 감각기관의 도움 없이도 직관을 통해 알 수 있는 것이라고 한다. 지뷔는 아는 자이기도 해서, 마치 태양이 빛이며 동시에 빛의 근원인 것처럼, 지식이며 동시에 지식의 소유자이기도 하다.

라마누저에 의하면, '개별적인 영혼 또는 정신jīva'은 의식의 주체이자 아는 자이지 그냥 의식이 아니다. 그럼에도 불구하고 이것은 자주 의식이라 불리는데, 꿈을 꾸지 않고 깊은 잠을 자는 경우에도 '나'라고 하는 느낌이 지속되는 것처럼 의식이 근본적인 속성이기 때문이다. 이와 같은 측면에서 님바르꺼는 지뷔jīva가 자아ahamartha이기도 하다고 말한다. 이러한 정체성은 해탈의 상태에서도 느끼는 것으로, 심지어 빠러 브람먼Para Brahman도 똑같은 것이라고 한다. 그렇기 때문에 『바가왓 기따』에서 끄리슈너Kṛiṣṇa가 자신을 전지하며 동시에 자아 또는 자아의 목적과 다르지 않은asmadartha, 최상의 뿌루셔Puruṣottama라고 1인칭으로 언급한 것이라고 설명한다.

님바르꺼는 또한 지뷔jīva가 어떤 상황에서도 경험을 누리는 자bhoktṛ로서 본질적으로 활동적kartṛ이라고 한다. 이 특성은 심지어 속박으로부터 벗어난 뒤에도 그러한데, 영혼의 이 활동성을 부정하는 길은 이 특성이 독립적svatantra이지 않다고 하는 것뿐으로, 지뷔는 자신의 지식과 활동을, 지성과 아는 자라는 측면에서 신을 닮음으로써 그에게 의존하기 때문이라고 한다.

라마누저도 유사한 맥락에서 지고의 행복감도 각개 영혼jīva의 또 다른 근본 속성이라고 말한다. 영혼jīva은 행위할 수 있는 힘도 가지고 있으며, 원초적으로 순수한 상태의 영혼들은 브람먼과 공통적으로 모든 상서로운 특성들을 지니고 있기 때문에 종종 브람먼과 동일한 것으로 묘사되기도 한다. 그러나 이 둘은 두 가지 요점에서 차이가 있다. 하나는 영혼들은 세상의 움직임에 대해서는 아무런 힘이 없고 세상의 창조와 통제는 전적으로 브람먼에게 달려 있다는 것이며, 다른 하나는 브람먼은 편재하지만 영혼은 원자만한 크기로 그 수가 무한하고 각기 다른 몸만큼 다양하다는 것이다.

님바르꺼에 의하면, 지뷔jīva는 그 시작을 알 수는 없지만 신의 은총으로 자신의 참된 본성이 완전히 드러날 때 끝을 맺을 수는 있는 무지의 소산인 자신의 까르머karma와 접촉함으로써 자신의 참된 모습이 왜곡되고 알 수 없게 모호하게 된다. 라마누저는 이에 관해 영혼들이 브람먼과의 본연의 유사성에도 불구하고 무지로 인해 물질과 결합하여 고통을 겪는데, 브람먼의 특성에 대한 올바른 앎으로 헌신bhakti하게 되면, 영혼은 본연의 순수함과 지복의 상태를 회복하여 해탈하게 된다고 보았다. 그러나 그 때에도 개별성은 유지되는데, 그러기에 "당신이 바로 그다tat tvam asi."는 영혼이 브람먼과 본연적으로 절대적으로 같다는 말이 아니다. 여기서 동격은 우리가 "저 화병은 흰색이다."라고 말할 때처럼 어떤 특성과 그 특성으로 한정지어지는 것이 동격이라는 의미에서 비유적으로 이해해야 하고, 그래서 브람먼의 속성과 양태인 영혼jīva은 본연적으로 브람먼에 매우 유사하거나, 브람먼의 일부라는 의미에서 브람먼이라고 했다.

② 어찟acit

님바르꺼는 지각이 없는 어찟acit, 즉 물질 세계는 세 가지 요소로 구성되어 있다고 보았다. 하나는 쌍키여에서 말하는 세상의 전개 요소 중에 세 가지 구나guṇa로 이루어진 쁘라끄르띠로부터 파생된 쁘라끄르떠prākṛta이고, 다른 하나는 마치 태양처럼 빛나는 이슈워러Īśvara의 광휘나 그의 거주지, 그의 장신구처럼 쁘라끄르띠로부터 파생된 것이 아닌 어쁘라끄르떠a-prākṛta이며, 그리고 시간 깔러kāla가 있다고 보았다. 라마누저는 지각이 없는 물질 세계는 브람먼과 영혼처럼 실재이지만 이 둘로부터는 본질적으로 구분되는 것이면서도, 동시에 브람먼의 속성을 형성하기에 브람먼과 떨어져서 독립적으로 존재할 수 없다고 한다. 이렇게 해서 라마누저에게 브람먼, 그리고 영혼과 물질은 개별적으로는 서로 구별되면서도 동시에 똑같이 실재하는 것으로, 영혼과 몸이 합일하듯이 함께 합일을 이루는 세 가지 개체라고 한다.

③ 이슈워러Īśvara

님바르꺼에 의하면, 세 번째 원리는 최상의 존재 브람먼Brahman, 또는 그의 화신 끄리슈너Kṛṣṇa다. 이 끄리슈너는 본성적으로 무지나 이기심, 욕정, 혐오나 집착 등 모든 결함으로부터 벗어나 있으며, 모든 복된 성품을 지니고, 모두가 사랑할 만하다. 창조의 신Vāsudeva, 봐수데워, 유지의 신Saṅkarṣaṇa, 쌍꺼르셔너, 개벽의 신Pradyumna, 쁘라듐너, 영적 지식의 보급신Aniruddha, 어니룯더의 역할을 하는 네 가지 형태로 현현顯現, vyūha하며[294], 물고기matsya, 맛치여, 거북이kūrma, 꾸르머 등 다양한 화신avatāra으로도 나타난다고 한다. 이 브람먼은 우주의 질료인Upādāna, 우빠다너이며 동시에 작용인Nimitta, 니밋떠인데, 찟cit과 어찟acit이 미세한 형태에서 거친 형태로 드러나도록 본연의 힘 샥띠Śakti가 작동할 수 있게 한다는 의미에서 질료인이고, 개아와 개아 자신이 행한 행위의 결과와 경험을 겪는 수단을 한데 통합시킨다는 의미에서 작용인이라고 한다. 그래서 우주의 창조는 전에는 미세하던 것이 거친 형태로 드러나는 것일 뿐으로, 일종의 빠리나머Pariṇāma, 즉 전변轉變과 수정일 뿐, 환상Māyā이 아니라고 한다.

라마누저도 님바르꺼와 마찬가지로 최상의 정신 브람먼을 지성이 없는 질료인質料因이기도 하고 지성이 있는 작용인作用因이기도 하다고 보았다. 가장 본질적인, 전지전능하고 무소부재하며 은총으로 가득하고 상서로운 속성들을 무한히 지니고 있으면서도 조건 지어지지 않은 존재로 영원하며 제약이 없고, 단일한 앎으로서 시공과 인과의 모든 제약으로부터 벗어나 있고 개아와 물질 세계로부터 구분된다고 보았기 때문에 브람먼은 때론 속성으로 한정된 것으로, 때론 한정되지 않은 것으로 묘사된다. 브람먼으로부터의 우주 창조는 뭔가 새로운 것의 생산이 아니라, 속성이나 조건의 변화일 뿐으로, 그것은 미세한 상태에서 거친 상태로의 단순한 변화라고 한다.

---

294 '현현'은 다양한 형태로 드러나는 본모습(svarūpa)의 투사, 투영을 의미한다. 봐이슈너워(Vaiśnava) 전통에서 여신 락슈미(Lakṣmī)는 뷔슈누(Viṣṇu)가 네 가지 역할로 나타날 때마다 배우자가 되어 그를 도왔다고 이야기한다.

브람먼이 몸과 양태를 갖추기 위해서 지각이 있는 생명체cit와 지각이 없는 무생물acit을 미세한 조건으로 갖는 것이 원인이라면, 브람먼이 몸과 양태를 갖추기 위해서 거친 형태를 갖는 것이 결과라고 한다. 마찬가지로 우주의 멸망은 거친 것이 미세하게 다시 흡수되는 것일 뿐이라고도 한다.

지금까지 설명한 이 세 가지, 찟cit, 어찟acit, 그리고 브람먼Brahman 사이의 상호관계에 대해서 님바르꺼는 이들이 차이가 없는 완전히 똑같은 것일 수는 없다고 한다. 이들 사이의 차이를 이야기한 『우뻐니셔드』에 나오는 구절들과 모순이 될 뿐만 아니라, 이 세 원리들의 본성과 속성들이 분명한 차이가 있음에도 불구하고 서로 혼란스럽게 될 것이기 때문이다. 그렇다고 이들의 관계가 완전히 다른 것일 수도 없는데, '당신이 바로 그다tat tvam asi.' 라든가, '내가 바로 브람머다aham brahma asmi.'라든가, '모든 것이 진정(혹은 결국)이 브람먼이다sarvam vai khalvidam brahman.' 등과 같은 구절에 모순이 될 것이기 때문이다. 뿐만 아니라 브람먼이 찟cit, 어찟acit으로부터 완전히 구별되는 것이라고 한다면, 무소부재無所不在하고 만물을 지배하는 것을 그만두고 찟, 어찟처럼 제한된 특성에 갇혀 버리게 될 것이기 때문이다.

실제로는 차이가 없이 존재하지만 우리가 보는 그런 차이는 우빠디Upādhi, 즉 한계 짓는 부가물 때문이라고도 말할 수 없는데, 만약 그렇다면 브람먼이 더 이상 순수하길 포기하고 우빠디, 즉 부가물들의 결합을 받아들여 즐거움과 괴로움, 혐오 등을 경험할 수 있게 되고, 변화와 수정을 겪게 될 것인데, 이 모든 것은 브람먼의 본성에 반대되기 때문이라고 한다. 그래서 진실은 다름과 같음 모두 똑같이 참되다는 것이다. 찟cit, 어찟acit은 브람먼으로부터 구분되는 속성과 능력들을 지니고 있다고 『우뻐니셔드』에 묘사된 만큼 브람먼과 다르며, 동시에 이들이 전적으로 브람먼에 의존하고 있으면서 그들 스스로는 독립적으로 존재할 수 없다는 의미에서 브람먼과 다르지 않다고 한다. 그러므로 붸더bheda, 다름은 존재의 가능성, 즉 의존적이면서도 따로 드러나는 존재의 가능성을 가리키는 것이며, 동시에 어붸더a-bheda, 다르지 않음은 독립적으로 존재할 수 있는 가능성이 없음을 가리키는 것이라고 한다.

반면에 라마누저는 개아個我, jivātman는 이슈워러와는 그의 양상에 따라 영원히 연결되어 있음에도 불구하고 그와는 다른 것으로, 모든 개아와 물질 세계와 유기적으로 연결된 유일한 브람먼(이슈워러)만이 하나의 궁극적 실체라고 한다. 이것은 마치 몸이 개아에 관한 것이듯이, 지성이 있거나 없는 세계는 최상의 정신에 관한 것으로, 지각이 있는 생명체cit든 지각이 없는 무생물acit이든 본질적으로 브람먼과 같을 수 없다는 것이다. 그렇지만 개아와 물질 세계가 최상의 정신 브람먼의 몸과 양태, 그리고 속성을 구성하고 제한한다고 하는데, 개아와 물질 세계에 의해 특성 지어지는 최상의 정신이 하나不二라는 것이며, 이렇게 다원성으로 제한되고 한정되는 불이론이라는 의미에서 그의 교리를 한정불이론限定不二論, Viśiṣṭādvaita이라고 한다.

이렇게 해서 라마누저의 교리가 님바르꺼의 교리와 공통점이 많다는 것을 보았는데, 둘 다 다름과 같음이 모두 참되다고 여겼다. 그러나 님바르꺼에게는 다름과 다르지 않음이 같은 차원의 것으로서 이 둘은 공존하며 똑같은 중요성을 가지고 있는 반면, 라마누저는 다르지 않음을 중요하게 여기면서도, 이것은 다름에 의해 특성 지어지기에 다름에 종속되는 것으로 보았다. 이렇게 영혼Ātman과 궁극의 실체 브람먼Brahman 사이에는 다원성과 구별이 있지만, 동시에 라마누저는 모든 영혼들의 동일성이 존재하고, 개개의 영혼이 브람먼과의 동일함을 깨달을 수 있는 가능성을 지니고 있음을 긍정했는데, 이는 그가 추구하는 궁극적인 목적이 박띠Bhakti 운동의 철학적 이론을 확립하는 것이었기 때문이다.

그는 모든 복된 특성을 지닌 유일자이자 인격신인 이슈워러Īśvara를 최상의 신으로 간주하면서 이슈워러는 초월적으로para, 현현으로vyūha, 화신으로

vibhava[295], 내재함으로antaryāmi, 성상으로arcā의 다섯 가지 형태로 나타난다고 하며, 지식jñāna, 힘bala, 주권aiśvarya, 능력sakti, 용기vīrya, 광휘tejas/agni와 같은 여섯 가지 신성한 특징을 지녔다고 한다. 라마누저는 이슈워러를 삼신 중의 하나인 뷔슈누Viṣṇu로 생각하는데, 뷔슈누가 역할에 따라 화현을 통해 지상에 내려온다고 하는 화신avatāra 사상은 뷔슈누 신앙이 전파되는 데 막강한 위력을 발휘하게 된다. 힌두교의 최고신으로서 다른 신들은 그의 나타남에 지나지 않는다고 여기게 되었기 때문이다.

라마누저의 교리는 다른 붸단떠학파들과 마찬가지로 『우빠니셔드』와 『바가왓 기따』 그리고 『브람머 쑤뜨러』의 세 가지 전거에 기초하면서 『뷔슈누 뿌라너Viṣṇu Purāṇa』[296]를 추가하여 토대로 삼으면서 봐이슈너뷔즘Vaiṣṇavism에 철학적 토대를 제공했는데, 그럼으로써 붸단떠 철학에 신앙적 숭배를 통합하는 영향을 끼쳤다. 라마누저는 또 다른 화신 끄리슈너Kṛiṣṇa[297]에 대한 신앙이 해탈을 성취하는 유일한 수단이라고 이야기한다. 이 신앙bhakti은 앎이 아니라 앎의 결과이며, 이것은 부수적이거나 예비적인 믿음이 아니고, 이기적일 수밖에 없는 행위가 아니라, 기름의 흐름처럼 끊어지지 않는 지속적인 알아차림dhruvā smṛti을 통해 명상의 결과로 일어나는 직관의 즉각적인 출현이라고 한다. 행위는 앎의 발생을 위해서만 필요할 뿐, 그 이상은 아니기에 라마누저에게 행위의 기능은 샹꺼러에게처럼 이차적이고 종속적인 것일 뿐이다.

라마누저에 의하면 삶의 이상은 나라여너Nārāyaṇa[298]의 세계를 달성하고 동

295 뷔바워(vibhava)의 일반적인 의미는 어디에든 존재한다는 편재이지만, 뷔슈누 종파에서는 최상의 존재가 이차적인 모습으로 전개되는 것을 뜻하기에, 화신(avatāra)과 다르지 않다.

296 18가지 『머하 뿌라너(Mahā Purāṇa)』들 중 하나로, 아수라들(Asura)과 데봐들(Deva) 간의 전쟁 이야기, 뷔슈누의 아워따러들에 대한 내용, 전설적인 왕들의 계보와 이들에 대한 이야기를 담고 있다. 여기서는 브람마와 쉬봐도 뷔슈누에 의존해 있다고 주장한다.

297 끄리슈너는 일명 '봐수데워(Vāsudeva)'로도 불리는데, 이 말은 봐수데워(Vasudeva)의 아들이라는 뜻이다.

298 뷔슈누의 다른 이름

시에 그의 보호 아래 완전한 자유와 축복을 누리는 것이다. 구원의 주된 수단 하나는 봐이슈너vaiṣna 신앙에서 근원을 추적 할 수 있는 쁘라빳띠prapatti, 즉 자신을 신에게 내어 맡기는 것이다. 이것은 나라여너의 자비와 권능에 대한 완전한 신뢰와 짝을 이루는 절대적 자기복종이다. 다른 하나는 『우빠니셔드』의 가르침에 근거하는 박띠bhakti라고 한다. 이것은 앎이 해탈의 수단이라는 『우빠니셔드』의 가르침으로부터 벗어나지 않았다는 것을 강조하기 위한 것으로, 그가 주장하는 박띠는, 까르머karma, 냐너jñāna, 박띠bhakti라고 알려져 있는 3단계의 훈련 과정을 포함하고 있다.

신화에 따르면, 브람먼으로서의 뷔슈누는 이미 9번을 화신으로 나타나서 인류를 악으로부터 구하고 정의를 회복하는 일을 했으며, 마지막 10번째 화신인 깔끼Kalki가 다시 인류를 구원하고 다르머를 회복하기 위해 올 것이라고 한다. 여기서 붓다는 뷔슈누의 아홉 번째 화신으로 간주되며, 이렇게 함으로써 불교를 힌두의 일부로 희석하는 계기를 만들었다. 뷔슈누는 다양한 별명이 있는데, 하리Hari, 무지와 어둠을 없애는 신, 봐수데워Vāsudeva, 끄리슈너의 별명, 자간나터Jagannātha, 세상의 보호자, 뷔끄란떠Vikranta, 어디든 존재할 수 있는 자, 마만터Mamantha, 사랑의 신, 스와얌부Svayambhu, 스스로 존재하는 자, 나라여너Nārāyaṇa, 물에서 태어난 사람의 아들, 아디무르띠Adimurti, 최초의 현시자, 빠드머나버Padmanābha, 연꽃 모양 배꼽을 가진 자, 락슈미나터Lakṣminātha 또는 슈리나터Śrīnātha, 행운의 여신 락슈미의 주인 등등이 그것이다. 뷔슈누의 어떤 특성을 부각시킨 이름이거나 아니면 그의 화신 중 하나인 끄리슈너Kṛiṣṇa의 별명도 있고, 어떤 이름들은 뷔슈누에 흡수된 지역 신들의 이름도 있어서, 지역의 신앙 집단을 흡수하여 세력을 증대시켰음을 볼 수 있다. 신이 절대자로 남으면서도 차별화된 속성을 지녀 신봉자들이 쉽게 다가올 수 있게 되었기 때문이다.

2. 마드워의 일신교적 이원론

13세기의 마드워Madhva는 샹꺼러의 불이론뿐만 아니라, 라마누저의 한정 불이론에 대해서도 비판적이었다. 마드워의 교리는 아뜨먼과 브람먼 사이에 근본적인 차이가 존재한다는 전제에서 시작한다. 마드워도 라마누저가 그랬던 것처럼 인격신인 뷔슈누Viṣṇu를 최상의 신으로 주장함으로써 『우뻐니셔드』에서 말하는 절대적 실체인 브람먼과 동일시하며, 뷔슈누만이 독립적이고, 다른 모든 신들과 존재들은 그에게 의존해 있다고 여겼다. 그런데 마드워의 교리를 이원론二元論, dvaita이라고 하는 이유는 이슈워러를 완전한 최상의 실체로 보면서도 동시에 세상도 별도의 실체로 보기 때문이다. 그는 다양성으로 인해 우주의 모든 사물들이 존재한다고 하며, 브람먼Bhar-man과 개아個我, jīva, 그리고 무정無情, jaḍa[299] 사이에 절대적이고 영원한 차이가 있다고 주장한다. 마드워는 『브람머 쑤뜨러』에 명백하게 확립된 내용인 브람먼이 우주의 질료인이라는 것도 부정한다. 쁘라끄르띠로부터 창조된 세상은 최상의 정신으로부터 완전히 구별되는데, 그래서 최상의 정신은 우주의 작용인이지, 질료인은 아니라는 것이다. 지성이 없는 물질 세계가 지성이 있는 존재로부터 산출될 수 있다고 가정할 수 없기 때문이라고 한다.

마드워에 따르면 신은 세계 속에 내재하며 그 안에서 조절하며, 개별적 자아와 물질들을 구체화하는 것으로 간주된다. 그러나 신은 그의 첫 번째 산물인 세 가지 구나guṇa를 초월해 있다. 그의 주된 기능은 여덟 가지인데, 창조와 보호, 해체, 전능, 지식, 현현, 개아를 세상과 구원에 대한 앎에 참여시키는 것이다. 개체적 자아가 신과 유사한 지각력과 지복의 공통적인 성

299 무정(無情)이라는 단어는 '얼이 빠진, 정신이 없는, 지각 작용 또는 마음 작용이 없는 의미에서의' 물질을 가리키는 싼스끄리뜨어 자더(jaḍa)의 한역어다. 이에 반대되는 유정(有情)이라는 단어는 싼스끄리뜨어로 쌋뜨워(sattva), 빠알리어로 쌋떠(satta)를 옮긴 한역어로, 불교에서 정신이 살아 있는 생명체나 중생을 가리킨다. 여기서 쌋뜨워(sattva)는 구나(guṇa) 중 하나인 쌋뜨워(sattva)와 동음이의어로 의미상 관계가 없다.

질을 지니고 있을지라도, 개아는 신으로부터 완전히 다른 존재로서 각기 서로 달라서 셀 수 없이 많으며, 무지를 비롯한 결함들로 특성 지워진 존재로서, 신의 은총에 의존하지 않는 한 삶의 속박으로부터 자유로워질 수 없다고 한다. 이 학파에서도 윤회saṃsāra의 주요한 원인은 시작이 없는 무지avidya라고 보며, 이로부터의 해방은 이 무지와 윤회를 극복하는 데 달려 있다고 보았다. 그러나 보편적 무시간적 절대와 융해되어 하나가 되는 것에 대한 지식과 앎이 이번 삶에 해탈mokṣa의 상태로 이끌 수 있다고 주장한 불이론과는 다르게, 이원론에서의 해탈은 오직 신이 그렇게 원할 때만 삶 뒤에나 가능한 것이라고 주장한다. 생해탈生解脫, Jīvanmukti의 개념을 과감하게 부정할 뿐만 아니라 신이 원치 않으면 다시 태어난다는 것이다. 게다가 마드워는 신이 인간의 영혼을 창조했다고 강조한다. 그리고 개인의 영혼은 과거에도 그렇고 미래에도 그렇고 결코 신과 하나될 수 없다고 한다. 인간이 추구할 수 있는 최상의 가치는 신에게 무한히 가까워져서 은총을 누리는 것이라고 하여 기독교의 창조론과 구원론을 연상시킨다. 자신의 자아에 대한 명상적인 앎은 신의 은총을 통하여 궁극적 자유를 성취할 때, 직접적인 경험으로 변형된다고 한다. 이 말은 신에 대한 앎이 해탈에 있어서 자아에 대한 앎보다 더 본질적이라는 것이다. 그래서 자아에 대한 앎은, 무한한 신의 지복과 앎에 비한다면 유한한 것이라고 한다. 해탈은 하리Hari[300]를 지각하거나 직접적으로 앎으로써 성취되는 것으로, 이러한 직접적인 앎을 성취하기 위해 필요한 수단은 현생이나 내생에 대한 집착을 없애는 이욕離欲, Vairāgya, 평정과 자제력Śama, 자신을 내어 맡김Śaraṇāgati, 신에 대한 사랑Paramātma-bhakti, 모든 행위를 하리Hari에게 바침 등등으로 신의 위대함과 선함에 대한 중단 없는 사랑과 헌신, 박띠bhakti를 전제로 하는 것이라고 한다. 이

300 뷔슈누-끄리슈너의 다른 이름으로, '무지와 악업을 없애는 이'라는 의미의 싼스끄리뜨 어근 √hṛ에서 파생되었다고 보는 견해가 있다.

것은 『바가왓 기따』에서 이야기하는 까르머요가의 정신 아래 삶 속에서 자신에게 주어진 의무들을 마지막 순간까지 실천해야 하는 것이라고 강조한다. 브람마를 인격적인 신으로 간주하는 라마누저와 마드워의 접근은 박띠 Bhakti 철학으로 알려져 있다. 이들 철학은 궁극적 실재로서 유신론을 들고 있으며 신성의 인격화에 초점을 맞추고 있다.

3. 인도 중세의 힌두 종파의 발전

이상으로 앎을 통한 해탈의 길 냐너요가Jñāna-Yoga와 신앙을 통한 구원의 길 박띠 요가Bhakti-Yoga로 드러나는 뷔단떠 철학에 대해서 알아보았는데, 이는 모두 인도 중세에 유행한 철학 사조다. 인도의 중세라 하면, 굽따 제국의 멸망(550년)으로부터 16세기 무굴 제국이 성립하기까지의 시기로 본다. 굽따 제국은 서기 240년 마가더 지역에서 발흥하여 힌두의 르네상스 시대라고 할 만큼 인도의 민족주의적 성격이 드러나는 고유 문화를 번영시키며 북인도를 다스린 국가로, 제국이 힌두교를 후원한 이래 불교는 급속히 쇠퇴하기 시작하고, 불교와 힌두교가 동화되는 과정에서 신격과 주술, 의례를 받아들여 이들을 불교화한 밀교가 등장하게 된다.

굽따 제국이 550년에 멸망한 후 인도에는 중소 국가들의 투쟁사가 전개되는데, 720년경에는 페르시아를 정복한 아랍 제국이 현재의 파키스탄 근방을 병합하고, 그 무렵 아랍 반도에서 온 소규모의 무역상들이 께랄라Kerala와 같은 남인도 해안을 통한 교역으로 번영을 누리면서 이슬람교가 유입되게 된다. 10세기 이후 하층민들은 신분제의 틀이 엄격했던 힌두교 대신 평등 사상이 담긴 이슬람교로 개종하곤 했는데, 이후 북인도 지역에서는 델리 술탄국1206~1526과 중서부에서는 데칸 술탄국1490~1596 등의 이슬람 왕조가 등장하는 배경 속에서 믿음과 헌신을 강조하는 봐이슈너뷔즘Vaiṣṇavism이 성행하게 되었다.

이후 인도에는 16세기 초부터 19세기 중반까지 오늘날의 인도 북부와 파키스탄, 아프가니스탄에 이르는 지역을 지배한 이슬람 왕조인 무굴 제국[301]이 통치하면서 근대로 들어서게 된다. 무굴 제국 시기에 형성된 문화는 특히 타지마할 등으로 대표되는 건축과 문학, 음악 등은 힌두 문화와 터키-페르시아계 문화의 융합으로 오늘날 인도에 상당한 영향을 미치고 있다. 무굴 제국 시대는 전국이 도로와 통신망으로 연결되어 광대한 영역이 하나의 통치권 아래 놓이면서 법과 질서의 체계가 수립되고 화폐경제가 활성화되면서 상업이 발달하고 도시가 흥성하게 되었다. 서아시아, 유럽 등과 매우 활발하게 무역이 진행되었는데, 특히 포르투갈, 네덜란드, 영국 등과의 교역은 무굴 제국 산업의 발달에 커다란 자극이 되었고, 이를 통해 면직물과 홍차, 향신료 같은 인도의 제품이 유럽 시장에 본격적으로 진출하게 되었다.

17세기 초반부터 포르투갈을 비롯한 유럽 열강의 본격적인 인도 침입이 시작되는데, 인도산 수제 면포가 유럽에 유입되어 대유행을 하면서 네덜란드, 영국, 프랑스가 인도의 상권을 두고 각축을 벌이게 된다. 그 사이 17세기 후반이 되면서 무굴 제국 6대 황제에 등극한 아우랑제브는 기존의 종교적 관용 조치를 타파하고 엄격한 이슬람교 수니파에 가르침에 따라 지배를

301 무갈(Mughal)이라고 하고, 또는 모굴(Mogul/Moghul)이라고도 부르는 이 제국은 16세기 초부터 19세기 중반까지 남아시아 지역에 근현대에 성립했던 제국이다. 이 제국은 약 2세기에 걸쳐 서쪽으로는 인더스 계곡 끝자락으로부터 북쪽으로는 까쉬미르(Kashmir)까지 그 사이에 북아프가니스탄을 끼고, 동쪽으로는 오늘날의 아쌈(Assam)과 방글라데시 고지대까지, 그리고 남쪽으로는 데칸고원까지 펼쳐졌던 광대한 영토를 자랑하는 제국이다. 무굴 제국은 티무르 왕조에 속한 바부르로부터 시작되었다. 티무르 왕조(Timurid dynasty)는 군벌 티무르(Timur)를 시조로 하는 몽골인 부족 출신의 수니파 무슬림 왕조다. 스스로는 구르칸 왕조(Gūrkāniyān)라고 칭했다. '구르칸'이란 '사위, 부마'라는 뜻으로, 티무르가 칭기즈칸의 직계 후손이 아니라서, 칭기즈칸 혈통의 사라이 물크 카눔을 아내로 맞이하면서 정통성을 확보했기 때문에, 즉 칭기즈칸 혈통의 부마에 해당하기 때문에 자칭한 것이다. 무갈이나 모굴이라는 명칭은 '몽골(Mongol)'이 아랍어와 페르시아어로 변형된 것으로, 티무르 왕조가 몽골계임을 강조하기 위한 것이다. 티무르 왕조의 군주들은 혈통적으로 몽골인이지만, 문화적으로는 페르시아 문화의 영향을 받았다.

강화하고 인두세人頭稅를 부활했기 때문에 힌두교도의 지지를 잃게 된다.[302] 18세기 초, 인도에는 각 지방에서 무굴 제국에 대항하는 여러 정권들이 등장하면서 분열하기 시작하는데, 영국 동인도 회사는 이 틈을 타 인도에 대한 지배를 확대해 나가고, 18세기 후반에는 우세한 무력으로 영국이 다른 유럽 국가들을 물리치고 인도에서의 패권을 장악하게 된다.

4. 서양 사상가들에 끼친 영향

서구 열강에 의해 아시아의 여러 지역이 식민지화되는 결과로 18세기 후반 이후 서구 세계와 아시아 사이에 사상의 교환이 발생하여 서양의 종교성에도 영향을 미쳤는데, 1801년과 1802년에 독일에서 두 번에 출간된 『우빠니샤드』의 첫 번역본은 쇼펜하우어[303]가 "삶의 위안"이라고 부를 만큼 그에게 중대한 영향을 끼쳤다. 그런데 그보다 놀라운 사실 하나는 시기적으로도 훨씬 이전인 17세기 중반에 네덜란드의 철학자 스피노자[304]가 자

302 결국 아우랑제브에 대항해 1674년 쉬바지가 힌두교도 호족들로 이루어진 마라타 왕국(마라타 동맹, 1674~1818)을 건국하고 구자라트/마디아프라데시 지방까지 진출함과 동시에 델리까지 일시적으로 점령하였다. 또한 부유한 뻔잡 지방에서 시크교(Sikhism) 세력이 힘을 모아 시크 동맹(1716~1799)을 결성하고 반란을 일으킴과 더불어 시크 왕국(1799~1849)을 세우며 무굴 제국의 천하가 기울기 시작했다. 여기에 라지푸트족의 소국, 자트족의 소국들, 아와드족 세력들까지 난립하면서 인도는 그야말로 벌집이 되어 버렸고, 이들은 하나같이 자신들을 억압하던 무굴 제국에 적대적이었다. 아프샤르 왕조의 전투 괴물 나디르 샤는 1739년 델리에 입성하여 엄청난 살육과 함께 약탈을 하였고, 이는 무굴 제국 시대의 종말을 알리는 결정적인 타격이었다. 하지만 무굴 제국은 이런 적대 세력들을 예전처럼 통합시키지 못했다. 오히려 아우랑제브 사후 무굴 제국 내부의 혼란과 분열도 심각해졌고, 여기에 페르시아의 침공까지 겪게 되면서 사실상 무굴 제국은 형식적으로만 존재하게 되었다.

303 쇼펜하우어(1788~1860)는 염세주의 철학으로 유명한 독일의 철학자다. 금욕주의와 자기 부정, 세계를 드러난 현상으로 보는 관점 등 인도 철학의 주요 교의를 긍정하고 알린 서양 철학의 초기 사상가 중 한 명이다.

304 스피노자(1632~1677)는 포르투갈에서 네덜란드로 망명한 유대인 집안에 태어난 철학자다. 5세 때에 유대인회 에츠 하임에 등록되어 탈무드 학교의 랍비 사울 레비 모르테이라 밑에서 유대 철학과 신학을 전수 받은 것으로 보인다. 유대교 회당인 시나고그(synagogue)에서 전통적인 유대식 교육을 받았고, 율법학자(랍비)가 될 것이라고 촉망받았으나, 라틴어를 배우고 그리스 철학 및 아랍 철학을 접하면서 유대 교의(敎義)에 만족하지 않게 된다. 이후 르네상스와 데카르트 등의 영향을 받아 1651년경부터 독자적인 사상을 갖게 된다. 그는 17세기 철학이 낳은 위대한 합리론자 중 한 명으로 여겨지는데, 데카르트의 사상이 서양 철학에 신기원을 이루면서, 스피노자는 네덜란드 철학의 황금기를 이끈 선도자가 되었다. 스피노자는 구약성경의 진위와 신의 본성에 관해 상당이 논쟁적인 사상을 전개했는데, 이로 인해 유대교 공동체는 그의 나이 23세

아와 우주에 대한 현대적 개념을 포함하여, 구약성서 비평과 깨달음에 대해 이야기했는데, 외국의 초기 싼스끄리뜨어 학자들인 19세기 독일의 테오도어 골드슈티커[305]와 막스 뮬러[306]는 스피노자의 사상이 주요 개념들을 힌두로부터 빌려왔다고 의심이 들 정도로 뵈단떠의 사상을 정확하게 묘사하고 있다고 보았다. 하지만 스피노자의 일대기를 보아선 그가 뵈단떠의 이론들을 공부했을 개연성은 없어 보인다고 한다.

에 그의 가족을 포함한 유대 공동체로부터 추방당하고 외면당하는 가장 엄한 파문을 그에게 선고했다. 그의 책은 나중에 가톨릭교회 금서 목록에 추가된다. 동시대인들로부터 종종 무신론자로 불렸는데, 그는 어디서고 신의 존재를 부정한 적이 없다.

305 테오도어 골드슈티커(Theodor Goldstücker, 1821~1872)는 외국의 초기 싼스끄리뜨어 학자 중에 뵈단떠의 종교적 개념들과 스피노자의 개념들 사이의 유사성을 주목한 사람이다.

306 막스 뮬러(Max Müller, 1823~1900)는 독일 출신의 영국 언어학자이자 종교학자다. 라이프치히대학에서 싼스끄리뜨어를 배우고, 파리의 뷔르뉘프 밑에서 『붸더』를 연구하였다. 그 후 영국으로 건너가 옥스퍼드대학에서 문학, 언어학 등을 강의하였고, 1870년 런던의 왕립협회에서 행한 강연 중에 '종교학'이란 표현을 사용하여 일체의 종교를 객관적·과학적으로 비교 연구할 필요성을 역설하였다. 그 후 뮐러는 일반에게 근대 종교학의 시조로 여겨지게 되었다.

12장

신앙 운동의 형태 1

봐이슈너뷔즘

‘신앙의 요가(박띠요가)’는 현대 인도 문화의 뿌리인 힌두교와 어떤 관련이 있을까? 이 장에서는 신앙 운동 형태로 발현되어 비슈누신을 숭배하는 봐이슈너뷔즘이 어떻게 성립하고 확산되었는지 살펴본다.

박띠요가의 기원

라저요가와 앎의 요가가 마음의 변형과 초월을 통하여 주로 자아실현을 이루고자 하는 것이라면, 하타요가는 신체의 변화를 통해서 같은 목적을 열망하는 것이다. 박띠요가Bhakti-Yoga는 헌신의 길로 불리며, 힌두교에서 인격적 신을 향한 사랑의 헌신에 초점을 맞추는 것이다. 박띠bhakti는 싼스끄리뜨 어근 바즈√bhaj, 섬기고 숭배하다에서 파생된 용어로, 헌신 또는 사랑으로 번역한다. 따라서 박띠는 신에 대한 헌신적인 사랑이라고 할 수 있다. 신에 대한 사랑을 통하여 자아의 초월적 힘이 발현되도록 하는 것이다. 이것은 힌두이즘 안에서 '앎Jñāna의 요가'와 '행위Karma의 요가'와 더불어 해탈로 인도하는 세 가지 길 중에 하나다.

『붸더』에 실린 찬가는 여러 가지의 높은 힘을 기원하고, 신에 대한 숭배로 존경심을 표하며 기념하는 것이다. 여기에서 박띠요가의 뿌리를 발견한다. 『리그 붸더』에 등장하는 루드러Rudra는 폭풍의 신으로서, 그의 분노로 인해 자손을 포함한 사람들과 가축들이 상처받지 않기를 기원하면서 그에게 공물을 바치는 대상으로 등장한다. 루드러가 지닌 힘은 땅의 모든 존재들을 지각할 뿐만 아니라, 그의 우주적 통치권으로는 신들을 지각하기에, 그가 지닌 그러한 최고의 힘을 찬양하는 것이다. 『어터르워 붸더Aṭharva Veda』에서는 모든 창조물의 신으로 묘사되는데, 그의 분노는 모든 곳에 미치며 별과 달도 제어한다고 한다. 그는 하늘과 불, 물, 행성, 약초, 모든 존재 속에 존재하며, 모든 지역을 떠도는 자들의 보호자이며 탁월한 지도자다. 그러므로 여러 가지 방법으로 그를 달래면 무섭고 파괴적인 신에서 자비로운 신이 된다고 믿었다. 『여주르 붸더Yajur Veda』에서 그는 창조와 파괴의 능력이 있는 전지전능한 신으로 등장한다. 『붸더』에 나타나는 이러한 루드러에 대한 묘사로부터 후에 루드러 샤이붜Rudra Śaiva[307]에 대한 예배 체계와 여러 단체가 만들어졌다.

일반적으로 박띠요가에 대한 개념은 뷔슈누신을 숭배하는 봐이슈너워 전통에서 나왔지만, 쉬뷔신을 숭배하는 샤이뷔즘과 봐이슈너뷔즘 둘 다의 믿음과 수행은 신에게 자신을 내맡기는 것을 바탕으로 한다. 신에 대한 헌신적인 사랑을 뜻하는 박띠bakti는 아리안족이 인도 대륙에 이주하기 이전의 토착 민족 신앙으로 드라비더족에 속하거나 그 이전부터 시작되었다고 본다. 박띠는 남신이나 여신 중 하나를 선택하여 헌신하는 수행으로서, 신에 대한 앎jñāna의 형태로도 헌신이 가능하며, 신앙 행위로는 만뜨러mantra 암송 및 제사pūjā를 통해 독창bhajan과 합창kīrtan[308]을 하고 신의 이름을 암송japa하거나 신에 대해 묵상upāsanā하는 것 등이 있는데, 우리가 신에 바치는 어떤 것이라 할지라도 헌신의 상징이라고 한다. 헌신은 또한 예술적 심성에도 호소한다. 그림이나 성상聖像, 의례와 찬가의 사용은 헌신을 통하여 신성에게로 직접 나아가게 하는 예술과 문학의 미묘한 모습이라고 한다.

헌신의 길은 모든 곳에 모든 사물 내에 있는 신의 모습을 찾는 것으로, 궁극적으로는 우리 자신의 가슴속에 있는 신성을 깨닫고자 하는 것이다. 신에게 바치는 헌신이란 무엇을 할지라도 믿음으로 하는 것이며, 신성한 사랑에 대한 경배를 바탕으로 하는 것이다. 이러한 경배는 인간에 의하여 선택된 신들이나 신의 화신avatāra들에게 행해진다.[309] 우선적으로 어떠한 형상

307 루드러의 다른 이름 쉬뷔(Śiva)를 숭배하는 것이지만, 이는 사실 루드러 이전에 지역에서 숭배되던 쉬뷔를 루드러로 동일시하여 숭배하는 것이다.

308 독창과 합창인 바잔(bhajan)과 끼르딴(kīrtan)은 『싸머 붸더(Sāma Veda)』의 운율과 음악적 전통에 뿌리를 두고 있다. 왜냐면, 『싸머 붸더』는 읽기 위한 경전이라기보다는 노래로 들어야 하는 악보와 같기 때문이다. 이 둘은 신앙적 행위 예술로서 공동의 목적과 주제 등이 서로 밀접하게 연결되어 있는데, 바잔이 한 명의 가수가 한두 개의 단출한 악기에 맞추어 보다 자유롭게 노래하는 것이라면, 끼르딴은 두 개 이상의 악기들과 함께 붸더 시대의 운율에 기초하여 여러 명이 사설을 주고받고 추임새를 넣거나 합창을 하는 등 보다 조직적인 운용을 하는 차이가 있다. 여기에는 우리 판소리의 발림이나 너름새처럼 감정적 상태를 표현하는 몸짓이 포함되며, 관중들의 응답을 불러내거나 떼창을 하도록 짜기도 한다.

309 여성은 끄리슈너와(Kṛiṣna), 라머(Rāma)와 같은 남성의 형상을 한 신을 경배하고, 남성은 데뷔(Devī), 샤띠(Śakti), 두르가(Durgā), 깔리(Kālī) 등 다양한 형상의 여신을 경배할 수 있다. 이러한 신들은 요가의 길에서 내면에 영감을 불어넣고 안내자가 된다고 한다. 스승이나 구루가 경배의 대상이 되는 경우, 그들의 인격에

에 의식을 투사하는 것은 형상 없음으로 가기 위한 수단 또는 마음의 집중을 돕는 상징에 불과하다. 방법적으로는 수행을 하는 요기yogi는 뷔슈누 또는 쉬뷔를, 요기니yogini[310]는 자신이 환생하고자 하는 여신의 형상을 경배할 수도 있다. 더 나아가 예수나, 성모 마리아, 기독교적 전통의 여러 성인들, 가장 고귀한 이상이나 위대한 개념이 될 수도 있을 것이다.

다시 말해서 박띠요가는 인간 존재의 정서적 에너지가 신성을 향해 흐르도록 하는 것이기 때문에, 헌신자bhakta들은 신과의 동일시보다 오히려 신과의 영적 교섭과 융합이라는 말을 즐겨 쓴다. 『바가왓 기따』에서 아르주너Arjuna가 압도적이고 두려운 마음이 일어나게 하는 신의 환영을 목격하는 장면은, 헌신자가 신에게 융합되는 궁극적 순간이다. 이 순간 헌신자와 신은 사랑으로 분리할 수 없는 하나가 된다. 그러나 신과 구루에 대한 믿음이 없는 사람에게는 신비한 지식을 나눌 가치가 없다고 단언한다. 신의 은총과 호의를 통해서 영원하고 불변하는 안식처를 획득할 수 있다는 것이다. 박띠요가는 인격신과의 합일을 목표로 하는 헌신의 신념체계다. 더불어 박띠요가는 하나의 신에 대한 봉사와 인류에 대한 봉사를 포함한다. 헌신이 신을 향한 영혼의 자세라면, 자비는 다른 창조물에 대한 신과 깨달은 영혼의 자세다. 진정한 자비는 신의 특질이며, 각자의 내면에 있는 신성의 힘과 지성을 존중하고 그것이 꽃피도록 하는 힘이다.

『바가왓 기따』에서 신의 화신인 끄리슈너는 "모든 시간에 (삶의 전장에서) 나를 생각하면서 싸워라. 마음과 지성으로 나에게 헌신하라. 의심의 여지없이 나에게로 오롯이 올 것이다."[VIII.7]라고 말한다. 또한 그는 요가 중에서 그에게 헌신하는 것이 최고라고 강조한다. 어떠한 형상이라 하더라도 믿음으로 그에게 숭배하기를 원하는 헌신자는 확고한 믿음을 만든다.[VII.21] 흔들리지

경배하는 것이 아니라 그들 안에 있는 신성에게 경배를 드리는 것이다.

310 여성 수행자를 지칭하는 용어

않는 헌신의 길을 통하여 자신을 받드는 사람은 구나guṇa를 초월해서 브람먼Brahman과 하나됨을 실현한다.[XIV.26] 박띠요가는 빨리 올바른 사람이 되게 하고 영원한 평화에 도달하게 한다.[IX.31] 뿐만 아니라 이것은 다른 요가의 종류에 비해서 쉽다고 표현한다.[IX.2] 그렇다고 박띠요가가 브람먼에 대한 앎이 결여되어 있는 것이 아니라고 말한다.[XI.54]

뷔슈누신을 숭배하는 봐이슈너뷔즘

뷔슈누Viṣṇu는 어떤 신인가? 뷔슈누는 죽음을 피할 수 없는 인간 존재 속으로 들어간 보편적 인간이자 신성한 존재로 알려져 있다. 즉 모든 창조물 안에 퍼져 있는 신성의 현존이다. 그는 세상에 질서를 주고, 그의 세 발걸음으로 창조물을 측정하는 신성한 의식이라고 한다. 또한 그는 태양 그 자체이고 태양의 상징인 싸뷔뜨르Savitṛ[311]라고도 한다. 여러 『뿌라너Purāṇa』[312]에서 10명의 뷔슈누의 화신들avatāra[313]을 인정한다. 이 화신들을 출현했다고 하는 순서대로 살펴보면, 물고기Matsya, 맛치여, 거북이Kūrma, 꾸르머, 멧돼지Varāha, 봐라허, 반인반수Narasiṃha, 나라싱허, 난쟁이Vāmana, 봐머너, 도끼를 든 라머Paraśurāma, 빠라슈라머, 라머Rāma, 『라마여너』의 주인공, 끄리슈너Kṛiṣṇa, 신성한 연인, 붓다Buddha, 완성자 또는 구원자Karki, 까르끼다.[314] 이 계보는 우리 인간의 영혼이 동물적인 영역에서 영적 지

311 태고의 어머니 여신 아디띠(Aditi)의 아들이라는 뜻으로 아디뗘(Āditya)라고 부르는 이 신은 때론 태양신의 다른 이름 사뷔뜨르(Savitṛ)라고 불리기도 한다. 일출 전까지 태양의 생동감을 나타낸 말인데, 이러한 유형의 신들은 『붸더』의 태양신과 관련된 것이다.

312 『뿌라너(Purāṇa)』는 폭넓은 화제에 대한 인도 문학의 거대한 장르다. 특히 전설과 상이한 전통들의 구전 설화들이다. 싼스끄리뜨어와 따밀(Tamil)뿐만 아니라 다른 인도 언어로도 작성되었다. 이러한 많은 텍스들은 뷔슈누(Viṣṇu), 쉬붜(Śiva), 브람마(Brahmā), 샤띠(Śakti)와 같은 주요 힌두 신들의 이름을 따서 명명되었다. 뿌라너(purāṇa) 장르의 문학은 힌두이즘(Hinduism)과 자이니즘(Jainism) 둘 다에서 발견된다.

313 메시아의 사상은 고대 페르시아의 조로아스터교로부터 서양 종교인 기독교, 이슬람교로부터 들어왔다. 힌두교의 화신 사상과 연계되어 있다고 보인다.

314 『바거워떠 뿌라너(Bhāgavata Purāṇa)』에 따르면, 라머(Rāma)와 끄리슈너(Kṛiṣṇa)를 포함해 뷔슈누의 스물

식의 영역으로 진보해 가는 것으로 보여 주고 있다

이들 중 라머Rāma는 람Ram으로도 부르는데, 태양신의 형상으로 악마를 물리치고 암흑의 바다를 건너가게 하는 떠오르는 태양으로 알려져 있다. 라머의 아내는 대지의 여신인 시따Sītā[315]다. 그녀는 포용의 마음과 순수한 헌신의 힘이다. 『라마여너』에 보면 브람민brahmin으로 위장한 악마 라봐너Rāvaṇa[316]가 시따를 속여 라머로부터 그녀를 빼앗아 가는 이야기가 나온다. 라머의 가장 중요한 조력자인 허누만Hanumān은 원숭이의 모습을 한 바람의 신, 마루띠Māruti다.

끄리슈너Krisṇa는 피리를 부는 신성한 모습의 연주자의 형상으로 알려져 있으며, 신성한 사랑과 기쁨의 구현이다. 아기, 소년, 젊은 연인, 무사, 왕, 현자 등의 다양한 모습을 가지고 있다. 끄리슈너는 젊은 연인으로 등장하는 라다Rādhā[317]와 왕비인 루크미니Rukmiṇī[318], 고삐Gopī[319] 등과 같은 무수한 배우자를 가지고 있다. 그는 각각의 배우자들을 위하여 다른 모습을 취한다고 한다.

10명의 뷔슈누의 화신 중 아홉 번째인 붓다Buddha까지는 이미 과거에 출현했던 화신들이고, 열 번째인 백마를 타고 있는 모습을 한 까르끼Karki는 힌두의 메시아로서 암흑시대 말기에 사악한 자들을 멸하고 지상에 진리의 법칙을 세우기 위하여 온다고 한다. 그는 이미 세상에 태어났으며 인류를 위

두 명의 화신들이 있다.

315 시따(Sītā)는 힌두 여신의 하나로 『라마여너』의 여자 주인공이다.

316 스리랑카의 악마의 왕으로 힌두 서사시 『라마여너』에서 주된 적으로 각색되었다.

317 라다(Rādhā)는 힌두 여신으로 끄리슈너의 배우자다. 그녀는 락슈미(Lakṣmī)의 화신으로 간주되기도 한다.

318 문자적으로 '금빛 찬란한'이라는 의미다. 끄리슈너의 첫 번째 왕비로 락슈미의 화신이라고도 한다.

319 고삐(Gopi)는 싼스끄리뜨어 고뻐(Gopa)에서 유래된 여성 명사다. 고뻐는 동인도의 비하르(Bihar), 자르칸드(Jharkhand), 그리고 서벵갈(West Bengal) 지역의 야다브(Yadav, 또는 아히르Ahir) 신분과 동의어로 쓰인다. 머하바러떠 시기에 야다브들은 끄리슈너가 리더인 봐이슈너뷔즘의 추종자들로 알려졌다. 이들은 직업상 끄리슈너와 같이 소치는 목동(Gopa)이지만, 동시에 꾸룩쉐뜨러(Kurukṣetra) 즉 전투에 참여한 전사 계급(Kṣatriya)이다. 오늘날 아히르(Ahir)들은 끄리슈너에 대한 무조건적 헌신으로 유명한 봐이슈너뷔즘의 추종자들이다.

하여 새로운 영성의 시대를 여는 것으로 말한다.

인도의 종교는 기독교 발생 이전에 쉬붜신을 숭배하는 샤이뷔즘Śaivism과 뷔슈누신을 숭배하는 봐이슈너뷔즘Vaiṣṇavism이라는 두 가지의 주된 방향으로 발전되었다. 굽따Gupta 왕조[320] 시대에 자인교와 불교의 성공적 발전에 대항하여 나타난 힌두교의 부흥이란, 실제로 이 두 가지 교리의 회복을 의미한다. 종교적 교리들과 『우빠니셔드』 이론들의 융화는 붸단떠 철학과 봐이슈너뷔즘과 샤이뷔즘으로 드러난 종파의 사상적 결합을 의미하는 것이다.

앞 장에서 붸단떠 철학의 변천사를 설명하면서, 뷔슈누신을 신앙하는 봐이슈너뷔즘에 대해 이야기했는데, 이에 대해 몇 가지 추가 설명이 필요해 보인다. 먼저 뷔슈누신의 개념이 붸더 시대부터 일관되게 전해져 내려온 것이 아니라는 것이다. 신에 대한 개념도 수천 년에 걸쳐 각기 다른 지역민들의 민간 신앙과의 상호 작용 속에서, 지역 신들을 흡수 병합하며 외연을 확장하는 가운데 지속적인 변화가 있었는데, 여기에는 붸더 시기의 브람먼교에서 굽따 시대의 힌두교로의 종교적 변화가 있다. 이 사이에 불교의 출현이 그다음에 이어지는 힌두교에 영향을 미치고, 이것은 브람먼에 대한 이해의 차이에서 비롯된 신앙 형태가 다양화 되는 데 찬반의 작용을 했다.

봐이슈너뷔즘은 뷔슈누Viṣṇu신을 최고 실체로 여기며 뷔슈누와 그의 화신들에 대한 헌신이 중심이 되는 신앙 활동이다. 그러나 이러한 유신론적인 봐이슈너뷔즘의 기원은 고대의 『리그 붸더Rig Veda』에 등장하는 신인 뷔슈누로 결코 거슬러 올라갈 수가 없다고 한다. 오늘날 우리가 이해하고 있는 뷔슈누의 숭배는 그 뷔슈누를 의미하지 않기 때문이다.

붸더 시대는 기원전 1,500년에서 1,000년까지 인더스와 뻰잡Punjab 지역

---

320 찬드라굽따 2세(Chandragupta II, 375~413)의 시작과 더불어, 굽따 왕조의 왕들은 뷔슈누 또는 끄리슈너로 드러나는 은총이 가득한 주님(바가완, Bhagavān)의 최상의 헌신자(Parama Bhāgavata 또는 Bhāgavata Vaiṣṇava)로 알려져 있다. 당시 중부와 북인도에서 쉬붜를 숭배하는 강력한 샤이뷔즘이 발전했음에도 불구하고 봐이슈너뷔즘은 이 지역에서 강하게 유지되었다.

에서 델리까지 확장해 나가는 전기 붸더 시대, 이후 기원전 600년까지의 야무나Yamuna, 갠지스Ganges 강을 따라 동진을 계속하여 선주민의 문화와 융합이 일어나는 후기 붸더 시대로 구분된다.

전기 붸더 시대의 아리안족은 인간들이 두려움을 갖는 자연현상에다 지방적 특성과 부족에 따라 토속 신, 영웅들을 융합시켜 신격화시키는 작업을 통해 『붸더』의 신들을 창조해 냈는데, 태양신 수리여Sūrya, 불의 신 아그니Agni, 천둥번개와 폭풍의 신 인드라Indra, 바람의 신 봐유Vāyu 등이 신봉되었다. 본래 뷔슈누와 쉬붜는 아리아인들이 인도로 이주해 오기 전에 원래 인도에 존재하던 민족 신앙에서 생겨난 것으로 알려져 있고, 뷔슈누는 태양의 신 수리여로부터 파생된 하위 등급의 신으로 여겨졌는데, 훗날 힌두 신화 시절이 도래했을 때 쉬붜신을 폭풍우 신인 루드러Rudra로, 뷔슈누신을 태양신 수리여로 동격화하였다. 그러다 뷔슈누는 바가왓, 나라여너 등의 인도 토착 신들을 흡수하면서 세력을 늘려 갔고 브람먼교가 나중에 힌두교로 개편된 후에 결국 쉬붜, 브람마와 함께 힌두교의 삼대 주신으로 격상하게 된다.

중기 붸더 시대는 기원전 12세기경에 인도아리아인 계열의 바러떠Bharata족이 지금의 하리야너Haryana 지역인 꾸룩쉐뜨러Kurukṣetra 지역으로 이주하여 이 지역을 중심으로 인도아리아인 최초의 고대 국가인 꾸루 왕국Kuru Kingdom을 건국하면서부터를 말한다. 기원전 1000년 무렵 하스띠나뿌러Hastināpura로 주거지를 옮긴 이후 최초의 성문 경전인 『어터르워 붸더Aṭharva Veda』를 만들기 시작했고, 유목 사회로부터 농경 사회로의 정착과 함께 사제 중심적 공동체 생활을 영위하며 자연계와는 거리가 먼 추상적 관념도 신격화했는데, 이는 제의를 중요시하는 원인이 되었다. 철기 문화의 정교한 발달, 그리고 카스트Caste[321]라고 하는 신분 계급 체계가 자리를 잡으며 빠릭쉬뜨Parīkṣit

321 영어 caste는 인종, 가계, 부족, 혈통을 뜻하는 스페인·포르투갈어 casta에서 파생된 단어다. 이 단어가 신

왕과 그의 아들 자나메자여Janamejaya왕 시기에 전성기를 맞이했다.

당시 브람먼교는 제사장인 브람민의 지위가 상당히 높았다. 때문에 그 무렵 씨족 사회를 벗어나 소국을 세운 왕들은 권력 기반을 다지기 위해 브람민이 집전하는 대규모 제사의식을 통해 제왕으로 인정받았다. 이러한 종교와 정치의 결탁은 신정일치의 사회를 이루어 계급구조를 공고히 하며 기원전 6세기 신흥세력의 도전에 직면할 때까지 계속됐다. 이 두 왕의 치세 이후인 후기 붸더 시대(기원전 1000년~500년경)부터는 많은 국가들이 난립하면서 꾸루 왕국은 점차 쇠퇴하게 된다. 기원전 6세기 무렵 북인도에서 여러 군소 국가들이 왕정이나 과두 공화정의 형태로 세워진 가운데, 16개의 국가가 특히 강력한 영향력을 행사하며 두 번째 도시화를 이루는 16대국大國, Mahājanapadas[322] 시대에 『우빠니셔드』가 집대성되어 이후 인도 철학에 큰 영향을 주게 된다.

이 시기에는 브람먼Brahman에 대한 형이상학적 개념이 두드러지게 성장했다. 초기나 중기의 다신교적인 것과는 달리 말기의 『리그 붸더』에는 신학적인 우주창조설이 나타나면서 신이란 여러 가지 이름으로 다르게 불리지만 실은 하나의 신일뿐이라는 좀 더 근원적인 세계 원리를 탐구하기에 이르게 되었다. 제의문학인 『브람머너Brāhmaṇa』에서는 신들에 대한 다신교적인 신앙이 동요되기 시작하여, 세계를 창조한 조물주로서의 인격신 브람마Brahmā, 梵天를 숭배하는 일신론적 경향이 여러 『붸더 본집Saṃhita』의 편찬이 완결된 후에 제식을 실행하는 미세한 방법까지 기술된 『브람머너』 문헌이 성립되면서 본격적으로 나타나기 시작했다.

16국 시대는 서서히 소국들이 병합되면서 주도적인 4개 국가의 시대로

분 계급을 뜻하는 현대적 의미를 나타내게 된 것은 포르투갈 사람들이 1498년 인도에 도착해서 인도의 사회 그룹들이 세습적이며 동족 간의 결혼을 통해 유지되고 있는 것을 보고 사용하기 시작하면서부터다.

322 mahā는 큰, janapada는 국민들의 발판, 기반이라는 뜻으로, 대국(大國)으로 옮겼다.

넘어가는데, 이 중 갠지스강 중류에 있는 마가더(Magadha, 기원전 600~200년) 왕국이 가장 번성하였다. 바로 이 마가더에서 기원전 6세기에서 5세기 무렵 자인교의 창시자인 머하뷔러와 불교의 창시자인 싯다르터 고따머 같은 사문들이 출현한다. 이들이 등장한 당시 사회 환경을 살펴보면, 도시 국가의 발달로 상공업이 번성하고 화폐가 유통되었으며, 부를 축척한 도시 상공인들의 개인주의와 자유주의는 새로운 가치 질서를 바라게 되었고, 이것은 브람민 계급의 지위 하락 등으로 이어지며 번잡한 제사의례에 대한 비판이 일기 시작했다. 인간은 제사 행위karma로써는 도저히 영원한 세계를 얻을 수 없고 끊임없이 윤회하며 생과 사를 되풀이할 수밖에 없다는 자각이 일어났으며, 이러한 사회적 변혁의 정황 속에 도시 분위기는 보다 합리적인 새로운 종교를 요구했다.

마우리여 왕조Maurya Empire는 마가더국을 대체하여 북동 인도에 폭넓게 자리 잡은 철기 시대의 역사적 강대국으로, 찬드라굽따 마우리여Chandragupta Maurya에 의해 기원전 322년에 건국되었다. 그는 난더Nanda 왕조를 정복하고 중서 인도를 가로질러서 팽창하였는데, 알렉산더 대왕의 마케도니아 왕국군과 페르시아 군대가 서쪽으로 후퇴하여 지방 권력이 와해되자 이를 기회로 영토를 확장하였다. 알렉산더 대왕이 죽은 직후 찬드라굽따는 남부의 따밀 지방을 제외한 인도 대륙 전역의 영토 대부분을 차지했는데, 제국이 최대 판도일 때, 북쪽으로 히말라야산맥의 자연 경계를 따라 뻗어 나갔고, 동쪽으로 현재의 앗쌈Assam주까지 뻗어 나갔다. 서쪽으로는 제국은 현재의 파키스탄을 넘어서 아프가니스탄의 상당한 부분에 도달하였는데, 이는 칸다하르Kandahar를 넘어서 이란 가까이 있는 헤라트Herat 지방을 포함한다. 이것은 서남아시아 역사상 가장 처음이자 가장 광대한 영토를 차지한 중앙집권 국가였다.

영국이 인도 제국을 세우기 전까지 남인도 말단을 제외하고는 인도 전체

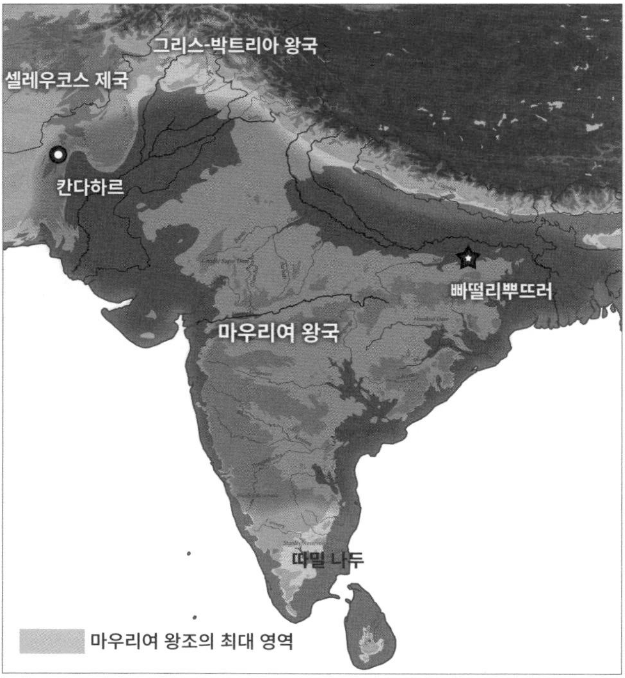

아쇼꺼왕 통치하의 마우리여 왕조 영토

가 하나의 왕조의 지배하에 들어간 것은 아쇼꺼Aśoka, 기원전 268~232년왕 때가 유일하다. 브람먼교 세력의 억제와 통일 제국의 안정을 위해 아쇼꺼왕은 불교 진흥책을 폈으며, 이로 인해 불교의 해외 전파가 이루어졌다. 한편 해상 무역이 기원전 2세기경부터 흔적이 보이는데, 이들이 남긴 문화는 참파champa[323]를 비롯한 동남아시아 국가들에게 큰 영향을 주었고, 고대에는 이슬람교 상인들이 활약을 펼치기 전까지 해상무역에서 큰 활약을 했다.

그러나 아쇼꺼왕의 사후 마우리여 왕조는 크고 작은 여러 나라로 분열되었다. 이 시대부터 델리 술탄 왕조의 등장과 촐라 왕조의 멸망으로 이슬람

323 베트남 중부 지방에 위치해 있던 말레이계의 구(舊) 참족이 세운 왕국이다. 이들 구 참족은 오늘날 베트남 중부 남단에 거주하는 참족의 직접적인 조상이 된다.

왕국이 본격 등장하는 시기까지, 즉 기원전 200년대부터 기원후 1279년까지 약 1500년간을 고전 시대, 또는 인도 중왕국Middle kingdoms of India 시대라 부른다. 이 1500년간의 시대 동안 인도는 세계의 최대 경제적 부국으로 전 세계 부의 1/4에서 1/3을 소유했던 것으로 추정되고 있다.

1. 브람먼교에서 힌두교로의 발전 배경

사실 브람먼교에서 힌두교로의 변화는 이 중왕국 시대에서도 4세기 초에 굽따 제국 시대에 본격적으로 시작되는데, 그 전에 짚고 넘어가야 할 왕조가 꾸샨 왕조Kuṣān Empire다. 이 왕조는 기원 전후부터 4세기 중엽까지 존재한 북서 인도에서 중앙아시아에 미치는 왕조였는데 각 나라로 연결되는 실크로드를 지배하며 불교, 힌두교, 기독교, 조로아스터교 등 다양한 종교를 허용하였다. 이러한 분위기에서 대승불교大乘佛敎 Mahāyāna Buddhism가 나타난다. 대승불교를 중심으로 화려한 불교 문화가 꽃피워지고, 중국, 한국 등 동아시아로 전파되기 시작한 시기이기도 하다. '간다러 미술'로 유명한 간다러Gandhāra 지역은 오래전부터 동서 문화의 십자로였으며 꾸샨 왕조의 중심지였다.

꾸샨 왕조(30~375년경)는 타지키스탄, 카스피해, 아프가니스탄, 갠지스강 상류를 가로지르던 제국이었다. 흉노에게 밀려난 월지月支족[324]의 다섯 개 가문이 박트리아Bactria[325]를 통치하고 있었는데, 그중 한 가문인 귀상貴霜 가문

324 중국 문헌에 등장하는 월지(月支)는 기원전 3세기 중반경부터 기원전 1세기 중반경 사이에 중앙아시아와 북아시아에 존재하던 유목 민족이자 그들이 세운 국가를 부르는 말이다. 많은 학자들은 월지가 인도유럽민족이라고 믿고 있다. 이들의 민족명을 '아르키(Arki)' 내지는 '야르키(Yarki)'라고 복원한 학자도 있다.

325 박트리아는 좁은 의미로는 알렉산더 대왕의 동방 정복 이후 박트리아 지역에 들어섰던 헬레니즘 국가인 그리스-박트리아 왕국(Greco-Bactrian Kingdom)을 가리킨다. 기원전 256년 또는 246년부터 기원전 130년경까지 존속한 그리스계 인도-동방 제국이다. 인도유럽어족의 발상지에서 인도, 이란으로 들어가는 길목에 있는 지역으로서 현대의 아프가니스탄 북부 일대를 차지했다. 이후 중앙아시아 페르시아 제국의 북부 지역이 되었는데, 배화교인 이란의 민족종교 조로아스터교(짜라투스트라)가 성장하였다. 오늘날 학자들은 조로

이 인도로 진출하여 왕국을 세우고, 이 귀상 가문의 이름을 따 꾸샨Kuṣān 왕조라고 불렀다. 이들은 동서 중계무역으로 번성했는데 중국, 로마 제국, 페르시아의 싸싼Sasanian[326] 왕조 등과 교역했다. 꾸샨 왕조는 그들이 정복한 박트리아의 그리스 문화를 받아들였다. 그들은 그리스 문자를 썼고, 그리스를 본따 동전을 만들었다. 꾸샨 왕조는 인도양을 통한 무역과 실크 로드를 연결해 주는 통로 역할을 하였다. 기원후 1~2세기의 불교계는 전통 보수적 불교가 우세한 세력을 유지하고 있었으나, 점점 사회와 유리되어 가는 엘리트 불교에 만족하지 못한 일반 민중과 더불어 그들을 계몽했던 설법사說法師들 사이에 새로운 대승불교 운동이 탑돌이 문화를 중심으로 일어나고 있었다. 대승불교에서는 남을 이롭게 하는 이타행利他行을 강조하였으며 자비慈悲 정신에 입각하여 생명을 가진 생물 모든 것을 괴로움苦에서 구할 것을 희망하였으나, 이와 같은 보살행菩薩行은 일반 범부에게는 좀처럼 실천하기 어려운 일이었다. 그래서 부처들과 보살들에 귀의하여 그 힘에 의하여 서원을 실행하고자 했는데, 이때 이미 힌두교와 민간신앙의 여러 신들이 아미타불이나 미륵불, 약사여래로 그리고 관세음보살이나 문수보살, 보현보살 등 불교식으로 흡수되어 받들어진 것으로 보인다. 이와 같이 제불諸

아스터교의 경전인 아베스타의 최고 오래된 부분의 언어인 아베스타어와 싼스끄리뜨어가 매우 가까운 언어라고 믿는다. 박트리아는 그리스인과 페르시아인, 인도인이 서로 융합된 세계 제국의 이상을 추구했던 것으로 알려져 있다. 그리스-박트리아 왕국의 그리스인들은 대개 박트리아 현지인들로부터 조로아스터교 풍습과 신앙을 받아들였다. 그리스인들이 불교로 개종하고 간다러 미술에 기여하는 시점은 이보다 후대인 인도-그리스 왕국 이후 시기부터다. 인도-그리스 왕국(기원전 180~기원후 10년)은 단순히 나라 하나를 지칭하는 것이 아니라, 인도 지역의 그리스 계열 왕국들을 통틀어서 부르는 말이다. 대표적으로 딱실러(Taxila 또는 딱셔쉴라Takṣaśilā), 까삐써(Kapisa 또는 깜보저Kamboja), 빤쩌나더(Pañcanada), 아라코시아(Arachosia), 뿌슈꺼라워띠(Puṣkalāvatī), 싸껄라(Sākalā 또는 싸갈러Sagala) 등이 있다. 이들은 기원전 2세기경 원래 자신들이 살던 지역에서 벗어나 힌두꾸쉬산맥을 넘어 뻔잡 지역에서 주로 활동했다. 인도에 처음 진출한 이들 그리스인들이 인도의 풍습을 받아들였기 때문에 이들을 인도-그리스인 또는 박트리아-그리스인이라고도 부른다. 이들 인도-그리스 왕국들은 본래 자신들이 믿던 그리스 신화를 주로 믿었는데 이 중 싸껄라 왕국의 메난더(Menander, 또는 밀린더Milinda)왕은 불교를 받들게 된다. 그는 불교에 깊은 관심을 가졌었고, 나거쎄너(Nāgasena)라는 승려와 함께 불교에 대한 논담을 나눈 뒤에 불교로 귀의하게 된다. 오늘날 『밀린더왕문경(Milindapañha)』이라고 불리는 불교 경전이 바로 메난더왕과 나거쎄너 스님의 논담을 다룬 것이다. 이 경전은 그리스의 합리적인 사고와 동양의 사상이 만난 최초의 작품으로서 역사적·사상적으로 매우 중요한 작품으로 평가받는다.

326 7, 8세기경 무슬림의 침공 전, 약 4세기 동안(224~651년) 유지된 마지막 페르시안(이란) 왕조다.

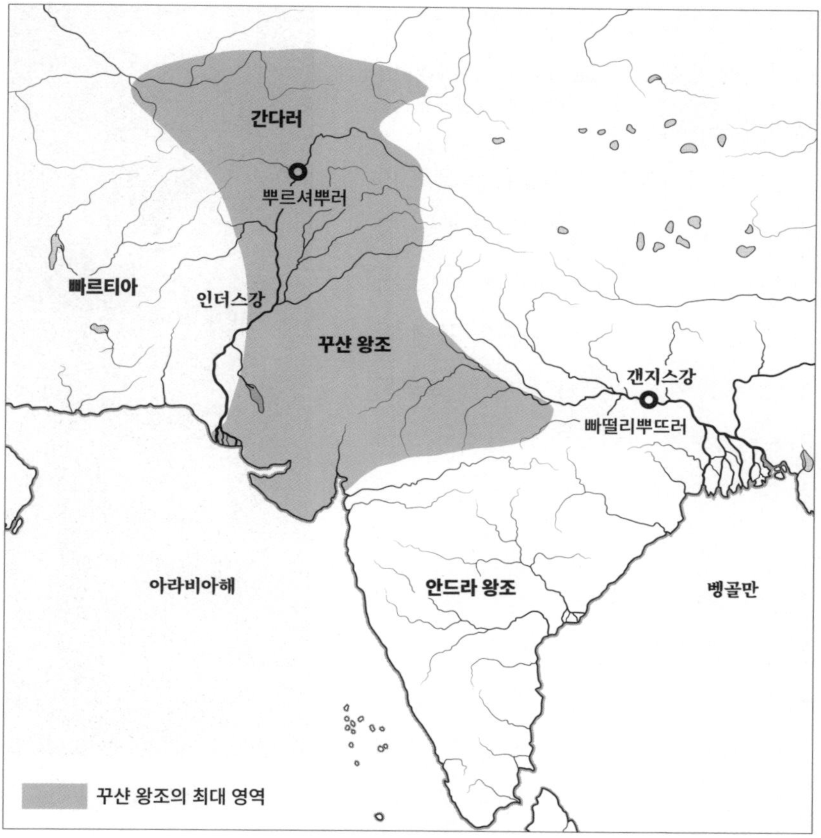

꾸샨 왕조의 영토

佛·제보살諸菩薩에 대한 신앙이 고조됨에 따라 그들의 모습을 구체적인 형태로 표현하여 숭배하고 싶은 열망이 일어나 마침내 많은 불상佛像과 보살상菩薩像이 제작되었다. 당시 동서양의 문화를 포용하여 그리스 문화와 불교 문화가 융합된 불교가 발달한 꾸샨 왕조에서는 내세의 구원을 받기 위한 불교적인 신앙 방편으로 신을 인간의 형상으로 표현한 그리스와 인도의 양식이 결합된 간다러 불상을 조성했다. 간다러Gandhāra는 지금의 파키스탄 뻬샤와르Peshawar 일대와 카이버Khyber 고개 너머의 아프가니스탄 일부를 포함하는 곳으로 대승불교가 크게 번성했으며, 이곳에서 발전한 불교미술을 간다러 미술이라 부른다.

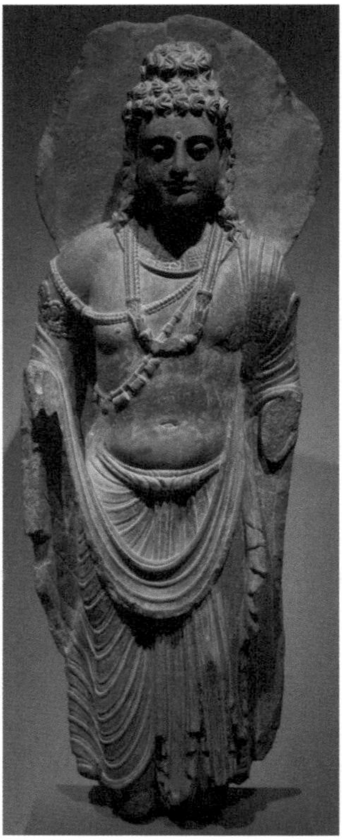

간다러 불상

간다러 불상에서 보이는 물결 모양 머리카락이나 서구형 이목구비를 한 얼굴과 자세 등은 그리스 헬레니즘 또는 로마 시대 초기 조각상과 유사하다. 몸에 걸친 옷에 보이는 곡선의 옷 주름 표현도 기본적으로는 그리스의 조각에서 보이는 사실적인 조각 기법의 반영이라고 한다. 2001년 3월 탈레반 무장 세력이 폭파한 두 개의 마애석불磨崖石佛은 바로 이 시기에 아프가니스탄의 수도 카불에서 서북쪽으로 230km 떨어진 바미얀Bāmiyān의 사암 절벽을 깎아 새긴 세계 최대 규모의 석불이다.

꾸샨 왕조의 3대 왕인 까니슈꺼 1세Kaṇiṣka, 127~150는 인도의 아쇼꺼, 박트리아의 메난더Menander 또는 Milinda 1세와 함께 불교를 부흥시킨 왕 중 하나다. 그는 까슈미르Káśmīr의 수도 슈리나가르Śrinagar의 교외인 하르완Harvan 사원에서 설일체유부파說一切有部派, Sarvāstivāda가 주도하게 하여 불교회의를 소집했는데, 이는 대승불교가 『아함경』에서 분리해 새로운 분파로 시작하는 계기가 되었으며 대승불교에서는 이 회의를 제4차 경전결집으로 여긴다.[327] 꾸샨 왕

327 상좌부 불교에서는 스리랑카의 왓따가머니(Vaṭṭagāmaṇī, 기원전 101~77)왕 때에 알루 뷔하러(Alu-vihāra)에서 개최된 결집을 제4차 결집으로 여긴다. 이 제4차 결집은 문자로 결집하였다고 하는데, 이때 글자를 새긴 것은 야자나무 잎을 제조하여 만든 것으로, 싼스끄리뜨로 빳뜨러(pattra)라고 하고, 한역은 그 소리를 옮겨 패다라(貝多羅)라고 했으며, 이후 패엽경(貝葉經)이라 부른다.

조의 대승 불교는 위진남북조 시대의 중국을 거쳐 동아시아 전반으로 확산되어 이루 말할 수 없을 정도로 큰 영향을 끼쳤다. 오늘날 중국과 한국, 일본 불교가 남방불교와 다른 전통을 갖게 된 것은 이 제4차 경전결집에서 비롯된다. 이로부터 동아시아에 대승불교의 이념을 제공한 아쉬봐고셔Aśvaghoṣa, 馬鳴, 80~150, 나가르주너Nāgārjuna, 龍樹, 150~250, 봐수반두Vasubandhu, 世親, 4세기, 어쌍거Asaṅga, 無著, 4세기, 꾸마러지뷔Kumārajīva, 鳩摩羅什, 334~413 등 대승불교의 논사들이 활약하게 된다. 꾸샨 왕조는 3세기에 페르시아 싸싼 왕조Sassanian Persia의 샤푸르 1세Shapur Ⅰ, 241~272에 의한 원정으로 쇠퇴하여 멸망했지만, 이민족인 꾸샨 왕조 시대의 불교 전성기는 이후 굽따 왕조에서 힌두교로 바뀌게 되는 주요한 원인 중 하나였다.

꾸샨 왕조 멸망 후 4세기 초 북인도에는 굽따 왕조320~550가 들어섰다. 굽따 왕조는 인도 북부와 동부까지 지배하던 제국이었는데, 이 치세 기간에 0의 개념과 십진법이 발명되었다. 굽따 왕조는 중앙아시아에서 넘어온 꾸샨족과 샤꺄족Śākya, 釋迦族, 투르크족과 같은 이민족들을 몰아내고 북인도를 통일하게 되면서, 그들에게 대항할 전통 종교, 즉 민족국가의 개념을 살릴 수 있는 종교, 그것도 대승불교처럼 일반 대중에게 친숙하게 다가갈 수 있는 새로운 종교가 필요했다. 이러한 시대적 요구에 부응하여 굽따 제국에서는 인도의 여러 토착종교와 결합하고 불교의 영향을 받으면서 브람먼교를 기반으로 한 힌두교가 성립하고, 인도 고전 문화의 기틀이 서면서 민족의식이 싹트기 시작했다. 힌두교도들의 일상생활에 『마누법전』이 영향을 끼치게 된 것도 이 시기부터였으며, 그리스 다신교에서 영향을 받은 것으로 추정되는 브람마-뷔슈누-쉬뷔의 3신 신앙이 본격화된 것도 이 시기다.[328]

328 그리스 신화에 따르면, 제우스는 하늘의 신으로 천둥과 번개를 내릴 수 있고, 포세이돈은 바다와 지진을 다스리는 권능을 가졌으며, 하데스는 죽음의 영역과 지하 세계 전역에서 권능을 행사하는 등 각기 다른 영역을 관장하는 신이 있다고 믿었다.

『브람머 쑤뜨러』가 바더라야너Bādarāyaṇa에 의해 편찬된 것도 이 시기인데 400~450, 이불이론異不異論, Bhedābheda, 붸더-어붸더 관점에서 『우빠니셔드』의 가르침을 요약하여 고대 인도에 활발했던 다른 경쟁 학파들을 논박하면서 붸단떠 철학이 발전할 수 있는 계기를 만들었다. 이 시기에는 여러 학파들이 지지자를 얻기 위해 서로 경쟁하며 영향을 주고받으며 발전하여 인도 사상의 정수라고 할 수 있는 여섯 개 학파, 즉 쌍키여·요가·니야여·봐이쉐쉬까·미맘사·붸단떠의 정통 육파 철학이 확립된다. 인도 역사상 황금기로 여겨지는 이 시기에는 이전부터 전래되던 『머하바러떠』, 『라마여너』 등의 서사시가 이띠하쓰Itihāsa, 傳說로 정리되었으며, 깔리다써Kālidāsa 등의 시인도 왕성하게 활동하였다.

힌두교는 기독교나 이슬람교, 불교와 같이 특정한 창시자를 중심으로 형성된 종교가 아니라, 여러 세대를 통하여 수많은 사람들에 의하여 형성된 종교다. 붸더 이래 면면이 이어져 온 '다자多者를 통한 일자一者 개념'은 근원에 대한 지향은 유지하면서도 다양성을 배척하지 않는 힌두인의 사고방식을 드러낸다. 고대 브람먼교로부터 힌두교가 달라진 점이 있다면, 브람먼교가 희생제를 중심으로 하며 신전이나 신상神像 없이 자연신을 숭배한 데 비해 힌두교는 인격신을 숭배하는 신전과 신상을 만들었다는 것이다. 게다가 브람먼교에서 많은 신화를 계승하여 다신교같이 보이지만 그 신들의 배후에 유일한 최고신을 설정하고 힌두교의 여러 신들을 최고신의 다양한 현현顯現으로 통일시켜 일신교적 형태를 취하고 있다는 것이다.

그런데 힌두교에서 어떻게 뷔슈누신이 최고 신의 위치를 차지하며 숭배의 대상이 되었는지 살펴볼 필요가 있다. 원래 최고의 지위는 브람먼이 차지하고 있었지만, 후기 우빠니셔드 시대에 인격화되어 우주를 창조하는 남성 신으로 전환되었는데, 이것은 성별과 역할의 한정에 따른 의미와 지위의 하강을 초래했다. 왜냐면 쉬뷔신이 우주의 각 주기마다 파괴와 멸망을 담당하는 역할을 하는 것처럼, 그때마다 새롭게 창조를 담당하는 신으로 브람마가 여겨지게 되었기 때문이다. 창조가 끝나면 휴식기로 들어가고, 휴식기가 끝나면 다시 현상 세계를 창조하는 한시적 역할을 하는 신으로 간주되면서 그에 대한 신화가 발달하지 못했다. 반면에 유지의 신 뷔슈누는 화신을 통해 세상에 불의가 만연할 때마다 나타나서 정의를 회복하는 것을 근간으로 최고신의 지위에까지 오르게 된다. 기복적인 인간들의 심사가 신들의 지위에 영향을 미친 것이다. 때문에 초기 봐이슈너뷔즘 붸단떠7~9세기는 브람먼을 뷔슈누Viṣṇu 또는 끄리슈너Kṛiṣṇa와 동일시하며 이불이론異不異論, Bhedābheda, 붸더-어붸더 전통을 고수한다고 설명했던 것이다.

뷔슈누의 여러 화신 중 하나로서 끄리슈너가 본격적으로 출현한 것은 기원후 1세기 초 싼스끄리뜨 대서사시 시대다. 본서 1장에서 역사서로서 가치가 있는 전설집 『이띠하쓰Itihāsa』에 대해 살펴보았듯이, 『바가왓 기따』에서는 뷔슈누의 화신인 끄리슈너Kṛiṣṇa를 『우빠니셔드』의 브람먼의 지위로 격상시켰고, 『라마여너』에서는 라머Rāma를 뷔슈누신의 화신으로 표현하면서 신과의 합일을 목적으로 하여, 구원에 이르는 모든 통로를 뷔슈누파의 신앙 속으로 구체화하려는 시도가 엿보인다고 했던 점을 기억하기 바란다.

많은 봐이슈너워Vaiṣṇava 전통은 『바가왓 기따』와 『바거워떠 뿌라너Bhāgavata Purāṇa』에서의 끄리슈너Kṛiṣṇa를 스승으로 받아들이고 그의 가르침을 추종할 뿐만 아니라 최고의 신으로 간주한다. 이러한 끄리슈너이즘Kṛiṣṇa-ism은 기원전 2세기경, 『바거워떠 뿌라너』 이후에 끄리슈너 봐수데워Kṛiṣṇa-Vāsudeva와 더불어 바거워띠즘Bhāgavatism으로도 종종 불린다. 『바거워떠 뿌라너』에서 끄리슈너는 신, 바가완Bhagavān, 世尊 그 자체며, 뷔슈누Viṣṇu, 나라여너Nārāyaṇa[329],

329 나라여너 숭배자들도 봐이슈너뷔즘에 포함되는데, 봐이슈너뷔즘을 더 브람먼화시킨 것으로 알려져 있다. 힌두꾸쉬산맥의 북쪽 능선 바다리(Badari)에서는 너러-나라여너(Nara-nārāyaṇa) 숭배자들이 유래되고, 이들은 뿌루셔-나라여너(Puruṣa-Nārāyaṇa)의 베딕 정통파에 흡수되었다. 그 후에 뿌루사-나라여너는 다시 아르주너(Arjuna)와 끄리슈너(Kṛiṣṇa)로 바뀌게 되었을 것으로 짐작한다.

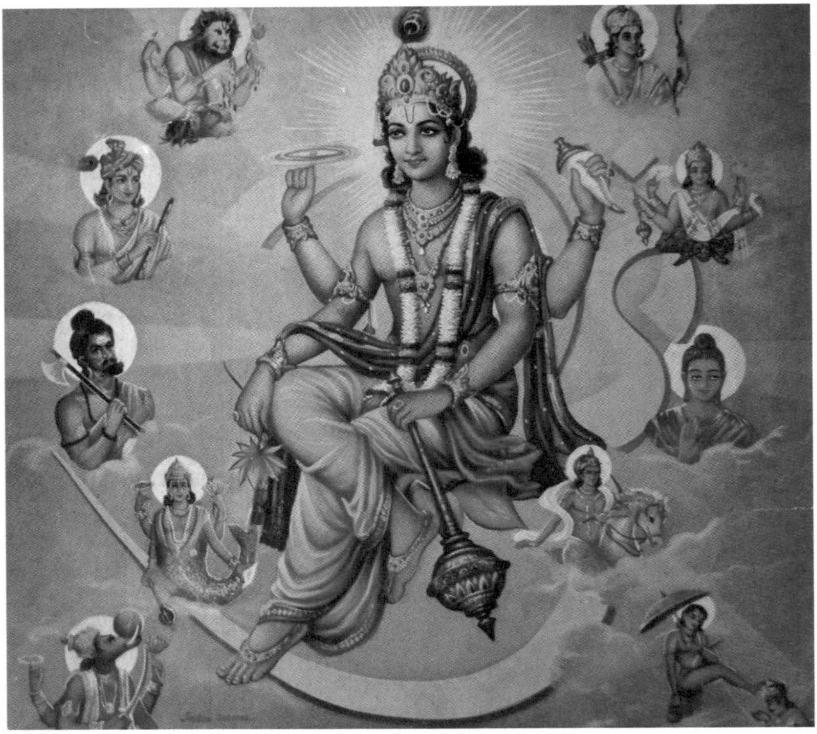

뷔슈누와 10명의 화신들. 좌측 상단부터 시계 반대 방향으로 사자 모습의 반인반수 나라싱허, 피리를 든 끄리슈너, 도끼를 든 빠라슈라머, 물고기 맛치여, 멧돼지 뷔라허, 난쟁이 봐머너, 까르끼, 붓다, 거북이 꾸르머, 활을 든 라머. 화신들의 출현 순서는 본서의 316쪽 내용을 참고하길 바란다.

뿌루셔Puruṣa, 이슈워러Īśvara, 하리Hari[330], 봐수데워Vāsudeva, 쟈나르더너Janārdana[331] 등의 다른 모든 모습은 부차적인 것이라고 단언한다. 그는 종종 검은 피부를 지닌 사람의 모습으로 묘사되고 피리를 연주하는 어린 목동으로 또는 『바가왓 기따』에서처럼 철학적 방향과 지침을 주는 젊은 왕자로 그려진다.

---

330 『붸더』에서 하리(Hari)는 최고 절대자(the supreme absolute)를 위한 한 이름이다. 이것은 어둠과 미혹을 제거하는 자, 그에게 헌신한 자들의 모든 슬픔을 없애 버리는 신과 관련된다.

331 뷔슈누의 다른 이름으로 '적들을 응징하는 자'라는 뜻이 있는데, 그 이면엔 기도에 응답하는 최고의 신이라는 의미가 있다. 『바가왓 기따』에서 아르주너가 끄리슈너를 이렇게 불렀다.

2. 뷔슈누 종파의 철학적 발전

굽따 시대 이후의 봐이슈너뷔즘은 끄리슈너이즘이 주요한 흐름으로 등장하고, 남인도의 강한 종교적 색채의 영향으로 박띠bhakti를 강조하는 여러 종파로 발전된다. 현대 학자들은 이 시기인 7세기에 님바르꺼Nimbarka가 라다-끄리슈너Rādhā-Kriṣṇa[332]에 대한 숭배를 제기한 것으로 상정한다. 그의 이론은 이원론적 불이론二元論的 不二論, dvaita-advaita으로 알려져 있는데, 인과 원리로써 브람먼을 형상이 없는 일원론적 순수 존재로 여기면서, 이 브람먼이 사태로 드러날 때는 다수의 세계가 된다고 하여, 동일성과 차이 둘 다를 똑같이 참된 것으로 받아들였다.

봐이슈너뷔즘은 8세기에 샹꺼러Śaṅkara의 일원론advaita 이론과 조우한다. 샹꺼러는 스마르떠Smārta[333]전통을 개혁한 사람으로 이 전통은 뿌라너Purāṇa 문학과 더불어 확산되고 발전하였다. 이 시기에 다양하고 상충되는 헌신적 실천에 대한 해결책으로 뷔슈누Viṣṇu와 쉬뷔Śiva, 가네셔Gaṇeśa, 수리여Sūrya, 데뷔Devī 또는 샥띠Śakti를 모두 평등하게 대우하는, 다섯 신에 대한 다섯 가지 신전 숭배가 발전되었다. 철학적으로 스마르떠는 모든 성상聖像을 인격신의 속성을 지니고 있는 써구너 브람먼Saguṇa Brahman의 상징으로 강조하고, 추상적인 궁극적 실재에 이르는 수단은 니르구너 브람먼nirguṇa Brahman으로 부른다. 이 수행의 궁극적 목표는 상징 너머로 이행하여, 아뜨먼과 브람먼이 하

---

332 라다-끄리슈너는 신에 대한 관점으로서 여성일 뿐만 아니라 동시에 남성인 결합을 말한다. 끄리슈너는 종종 신학에서 '최상의 존재 그 자체(Svayam Bhagavān)'로 언급된다. 라다는 끄리슈너의 내면의 가능성과 최고의 사랑이다. 그녀의 사랑으로 끄리슈너를 제어한다고 말하기 때문이다. 끄리슈너는 세계를 매혹시키지만, 라다는 심지어 그를 매혹시킨다고 말한다. 그러므로 그녀가 모든 것에 대한 최고의 여신이다. 라다와 끄리슈너는 각각 락슈미(Lakṣmī)와 뷔슈누(Viṣṇu)의 화신이다.

333 스마르떠(Smārta)는 슈루띠(Śrúti, 天啓書)와 구분되는 스므르띠(Smṛti, 傳承문헌)에서 파생된 형용사로, '전승문헌을 추종하는' 종파를 뜻한다. 특히 「뿌라너(Purāṇa)」 문헌을 바탕으로 기원이 시작될 무렵 고전기에 발전한 대표적인 힌두 종파 중 하나인데, 미맘사, 어드봐이떠, 요가 그리고 유신론을 종합한 힌두 철학을 나타낸다. 이 종파는 일신론적 종파주의를 거부하고, 당시 유행한 다섯 가지 신들을 모두 동등하게 가정에서 숭배한 것으로 유명하다.

나라는 것을 이해하는 철학적이고 명상적인 길을 따르는 것이다.

이렇게 범아일여梵我一如 사상을 주창한 샹꺼러의 불이론不二論, Advaita, 어드봐이떠에 의해 다소 사변적으로 흐르던 힌두교는 11세기경 라마누저Rāmānuja 등이 나타나 뷔슈누 박띠Viṣṇu bhakti로 신에 대한 대중 신앙을 부활시켜 현재와 같은 종교로 발전하게 되는데, 이것은 『바가워떠 뿌라너Bhāgavata Purāṇa』와 시적 작품이나 학문적 주석bhāṣya과 모음집saṃhita 같은 뿌라너Purāṇa 문학에 의하여 지지되었다. 보통 뿌라너는 '이야기 형식'으로 되어 있는 신화집인데, 이에 따르면 신은 인간적인 관념과 생각으로는 믿기도 어려울 뿐만 아니라 이해할 수도 없는 불가해한 존재이므로 신에게 자신을 헌신하는 '박띠bhakti'가 중요하다고 가르친다.

이 중에 『바가워떠 뿌라너Bhāgavata Purāṇa』는 9세기경의 작품으로, 이 책에서는 신이 대상인 한, 사랑만이 아니라 심지어 증오, 성적 욕구, 두려움의 감정까지 해탈의 힘으로 인정한다. 박띠요가의 길에 있어서 위에 언급한 것과 같은 신에 대한 점차 커져 가는 열정은 신성과 인성 사이의 장막을 부수는 것이다. 오직 바가왓Bhagavat에게 강렬하게 떠받치는 헌신을 통한 집중으로 해탈을 달성할 수 있다고 주장한다. 『바가왓 기따』와 같이 신의 은총을 스스로 느낄 수 있어야 한다고 말한다. 헌신이란 자연스럽게 기울어지는 감정이라고 정의하고, 헌신의 감정은 사람의 기질과 품성에 따라서 다르기 때문에 헌신의 수행은 여러 가지 길이 있다고 한다. 따라서 해탈에는 여러 등급이 있다고 생각하며, 신에 대한 헌신자의 하나됨에 달려 있기 때문이라고 설명한다. 이 경전에서는 앎과 요가의 길에 헌신이 동화되어 있지만, 헌신의 길이 가장 우수하다고 주장한다.

3. 뷔슈누 종파의 확산

이상으로 봐이슈너뷔즘에 드러난 박띠bhakti에 대해 알아보았는데, 일부 학자들에 의하면 박띠 운동은 7세기 남인도의 뷔슈누 추종자들 간에 유래되어 13세기 말까지 따밀나두Tamil Nadu로부터 까르나따꺼Karnataka와 머하라슈뜨러Maharashtra 쪽으로 퍼져 나갔다고 보고 있다. 정치적 불확실성과 힌두 이슬람 충돌 시대 동안 15세기까지 인도 전체에 걸쳐서 널리 받아들여졌다.

남인도의 봐이슈너뷔즘은 티루멀Thirumal에 대한 봉사로 드러나는 초기 끄리슈너이즘Kṛiṣṇaism 형태를 보여 준다. 티루멀은 끄리슈너와 마찬가지로 검은 안색의 신이다. 따밀나두의 힌두교도들과 그곳에 거주하는 유대인 사이에서 주로 숭배된 신인데, 이들은 '티루멀'을 뷔슈누의 진짜 이름으로 여긴다. 여기에는 알바르Āḷvār[334]들이 큰 역할을 했다. 알바르들은 뷔슈누에 대한 열망과 황홀감, 봉사의 노래로 박띠를 옹호한 따밀의 시인 성자들로서, 그들의 시는 봐이슈너워Vaiṣṇava에 대한 뚜렷한 지향성과 종종 끄리슈너Kṛiṣṇa, 즉 티루멀의 측면을 나타내고 있다. 그러나 이들의 시는 화신에 대한 개념을 기초로 한 끄리슈너와 뷔슈누Viṣṇu 사이를 구별하지 않았는데, 책으로 편찬된 그 시들이 봐이슈너워들의 영향력 있는 경전으로 발전되었다.[335]

봐이슈너워의 박띠bhakti는 종종 뷔슈누의 화신인 끄리슈너에 대한 사랑의 헌신과 정서적 연결로 그의 현존에 대한 지속인 지각과 열망이 수반되어야 한다고 한다. 삶의 모든 측면을 지각하면서 살아가는 것은 신성한 명

---

334 알바르(Āḷvār)는 문자적으로 '신에 몰두한 사람들'이라는 의미다. 5~10세기 사이에 출현했다. 알바르들의 헌신적인 시(詩)는 박띠 운동의 주요 텍스트다. 이러한 작품들은 따밀(Tamil) 역사에 있어서 중세 초기 시대 동안 구성되어진 것이다. 그들의 박띠 시들은 의식 지향적인 붸더 종교에 반대하는 문화를 확립하고 유지하는 데 기여했다. 이들의 시는 구원을 위한 유일한 길로서 헌신에 뿌리를 두고 있다.

335 따밀나두(Tamil Nadu)에서는 봐이슈너워 알바르(Vaiṣṇava āḷvār)들뿐만 아니라 쉬뷔(Śiva)에 초점을 맞춘 시인 성자들인 나연나르 박띠(Nāyaṇar bhakti) 전통도 함께 발전하였다.

령일 뿐만 아니라 신성 그 자체라고 한다. 공동체는 대개 사원 안에서 함께 노래하고 춤추며 신의 현존을 찬양하거나 황홀하게 축하하지만, 때때로 일반 사회생활도 봐이슈너워 수행의 일부로 여기는데, 이것은 신앙인들의 사회화를 돕고 지역사회의 정체성을 형성하게 하는 것이다.

인도인들이 매일 또는 특별한 경우에 이마에 그리는 표식 띨라까Tilaka는 특정한 계보 또는 종파에 속하는 신자임을 표시한다. 봐이슈너뷔즘Vaiṣṇavism의 딴뜨릭tantric 전통은 입문 시에 전통적으로 구루로부터 특정한 만뜨러가 주어진다고 한다. 뷔슈누 또는 그 화신에 대한 숭배의 행위로서 마음으로 또는 소리 내어 읊조리는 것이다. 반복적으로 기도하는 수행은 자빠japa로 알려져 있다. 성지순례와 참배 또한 봐이슈너워 수행의 일부다. 예를 들면 끄리슈너의 수백만의 신자bhakta들이 매년 성지를 방문하거나, 끄리슈너의 생애와 관련된 수많은 축제에 참여한다.

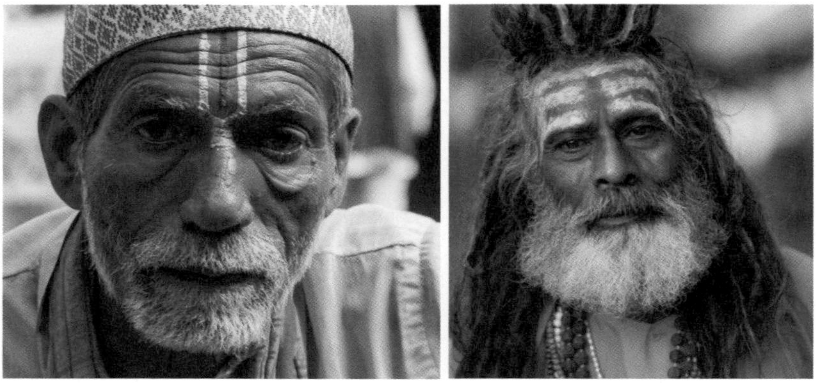

이마에 수직의 삼선을 그린 뷔슈누 신봉자(좌)와 수평의 삼선을 그린 쉬뷔 신봉자(우)

뷔슈누 신봉자의 이마에 그린 표식이 수직적인데 반해, 쉬뷔 신봉자의 표식은 수평적인 모습이다. 쉬뷔 신봉자의 모습은 신화 속에 등장하는 쉬뷔의 모습을 표방한 것이지만, 그럼에도 불구하고 뷔슈누파의 수직에 비해 쉬뷔파의 수평이 드러내는 의미가 있는 것처럼 보인다.

13장

신앙 운동의 형태 2

샤이뷔즘

‘신앙의 요가(박띠요가)’는 현대 인도 문화의 뿌리인 힌두교와 어떤 관련이 있을까? 이 장에서는 쉬봐신을 숭배하는 샤이뷔즘의 다양한 갈래와 그들만의 독특한 수행 전통, 그리고 불교와 함께 동남아시아로 전파된 경로 등을 살펴본다.

쉬붜 신을 숭배하는 샤이뷔즘

쉬붜Śiva는 힌두교의 주신 중 하나로서, 힌두교 주요 종파 중 하나인 샤이뷔즘Śaivism에서 숭배하는 최상의 존재다. 쉬붜는 붸더 시기 이전의 부족 신앙에 기원을 두고 있는데, 오늘날 우리가 알고 있는 쉬붜의 형상은 『붸더』 이전의 부족 신과 『리그 붸더』에 등장하지만 역시 『붸더』 이전부터 숭배되던 폭풍의 신 루드러Rudra를 포함하여 『붸더』에 등장하는 신들의 융합으로 발전한 것이라고 한다.

쉬붜는 창조의 신 브람마와 유지의 신 뷔슈누와 함께 최상의 삼신Trimūrti 중 하나로서 세상의 파괴와 멸망을 담당하는 신으로 알려져 있다. 그런데 후대에 쉬붜신을 숭배하는 샤이뷔떼Śaivite 전통에서는 우주를 창조하고 보호하며 변화시키는 최상의 신으로 받들어지는데, 이것도 브람마신의 위상 격하와 함께 봐이슈너뷔즘이 발전했던 것과 같은 유사한 경로를 겪게 된다. 그 이면에는 시작을 알 수 없는 창조에 대한 기원보다는 변화를 갈구하는 사람들의 속성이 반영된 것으로 보인다. 괴로움이 가득한 현실을 바라보는 민중들은 변화를 바라며, 다시 시작하고 싶은 욕구를 쉬붜신에게 투사한 것은 아닐까 생각해 본다. "잠자는 한울님이여, 이제는 일어나요, 그 옛날 하늘빛처럼 조율 한 번 해 주세요." 하는 바람이 쉬붜신을 대상으로 모였을 것이다. 쉬붜신을 파괴와 멸망을 담당하는 신이라고 했지만, 더 정확하게는 혼돈으로부터 새로운 시작을 알리는 개벽開闢의 신이라고 하는 것이 타당해 보인다.

쉬붜Śiva는 문자적으로 '친절하고 친밀한, 자애로운, 상서로운' 등의 의미가 있는데, 하나의 이름으로서 '복된 이'라는 뜻이다. 쉬붜는 '위대한 신'이라는 의미로 머하데붜Mahādeva라고도 불린다. 그는 창조의 차원 너머에 있는 '순수 존재' 또는 '신성한 의지 그 자체'다. 요기들의 신으로 불리며, 특히 앎의 요가를 추구하는 요기들에게는 깨달음의 신으로도 알려져 있다. 대서사시 『머하바러떠Mahābhārata』에서 쉬봐를 숭배하는 샤이봐Śaiva 수행자들을 언급하면서 쉬봐를 찬양하였다. 쉬봐는 링거liṅga라고 하는 남근으로 상징되며, 강력한 은총을 주는 신으로 그려진다.

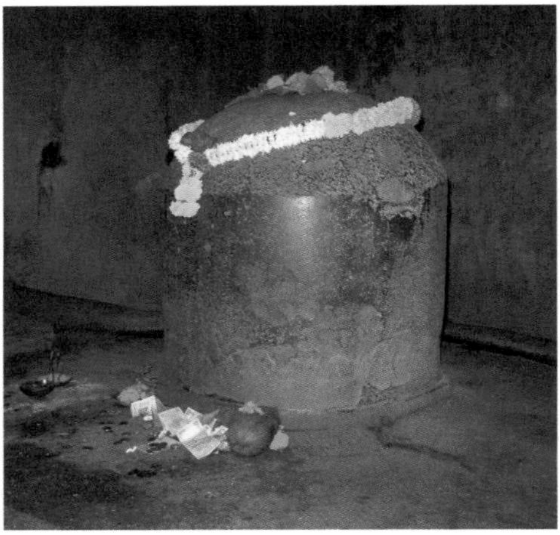

쉬봐 링거

『슈웨따슈워떠러 우빠니셔드Śvetāśvatara Upanishad』는 쉬봐신이 특성을 넘어선, 특히 남성과 여성의 구분을 넘어선 초월적인 최상의 신이라고 한다. 링거liṅga는 쉬봐를 나타내는 표상으로서, 그러한 초월적 맥락에서 형상이 없는 실체Puruśa를 형상Prakṛti으로 드러낸 것이라고 한다. 링거liṅga는 요니yoni라고 해서 여성의 자궁을 나타내는 원형 모양의 단상 위에 남근이 솟아 있는 모습으로 표현되는데, 이것은 여성과 남성, 음과 양이 만나 창조와 쇄신을 하는 신성한 과정을 상징화한 것이다. 숭배의 대상인 최고의 신을 성기로 표현했다고 외설적이라고 생각할 수 있겠지만, 대부분의 인도인들은 쉬봐 링거를 외설적으로 대하지 않는다. 이것은 인도인들이 성性을 금기시하지 않고 인간 삶의 본질적인 한 부분으로 받아들이고 있으면서, 링거를 신성의 표상으로 이해하고 있기 때문일 것이다.

링거 중에는 죠띠 링거jyotis liṅga라고 해서, 빛으로 된 링거에 대한 신화가 전해진다. 『쉬봐 머하뿌라너Śiva Mahāpurāṇa』라는 경전에 따르면 어느 날 창조의 신 브람마와 유지의 신 뷔슈누가 누가 우세한지 논쟁을 벌이고 있었다고 한다. 이 논쟁을 매듭짓기 위해 쉬봐가 거대한 빛의 기둥으로 세상에 나타났는데, 이것은 나중에 안나말라이Annamalai산[336]에 모셔졌다. 뷔슈누와 브람먼은 위아래로 흩어져서 이 빛 기둥의 끝을 쫓아 헤매게 되는데, 뷔슈누는 실패를 인정한 반면, 브람마는 끝을 보았다고 거짓을 말하게 된다. 이것이 쉬뷔를 노하게 해서 브람마가 비록 이 우주의 창조주일지라도 숭배받지 못하게 될 것이라고 저주했다고 한다.

쉬뷔는 그 특성에 따라 여러 가지 이름을 가지고 있다. 샹꺼러Śankara, 복된, 샴부Śambhu, 은혜로운, 써다쉬뷔Sadāśiva, 늘 행복하고 번창하는, 루드러Rudra, 무시무시한, 바워Bhava, 번영, 빠슈빠디Paśupati, 뭇 생명을 지키는 보호자, 아고러Aghora, 두려움 없는, 바이러워Bhairava, 무서운 등이다.[337] 쉬뷔와 샹꺼러의 형상은 자애로운 모습을, 루드러와 바이러워는 끔찍한 모습을 하고 있는데, 이것은 우리의 영적 생활로부터의 부정적 양상을 제거하는 데 유용하다고 알려져 있다. 우주적인 춤을 추고 있는 너떠라저Naṭarāja는 쉬뷔의 중요한 형상 중 하나다. 그는 우주를 파괴하는 춤을 추는데, 이 춤은 우리를 환영에서 실재로, 무지에서 앎으로, 개아에서 범아로 데려가는 깨달음의 춤이라고 한다.

쉬뷔는 춤의 신으로 드라마나 예술작품 등에 나타나는데, 쉬뷔 사원에서는 너떠라저Naṭarāja, 즉 춤과 공연Naṭa의 왕rāja으로 기념된다. 그 모습은 『나뗘샤스뜨러Nāṭyaśāstra』[338]라고 불리는 공연예술에 관한 고대 힌두 경전에 묘사된 자세로 춤을 추는 쉬뷔를 보여 준다. 삶과 예술을 기념하는 춤을 추는 쉬뷔는 고대와 중세 힌두 사원에서 매우 일반적인 것이다.[339] 쉬뷔가 딴더워Tāṇḍava 춤을 추는 모습의 청동상은 7~9세기 사이 빨라뷔Pallava 왕조 시대에 처음으로 나타났다고 한다. 쉬뷔와 관련된 공연 예술로는 따밀나두에

336 따밀나두주의 티루봔나말라이(Thiruvannamalai)에 있는 아루나짤러(Arunachala) 언덕의 쉬뷔 사원으로 여겨진다.

337 차례대로 각기 다른 특성을 지닌 쉬뷔의 형상을 취한다.

338 예술 공연에 대한 싼스끄리뜨 문헌이다. 이 텍스트는 성자 바라떠 무니(Bharata Muni)의 것으로 추정한다.

339 이것은 6세기경에 발굴된 바다미(Badami) 동굴 사원과 엘로라 동굴, 카주라호, 찟담바람 등 다른 곳에서 벽면에 새겨진 부조 형식으로 발견된다.

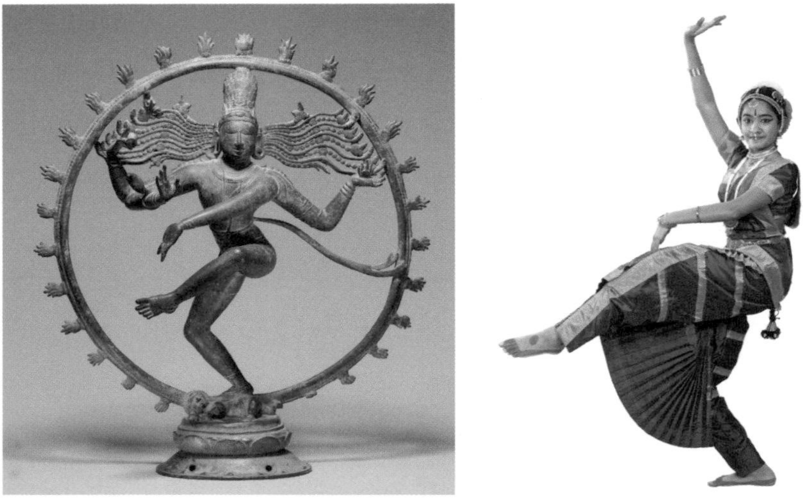

너떠라저 청동상(좌)**과 인도 정통 춤 바러뜨나띠얌**(우)

서 유래된 인도의 정통 춤인 바러뜨나띠얌Bharatanatyam이 대표적으로 알려져 있다.

너떠라저Naṭarāja상의 가장 큰 특징은 활기 넘치는 역동성이다. 흐트러진 머리와 4개, 때론 8개나 10개로 표현되는 팔과 함께 한쪽 다리를 들어 올리고 있는 것은 움직이는 상태를 나타낸다. 쉬붜가 파괴와 재창조의 신이듯이, 이 춤은 어둠과 무지를 쓸어 내고 깨달음과 밝음의 새 세상을 여는 개벽을 불러오는 춤이다. 위로 들어 올린 발이 세상으로부터의 자유와 초월을 나타낸다면, 세상을 딛고 있는 발이 밟고 있는 것은 아빠쓰마러Apasmāra로 불리는 난쟁이라고 한다. 쓰마러smāra는 기억이나 알아차림을 교란시켜 발작을 일으키는 무지와 탐욕, 분노의 마귀māra로서, 인간 내면에 존재하는 부정성들을 나타낸 것으로 보인다. 하타요가에는 여기서 이름을 딴 너떠라저아써너Naṭarājāsana가 있는데, 이는 유연성과 집중력, 균형 감각을 요구하는 자세다.

신화에 등장하는 쉬바의 외형을 묘사하자면, 산발한 머리 위에 초승달이 달려 있는데 천상에서 떨어지는 갠지스강을 머리로 받고 있다. 검푸른 목에는 독사를 감고 있고, 허리에는 호랑이 가죽을 두른 모습인데 엄격한 수행자로서 몸에 재를 바르고 다닌다. 한 손에 삼지창을 든 모습으로 묘사되지만 쉬바의 진정한 힘은 미간에 있는 제3의 눈에서 발하는 빛으로, 삼라만상을 태워 버릴 정도의 힘이 있다고 한다.

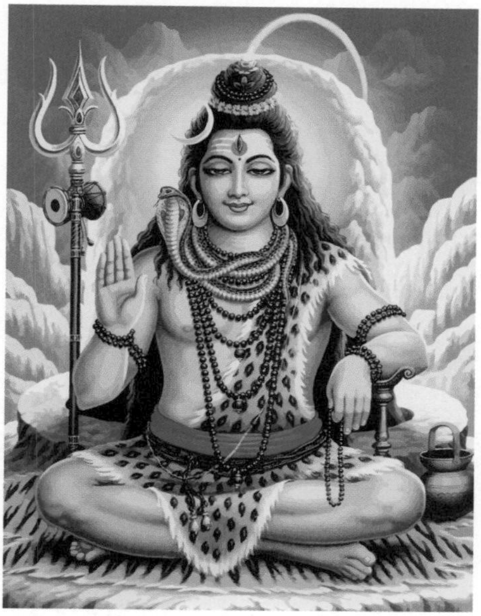

쉬바

갠지스강을 머리로 받치고 있는 이유는 천상을 흐르고 있는 강가Gaṅga 여신이 인간의 기도에 의해 지상으로 떨어지는 것을 수치스럽게 여겨 세상을 물로 쓸어 버리려고 하는 것을 쉬바신이 머리로 받아 내고 있는 것이라고 한다. 목이 검푸른 이유는 신들과 아수라가 우유 바다를 휘저어 나온 부산물 중 하나인 세계를 멸망시킬 수 있는 맹독을 쉬바신이 목에 머금어서 색깔이 검푸르게 변했기 때문이라고 한다. 이마에 있는 제3의 눈은 쉬바신이 명상을 하고 있을 때 아내 빠르워띠가 쉬바신 뒤에서 장난삼아 양손으로 눈을 가리자 세계가 암흑으로 변하려던 찰나 이마가 찢어지며 생겨난 눈인데, 쉬바는 이 세 눈을 통하여 과거, 현재, 미래를 투시할 수 있다고 한다.

쉬바는 뷔슈누와 브람마와 함께 숭배되지만, 창조와 생산의 에너지로 쉬바신을 상호 보완하는 여신Devī을 숭배하는 샥띠Śakti 전통에서는 이 여신이 최상의 존재로 묘사된다. 샤띠는 각기 다른 상황 속에서 다른 이름으로 환생하며 쉬뷔의 배우자였다고 한다. 빠르워띠Pārvatī[340]는 산의 여신인데, 히말라야에서 태어난 순수의식이라고 한다. 산에서 태어난 자라는 뜻인 기리자Girija라고도 불린다. 지식을 주는 자로서의 빠르워띠는 우마Uma라는 이름을 지닌 보호의 여신으로도 알려져 있다. 지식의 불꽃 속에 바쳐진 순수 존재로서의 빠르워띠는 써띠Satī[341]라고도 한다.

샤이뷔즘

샤이뷔즘Śaivism은 쉬뷔Śiva신을 최상의 존재로 숭배하는 힌두 주요 전통 중 하나다. 현존하는 종교 중 세계에서 가장 오래된 것 중 하나로 간주되며 봐이슈너뷔즘과 함께 가장 큰 힌두 종파의 하나이기도 하다. 샤이뷔즘의 기원은 불명확한데, 이것이 『붸더』 이전의 숭배 전통과 『붸더』 문화의 융합이기에 학자들 사이에서도 논란거리다. 고고학자들 중에는 기원전 2500~2000년 사이에 절정에 이른 인더스 계곡 문명에서 발굴한 빼슈빼디 씰Paśupati seal에서 요가의 기원을 추적하는 사람도 있는데, 이들은 동물들의 신이라고 하는 이 빼슈빼디를 쉬뷔의 원형으로 해석한다. 기원전 1500~1200년경에 정착된 『리그 붸더』의 찬가는 루드러Rudra에 대하여 가장 먼저 명확한 언급을 한다. 여기에는 루드러에 대한 100개의 별칭이 포

340 빠르워띠(Pārvatī), 우마(Umā), 가우리(Gaurī)는 힌두교의 다산, 사랑, 아름다움, 조화, 결혼, 어린이, 헌신의 여신일 뿐만 아니라 신성한 힘을 지니고 역경을 극복하는 신이다. 다른 많은 이름으로도 알려져 있는 빠르워띠는 힌두의 최고 여신인 머하데뷔(Mahādevī)로서 온화한 양육의 형태를 취하고, 샤띠즘(Śāktism)으로 부르는 샤띠파(Śākta)의 여신 지향의 중심 신들 중 하나다. 그녀는 힌두교의 모신(母神)으로서 많은 속성과 관점을 지니고 있다. 뷔슈누의 부인 락슈미(Lakshmi)와 브람마의 부인 싸라스워띠(Saraswati)와 더불어, 힌두 삼여신(Tridevī)를 이루고 있다.

341 써띠(Satī)는 문자적으로 '진실된' 또는 '덕 있는'의 의미로서, 결혼 생활의 행복과 장수의 힌두 여신이다. 그녀는 쉬뷔의 첫 번째 아내로, 그녀가 죽은 후 환생한 사람이 빠르워띠라고 한다.

함되어 있는데, 이 별칭들은 중세 시대의 많은 쉬뷔파 경전들에 인용될 뿐만 아니라, 현대에 주요한 쉬뷔 사원에서 암송되고 있다. 그러나 『붸더』 문헌은 성서 신학을 제시할 뿐, 샤이뷔즘의 존재를 입증하지는 않는다.

『붸더』와 상관없던 쉬뷔 전통이 브람먼교의 일부로 받아들여지게 된 것은 싼스끄리뜨어로 브람먼교가 체계화되는 과정에서 『붸더』 이전의 숭배 전통이 『붸더』에 등장하는 뿌루셔Puruṣa, 루드러Rudra, 아그니Agni, 인드라Indra, 쁘라자빠띠Prajāpoti, 봐유Vāyu 등의 신들과 연계되면서 『붸더』에 기초한 브람먼교의 체계 속에 통합되었기 때문으로 여겨진다.[342] 쉬뷔의 추종자들은 점차 『붸더』의 찬가를 암송할 수 있게 되면서 브람먼교로 받아들여지게 되었다고 한다. 이러한 샤이뷔Śaiva 전통들은 기원전 200년부터 기원후 100년까지의 기간 동안 두드러지게 발생하기 시작했는데, 그렇게 보는 이유는 빠딴잘리의 『머하바셔Mahābhāṣya』(기원전 2세기)에 쉬뷔 바거워떠Śiva-bhāgavata라는 용어가 등장하고, 빠딴잘리가 빠니니Pāṇini의 싼스끄리뜨어 문법을 설명하면서 동물의 가죽을 몸에 걸치고 삼지창을 들고 다니면서 자신들이 숭배하는 신을 상징하려고 하는 추종자들을 언급하고 있기 때문이다. 또한 『슈웨따슈워떠러 우빠니셔드Śvetāśvatara Upanishad』도 비슷한 시기에 루드러, 쉬뷔, 마헤슈워러Maheśvara 등을 언급하고 있고, 기원후 초기에는 빠슈빠떠 샤이뷔즘Pāśupata Śaivism이 분명하게 등장하기 때문이다.

『바가왇 기따』 이전에 편집된 것으로 알려져 있는 『슈웨따슈워떠러 우빠니셔드』(기원전 400~200년경)[343]는 샤이뷔즘의 체계적 철학에 대한 최초의 문헌적 설명이라고 본다. 이 책은 『여주르 붸더Yajur Veda』의 일부로 끼워 넣어진

---

342 브람만교는 붸더 종교로부터 붸더 후기 시대(기원전 1100~500)에 발전했는데, 꾸루-빤짤라 왕국 멸망 후에 더욱 확대되어 불교와 자인교가 태동했던 갠지스 동부 평원의 비붸더 인도-아리안의 종교적 유산과 함께 지역 종교 전통에 통합되면서 현대 힌두교의 형성에 지대한 영향을 미치게 된다.

343 슈웨따슈워떠러(Śvetāśvatara)는 Śvetaśva(Śvet+aśva)+tara로 결합된 복합어로 '흰(Śvet) 말(aśva)이 실어 나르는(tara)'이라는 의미다.

싼스끄리뜨 경전으로서, 일신론적 형태로 샤이뷔즘을 드러내고 있는데, 쉬뷔, 루드러, 마헤슈워러, 구루, 박띠, 요가, 아뜨먼, 브람먼, 자각 등의 용어와 사상이 포함되어 있다. 이 경전에서는 최상의 존재를 인격신 이샤너Īśāna, 이셔Īśa[344], 루드러Rudra 등으로 부르기도 하는데, 동시에 사납고 파괴적인 루드러의 또 다른 이름으로서 '친절하고 친밀한, 자애로운, 상서로운' 등 쉬뷔를 암시하는 형용사를 반복적으로 사용하고 있다. 이렇게 광폭한 루드러의 친밀하고 자애로운 측면이 부각되어 드러난 것이 쉬뷔로 힌두 후기 경전에서 주신으로 발전하게 되는데, 쉬뷔는 창조주와 파괴자로서 순수한 마음과 사랑, 믿음을 간직한 존재에게만 알려진다고 한다. 오직 신에 대한 깊은 사랑에 머물고, 신을 향한 사랑처럼 자신의 스승을 향하여 같은 사랑을 보이는 사람에게 고귀한 자가 빛을 드러낸다고 한다. 『머하바러떠』 4장 13절과 13장 140절에는 샤이뷔 수행자들에 대한 언급이 있는데, 일원론적 샤이뷔즘이 기원후 1세기에 여러 힌두 왕국에서 지배적인 종교 전통으로 빠르게 대중화되었고, 이것은 10세기까지 동남아시아의 인도네시아나 캄보디아, 베트남 등지에 불교와 함께 전파되어 수천 개의 쉬뷔 사원 건축을 이끌었다.

1. 뿌라너 문학과 쉬뷔 종파의 발달

굽따 왕국 시대(320~550년)에는 뿌라너purāṇa 문학이 발달했는데, 여러 『뿌라너』가 봐이슈너뷔즘, 샥띠즘, 스마르떠Smārta 전통과 함께 샤이뷔즘을 폭넓게 다루고 있다. 이 시기의 가장 중요한 샤이뷔 『뿌라너』는 『쉬뷔 뿌라너Śiva Purāṇa』와 『링거 뿌라너Liṅga purāṇa』다. 현재 네팔의 까트만두 계곡과 같은

344 이샤너(Īśāna)는 주인·광휘·빛·태양처럼 빛나는 쉬뷔(Śiva)라는 의미고, 이셔(Īśa)는 쉬뷔(Śiva)의 하인·지배자·최고신 등의 의미다.

히말라야 지역에서 발견되는 비문들은 빠슈빠디Paśupati 일원론으로 드러나는 샤이뷔즘이 마우리여 왕조와 굽따 왕조 동안 약 5세기까지 확립된 것임을 나타낸다고 한다. 이 비문들은 현대 고고학적 기술에 의하면 466년에서 645년 사이에 기록된 것이라고 한다.

찬드라굽따 2세Chandragupta II, 375~413로부터 시작하여 대부분의 굽따 왕들은 봐이슈너뷔즘의 열렬한 후원자였으나, 500년경 잦은 내분과 알천Alchon 또는 알칸Alkhan으로 불리는 훈Hun족의 침입으로 굽따 왕조는 쇄락의 길을 걸으며 쪼개지다가 그렇게도 열렬히 후원하던 봐이슈너뷔즘에 대한 불신을 남기며 550년에 완전히 멸망하게 된다. 이후 인도 북부와 중부에 새롭게 등장한 소국들은 대신에 샤이뷔즘을 받아들이게 되는데, 이것은 쉬뷔 숭배가 발전하게 되는 강력한 추진력이 되었다. 봐이슈너뷔즘은 그 이후에도 그런 영향을 받지 않은 지역에서 흔들림 없이 자리를 잡게 된다. 여기서 생각해 볼 만한 사실 하나는 굽따 왕조의 멸망 이전까지 봐이슈너뷔즘이 상위 신분 계급 내지는 집권 보수 세력의 '이대로' 사상을 바탕으로 발전한 양반 종교였다면, 원주민들로부터 면면히 이어져 오다가 힌두교에 편입된 샤이뷔즘은 그렇지 못했던 다양한 부족과 신분들의 "못 살겠다, 갈아보자."는 염원을 바탕으로 전파된 신앙이 아닌가 하는 것이다. 굽따 왕조 이후 시기에는 삼지창triśūla을 든 쉬뷔가 우즈베키스탄 등의 중앙아시아에서도 7~8세기에 숭배되었다고 하는데, 7세기 초반 중국의 현장 스님이 인도에 순례를 와서 남긴 기록에 의하면, 지금의 아프가니스탄의 누리스탄Nuristan주와 같은 힌두꾸쉬Hindu Kush[345] 지방을 포함한 대부분의 북인도 지역에도 쉬뷔 사원이 널리 퍼져 있었다고 한다.

쉬뷔를 숭배하는 신학은 쉬뷔를 창조의 신, 유지의 신, 파괴의 신으로부

345 힌두꾸쉬산맥은 중앙아시아 남부에서 아프가니스탄 북동쪽에서 남서쪽에 위치한 파키스탄까지 800km에 달하는 산맥이다.(파미르고원에서 남서쪽으로 뻗어 나옴) 최고 높이는 티리치미르산의 7,708m로 힌두꾸쉬산맥에는 7,000m 이상의 산들이 많다.(노샤크산, 사드어스트라그산, 룬코산 등)

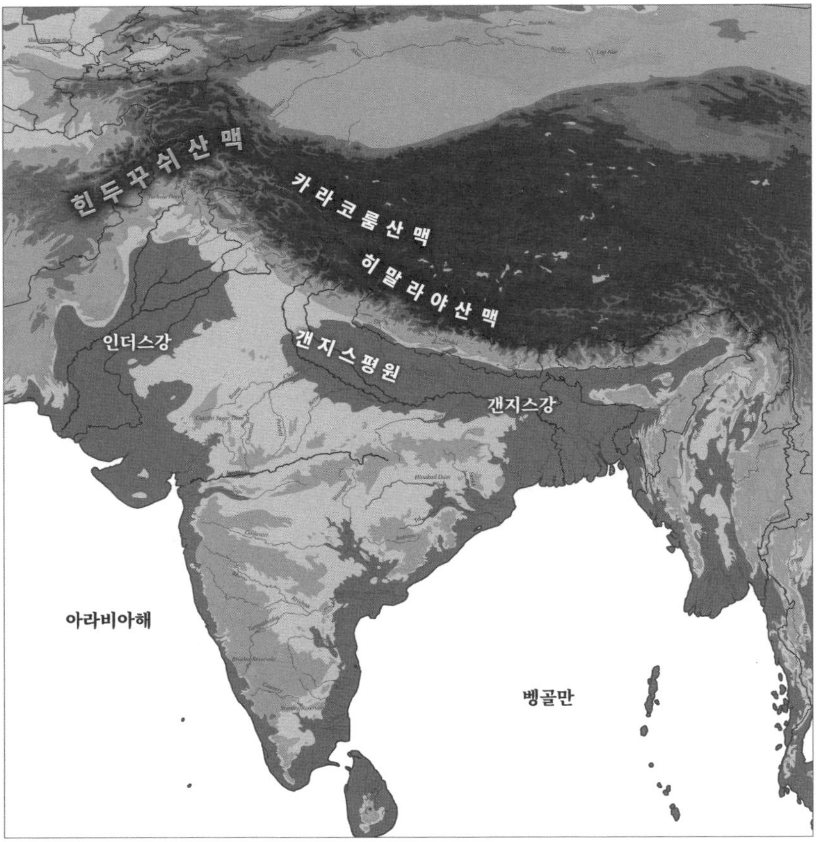

힌두꾸쉬산맥

터 자아와 모든 생명체 안에 존재하는 아뜨먼Ātman과 같은 존재까지로 범위를 확장한다. 이것은 쉬뷔 사원과 샥띠 사원 양쪽에서 숭배되는 쉬뷔-샥띠와 밀접하게 관련되어 있는데, 금욕적인 삶을 살면서 요가 수행을 하며 각 개인이 내면에서 쉬뷔를 발견해서 그와 하나되도록 격려하는 힌두 전통이다. 이렇게 애쓰는 쉬뷔의 추종자들을 샤이뷔떼Śaivite 또는 샤이뷔Śaiva라고 부른다.

샤이뷔즘 신학은 크게 두 부류로 나눠진다. 하나는 『붸더』와 서사시, 『뿌라너』 등에 등장하는 쉬붜-루드러 개념에 영향받은 이원론적 유신론을 바탕으로 한 대중적인 신앙이고, 다른 하나는 쉬붜-샥띠와 관련된 딴뜨러 경전에 영향받은 비전秘傳 신학으로 자신 안의 쉬붜를 명상적으로 발견하는 일원론적 자각을 추구하는 수행과 연관된 신학이다. 이 둘을 『뿌라너Purāṇa』를 인정하고 계승하느냐, 하지 않느냐에 따라서 구분하기도 한다. 『뿌라너』를 인정하고 계승하는 붸더-브람먼교의 쉬붜 신학은 신앙적인 이원론二元論, Dvaita으로부터 불이론不二論, Advaita의 일원론적 수행 전통까지 포괄한다는 믿음을 가지고 있다. 여기에는 링거liṅga라든가, 쉬붜-빠르와띠 초상화, 쉬붜가 타고 다닌다는 황소 난디Nandi, 쉬붜가 들고 다닌다는 삼지창, 쉬붜에 관한 신화를 보여 주는 미술품 등으로 쉬붜에 대한 집중에 도움이 되도록 의인화된 쉬붜 이미지를 활용하는 것에서부터 요가와 명상 수행을 하고 출가를 해서 구도적 삶을 사는 것에 이르기까지 외연을 확장하고자 했다.

『뿌라너』를 계승하지 않고 비전秘傳을 중시하는 쉬붜 딴뜨러 전통은 『붸더』의 정통적 가치를 받아들이지만 쉬붜에 관한 신화라든가 『뿌라너』들을 무시하고 밀교적인 다양한 수행 기법을 발전시켰고, 이로 인해 많은 하위 종파들이 생겨났다. 일원론적 수행을 근간으로 하는 이 전통을 따르는 자들은 요가에 전념하는 구도적 생활양식을 추구하며 자신들의 수행을 다음의 네 가지 방법론으로 다듬었다. ① 물질로 한계 지워진 자신을 정화 행위Kriyāśakti로 자각하는 **몸**을 다루는 방법Āṇavopāya[346], ② 쉬붜의 힘, 샥띠Śākti를 일깨워 쉬붜의 눈으로 세상을 바라보는 앎과 깨달음을 추구하는 **마음**을 다루

346 이 길은 웃짜러(uccāra), 꺼러너(karaṇa), 디야너(dhyāna), 봐르너(varṇa) 그리고 쓰타너껄빠나(sthānakalpanā)로 구성되는데,
① 웃짜러는 생명 에너지(prāṇa)의 다양한 측면에 주의를 모으는 것과 관련되며
② 꺼러너는 몸 또는 감각을 활용하는 것이고
③ 디야너는 명상이고
④ 봐르너는 두드리지 않아도 울리는(anāhata) 미세한 소리를 듣는 것에 관한 것이고
⑤ 쓰타너껄빠나는 어떤 부위에 마음을 집중하는 것에 관한 것이다.

는 방법Śāktopāya, ③쉬워의 내적인 힘이 드러나는 의지를 인식하는 **의식**을 다루는 방법Śāmbhavopāya[347], ④자신이 바로 쉬워라는 자각, 내면에서 신성을 자각하는 일 외에는 바라는 바가 없는 **방편이 없는 길**Anupaya이다.

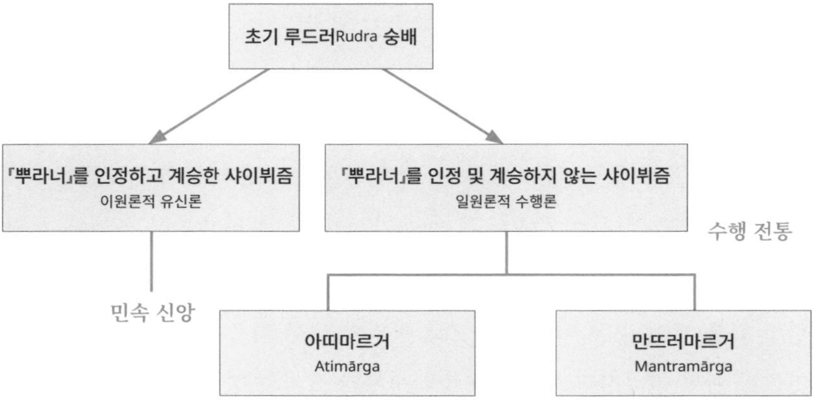

샤이뷔즘의 갈래

2. 쉬워 딴뜨러 수행 전통의 발달

샤이뷔즘은 이렇게 이원론적 유신론과 일원론적 수행론으로 대별되지만, 다시 수행론은 이 둘이 결합된 모습의 하위 분파로도 발전하게 된다. 여기서 신봉자들은 자신들이 추종하는 특정 종파에 입문하는데, 이들의 목표는 현생에 해탈을 성취하는 것으로부터 천상 세계의 즐거움을 누리는 것까지 다양하다. 이들은 비밀 유지와 스승에 의한 입문식dīkṣa, 초능력siddhi의 추구를 소중히 여긴다. 이러한 전통의 일부는 유신론적 아디이어를 통합

347 아비나워굽따(Abhinavagupta)는 다음과 같은 말로 샴바워빠여(Śāmbhavopāya)를 설명한다. "어떤 것도 버리지 말고, 어떤 것도 붙잡지 마라; 멈추어(virama) 그렇게(yathā) 자신 안에(svasthaḥ) 머물라(avasthitaḥ)."(Mā kiñcittyāja mā gṛhāṇa| Virama svastho yathāvasthitaḥ ||)

하여, 영적인 의미가 들어가 있는 기하학적 형상인 얀뜨러yantra를, 그리고 숭배의식을 정교하게 실행하며 궁극의 의식인 쉬워를 자신 안에서 발견하고 동화되기 위해 만뜨러를 암송하는 만뜨러마르거Mantramārga를 주된 수행으로 채택하거나 수승한 길이라는 뜻으로 명상을 하는 아띠마르거Atimārga를 채택한다. 아띠마르거는 주로 출가자 집단에 의해 추구되었던 반면, 이원론적 신앙과 일원론적 수행이 결합된 만뜨러마르거는 출가자sannyasi 뿐만 아니라 재가자grihastha들도 따르던 방법이다.

① 아띠마르거

출가자들이 추구하기에 싼냐시 샤이버Sannyāsi Śaiva라고도 하는데, 이들은 모든 괴로움dukkha의 종식인 해탈 또는 구원을 수행의 제일 목적으로 강조한다. 반면에 만뜨러마르거Mantramārga를 주된 수행으로 채택한 재가자들은 구원뿐만 아니라 수행을 통한 초능력yogi-siddhi과 삶에서의 즐거움까지 추구했다. 아띠마르거Atimārga는 『뿌라너』는 인정하지 않지만 샤이뷔즘의 출처를 『붸더』에서 찾는 데는 동의하여 고대 경전의 루드러Rudra를 언급하곤 한다.

아띠마르거Atimārga에서 빠슈빠떠 샤이뷔즘Pāśupata Śaivism과 라꿀러Lākula 등의 하위 종파가 발전했는데, 빠슈빠떠Pāśupata 분파는 『머하바러떠Mahābhārata』와 같은 경전이 증명하듯이 기원이 시작될 무렵으로 거슬러 올라가는 오래된 유산을 가지고 있는 분파다. 이 분파는 특히 구자라뜨Gujarat, 라저스탄Rajasthan, 까쉬미르Kashmir, 네팔Nepal에서 두드러졌는데, 빠슈Pāśu는 짐승을, 빠띠Pati는 주인을 의미하여 사람을 혼란스런 무지에 의해 속박되어 있는 짐승의 상태로 개념화시키고, 아뜨먼Ātman과 동격인 쉬워Śiva를 영원히 어느 곳에

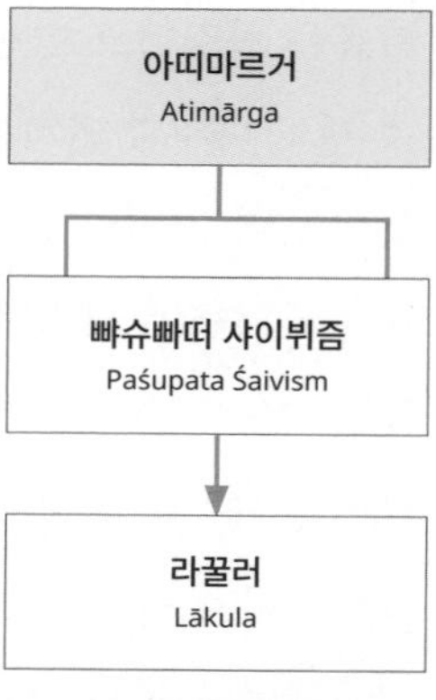

아띠마르거의 분화

나 존재하는 주인Pati으로 상정한 것이다. 이 종파는 일원론적 전통을 따르는 분파로서 내면에, 관찰되는 모든 곳에 존재하는 쉬붜와 하나되는 상태에 이르는 것을 목적으로 한다. 해탈을 추구하는 이 길은 전통적으로 브람민brahmin 남성에게 제한되는 금욕주의 전통의 하나다. 『쉬붜 쑤뜨러Śiva Sūtra』에 따르면, 빠슈빠떠 신학은 요가 수행자가 속박에 묶이지 않은 본연의 상태에 머무는 영적 의식 상태를 추구하며, 외적인 의례의식은 불필요한 것으로 간주한다. 매 순간 모든 행위가 내적 서약이 되고, 그 자체로 영적 의식이 되기 때문이다.

이 분파에서 행하는 다섯 가지의 영적 수련은 외적 수련으로 시작해서 내적 수련의 명상적인 요가로 전개되는데, 모든 괴로움dukkha을 극복하여 축복의ānanda 상태에 이르는 것을 목적으로 한다. 여기서 수도의 길을 걷는 것은 어떤 나이든 가능하지만, 이것은 네 단계의 아슈러머āśrama를 포기하고 다섯 번째 싯다 아슈러머Siddha-āśrama 단계로의 진입을 요구하는데, 그다음 첫 단계는 쉬붜 사원 근처에서 살면서 침묵의 명상 수행을 하고, 그다음 단계에서는 사원을 떠나 다른 사람의 저주를 받을지언정 결코 저주를 되돌려 주지 않는 업karma을 갚는, 다시 말해 빚을 청산하는 행위를 한다. 그러고는 동굴이나 히말라야 산과 같은 외딴 곳에 홀로 사는 단계로 진행하고, 그 다음은 화장터로 이동해서 의지할 것 별로 없이 죽음을 평화로이 기다리며 생의 마지막 단계를 보낸다. 이 전통은 구자라뜨Gujarat의 성자이자 이 전통의 근본 경전인 『빠슈빠떠 쑤뜨러Pāśupata Sūtra』의 작가로 알려진 라꿀리셔Lakulisha, 2세기로부터 비롯된 것으로 간주된다. 빠슈빠떠파는 『머하바러떠』의 '샨띠 빠르워Śanti Parva'에 보이는 것처럼 고대 힌두 문헌에 2세기경부터 전해지는 유산이 있다고 한다.

라꿀러Lakula 분파는 마찬가지로 『빠슈빠떠 쑤뜨러』가 근본경전이지만, 빠슈빠떠 분파의 『붸더』를 인정하는 가르침과 근본적으로 달라서 『붸더』

뿐만 아니라 사회적 관습을 존중하지 않는다. 이 전통의 수행자는 나체로 걸어 다니며, 공개적으로 술을 마시고, 인간의 두개골을 음식을 구걸하는 그릇으로 사용한다. 어떤 행동이나 말도 못 할 게 없다고 여기기에 마음 내키는 대로 자유롭게 행동한다. 고대 힌두 경전에 나오는 루드러Rudra에 대한 묘사와 매우 흡사하다. 그러나 어떤 학자들에 의하면, 이들이 성생활을 하지 않는 엄격한 금욕주의자들이었다고 한다.

② 만뜨러마르거

만뜨러마르거Mantramārga는 재가자와 출가자 모두를 위한 전통인데, 이것은 아띠마르거로부터 성장했다고 한다. 그렇지만 양쪽이 동시에 발전한 것을 뒷받침하는 증거도 많이 있으며, 만뜨러마르거가 사회적이고 세계적인 현세적 철학에 집중하는 보편적인 특성상 아띠마르거보다 더 대중적이 되었다.

만뜨러마르거Mantramārga라는 용어는 딴뜨러의 숭배 의식과 명상 방식을 가리키는 말인데, 만뜨러 암송을 주된 수행법으로 삼는 이 전통은 6세기 말 이전에 이미 대중적이 되었다고 한다. 이 전통의 경전들은 사원 건축과, 쉬뷔파가 관장하는 나라들의 통치를 사회적·영적 책임과 함께 쉬뷔파 관점에서 서술하고 있다고 한다. 이 전통은 괴로움dukkha으로부터의 벗어남 뿐만 아니라 이번 삶과 다음 삶에서 즐거움bhoga과 초능력siddhi을 추구했다고 하는데, 특히 초능력을 출가자들이 성취하려고 애쓰면서, 다양한 의례의식과 신들, 요가적인 방법들과 만뜨러들을 실험하는 하위 분파들이 생겨났다고 한다. 만뜨러마르거는 11세기경에는 인도뿐만 아니라 크메르Khmer나 자바Java, 발리Bali, 참Cham 같은 동남아시아에 급속도로 전파되었다고 한다.

만뜨러마르거Mantramārga는 새로운 형태의 의식과 만뜨러를 다루는 『샤이뷔 아거머Śaiva āgama』와 수행 기법을 다루는 『샤이뷔 딴뜨러Śaiva tantra』를 작성했다. 이 문헌들은 샤이뷔즘뿐만 아니라 힌두의 모든 전통에게까지 영향을 미쳤고, 심지어 불교와 자인교에도 영향을 미쳤다고 한다. 딴뜨러 경전들을 보면 만뜨러마르거에서는 신앙적인 이원론과 수행적인 일원론적 주제들 양쪽 모두가 서로 영향을 주고받으며 같이 발전했다고 하는데, 딴뜨러 경전의 이러한 유신론적 측면은 봐이슈너뷔즘과 샥띠즘Śāktism에서 보이는 것과 병행한다고 한다. 그러나 이러한 딴뜨러 문헌들은 완결된 명확한 체계를 지닌 철학 작품은 아니다. 이 문헌들은 다양한 분파들이 고전 인도 사상을 새로운 시각에서 바라보고 의미부여를 하며 새로운 양태로 구성한 것으로 통일된 사상이 있는 것이 아니기 때문이다.

샤이뷔즘은 불이론不二論, 즉 일원론一元論적인 강력한 하위 분파들이 있는데, 대전제는 모든 존재에 내재하는 아뜨먼이 쉬붜와 동일하다는 것으로, 다양한 수행 방법과 추구는 내면의 쉬붜를 이해하고 그와 하나되는 데 맞추어져 있다. 이들의 일원론은 아디 샹꺼러Adi Śaṅkara의 불이론不二論, advaita 붸단떠와 가까우면서도 다르다. 샤이뷔즘의 일원론은 샹꺼러의 불이론과는 다르게 마야Māyā를 샥띠Śakti, 즉 존재의 다양성을 설명하고 추진하는 창조적이고 근원적인 힘 또는 에너지로 간주한다.

3. 만뜨러마르거의 분화

만뜨러마르거는 싸잇단띠꺼Saiddhantika[348]파와 비싸잇단띠꺼Non-saiddhantika파로도 구분된다. 싸잇단띠꺼는 샤이붜 싯단떠Śaiva Siddhānta파가 있어서 전능하고 빛나는 절대자이자 쉬붜의 최상의 현현인 써다쉬붜Sadāśiva를 숭배하는 이원론을 강조한 분파다. 이 분파는 5세기부터 알려진 딴뜨릭 샤이뷔즘의 가장 오래된 전통으로서, 이들의 궁극의 목적은 쉬붜의 은총으로 깨달

348 싸잇단띠꺼(Saiddhantika)는 문자적으로는 '싯단떠(Siddhānta)에 관련된'이라는 뜻이다.

은 영혼이 되는 것이다. '쉬봐의 확립된 가르침'이라는 뜻의 샤이봐 싯단떠Śaiva siddhānta[349]는 『아거머』와 『붸더』 경전의 결합으로부터 도출된 우주론과 신학, 규범적 의식을 다루는데, 이 가르침이 최종적인 형태의 책으로 모습을 갖추게 된 것은 13세기의 일이라고 한다. 그러나 중요한 교설은 5~9세기 사이에 따밀어로 쓰인 띠루무라이Tirumurai라고 하는 쉬봐신을 찬양하는 찬가로서, 이를 노래하는 전통이 전해져 내려오고 있다. 이 전통은 한때 인도 전역에서 수행되었으나, 북인도에 무슬림들의 억압으로 남쪽으로 밀려나서, 따밀나두 지역의 쉬봐 숭배와 결합되었다고 한다. 샤이봐 싯단떠 철학은 현재에도 따밀나두를 중심으로 한 남인도 지역과 스리랑카, 말레이시아, 싱가포르, 인도네시아 등에서 인기가 있다.

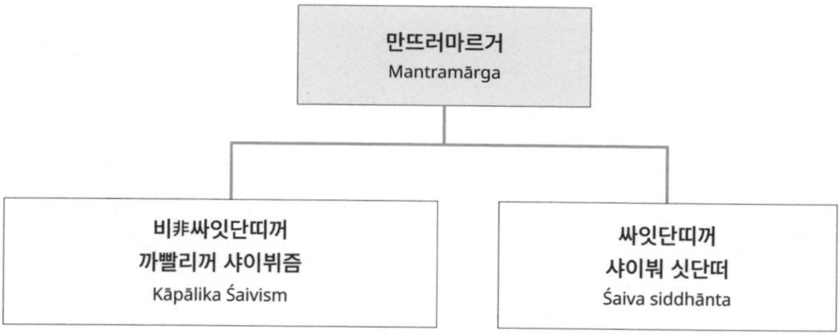

만뜨러마르거의 분화

샤이봐 싯단떠Śaiva siddhānta파가 『아거머』를 전거로 한 이원론적 신앙을 바탕으로 한다면, 비非싸잇단띠꺼Non-saiddhantika파는 이름에서 유추할 수 있듯이, 자비를 베푸는 신을 숭배하는 이원론적 신앙보다는 일원론적 딴뜨러 수행을 바탕으로 한다. 이들은 스스로 쉬봐와 하나되는 해탈을 추구하거나

349 싯단떠(siddhānta)는 문자적으로는 siddha, 즉 '숙련된, 통달한, 최상의 목적을 성취한, 충족한'의 의미에 anta, 즉 '진리' 또는 '궁극'의 의미가 보태져서 어떤 주제에 대해 정립된 경전이나 확립된 견해나 교리, 신조나 원칙, 받아들인 진리를 가리키는 용어다. 그래서 샤이봐 싯단떠(Śaiva siddhānta)는 '쉬봐의 확립된 가르침'이라는 뜻이다.

못돼도 세상을 무시할 수 있을 만큼의 초능력을 얻고자 애썼다. 학자들은 샥띠즘Śāktism이 비非싸잇단띠꺼 만뜨러마르거에서 발전했을 수 있다는 것을 전례서典禮書들이 보여 준다고 가정한다. 여기에는 까빨리꺼Kāpālika, 해골을 지닌 자라고 불렸던 딴뜨러 수행자들이 포함되는데, 이들은 해골바가지를 들고 다니면서 탁발을 하고 금강승金剛乘, Vajrayāna 불교도들과 의례의식을 공유하면서, 쉬뷖-샥띠를 숭배하는 밀교수행을 했다고 한다. 이들의 신학 체계는 여신Śakti과 남신Śiva을 『아거머Āgama』[350] 경전의 가르침과 딴뜨러 수련으로 통합을 시도했다고 한다.

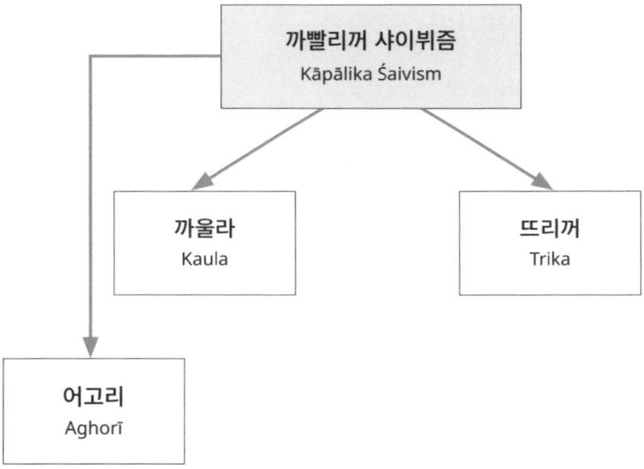

까빨리꺼 샤이뷔즘의 분화

이 전통은 근대의 어고리Aghorī파로 이어졌는데, 어고러aghora라는 단어는 '두려움 없는'이라는 뜻으로, 바이라워Bhairava[351]를 의미한다. 이들은 바이라

350 「아거머」는 힌두 학파들의 여러 딴뜨릭 문헌과 경전 모음집이다. 이 용어는 문자적으로 전통 또는 전승되어 온 것이라는 의미다. 「쉬뷖파 아거머」에는 그들의 우주론과 인식론, 철학적 교리뿐만 아니라 수행 계율 및 네 가지 종류의 요가, 만뜨러, 사원의 의미와 건축 방법 등이 설명되어 있는데, 이들은 싼스끄리뜨어와 따밀어로 쓰인 것이 전해진다. 이들은 각각의 전통에 따라 유신론적 이원론으로부터 절대적 일원론까지 다양한 철학을 보여 주는데, 「까쉬미르 샤이뷔 아거머(Kashmir Śaiva āgama)」에서는 생명체든 무생물이든 모든 것의 내면에 존재하는 신(Śiva)을 절대적인 하나로 단정하며, 생명체든 물질이든, 인간이든 신이든 아무런 차이가 없다고 주장한다.

351 바이라워는 쉬뷖가 세상을 멸망시키기 위해서 무시무시하게 드러난 신이다. 샤이뷔즘에서는 브람마와 동격

워를 최상의 신으로 숭배하는 종파들로서, 후대의 까쉬미르 샤이뷔즘Kashmir Śaivism과도 밀접한 관련이 있다고 한다. 이들은 시체를 내다 버리는 시구벌이나 화장터에 머물면서, 시체를 태운 재를 몸에 바르고, 인골을 깎아 장식품을 만드는 등 사회적 관념을 무시한 행위를 하곤 했으며, 밀교적 수행으로 인해 치유능력을 성취했다고 주민들로부터 믿어지곤 했다. 이들은 음과 양, 밝음과 어둠으로 드러나는 모든 양면성은 궁극적으로는 환상이라고 주장했는데, 시체를 태운 재를 몸에 바르고 두개골로 음식을 받아먹는 등 이런 불순함과 퇴폐를 받아들이는 목적은 사회적 금기를 초월해서 불이不二를 깨닫고, 본질적으로 변화된 의식 상태를 성취하여 관습적인 모든 것들이 환상에 불과한 속성임을 바로 보기 위한 것이라고 말한다.

10세기의 까쉬미르 샤이뷔즘의 철학자 아비나워굽따Abhinavagupta는 쉬뷔를 찾는 것이 내면의 신성 또는 참자아를 찾는 것이라고 했으며, 일원론적으로 쉬뷔가 감각경험을 통해서 외부 세계에 근원적인 궁극의 힘 샥띠로 발현된다고 보았다. 심지어 그는 쌍싸러saṃsāra, 윤회라는 단어가 어디로부터 왔는지 모르겠다는 말까지 했다고 한다. 쁘라땨빈냐pratyabhijñā[352]는 신성을 즉각적으로 알아차리는 것을 나타내기 위해 아비나워굽따가 사용한 단어인데, 그가 말하는 주요점은 모든 것이 쉬뷔로 대변되는 절대 의식이며, 이 궁극의 실재를 알아차림으로써 한계로부터 벗어나 쉬뷔와 하나되어 은총에 젖게 될 수 있다는 것이다. 그럼으로써 노예paśu인 인간이 족쇄pāśa를 깨트려 주인pati이 된다는 것이다. 이것은 자신이 쉬뷔임을, 절대의식임을 문득 알아챔으로써 실현되는 것이라고 한다.

불이론不二論, Advaita을 주창한 아디 샹꺼러Ādi Śaṅkara, 788~820와 봐이슈너뷔즘

으로 숭배된다.

352 pratyabhijñā는 prati(다시, 마주하여)+abhi(수승한, 즉각적인)+jñā(앎)로 구성된 단어로 '즉각적인 자각'을 뜻한다.

박띠 붸단떠Vaiṣṇavism Bhakti Vedanta의 씨앗을 뿌린 12세기의 라마누저Rāmānuja와 같은 학자들도 빠슈빠떠Pāśupata, 라꿀러Lakula, 딴뜨릭 샤이붜Tantric Śaiva 그리고 까빨리꺼Kāpālika 등의 몇몇 쉬붜 종파를 언급했지만, 사실 이러한 구분은 분파의 다양성에 대한 기본적인 정보를 제공할 뿐, 실제적으로 그 이론과 실천에서 명확한 구분을 짓기는 쉽지 않다. 그런데 이 분파들이 딴뜨러에 대한 언급이나 『뿌라너』에 대한 언급, 그리고 『붸더』에 대한 언급에 있어서 각각의 전통마다 설명의 차이를 드러내며 서로 적대적이곤 했다고 한다. 어떤 경전은 까빨리꺼파가 『붸더』를 거부하고 극단적인 실험주의에 빠져 있다고 했고, 또 어떤 경전들은 샤이붜 하위 종파들이 『붸더』를 존중하지만 『뿌라너』는 신뢰하지 않는다고 했다.

4. 쉬붜 종파의 확산

샤이뷔즘은 7세기경에 봐이슈너워 알바르Vaiṣṇava Āḷvār들이 박띠Bhakti 운동을 시작하기 전부터 불교와 자인교와 함께 공존하면서 남인도 지역에 널리 퍼진 전통이 되었는데, 이 두 힌두 전통은 『머하바러떠』와 같은 서사시에 언급되기는 하지만, 샤이뷔즘이 봐이슈너뷔즘보다 훨씬 먼저 남인도에서 성행하게 되었다고 한다. 네팔을 통해서 까쉬미르까지 펼쳐진 히말라야 지역과 함께, 남인도의 쉬붜 전통은 고대로부터 중세에 이르기까지 현존하는 샤이뷔즘에 관한 필사본들의 가장 큰 출처다. 이 지역들은 또한 힌두 예술과 사원 건축, 그리고 기원후 1000년 동안 동남아시아에 샤이뷔즘이 전파되는 데 기여한 무역상들이 활동한 지역이기도 하다. 쉬붜를 주신으로 숭배하거나 링거liṅga나 스와얌부svayambhu를 모신 수많은 힌두 사원이 있는데, 역사를 지닌 쉬붜 사원들이 따밀나두Tamil Nadu와 께랄라Kerala, 그리고 안드라 쁘라데쉬Andhra Pradesh와 까르나따꺼Karnataka에 현존하고 있다.

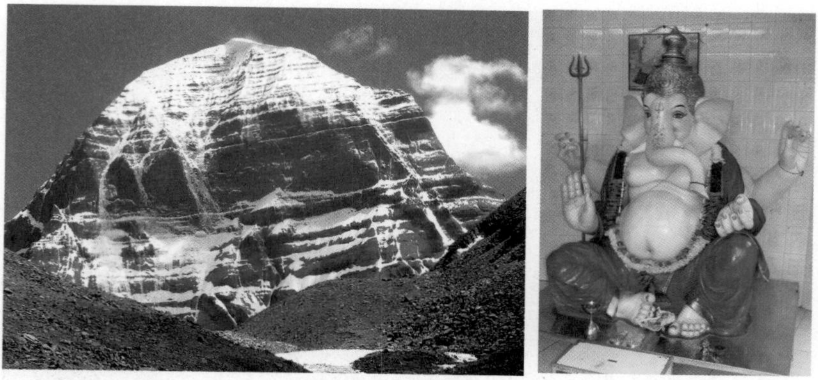

까일라쉬산과 가네셔

스와얌부svayambhu는 인공적으로 만들어진 것이 아니라 자연적으로 발생하거나 솟아오른 신의 모습이나 형상을 가리키는 말이다. 얼음이나 바위가 남긴 형상으로 나타나는 자연적인 쉬붜 링거도 스와얌부라고 한다. 여기에는 힌두교와 불교, 자인교, 티베트 민족종교에서도 모두 신성한 영산으로 여기는 까일라쉬Kailash산도 힌두교에서는 스와얌부로 여긴다. 때론 스와얌부의 형상이 쉬붜의 아들인 코끼리 신 가네셔Gaṇeśa처럼 드러나는 것도 있다고 한다.

코끼리의 형상을 하고 있는 가네셔Ganeśa[353]는 쉬붜와 그의 아내인 빠르워띠Pārvatī의 첫째 아들로서 지혜와 풍요의 신인데, 자신의 배 안에 온 우주를 담고 있으며 사랑과 기쁨으로 충만해 있다고 한다. 현대에 가장 널리 숭배되고 있는 신으로 모든 장애와 어둠을 없애며 행위의 결실을 맺도록 돕는다고 하여 기복신앙의 대상이 되곤 한다.

쉬붜 사원은 5세기에서 11세기 사이에 인도 대륙의 중부와 남부, 동부 지역에도 세워졌는데, 여기에는 지금도 많은 방문자들이 찾고 있는 까르

353 거너빠띠(Ganapati)라고도 불리는데 모든 신들의 무리를 관장하는 '신들의 주인'이라는 뜻이다.

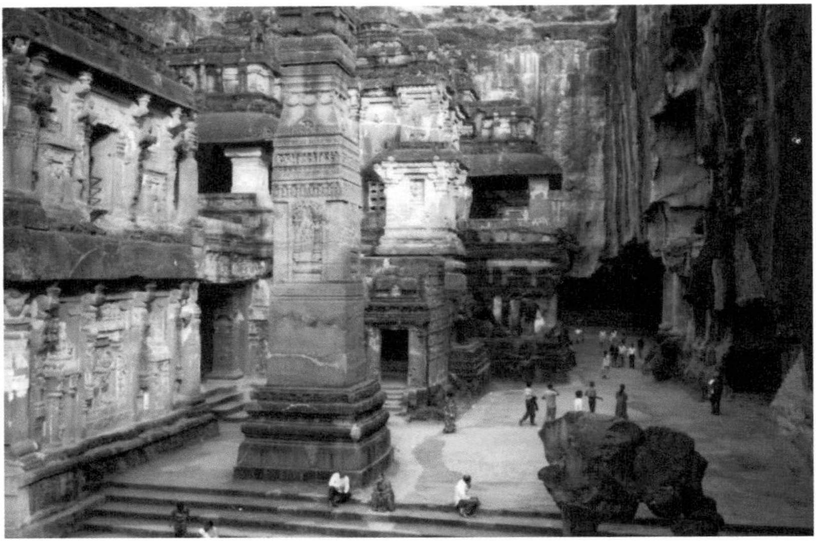

엘로라 동굴 16번 까일라쉬 사원

나따꺼Karnataka주 북부에 있는 바다미Badami 동굴 사원과 아이홀Aihole 유적지, 머하라슈뜨러Maharashtra주 뭄바이 항구 동쪽 코끼리섬 동굴 사원, 아우랑가바드Aurangabad의 엘로라Ellora 동굴 16번 까일라쉬Kailash 사원[354], 마디여쁘라데쉬Madhya Pradesh주의 카주라호Khajuraho 유적지, 전에는 오리써Orissa라고 불렸던 오디셔Odisha주의 주도인 부봐네수와러Bhuvaneshwara의 사원들, 따밀나두Tamil Nadu주 치담바람Chidambaram[355]에 있는 너떠라저Naṭarāja 사원, 마두라이Madurai에 있는 사원들과 깐찌뿌람Kanchipuram에 있는 사원들을 포함한다.

샤이뷔즘의 해외 전파는 두 가지 경로를 통해 이루어졌다. 하나는 남인도로부터 동남아시아 지역에 널리 전파된 것이고, 다른 하나는 히말라야

354 한 덩어리의 바위를 깎아 만든 것으로는 세계 최대 규모라고 한다. 마차 모양의 건축물은 쉬뷔신에게 바쳐진 것이라 한다.

355 찟담바람(Cidambaram)은 '지혜로운 분위기(공기)'를 뜻하는 따밀어 찌뜨람발람(Citrambalam)에서 파생된 단어로 여기서 어근 찌뜨(Cith)는 '의식 또는 지혜'를, 암발람(ambalam)은 '분위기(공기)'를 뜻한다. 이 복합어는 쉬붜 너떠라저(Naṭarāja)와 연결되어 정착된 단어다.

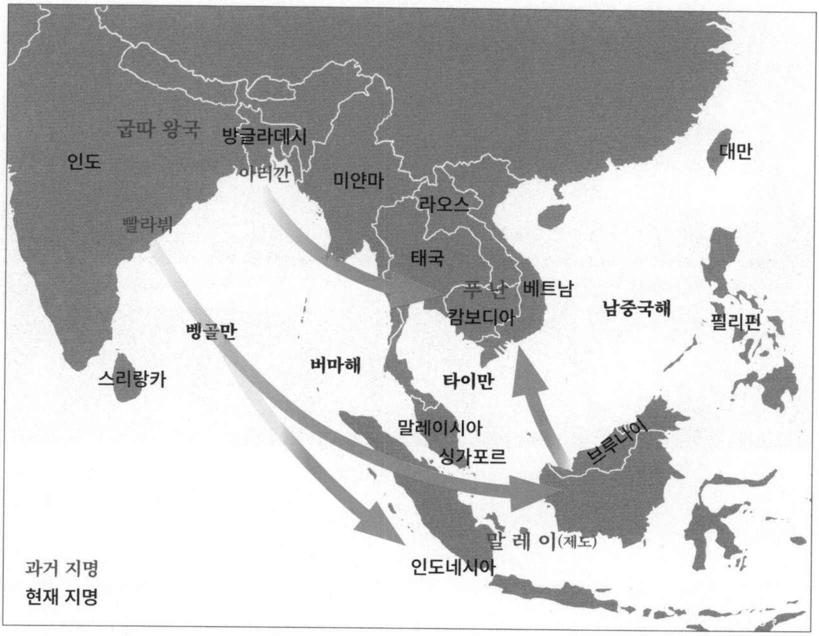

샤이뷔즘의 동남아시아 전파도

지역으로부터 동남아시아보다는 훨씬 적게 중국과 티베트로 전파된 것인데, 샤이뷔즘이 불교와 함께 발전한 경우가 많아 보이는 이유는 불교 석굴사원의 경우 샤이뷔즘 사상을 보이는 곳이 적지 않기 때문이다.

이런 석굴사원의 조각이나 금석문들은 푸난Funan[356] 왕조 시대에 지금의 말레이시아, 인도네시아를 포함한 인도차이나 지역에 대승불교와 함께 샤

356 기원후 1세기경 앙코르 선조에 의해 오늘날 캄보디아, 베트남, 태국에까지 걸쳐 있는 메콩강 유역에 세워진 문명국이다. 촐라(Chola) 왕국에 점령되는 7세기까지 존재하였다. 푸난(Funan)이라는 이름은 2세기 중국 왕조에 의해 불린 것으로, 사실 푸난은 '언덕'을 의미하는 고대 크메르 단어 브남(Bnam, 현대 크메르 Phnom)의 중국식 발음이다. 푸난은 인도, 중국 심지어 로마 제국에서부터 서유럽에 이르는 고대 해상로를 아우르는 해상국으로서, 당시 역시 해상 국가였던 백제, 가야 등과도 교역이 이루어졌음을 알 수 있는 공예품들이 양쪽에서 발굴되었다고 한다. 푸난은 바다 항해를 하는 인도 무역상들과 밀접한 접촉을 한 결과, 고대 인도 문명의 영향을 받고 힌두교가 전파되어 곳곳에 인도 문명이 뿌리를 내렸는데, 심지어 푸난 신화에는 "힌두(Hindu) 물의 신 '나가 왕'이 세상을 창조하였고, 푸난의 기원은 인도 브람민 꼬운딘야(Brahmin Koundinya)와 쏘마(Soma)로 불리는 토착 '나가' 공주의 결혼으로 시작했다."는 내용도 있다.

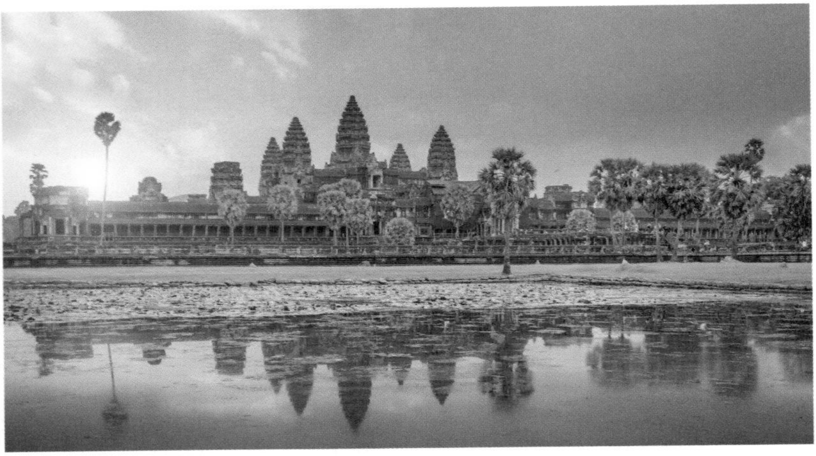

앙코르 와트 사원

이뷔 마헤슈워러Śaiva Maheśvara[357], 즉 대자재천大自在天이 전래되었다는 것을 보여 준다. 인도네시아에서 4~7세기의 고고학적 가치가 있는 사원들과 비문들은 쉬뷔신이 최상의 신이었음을 입증한다고 한다. 자바섬에서의 이러한 불교와 샤이뷔즘의 공존은 1500년경 이슬람교에 의해 대체될 때까지 계속되었으며, 발리섬에서는 오늘 날에도 지속되고 있다고 한다.

오늘날 캄보디아에 있는 앙코르 와트는 크메르 제국[358]의 대표적인 건축물로서 12세기 초 뷔슈누 사원으로 창건되었고, 12세기 후반에는 불교 사찰로 용도가 점차 변하기 시작했다고 한다. 앙코르 와트는 크게 산처럼 생긴 탑들과 그를 둘러싸고 있는 회랑으로 구성되어 있는데, 이때 이 탑들은 불교 신들의 고향인 수미산을 상징한다고 한다. 앙코르에 있는 다른 건축

357 Maheśvara는 '크다 또는 위대하다'는 뜻의 Mahā에 '주님'을 뜻하는 Īśvara가 결합된 명사다. Mahā의 어미 ā와 Īśvara의 Ī가 만나 e 발음으로 변환되어 '마헤슈워러'로 발음된다.

358 크메르 제국 또는 캄부자국(Kambujadesa) 또는 앙코르 제국은 동남아시아에서 9세기부터 15세기까지 존속한 힌두교/불교 제국이다. 크메르 제국은 푸난 왕국이나 촐라 왕국 등을 흡수하면서 힘을 키워 나갔으며, 국력이 정점에 이르렀을 때에는 동남아시아 반도 대부분을 직접적으로 지배하거나 봉신국으로 거느렸다. 크메르 제국 최고의 유산은 현재 캄보디아에 소재한 제국의 수도인 앙코르 유적으로, 앙코르 와트나 바이욘 사원 등 웅장한 불교 사원들이 아직도 남아 있다.

물들 중에는 쉬봐 사원도 여러 군데 있고, 뷔슈누와 쉬봐를 동시에 숭배하는 사원들도 있어서 이 두 종파가 혼합적으로 전파되었음을 알 수 있다.

이렇게 동남아를 오가는 상인들과 수행자들에 의해 샤이뷔즘과 봐이슈너뷔즘, 불교가 전파되면서 상호 작용 속에 혼합주의적 성격을 띠게 했을 것이다. 힌두 전통과 불교 전통은 인도네시아, 캄보디아, 베트남 같은 동남아시아에서 5~15세기 사이에 상당히 겹치게 되었는데, 샤이뷔즘에서 창조적으로 발전한 하위 전통들이 현지에서 선행하고 있던 고대의 신앙을 더욱 통합하면서 고대 수마트라, 자바, 발리와 주변 섬들에서 견고한 입지를 굳혔다. 고대 자바어로 쓰인 쉬봐교 문헌은 1세기경의 『뿌라너』에 보이는 종파와 5세기경의 샤이봐 싯단떠파 사이의 중간적 형태를 나타낸다고 한다.

14장

딴뜨리즘

딴뜨리즘은 앎의 확장, 의식의 확장을 통해 고통의 속박과 한계로부터 벗어나 해탈을 달성하려는 행법이다. 후대 하타요가의 이론에 영향을 미친 딴뜨릭요가, 딴뜨리즘이 어떻게 발생하여 발전해 왔는지 따라가 본다. 만뜨러, 만덜러, 얀뜨러 등과 같은 실천적인 딴뜨릭 수행법들이 어떻게 불교에 전파되었는지 살펴본다.

앞서 붸단떠 철학을 논하면서 뷔슈누 종파를 이야기 하지 않을 수 없었고, 뷔슈누 종파를 이야기하면서 박띠Bhakti, 즉 힌두 신앙 운동에 대해 이야기하지 않을 수 없기에 논의는 쉬뷔 종파로까지 이어졌다. 그런데 쉬뷔파뿐만 아니라 대부분의 인도 종교에 영향을 미친 딴뜨러에 대해 설명하지 않고는 힌두 신앙의 실천적 성격을 이해하기는 쉽지 않다. 힌두 정통 육파 철학뿐만 아니라 자인교와 불교 등에도 요가 수행이 어떻게 받아들여졌나를 이해하기 위해서도 딴뜨러에 대한 설명은 필요해 보인다. 다만 이 책이 목적하는 바가 인도에서 발생한 요가가 어떤 역사적·문화적·종교적 배경 속에서 발전했는가에 대한 개략적인 윤곽을 제시하는 것이기에, 한 종파에 내에서도 이론과 실천에 차이를 드러내고 있는 세부사항들까지 망라하지는 않았다. 마찬가지로 딴뜨러에 대해서도 지역별로, 전통에 따라서 다양함을 넘어서 때로는 모순되어 보이기까지 하는 딴뜨러의 세세한 내용까지 다루지는 않을 것이다. 딴뜨러 자체가 하나의 단일한 이론과 실천 방법을 바탕으로 전개된 것이 아니기도 하기에, 여기서는 이 종교 문화적 현상을 어떻게 바라볼 수 있는가에 대한 하나의 제시로 만족하기 바란다.

딴뜨러Tantra라는 용어는 문자적으로는 베틀 또는 날실을 가리키는 말로서 씨실이 감긴 북이 이리저리 왔다 갔다 하면서 천을 짜는 것을 나타내는 단어다. 때문에 남녀의 교합을 상징적으로 의미하기도 하고, 그럼으로써 창조적 행위를 뜻하기도 한다. 이 단어의 동사 어근 √Tan은 '확장하다, 펴다, 실을 잣다, 천을 짜다, 제작하다' 등의 의미를 지니고 있는 것으로, 딴뜨러는 어떤 체계나 교리, 작품을 의미한다. 이것은 경전經典을 의미하는 '쑤뜨러Sūtra'라는 단어가 '실과 바늘로 엮다, 묶다'를 뜻하고 '경經'이라는 한자가 '세로로 놓인 날실'을 가리키듯이, 성현의 가르침을 위에서 아래로 내려 받았고 그런 가르침을 책으로 엮었다는 함의를 지니고 있는 것과 유사하다. 딴뜨러Tantra라는 단어가 지니고 있는 의미들 중에서 전개되고 계속되는 과정이라는 의미에서 '앎의 확장'이라는 뜻이 부각되었고, 이것이 더 나아가 한계로부터 벗어나 해탈을 달성하기 위해 의식을 확장시키는 특정한 행법을 일컫는 용어로 정착되었는데, 이는 1세기 초를 시작으로 인도에서 새롭게 드러난 뷔슈누, 쉬뷔, 샥띠를 중심으로 출현하여 중반 이후 발달한 밀교 전통을 가리키게 되었다.

뷔슈누파Vaiṣṇavism의 가르침은 뷔슈누 또는 끄리슈너에 대한 신앙bhakti을 바탕으로 만뜨러mantra 암송 및 의식과 제사pūjā, 독창bhajan과 합창Kīrtan을 통한 찬가의 사용, 신의 이름 암송japa, 신에 대한 묵상upāsanā 및 그림이나 성상聖像 등 딴뜨러적인 요소가 드러나지만, 수행에 있어서는 쉬뷔파Śaivism에 막대한 영향을 미친 샥띠파Śāktism로부터 유입된 신비 생리학에 기초한 영향이 뷔슈누파에도 있었음을 유추할 수 있다. 그렇지만 뷔슈누파는 대개 공동체적으로 사원 안에서 함께 노래하고 춤추며 신의 현존을 찬양하면서, 일반 사회생활도 수행의 일부로 여기는 사회화의 특성이 드러나기에 쉬뷔파만큼 밀교적 특성이 강하게 드러난다고 볼 수는 없다.

딴뜨러와 관련된 뷔슈누파의 주요 전통은 빤쩌-라뜨러Pañcha-rātra, 五夜[359]파다. 하지만 이 분파 스스로는 딴뜨러라고 여기지지 않았고, 샤이뷔 싯단떠Śaiva siddhānta와 제의적으로 비슷한 인도 남부의 뷔슈누 사원의 숭배와 제의를 추종했다. 이렇게 딴뜨러 제식이 폭넓게 보급됨으로써, 딴뜨러의 형식들은 『붸더』의 가르침과 사회적 규율과 충돌하지 않는 한 자연떠 벗떠Jayanta Bhatta[360]와 야무나짜리여Yāmunācārya[361]와 같은 많은 정통 『붸더』 사상가들에

359 빤쩌-라뜨러는 오 일 밤(五夜)이라는 뜻인데 오 일 밤 동안 제사를 지내고 우주와 하나되는 초월적 존재가 된 현자 나라여너(Nārāyaṇa)를 가리키는 이름이다.

360 자연떠 벗떠(820~900): 까쉬미르 출신의 시인이자 니야여(Nyāya)학파의 논리학자이자 당대의 왕 샹꺼러 봐르만(Śankara Varman)의 조언자였다.

의해 받아들여졌다. 이렇게 가르침이 끊어지지 않고 전수된 데에는 빠람빠라paramparā라고 부르는 스승으로부터 제자에게 전달되는 가르침의 전수가 딴뜨러 전통의 계승에 중요한 역할을 했기 때문이다.

샥띠즘Śāktism

쉬뷔파를 제대로 이해하기 위해서는 샥띠파Śākta에 대해 알아야 하는데, 이 파는 샥띠Śakti, 즉 에너지, 힘으로 발현되는 여신에 대한 교리를 바탕으로 한 종파다. 샥띠는 창조적이고, 보호적이며, 파괴적이기까지 한 원초적인 우주 에너지로서, 이 에너지는 최상의 신인 여신 머하데뷔Mahādevī로 여겨진다. 다른 많은 여신들은 이 최상의 여신의 각기 다른 측면들로 여겨지는데, 샥띠파에는 자애로운 빠르워띠Pārvatī를 중심으로 숭배하는 것에서부터 무시무시한 깔리Kālī를 숭배하는 것까지 다양한 분파가 있다. 까르나떠꺼Karnataka, 따밀나두Tamil Nadu, 께럴러Kerala, 뗄렁거너Telangana, 안드러 쁘라데쉬Andhra Pradesh 같은 남인도에서는 샥띠가 엄마Amma, 母로 알려져 있기도 한데, 남인도의 대부분 마을에는 샥띠 여신의 다양한 화신을 숭배하는 사원들이 많이 있다. 사실 인도에서 여신들은 고대 인더스 문명 유적에서 발굴된 수천의 여신상들을 통해서도 고대에서부터 주요한 역할을 했다는 것을 알 수 있다. 붸더 시대 종교의 지배적인 신들이 모두 남성이었던 점은 당시 남성 본위의 시대상을 드러낸 것으로, 이는 사회적 위계구조가 반영된 것이지, 지역 사회에서 여신들을 숭배하는 전통이 약화된 것을 의미하지 않는다.

『머하바러떠Mahābhārata』와 『라마여너Rāmāyaṇa』 같은 서사시가 쓰인 이후,

361 10세기 초에 따밀나두에서 뷔슈누파 신학자인 나터무니(Nāthamuni 823~951)의 손자로 태어났으며, 한정불이론(限定不二論, Viśiṣṭādvaita) 철학자로서 라마누저(Rāmānuja)의 스승이다. 나터무니는 따밀 지역의 시인 성자들인 알바르(Āḷvār)들의 작품을 수집한 유명한 요기다.

힌두 신화와 예배에서 중심이 되는 여신들이 힌두 문학에 알려지게 되는데, 이들 중에 싸러스워띠Sarasvatī와 락슈미Lakṣmī, 그리고 빠르워띠Pārvatī가 대표적이다. **싸러스워띠Sarasvatī**는 창조주인 브람마의 배우자다. 싸러스워띠Sarasvatī는 싸러스saras와 워띠vatī의 복합어로 싸러스saras는 '물이 고이는 것' 때로는 '언어나 이야기'로 번역되고, 워띠vatī는 여성 명사로 '~을 지니고 있는 그녀'를 뜻한다. 그래서 싸러스워띠는 강의 여신 또는 이야기의 여신으로 알려져 있는데, 갠지스강의 여신인 강가Gaṅgā가 연관되어 숭배되는 이유는 고대 인도에 있던 싸러스워띠강이 말라 버린 후, 그녀에게 드렸던 많은 숭배가 갠지스강으로 대체되었기 때문으로 보인다. 이야기의 여신이기도 한 싸러스워띠는 『붸더』에서도 많이 등장하는 붸더의 여신, 즉 지식의 여신으로 알려져 있어서 연구나 학문과 관련되어 경배되고 있기도 하다. 그녀는 순수 그 자체로서 흰옷을 입고 나타나는데, 현악기인 뷔나Vīṇā와 책과 염주를 들고 있다고 하며, 인도에서 교육과 예술에 종사하는 사람들이 숭배하고 있다.

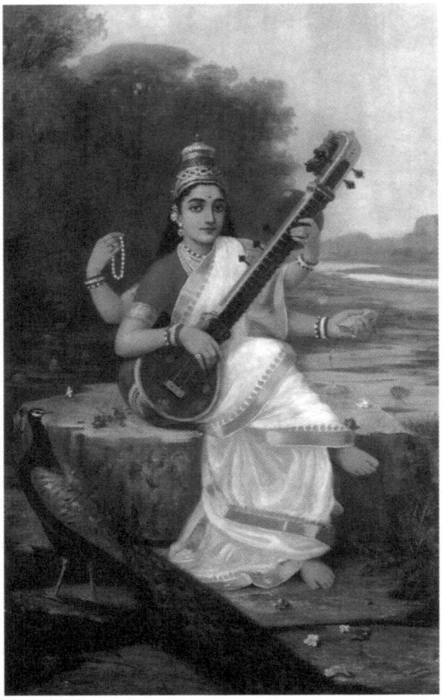

싸러스워띠

티벳과 중국에서 그녀는 지혜를 갖춘 문수보살Mañjuśri[362]의 배우자이자 음

362 만주슈리(Mañjuśri)는 문자적으로 만주(Mañju)가 '매력적인, 오묘한, 아름답게'를 뜻하고 슈리(śri)가 '밝게 빛난다'는 뜻이어서 대방광보살(大方廣菩薩)로 부르기도 하고, 발음소리를 한자로 문수사리(文殊師利)로 옮겨서 대승불교에서는 문수보살로 알려져 있다. 문수보살은 지혜(prajñā)의 화신으로 알려져 있는데, 이를 '얼굴이 밝게 빛난다.'는 의미로 나타낸 것 같다. 중국의 지명 '만주(滿洲)'가 Mañju에서 비롯했다고 한다.

악의 여신인 관음觀音, 즉 따라Tārā로 여겨진다. 따라Tārā는 힌두의 여신일 뿐만 아니라 대승불교에서는 다라보살多羅菩薩, 티베트 금강승金剛乘, Vajrayāna에서는 여성 붓다이기도 하다. 그녀는 모든 위험과 어둠 너머로 건네주는 의식cit 혹은 지혜의 힘śakti를 상징한다고 한다. 『붸더』에서는 여신의 세 가지 측면, 즉 지혜와 사랑과 힘을 가지고 있는데, 이 세 가지는 항상 함께 존재하며 상호 간에 배타성을 지니지 않는다. 즉 진정한 힘은 사랑인 지혜를 통하여 나타난다는 것이다. 학자들에 의하면 따라tārā는 불교에서 문수보살과 함께 지혜prajñā를 나타낸다. 관음보살이 용을 타고 있거나 손에 물병을 들고 있는 것은 물의 여신 싸러스워띠Sarasvatī로부터 유래했음을 나타내는 표식으로 보인다.

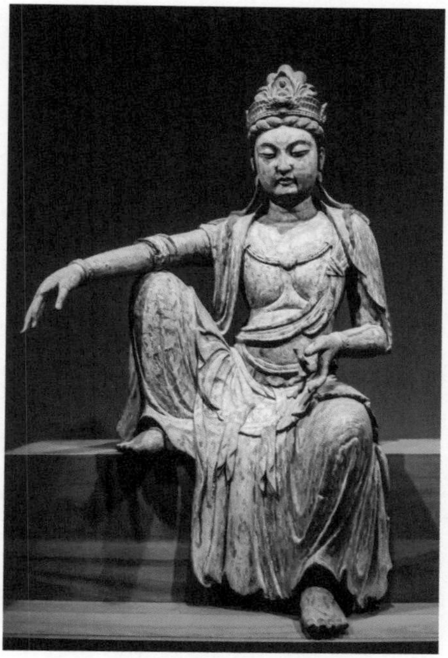

관음보살

락슈미Lakṣmī는 유지의 신 뷔슈누의 배우자이자 신성한 힘śakti으로서 마야Māyā와 관련되어 있으며 부와 행운, 사랑과 아름다움, 풍요와 다산의 여신이다. 뷔슈누가 화신으로 지상에 내려올 때마다, 그녀도 또 다른 배우자의 모습으로 함께 내려온다고 한다. 그렇기 때문에 뷔슈누의 화신 사상과 함께 락슈미도 다양한 지방 신들을 뷔슈누의 배우자로서 흡수하게 되었고, 그 결과 뷔슈누 종파가 커지는 데 일조하게 된다. 락슈미는 우아하게 옷을 입고 생명력과 지혜, 해탈의 상징인 연꽃 위에 앉아 풍요와 번영의 상징인

금을 쏟아내고 있는 모습으로 그려진다. 사업가들과 상인들에게 있어서 그녀의 축복은 절대적이다. 4개로 묘사된 팔은 인생에서 추구하고 성취해야 할 네 목표와 가치Puruṣārtha, 즉 다르머dharma, 법칙, 어르터artha, 삶의 수단, 까머kāma, 욕망의 충족, 목셔mokṣa, 해탈를 나타내며 힌두인 특유의 경제 관념을 공고하게 하는 수단이 되기도 하였다.

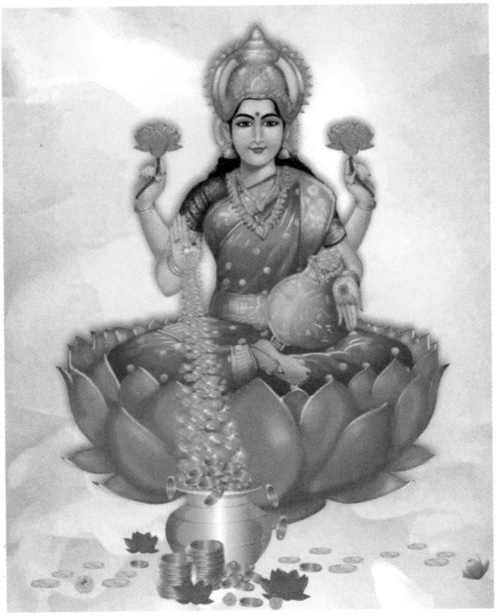

락슈미

본서의 13장 샤이뷔즘을 논하는 곳에서 이미 살펴보았듯이, 쉬뷔의 부인 샥띠는 각기 다른 상황 속에서 다른 이름으로 환생하며 계속해서 쉬뷔의 배우자였다고 한다. 이것은 뷔슈누-락슈미의 화신 조합과 함께 신의 다양한 측면을 드러내는 수단이 된다. 쉬뷔의 배우자 중에서 대표적인 **빠르워띠**Pārvatī는 히말라야산의 여신으로서, 속세에 초연한 고행자 쉬뷔를 결혼으로 유인하여 그가 수행을 통해 축적한 에너지를 세상의 유익을 위해 발휘하도록 하는 역할로 등장하는데, 이는 남근 링거liṅga와 여근 요니yoni의 결합으로 묘사된다. 빠르워띠는 샥띠 여신의 부드러운 측면으로서 아름답고 자애롭게 묘사된다. 밝은 얼굴에 붉은색 사리를 입고, 머리띠를 두르고 다니며, 쉬뷔와 함께 있을 때면 팔이 두 개로 그려지고, 혼자 있을 때는 팔이 네 개로 그려지고는 한다. 첫째 아들 가네셔Ganeśa 곁에는 그가 타고 다니는 쥐가 따라다니고, 둘째 아들 스껀더Skanda 곁에는 공작이 따라다니며, 쉬뷔가 수소 넌디Nandi를 타고 다니는데 반해 그녀 곁에는 암소가 그려진다.

여신 지향의 샥띠즘Śāktism에서는 이런 배우자 신들 사이의 사랑이 단순한 순종보다 강조된다. 샥띠즘에서는 뷔슈누 종파든 쉬붜 종파든 여신이 주신의 에너지Śākti로서 존중되며 때론 뷔슈누나 쉬붜를 대신하여 막강한 권능을 발휘하곤 한다. 쉬붜의 또 다른 배우자로 환생한 **랄리떠**Lalita, 우아미는 힘과 죽음의 여신일 뿐만 아니라 지식을 성취하여 얻는 희열과 기쁨의 여신인데, '세 가지 세상의 아름다움'을 뜻하는 뜨리뿌러 순더리Tripura Sundarī로서, 자연의 세계와 신의 영광, 순수의식 안에 있는 온 우주의 아름다움을 나타낸다. 뜨리뿌러Tripura의 숨겨진 의미는 세 가지 구나guṇa를 넘어서, 붓디buddhi, 마너쓰manas, 찟떠Citta의 세 가지 의식 상태를 의미하기에, 그녀는 어떤

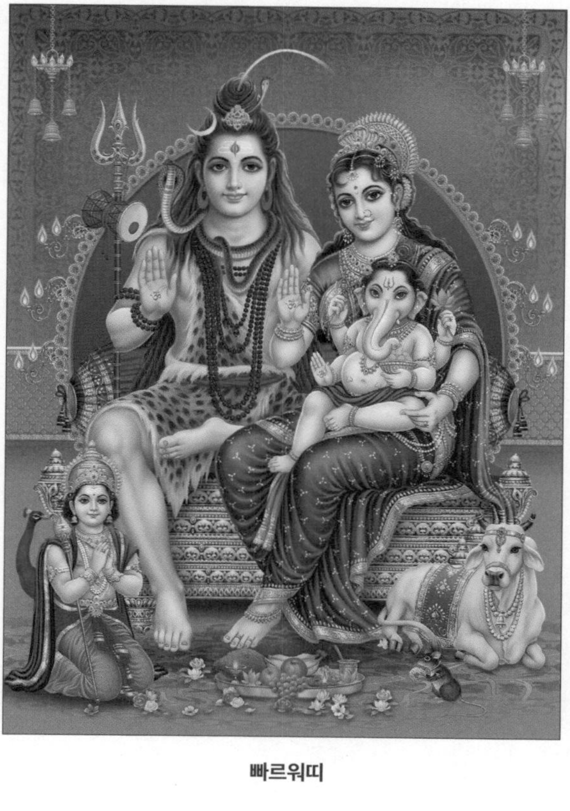

빠르워띠

의식 상태에서도 아름답다는 뜻이며 브람마, 뷔슈누, 쉬뷔의 삼중 합일이라는 의미도 있다고 한다. 샥띠파에서는 그녀의 배우자가 욕망의 신Kāmeśvara으로 드러난 써다쉬뷔Sadāśiva라고 하는데, 맨몸으로 드러누워 있는 쉬뷔의 무릎 위에 그녀가 앉아 있는 모습으로 묘사되기도 하고, 뜨리뿌러 순더리를 기하학적으로 도식화한 얀뜨러yantra로부터 자라난 것으로 묘사되기도 하여 남녀교합의 이미지를 나타내기도 한다.

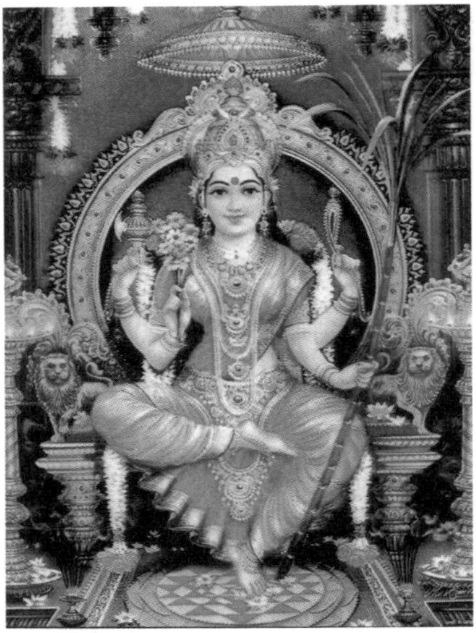
랄리떠

샥띠즘에서는 이렇게 샥띠를 통해 드러나는 여성 본위의 성애적인 측면을 엿볼 수 있는데, 이와 함께 또 하나 주목해야 할 사항은 여기서는 신들의 자애로운 측면보다는 무서운 측면이 자주 부각된다는 것이다. 쉬뷔신이 루드러Rudra, 무시무시한, 아고러Aghora, 두려움 없는, 바이러워Bhairava, 무서운 등 무섭고 끔찍한 모습으로 부각되는 것처럼, 쉬뷔의 부인 샥띠도 깔리Kālī나 두르가Durgā 등으로 어둡고 무서운 측면이 부각되어 나타나기도 한다.

깔리Kālī 또한 쉬뷔의 배우자로서 죽음과 변형의 여신인데, 어두운 검은 색깔의 매우 끔찍한 유령 같은 모습을 하고 있다. 그러나 우리는 그녀를 통하여 모든 집착을 뿌리치고 세상의 환영과 고통 너머로 간다고 하며, 그녀는 죽음을 초월하여 지속되는 사랑으로 우리를 죽음 너머의 세계로 데려간다고 한다. 깔리kālī는 '시간'이라는 단어의 여성형 명사이기도 하고, 쉬뷔의 별명인 남성형 명사 깔러kāla가 '때가 무르익은'의 의미도 있어서, 이는 생사를 불러일으키는 자연의 변화를 나타내기도 한다. 그런데 깔라kāla는 '검다, 어둡다'는 뜻도 있어서 그녀의 피부색을 의미하기도 하는데, 이는 밝음이 아닌 어둠을, 양기가 아닌 음기를 나타내는 것이다.

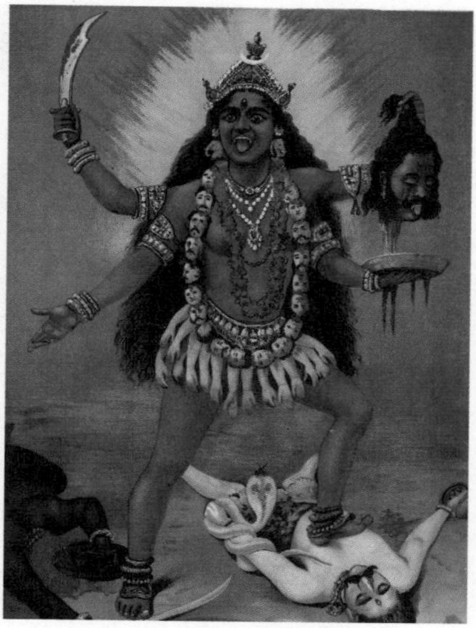

깔리

그녀는 선한 사람들을 보호하기 위해 악인을 응징한다. 쉬바로부터 솟아난 그녀는 왼발로 쉬바를 밟고 오른발은 앞으로 내민 모습으로 그려진다. 목에는 50개의 해골을 엮은 목걸이를 두르고, 네 팔 중 오른편 위 손에는 칼을 들고 반대편 손에는 머리를 잘라 들고 있는데, 이것은 에고를 죽이는 것을 나타내는 것이다. 아래의 두 손은 두려움을 없애는 의미의 어버여 무드라Abhaya mudrā, 施無畏印를 취하여 자신의 아이를 보호하는 모성애를 드러내고 있다. 그녀는 나체로 묘사되는데, 이는 그녀가 물질계 너머에 있는 존재임을 드러내는 것이라고 한다.

두르가Durgā는 쉬바의 배우자로서뿐만 아니라 전통에 따라서는 뷔슈누의 부인 락슈미Lakṣmī의 화신으로도 여겨지기도 한다. Durgā라는 단어는 형용사 dur(어렵다)와 동사 어근 √gam(가다, 통과하다)에서 파생된 명사로 '지나갈 수 없는, 난공불락'의 의미에서 '질 수 없는, 천하무적'을 뜻한다. 그녀도 깔리Kālī처럼 모성애와 보호뿐만 아니라 파괴와 전쟁과 연관되어 있다. 그녀는 평화와 번영을 위협하는 세상의 악과 싸우고, 억압받는 자들을 구원하기 위해 사악한 자들에게 그녀의 신성한 분노를 서슴없이 분출하는데, 새로운 창조를 위한 파괴를 일으킨다고 한다. 두르가Durgā는 사자나 호랑이를 타고 있는 것으로 그려지는데, 이는 용맹함과 힘을 나타내는 것이다. 각각의 손마다 무시무시한 무기를 들고 있는 여러 개의 팔은 다양한 수단으로 악마를 무찌르는 절대적 승리를 다짐하는 모습이다. 위험한 상황에 처했을 때 그녀의 등장은 두려움을 떨쳐내고 모든 악함을 물리친다고 한다.

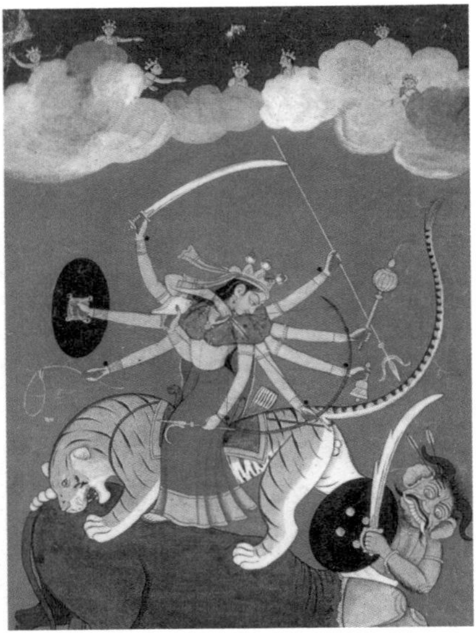

두르가

이렇게 무시무시한 여신을 숭배하는 전통은 북동 인도에 널리 퍼져 있다. 특히 서벵갈West Bengal, 오디셔Odisha, 비하르Bihar, 자르칸드Jharkhand, 뜨리뿌러Tripura 그리고 앗쌈Assam 등지에서 두루가 축제 등으로 기념한다. 여기서 우리는 샥띠를 통해 드러나는 여성 본위의 성애적인 측면뿐만 아니라 깔리Kālī나 두르가Durgā 등으로 나타나는 어둡고 무서운 측면을 함께 볼 수 있는데, 이는 괴로움이 가득한 현실에 처한 민중들의 바람, 즉 혼돈으로부터 새로운 시작을 알리는 개벽開闢을 바라는 인간들의 바람이 샥띠즘에도 투영되었음을 유추하게 한다. 이러한 현상은 인도 역사 속에서 아리안들의 등장과 카스트 신분 계급의 분화, 『붸더』의 지식을 독점하는 사제 계급의 권력화 등을 바라보는 민중들의 시선은 어떠했을까 하는 생각을 이끄는데, 주류와 비주류 사이의 갈등과 차별, 그리고 그러한 갈등을 극복하고자 하는 민중의 바람이 투영된 민중 신앙의 영향이 주류 종파에 흡수되어 발전한 흔적이 아닐까 생각해 본다.

현대의 브람민들 중에는 채식 전통을 고수하는 사람들이 많은데, 그 기원은 제사를 집전하는 사제들이 하늘의 기운을 잘 느낄 수 있도록 단식을 했던 것에서, 즉 단식으로 남들과 다른 차별성을 드러내며 자신들의 지위를 공고히 하기 위해 노력한 데에서 비롯되었다고 보기도 한다. 그들은 『붸더』에 전해지는 방식을 철저히 따라서 『붸더』에 등장하는 주신들의 은총을 기원했지만, 이에 대해 무지한 민중들은 자신들의 방식대로 지방 신들에게 기도를 하여 복락을 구하곤 했고, 『붸더』의 가르침을 맹목적으로 따르기보다는 수행을 통한 직접적인 체험을 중시했던 수행자들은 명상을 통해 체험한 의식 상태에 맞는 방법들을 체계화하여 전수하기 시작했다. 형식주의에 갇히고 세속의 욕망에 휘둘리기 시작했던 사제들의 의식보다는, 순진무구하게 지방 신에게 자신들이 아는 방식대로 기원했던 사람들의 기도의 힘이 더욱 강하게 나타나기도 했고, 명상을 통해 고양된 의식 상태에서 발현된 방법들이 더욱 깊이 있는 실존적인 방법으로 다가왔을 것이다. 이것은 거꾸로 대형 종교가 민간 신앙을 받아들이는 계기가 되는 동시에 지역 전래의 민중 신앙을 배척하기보다는 수용하여 동화하는 것이 교세의 확장에도 도움이 되었을 것이다.

힌두교나 불교가 다른 나라에 전래되어 토착화하는 과정 중에, 얼마나 많은 나라들에서 민족이나 지역 전래의 토착신앙과 함께 융합되어 발전했는지도 조금만 살펴보면 알 수 있는 일이다. 우리나라 사찰에 가도 산신을 모시는 산신각, 북두칠성을 신성화한 칠성각이 있고, 단군을 모시는 단군전이 있는 곳도 있다. 이런 이야기를 하는 것은 옳고 그름의 문제를 제기하기 위한 것이 아니라, 어떻게 종교가 발전해 왔는가에 대한 이해를 넓히기 위한 것이다. 앞서 '주류와 비주류 사이의 갈등'이라는 표현을 사용했는데, "무엇을 믿는가뿐만 아니라, 어떻게 믿는가도 못지않게 중요하다."고 했던 고故 김금화 만신萬神의 말씀은 어떻게 힌두교 속에 딴뜨리즘이 정착하게 되었는가를 이해하는 실마리가 될 수 있다고 생각한다.

딴뜨리즘

딴뜨러는 때때로 딴뜨리즘Tantrism으로 언급되면서, 밀교적 수행과 제식주의 종교로 연구되었다. 딴뜨리즘은 불교나 힌두 또는 자인교든 간에 이것이 자유로움과 지식을 통해 성취하는 해탈의 길이라고 믿는 사람들이 제식과 명상에 초점을 맞추는 일련의 수련 기법들이 특징적이다. 딴뜨리즘이라는 용어는 19세기에 유럽학자들이 인도학을 연구하면서 인도 주류 힌두 전통에 비해 비주류 종교 전통이라고 생각해서 사용하기 시작했다. 그러나 연구를 통해 드러난 사실은 이것이 『붸더』 전통과 적대적이거나 예외적인 것이 아니라 중세 인도에 보편적으로 퍼져 있던 공통적인 특성으로, 힌두 정통의 가르침과 결합하여 실천적인 수행법으로 용해되어 5세기 이후 인도 전역에 걸쳐 유행했다는 것이다.

딴뜨리즘은 인도 철학, 신비주의, 제식, 윤리, 문학에까지 그 영향을 미쳤는데, 아리안의 이주 이전의 토착 문화로부터 다수의 요소들을 수용하면서 발전하여 8~14세기엔 인도 전역뿐만 아니라 해외에서까지 번창했다. 인도 북부 및 히말라야 지역 전체가 딴뜨러의 발전과 관련되었지만 특히 까쉬미르와 벵갈 지역이 중심이었고 티베트, 몽고, 중국을 넘어 극동 아시아까지 퍼져 나갔으며, 따밀나두와 같은 남인도 지역으로부터는 말레이 반도를 중심으로 한 남태평양 지역에 전파되었다. 힌두 딴뜨러와 불교 딴뜨러 전통은 유의미하게 자인교와 시크교, 그리고 티베트의 민속 신앙인 본Bön 전통, 중국의 도교와 일본의 신도神道, 그리고 이슬람교의 신비주의인 수피Sufi와 같은 다른 종교뿐만 아니라 오늘날 서양의 뉴에이지 활동에 이르기까지 영향을 준 것으로 여겨진다.

딴뜨러의 기원을 짐작하게 하는 요소들의 원형이 『리그 붸더Rig Veda』와 『브람머너Brāhmaṇa』 그리고 『브리허다런녀꺼 우빠니셔드Bṛhadāraṇyaka Upaniṣad』,

『찬도겨 우빠니셔드Chāndogya Upaniṣad』 등과 같은 『붸더』 문헌에서 발견되지만, 그럼에도 딴뜨러 문학 작품은 『붸더』 문헌들과는 독립적인 것으로 간주된다. 붸더적인 접근은 브람먼을 토대로 하는 반면, 딴뜨러에서는 '『붸더』를 따르지 않는 『아거머』 경전'을 기초로 한다.[363] 딴뜨리즘은 주로 쉬붜파와 샥띠파를 바탕으로 드러나는데, 쉬붜와 샥띠는 불가분의 관계로 종파적으로도 뚜렷하게 구분하기가 쉽지 않다. 샥띠파의 체계가 쉬붜파가 성장하는 환경에서 형성되어 발전했기 때문이다.

1. 샤이붜 딴뜨러

쉬붜 종파에서 발견되는 딴뜨러 원형의 사례는 빠슈빠떠Pāśupata 분파에서 볼 수 있다. 이들은 영적 수련의 한 형식으로 충격요법을 활용하거나, 후대의 좌도左道 계열로 이해되는 평판이 좋지 않는 행동들과 온몸에 재를 바르고 노래하고 춤을 추는 수련을 하였다고 하는데, 초기 딴뜨러 수련은 까빨리꺼kāpālika[364]파와 관련하여 기인된 것이다. 그들은 하늘을 나는 것과 같은 마법의 힘을 가졌다고 믿어지는 여자 요가 수행자 요기니yogini들과 무시무시한 여자 정령 다끼니ḍākinī[365]들과도 관련되어 있다. 그들은 쉬붜가 세상을 멸망시키기 위해서 바이러워Bhairava로 무시무시하게 드러났던 행동과 특징을 모방하여 화장장의 재를 몸의 바르고, 덥수룩하게 긴 머리를 늘어뜨

363 비록 대개의 딴뜨러 문헌들이 8세기 이후 작성되었을지라도 딴뜨러 수련과 관련된 문헌들의 가장 빠른 연대는 6세기까지 거슬러 올라간다.

364 까빨리꺼(Kāpālika)라는 단어는 까빨러(kapāla), 즉 '해골'을 지닌 사람이라는 뜻이다. 이 전통은 8세기에 유행하고 현재는 사라진 전통이다. 이들은 전통적으로 삼지창에 해골을 걸고 다니며 구걸하는 그릇으로 사용했다고 한다. 두려움이 없다는 뜻의 근대의 어고리(Aghorī)파는 까빨리꺼의 맥을 잇고 있다고 하는데, 사람의 두개골을 음식 그릇으로 사용하고 무덤과 시체 위에서 명상을 하며 인육제를 행하기도 했다고 한다. 이들 또한 쉬붜를 숭배하지만, 좌도파와 외형이 비슷하다. 이들의 이념과 가치 체계는 정신적 의례의식의 상징성에 대한 몰이해의 한 단면으로 비춰진다.

365 다끼니에 대해서는 본서 '5장 요가의 생리학적 이해' 중 '요가생리학' 항의 1. 짜끄러(cakra) ① 물라다러(Mūlādhāra)에서 확인하기 바란다.

리고, 피의 의식을 치르고, 고기를 먹고, 술을 마시고, 성행위를 수련의 방편으로 활용하였다고 알려져 있다. 까빨리꺼들은 허구적인 작품으로 묘사되거나 1세기의 불교, 힌두, 자인교 문헌들에서 광범위하게 폄하되고 있다.

2. 샥띠 딴뜨러

뷔슈누파의 서사시 『라마여너Rāmāyaṇa』(기원전 2세기~기원후 3세기)에는 어떤 여신도 온전하게 샥띠의 성격을 드러내는 것으로는 언급되지는 않지만, 『머하바러떠Mahābhārata』(기원전 3세기~기원후 3세기)에는 샥띠 숭배가 활발하게 진행되고 있음을 드러내는 표현이 넘쳐난다고 한다. 『머하바러떠』에 나오는 두루가 스또뜨러Durgā Stotra[366], 즉 두루가 찬송가에는 수많은 지방 여신들이 하나의 막강한 여성 원리로 결합된 두루가 여신의 본성이 처음으로 제대로 나타난다고 한다.

한편 따밀어로 쓰인 대서사시 『실럽빠디까럼Silappatikāram』(기원후 100년)은 당시에 남인도의 여신 숭배가 통용되고 있었고, 싸러스워띠Sarasvatī와 락슈미Lakṣmī, 빠르워띠Pārvatī 등등이 하나의 샥띠가 다르게 나타난 것이라는 사상을 충분히 보여 주고 있다고 한다. 그렇지만 샥띠즘의 가장 중요한 경전은 『마르껀데여 뿌라너Mārkaṇḍeya Purāṇa』에 나타나는 『데뷔 마하뜨머Devī Māhātmya』다. 이 경전은 약 1600년 전에 지어진 것으로 이미 존재하던 다양한 실마리들을 한데 엮어 내 오늘날에도 현존하는 힌두 여신에 대한 중심 경전으로 남게 된 언어의 걸작이다. 여기서 처음으로 소위 "여신 전통의 결정화"라고 불리게 된 가지각색의 여신들에 관한 다양한 신화와 숭배, 신화적 요소들이 종합되었다고 한다.

---

366 유디슈티러(Yudhiṣṭhira)왕이 뷔라떠너거러(Virāṭanagara)로 여행할 때, 자신과 형제들을 보호해 달라고 두루가 여신께 기도하자, 그 즉시 여신이 나타나서 그를 두려움에서 벗어나게 했기에, 목적지에 도착하며 두루가 여신을 칭송한 내용을 노래의 형식으로 만든 것이 스또뜨러(stotra), 즉 찬송가라고 한다.

샤띠즘에는 딴뜨러 분파가 있다고 하나, 샤띠파를 딴뜨러의 분파로도 분류하기 때문에 이 둘의 관계를 정리하는 것도 쉽지 않다. 샤띠즘이 여신 숭배라고 하는 독특성을 바탕으로 뷔슈누 종파나 쉬붜파에 영향을 미친 것은 사실이지만, 수행의 원리나 체계로서 불교나 자인교에 이르기까지 폭넓게 받아들여진 것도 딴뜨리즘으로 볼 수 있는데, 여기에도 샤띠즘의 영향은 작지 않다.

샤띠파에서 숭배하는 여신들의 만신전은 인도에서 불교가 쇠퇴하면서 힌두와 불교의 여신들이 결합되면서 지어지게 되었다. 아잔타 동굴Ajanta Cave로부터 100km 떨어져 있는 아우랑가바드Aurangabad 불교 동굴은 6~7세기경에 조성된 것으로 상좌부 불교 양식의 불탑과 대승불교의 조각상과 금강승의 여신상을 포함하고 있는 것으로 유명하다. 이 동굴들 중에는 샤띠즘의 어머니 여신에 상응하는 불교의 어머니 여신 마뜨리까Mātṛkā[367] 일곱 명이 붓다 옆에 보이는 곳이 있는데, 이 일곱 명의 어머니 여신들은 『문수사리 근본 의궤文殊師利 根本 儀軌, Mañjuśrī-mūla-kalpa』[368]와 『대일경大日經』, 즉 『비로자나 성불경毘盧遮那成佛經, Vairocana abhisaṃbodhi』[369] 같은 불교 딴뜨러 경전에서 논의된

367 어머니(matar)의 복수형이다.

368 이 경전은 끄리야 딴뜨러(Kriyā-tantra), 즉 제사 등의 행위를 중시하는 딴뜨러에 속하는 경전이다. 껄빠(kalpa)는 일반적으로 '겁(劫)'으로 옮겨지며 무한한 시간을 뜻하지만, 여기서는 '만들다, 제작하다' 등의 의미가 있는 √kḷp로부터 파생된 단어로서 밀교 의식(儀式)에 관한 방법과 규칙이라는 뜻의 '의궤(儀軌)'로 번역된다. 싼스끄리뜨어본과 중국어본, 티베트본이 전해지는데, 싼스끄리뜨어본이 가장 길다고 하며, 시기적으로도 6세기경에 편찬된 것으로 여겨져 다른 것보다 앞선다고 한다. 이 경전은 업(業, Karma)과 정화의식(Kriyā), 그리고 과보(phala)를 기본 개념으로, 기복적인 만뜨러 암송과 무드라, 만덜러 등에 대해 설명하는데, 쉬붜파나 뷔슈누파, 샤띠파 등의 만뜨러도 원래 문수보살이 가르친 것이기에 불교도가 암송해도 공덕이 있을 것이라고 설명한다고 한다. 이 책은 대승불교 의식에 관한 백과사전적 지식을 제공하는데, 그 내용은 문수보살이 닐라깐터(Nīlakaṇṭha)왕을 포함한 대중 앞에서 석가모니 부처님에게 설명한 것이라고 한다.

369 이 경전은 비로자나의 불성을 일깨우는 딴뜨러로서, 7세기 중반에 날런다(Nālandā)대학에서 편찬된 것으로 여겨지는데, 싼스끄리뜨어본은 소실되고 중국어본과 티베트어본이 남아 있다고 한다. 금강승에서는 비로자나를 대일여래(大日如來)로 여겨서 『대일경(大日經)』으로 옮기기도 한다. 이 경전은 행실을 뜻하는 짜르야 딴뜨러(Caryā-tantra)라는 명칭보다는 끄리야 딴뜨러(Kriyā-tantra)의 외적인 제사 행위만 아니라 요가 딴뜨러(Yoga-tantra)의 내적 명상 수행에도 똑같이 비중을 두기에 우버여 딴뜨러(Ubhaya-tantra), 즉 양쪽 딴뜨러에 속하는 경전이다. 비로자나의 깨달음이 세상에 표현되는 방법을, 수행자가 그와 같은 상태를 성취할 수 있도록 비로자나의 신구의(身口意)에 상응하는 무드라, 만뜨러, 만덜러 등을 통해 가르치는 내용으로서, 성적인 방법을 배제한 딴뜨러 기법 전체를 체계적으로 제시한 최초의 경전으로 여겨진다.

다고 한다. 이 동굴들 중에는 두르가Durgā 같은 다른 여신들과 가네셔Ganeśa 같은 남신들도 보이고, 딴뜨러 전통의 다양한 불교 신상들도 보인다.

7~8세기경 딴뜨러 전통에 이르면 남자와 여자의 구분이 단지 상대적인 것이라는 인식이 뚜렷해진다. 이 시대에 접어들어 인간의 성性에 대한 이해가 달라지면서 여성의 사회적 역할이나 지위가 상승된 것으로 보인다. 우주의 원초적인 힘을 상징하는 샥띠śakti 여신이 이 세계와 그 세계 내의 모든 존재들뿐만 아니라 여러 형태의 신들을 관장하는 모신母神 계열로 격상된다. 샥띠파에서는 여신을 브람먼과 같이 모든 존재의 영원하고 궁극적인 최상의 실체로 여긴다. 여기서 여신에 대한 존중은 남성성의 거부를 의미하는 것이 아니라 남성과 여성, 정신과 육체, 초월적인 것과 내재적인 것으로 양분하는 이원론을 거부하는 것이다. 여신은 우주 그 자체로서, 정신과 육체를 함께 구현하는 힘이며, 물질계의 모든 존재와 행위를 이면에서 작동시키는 힘이라고 한다. 그렇지만 샥띠 수행자들에게 남아 있는 남성과 여성의 문화적 개념은 초월적 실체인 신성이 세상에 드러난 측면들이다. 힌두 도상학에서는 남성과 여성, 음과 양이 상호의존적인 동격으로서 반은 샥띠이고 반은 쉬붜인 '아르더나리Ardhanāri'로 표현된다.

이렇게 한 개체 속에서 양성이 조화를 이루어 갖춰진 존재를 이상적으로 보기 시작했는데, 이러한 시각은 딴뜨러 전통에서 현저하게 나타난다. 신이 양성을 지니고 있다고 보고, 신의 창조물인 인간 또한 그와 같다고 이해한다. 그러나 신의 경우에는 양성이 조화로운 상태에 있지만 불완전한 인간은 부조화 상태에 있기 때문에 다르다고 인식한다.

샥띠파śākta에서는 남자 수행자들이 자신은 남자일 뿐 아니라 또한 여자라는 것을 일깨우기 위한 종교의례를 행하기도 한다. 각 개인은 소우주이기 때문에 갈등과 부조화의 궁극적 해소는 오직 각 개인 속에서 이루어져야 한다는 것이 딴뜨러의 가르침으로, 개체 안에 있는 남성과 여성의 합일

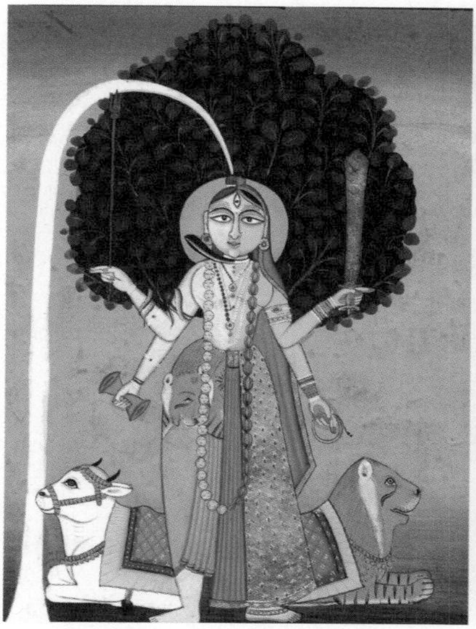 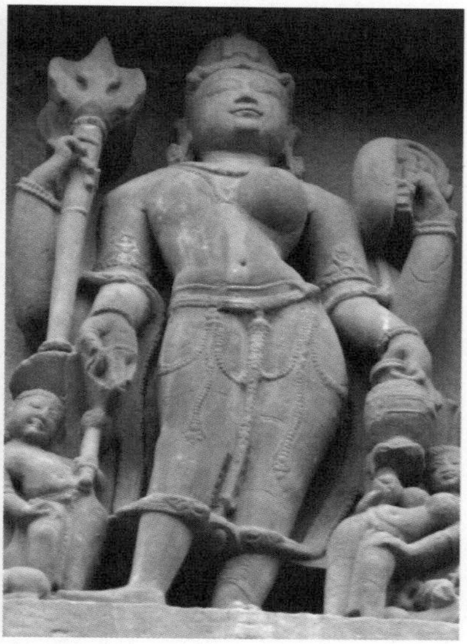

아르더나리를 표현한 그림과 석상. 그림(좌)은 천상에서 떨어지는 갠지스강을 머리로 받으며 황소 난디를 타고 다니는 쉬붜와 사자나 호랑이를 타고 다니는 두르가를 합성한 듯한 모습이다. 석상(우)의 왼쪽 반은 삼지창을 들고 있는 쉬붜를 나타내고, 오른쪽 반은 풍만한 가슴의 빠르워띠를 나타낸다.

을 추구한다.

샥띠파는 딴뜨러의 하위 분파들로도 알려져 있는데, 오늘날 가장 중요하고 대중적인 샥띠-딴뜨러 전통은 아름다운 여신 꿀러Śrī Kula 또는 뜨리뿌러 순더리Tripura Sundarī를 중시하는 남인도에 전파된 까울라파와, 무시무시한 여신 깔리Kālī를 중시하는 북동인도에 전파된 까울라파가 있다. 까울라Kaula는 '가족'을 뜻하는 단어로, 숭배자들 또한 어머니 여신을 중심으로 한 가족이라는 의미로 해석하기도 한다.

남인도에 전파된 까울라Kaula파로부터는 슈리 뷔디야Śrī Vidyā파가 생겨났는데, 슈리Śrī는 '락슈미Lakṣmī'를, 뷔디야Vidyā는 '지식이나 배움, 전승이나 과학'을 뜻한다. 이 분파는 물질적 번영과 자각을 목적으로 한다. 철학이나 교리 체계는 까쉬미르 샤이뷔즘으로부터 많은 부분을 받아들였지만, 파계破戒적인 요소들을 배척한 정통 우도右道, dakṣiṇā다. 슈리 뷔디야파는 아디 샹꺼러의 불이론不二論, Advaita에 반대하지만, 이 파가 그로부터 유래되었다고 믿는 지역도 있다. 이렇게 현대 힌두교에는 샥띠 계열의 딴뜨러 전통으로 까울라파와 슈리 뷔디야파가 내려오고 있고, 쉬뷔 계열에서는 샤이뷔 싯단떠Śaiva siddhānta와 까쉬미르 샤이뷔즘Kashmir Śaivism 같은 딴뜨러 전통이 내려오고 있다.

딴뜨리즘의 발달

딴뜨리즘의 핵심적인 특징은 만뜨러를 암송하는 것인데, 때문에 이 방법을 힌두교에서는 만뜨러마르거Mantramārga라고 부르고, 불교에서는 진언眞言을 암송하는 밀교密敎로 알려져 있다. 힌두의 만뜨러마르거는 딴뜨러의 숭배 의식과 명상 방식을 포함하여 가리키는 말로, 만뜨러 암송을 주된 수행법으로 삼는 이 전통은 6세기 말 이전에 이미 대중적이 되었다고 한다.

여기에는 샥띠즘의 발달이 영향을 미치게 되는데, 오늘날 존재하고 있는 샥띠즘은 8세기경 불이론 붸단떠의 개조인 아디 샹꺼러Ādi Śaṅkara의 문헌과 함께 시작하여, 10세기경에 절정에 도달하여 계속해서 확장되고 발전해 온 것이라고 한다. 아디 샹꺼러에 의해 주창된 스마르떠Smārta파에서는 당시에 유행한 다양하고 상충되어 보이기까지 하는 박띠bhakti 활동에 대한 해결책으로서 뷔슈누와 쉬뷔뿐만 아니라, 여신 샥띠와, 태양신 수리여Sūrya 그리고 기복의 대상인 쉬뷔의 아들 가네셔Ganeśa까지 모두를 동등하게 숭배한 것으로 유명하다. 아디 샹꺼러는 종파적 의미에서 샥띠 숭배자는 아니지만, 그가 지은 아직까지도 영향력 있고 큰 인기가 있는 「싸운더리여 러허리Saundarya Laharī, 아름다움의 물결」라고 하는 찬가에서 샥띠 철학과 딴뜨러 의례의식을 힌두교의 주류 중의 하나로 은연중에 인정했다. 샹꺼러의 저술로 여겨지는 또 다른 주요 샥띠 경전은 『데뷔 마하뜨며Devī Māhātmya』에서 간추린 「머히샤쑤러 마르디니 스또뜨람Mahiṣāsura Mardini Stōtram」[370]이라고 하는 몽환적으로 아름다운 21개 구절의 찬가인데, 이것은 최상의 여신을 언급한 가장 위대한 문학 작품 중 하나라고 칭해진다. 딴뜨러 문헌 중에는 후기 『우빠니셔드』뿐만 아니라 딴뜨러 사상에 영향을 받은 『딴뜨러 뿌라너』들이 있다. 이러한 유형 외에 주석본, 요약본, 편집본, 논문, 신들의 이름 또는 찬가 모음집, 만뜨러와 만뜨러에 대한 설명 등 다양한 유형의 딴뜨러 지침서Śāstra들이 있는데, 이러한 딴뜨러 경전들을 딴뜨러라고 통칭하는 대신에 『아거머Āgama』, 『냐너Jñāna』, 『쌍히따Saṃhitā』, 『싯단떠Siddhānta』, 『뷔디야Vidyā』 등과 같이 구분해서 부른다.

10세기는 딴뜨러의 시대로 불린다. 이 시기에 까쉬미르, 네팔, 벵갈에서 『아가머』, 『쌍히따』, 『딴뜨러』라고 부르는 다수의 딴뜨러 관련 문헌이 작성되었고, 다른 전통을 통합한 혼합적인 까쉬미르 샤이뷔즘Kashmir Śaivism이 발전하였는데, 이 전통은 가장 초기의 샤이뷔 딴뜨러Śaiva Tantra파의 맥을 잇는 것으로서 수행자에 의하여 행해지는 대중적 의례로 특징 지워진다. 이러한 특징은 남인도의 쉬뷔 사원에서 행해지던 샤이뷔 싯단떠Śaiva siddhānta의 아거머Āgama에 제시된 규정과 의례를 따르는 것으로, 무서운 신들과 동물희생제가 없는 정통 브람먼교와 양립하는 것이다.

힌두교의 딴뜨러 가르침은 일반적으로 쉬뷔나 그의 여신과 같은 신성한 존재로부터의 계시로 간주된다. 딴뜨러 수행자들은 이것이 해탈로 인도하는데 『뷔더』보다 더 우수한 것이라고 생각한다. 하지만, 까쉬미르 출신의 아비나위굽따Abhinavagupta, 950~1016 같은 딴뜨러 사상가는 『뷔더』의 가르침을

370 머히샤쑤러(Mahiṣāsura)는 물소를 가리키는 머히셔(Mahiṣa)와 천신들과 싸움을 일삼는 아수라(Asura)의 복합어로 물소의 모습을 한 사탄이다. 제석천(Indra)이 이끄는 천신들이 이 물소 아수라에게 패하게 되자, 이 천신들이 한데 모여 그들의 신성한 힘들이 합쳐서 여신 두르가(Durga)로 태어나 사자 등에 올라타고 싸움을 벌여 죽이게 되어 물소 아수라의 마르디니(mardini, 도살자)라는 칭호로 불리게 된다.

완전히 거부한 것이 아니라 나름의 가치를 인정했다. 그와 그의 제자 자야라터Jayaratha는 힌두 딴뜨러 작품을 쓴 가장 영향력 있는 철학가 그룹에 속하는데, 이러한 사상가들은 다양한 여신들과 쉬버파 계보, 철학을 종합하여 포괄적이고 영향력 있는 종교 체계로 만들었다고 알려져 있다.

이 시기에 또 하나의 영향력 있는 발전은 딴뜨러의 요가 수행법이 집대성되어 나중에 하타요가로 알려지게 되는 새로운 움직임이 발동했다는 것이다. 이 무렵에 출현한 쉬버파 딴뜨러 전통에는 나트Nāth파가 있는데, 이들은 딴뜨러요가Tantric-Yoga를 이끌어 낸 『고락셔 셔떠거Gorakṣa Śataka』와 같은 요가 경전을 생산했다.[371] 이 책의 저자 고락셔 나트Gorakśa nāth는 티베트 밀교의 금강승金剛乘, Vajrayāna과 밀접한 관계가 있었다고 일부의 학자들은 추측하는데, 이 시기에 딴뜨러는 대승불교에 의해 포용되어 지금의 비하르Bihar주에 있는 날런다Nālandā와 뷔끄러머쉴라Vikramaśilā 같은 대규모의 대학교에서 연구되어졌고, 그곳으로부터 동아시아의 중국과 한국, 일본으로 퍼져 나갔다. 10~11세기 사이에 쉬버파와 불교도의 딴뜨러는 좀 더 철학적이고 해탈지향의 종교로 다듬어져 전개되었다. 이러한 변형은 외적이고 타락적인 제의로부터 영적인 통찰을 성취하기 위하여 더 내면화된 요가 수련으로 초점이 이동한 것으로 보인다.

이후 딴뜨러는 13세기에 이르면서 지역과 부족과 종파에 따라 다양한 출처의 수많은 숭배 전통과 동화되어 샥띠즘의 특성을 갖추게 되고, 14세기부터는 샥띠-딴뜨러 숭배 문화가 인도에 성행하고 있던 거의 모든 종교 수행에 스며들게 된다. 요가 경전인 뷔슈누-샥띠파의 『바시스터 쌍히따Vāsiṣṭha Saṃhitā』, 쉬버-샥띠파의 『쉬버 쌍히따Śiva Saṃhitā』가 편찬되었고, 이후 15세기를 넘어서면서부터는 본격적인 하타요가 경전인 『하타요가 쁘

371 이에 대해선 본서 '6장 하타요가의 경전들'에서 『고락셔 셔떠거(Gorakṣa Śataka)』에 대한 설명과 하타요가와 초능력에 대한 설명에서 나트에 대한 부분을 확인하기 바란다.

러디삐까haṭha-Yoga-pradīpikā』, 『게란다 쌍히따gheraṇḍa Saṃhitā』 등이 편찬되었다. 18세기에 이르러서는 딴뜨러 사상이 보다 대중에 알려질 수 있도록 하기 위한 샥띠-딴뜨러 문헌이 저술되었는데, 여성에 대한 자유분방한 표현의 근현대화로 인식되는 『머하니르봐나 딴뜨러Mahānirvāṇa Tantra』[372]가 좌도左道 계열 문헌으로 유명하다. 샥띠 철학에 탁월한 기여를 한 박식한 바스꺼러 라여Bhāskara rāya, 1690~1785의 다작도 이 시기에 속하는데, 이것들은 오늘날 슈리 뷔디야Śrī Vidyā파의 중심 사상으로 내려오고 있다고 한다.

딴뜨러 수행의 특징과 방법

딴뜨러 제식에서 나타나는 수수께끼 같은 말들은 붸더 시대부터 독특한 방식으로 우주의 비밀을 계시했는데, 정교하게 다듬어진 암호 같은 문자 체계가 있다고 한다. 딴뜨리즘의 원전들은 이렇게 밀어密語, sandhā-bhāṣa로 구성되어 있으며, 이러한 밀어의 사용은 입문하지 않은 외부인들에게 교의를 감출 뿐만 아니라 요가행자로 하여금 새로운 차원으로 진입할 수 있도록 역설적인 상황 속으로 몰아넣는 데 그 목적이 있다고 한다.

딴뜨리즘에서 육체는 우주와 신들을 대표한다고 보기 때문에, 딴뜨러 수행자의 이상은 자신의 몸을 금강의 신체를 지닌 신적인 존재처럼 전환시키는 데 있었다. 딴뜨리즘에서 절대적 실재는 그 자체 속에 모든 이중성과 양극성을 포함하고 있는 것으로, 우주의 창조와 그로부터의 창조물은 원초적인 통일로부터의 분열과, 그로부터 쉬뷔Śiva, 남성와 샥띠śakti, 여성의 분화를 상징한다고 보았다. 그 결과 인간은 주체와 객체라는 이중성의 상태를 체험

372 써다쉬뷔와 그의 부인이자 제자인 빠르워띠 사이의 대화록으로 딴뜨러의 기법들에 대한 설명이 주된 내용이다.

하는데, 이것이 괴로움苦, duḥkha이며 환상Māya이고 속박이라는 것이다. 그렇기 때문에 이 괴로움과 속박으로부터 벗어나기 위해서는 이원성과 양극성의 극복 및 합일을 통한 금강의 신체를 갖는 것이 전제되었다.

딴뜨리즘에 의하면 우주는 신비한 에너지들로 짜인 방대한 그물망처럼 나타나는데, 이와 동일한 에너지가 신비 생리학적 기법을 통해서 인체 내에 일깨워지거나 형성될 수 있다고 한다. 딴뜨러 수행은 외부 세계인 대우주大宇宙와 인체 내부에서 인식되는 소우주小宇宙의 융합을 통해 초자연적인 환희와 능력을 얻고 물질 세계의 한계로부터 벗어나는 해탈을 얻기 위해, 인간 본연의 욕구를 억누르고 희생시키기보다는 오히려 적극적으로 이해하고 다루어 내려는 시도다. 이는 우주의 에너지Śākti가 흐르고 있는 미세한 몸Sūkṣma-śarīra의 존재를 전제하는데, 이 미세한 몸sūkṣma śarīra[373]을 기초로 하는 내적 요가는 중세 시대를 거치며 발전하였다.

딴뜨리즘에서는 이 우주가 일련의 끝없는 유비類比와 동화 및 대칭 관계로 구성되어 있다고 보았다. 그렇기 때문에 신성의 각 차원과 단계에는 그에 상응하는 도해圖解와 문자와 색상이 있으며, 어떤 차원을 대표하는 형상이나 소리에 관한 명상에 의해서 특별한 존재 양식 속으로 몰입할 수 있다고 생각했다. 딴뜨러 수행의 목적은 인간의 몸속에서 해와 달, 쉬봐와 샥띠, 이다와 삥걸라 등과 같은 이원성을 통합하는 데 있다고 보아, 딴뜨러 수행자들은 신비 생리학을 바탕으로 명상과 연결된 기법을 통해서 꾼덜리니의 상승으로 쉬봐Śiva와의 합일을 시도한다.

딴뜨러는 샥띠의 영향에 따라 우도右道, dakṣiṇā와 좌도左道, vāma로 구분한다. 좌도左道, vāma 계열은 일반적으로 제사pūjā나 신상神像, mūrti 숭배 같은 외적인 수행을 선호하고 빤쩌 머꺼러pañca-makara라고 해서, 빤쩌pañca 즉 다섯 가지,

373 나머지 원인이 되는 몸(Kāraṇa śarīra), 거친 몸(Sthūla śarīra)을 포함한 3가지 몸에 대한 설명과 이 3가지 몸을 5가지 겹(pañca maya kośa)에 대입하는 것에 대해서는 본서 '5장 요가의 생리학적 이해'의 '몸은 무엇인가?'에서 확인하기 바란다.

머꺼러makara 즉 M으로 시작하는 행위들을 수행 방편으로 인정하는데, 술madya, 고기māṃsa, 생선matsya, 잘게 빻은 곡식mudrā, 그리고 성교maithuna를 통제된 환경 속에서 단계적으로 허용한다고 한다. 이 또한 『머하니르봐나 딴뜨러Mahānirvāṇa Tantra』에서 전해지는 쉬뷔의 가르침이라고 하는데, 이들은 의식儀式을 통한 술, 고기, 성적 결합 등의 탐닉에 의해서도 쉬뷔와 샥띠가 동화될 수 있다고 주장하지만, 이렇게 행위들을 조장하고 정당화하는 것은 상당히 파괴적인 위험성을 지닌 비의秘儀의 역사에 등장하는 하나의 현상으로 보인다.[374] 욕망과 성적 충동에서 벗어나라고 하는 가르침이 길을 잃고 거기에 빠져 버리는 결과를 초래하기 때문이다.

반면에 우도右道, dakṣiṇā 계열은 명상과 만뜨러 암송, 무드라mudrā와 니야써nyāsa 같은 내적수행으로 육체를 신성하게 변화시키는 것을 선호하며 어떠한 환경에서도 다섯 가지 M으로 시작하는 행위pancha-makara를 본질적으로 금하고 있다. 대신에 스승에 의해 제자에게 적절한 방편이 제시되는데, 그것은 제자의 특성과 근기를 보고, 영적인 추구에 소질이 없고 세상사에 묶여 있는 무겁고 둔한 따머스tamas 성향이 강한지, 아니면 활발하고 열정적인 영적 추구자로서 보다 강도 높은 수련에 적합한 영웅적인 라저스rajas 성향이 강한지, 아니면 고양된 의식의 소유자로서 이미 어느 정도의 영적 성취를 달성한 신성한 쌋뜨워sattva 성향이 강한지 등을 보고 판단한다고 한다.

좌도左道를 뜻하는 봐머vāma는 문자적으로는 '기꺼운, 사랑스러운'의 의미로 여성적인 힘 샥띠를 나타내는 단어다. 그런데 여기에 왼쪽이라는 의미가 붙게 된 이유는 그와 상대되는 닥쉬나dakṣiṇā라는 단어에 오른쪽이라는 의미가 포함되어 있기 때문이다. '닥쉬나'는 본래 힌두뿐만 아니라 불교나

374 딴뜨러 전통에서 섹스는 완성을 위한 합일을 의미한다. 이것은 자신 속에 잠자고 있는 다른 성을 일깨우기 위한 방편이라고 하는데, 불교 딴뜨리즘을 대표하는 티베트 밀교에서는 수행의 본질이 된 적은 없다고 한다. 티베트 밀교는 남녀의 구분까지도 없는 미세한 차원의 의식을 다루기 때문에 남녀의 성적 결합이 깨달음의 길로 가는 본질이 될 수 없으며, 밀교 수행을 하게 되면 이성을 성적 욕망의 대상이 아니라 바로 자기 자신과 다름이 없게 여기게 된다고 한다.

자인교, 시크교 등 인도 전통에서 사원이나 아쉬람에서 제사나 교육에 대한 보답으로 기부를 하는 보시布施를 뜻하는 단어다. 이렇게 존경과 감사를 뜻하는 '닥쉬나'의 또 다른 의미는 남쪽 방향이다. 그런데 왜 남쪽의 '닥쉬나'가 오른쪽을 가리키게 되었는가는 태양 경배와 관련이 있다. 요가에서 몸의 앞면을 동쪽을 뜻하는 뿌르봐pūrvā라고 부르고, 뒷면을 서쪽을 뜻하는 빠슈찌마paścimā라고 부르는 것도 이와 관련이 있는데, 떠오르는 태양을 바라보고 섰을 때, 몸의 앞면이 동쪽을 향하고 뒷면이 서쪽을 향하며 오른팔은 남쪽을 향하기 때문이다. 이것은 운동선수들이 왼손잡이를 영어로 사우스포southpaw라고 부르는 것과 그 유래가 비슷하다. 과거 경기장 조명이 발달하지 않았을 때 야구 경기를 주로 오후에 했는데, 야구장의 홈플레이트가 햇빛에 의해 비쳐 관중석에서 잘 보이지 않는 것을 막기 위해 서쪽에 두고 경기장을 구성했기에, 그에 따라 왼손잡이 투수가 투구하기 위해 서쪽의 홈플레이트를 바라보고 서면 왼손이 남쪽에 있게 된 데서 유래된 말이라고 한다.

딴뜨러 수련 방법으로는 입문식dīkṣā과 그를 통한 씨앗 만뜨러bija-mantra의 전승 및 암송과 기하학적 도형의 만덜러maṇḍala와 얀뜨러yantra 제작, 무드라mudrā 및 니야써nyāsa 그리고 꾼덜리니 요가kuṇḍalinī Yoga와 명상dhyāna을 통한 육체적·정신적 변혁, 제의祭儀, pūjā를 통한 무시무시한 남녀 신들의 숭배 및 화장터에서의 상징적 수련 등이 있다. 하지만 이러한 요소들은 딴뜨러 전통이 아닌 것에서도 발견된다. 실제적으로 딴뜨러는 흔히 연금술의 성과를 얻는 것과 같은 어려움을 암시하는 길고 험난한 수행sādhana을 전제로 한다. 딴뜨러의 밀교적인 가르침은 스승을 통해서 제자에게 전수되기에 입문식을 반드시 거행하게 되며, 때문에 스승Guru의 중요성이 강조되고 있다.

딴뜨리즘에서 우주는 소리로써 진동하고 있고, 최상의 존재는 의미를 지닌 소리, 즉 언어śabda로써 존재를 드러낸다고 한다. 창조는 다양한 주파수와 진폭의 진동이 현상계로 표출된다고 보는데, 수행자는 파동을 통해 최상의 존재와 하나가 되고자 한다. 이때 사용하는 것이 소리로서 만뜨러이고, 이 4차원적인 소리를 2차원적 평면으로 집약시킨 기하학적 도형의 만덜러maṇḍala와 얀뜨러yantra다. 물론 이것은 우주의 에너지Śākti가 흐르고 있는 미세한 몸Sūkṣma śarīra을 기초로 하는 요가가 전제되어야 하기에, 이에 대해서는 본서 5장에서 짜끄러cakra, 쁘라너prāṇa, 나디nāḍī, 꾼덜리니kuṇḍalinī에 대해 설명한 요가 생리학과 번더bandha라든가 무드라mudrā 같은 수련 방법에 대해 설명한 내용을 참고하기 바란다. 이 장에서는 아직 설명되지 않은 제의祭儀, pūjā와 만뜨러, 만덜러와 얀뜨러, 니야써nyāsa 등에 대해서 설명하고자 한다.

1. 제의祭儀, pūjā

뻬더 시대의 희생제를 뜻하는 얏녀Yajña와 이후 뿌라너 시대에 광범위하게 전파된 숭배 의식 뿌자pūjā 사이에는 몇 가지 차이가 있다. 얏녀는 천신을 모시기 위해 사제가 성화聖火를 피우고, 찬송을 하며 성화에 공물을 바치는 의식으로, 건강이라든가 자손의 번영, 부나 명예 등을 간구하는 의식이다. 그런데 여기서 신은 형태를 갖추지 않았고 천상계로부터 내려와서 거주처가 없기에, 얏녀는 야외 공간에서 집단적으로 행해지며 비가 내리는 우기雨期는 상서롭지 못하여 행하지 않는다. 그런데 뿌라너 시대에 와서는 신상神像들이 등장하고, 이러한 신상들이 동굴이나 사원 등 특정한 성지聖地에 자리 잡게 되어 숭배된다. 뿌자는 이런 곳에서 불을 피우고 신상을 목욕시키거나 치장하고, 음식을 바치거나 찬송을 하며 신이 신상에 깃들기를 염원하고 바라는 바를 간구하는데, 여러 명이 대중적으로 하는 얏녀와 달리 개인적으로도 할 수 있다. 물론 동물 희생제를 행했던 초기 뻬더 시대에서 후기 뻬더 시대로 진행하면서는 동물 대신에 우유와 기ghee 버터, 각종

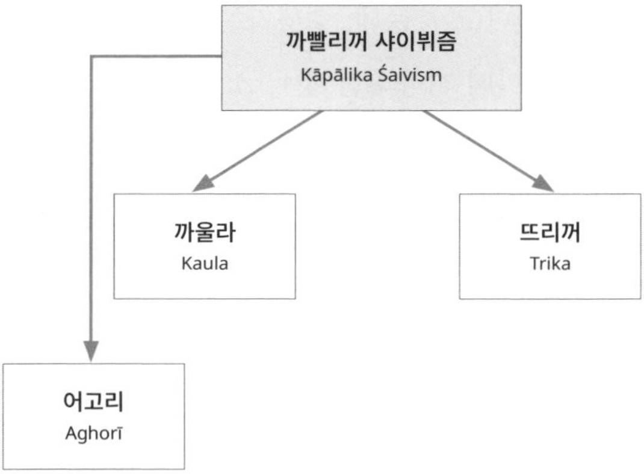

까빨리꺼 사이뷔즘의 분화

씨앗이나 곡식, 꽃과 물, 떡이나 약과 같은 음식을 바치는 등 엿녀도 뿌자와 같이 순화되었다. 하지만 사제를 통해서 공개적으로 모시는 눈에 보이지 않은 천신을, 사원의 신상을 통해 보다 직접적이고 개인적으로 접촉할 수 있게 된 것은 뿌자가 가진 큰 차이점이라고 할 수 있다.

딴뜨러에서 숭배의 중요한 수단인 만뜨러가 병행되는 이러한 제의祭儀는 이원론적인 샤이뷔 싯단떠Śaiva Siddhānta 전통에서 특히 중요하다. 이러한 제의의 배후에는 모든 인간은 근본적으로 깨끗하지 못하고 이러한 인간의 더러움이 윤회를 하도록 속박하기에, 적절한 지식과 제의행위로 제거해야 한다는 것이 깔려 있다. 딴뜨러의 첫걸음은 죽음에서 해방될 수 있는 문을 열어 준다는 입문의식dīkṣā이다. 850년 이후에 유래된 쉬뷔-샥띠 딴뜨러의 까울라Kaula파와 뜨리꺼Trika파 같은 비이원론적인 좌도左道 전통에서는 제의pūjā를 통한 숭배에 관습을 거스르는 좌도적인 요소가 포함된다. 이러한 요소에는 까빨리꺼Kāpālika 서약의 일부인 해골과 인간의 뼈를 도구로 사용하는 것, 명상적 시각화의 일부로 활용되는 바이라워Bhairava, 꾸브지까Kubjikā, 깔리Kāli 같은 무서운 신들을 숭배하는 것, 신들에 관한 의례 물품을 지니는 것,

성적의식maithuna, 신들에게 고기와 술, 정액 같은 불순한 물질을 바치는 것 등이 있다.

그럼에도 뜨리꺼Trika[375]파에서는 우리를 해탈로 인도하는 참 본질이 절대 의식임을 문득 알아챔pratyabhijña[376]이라고 본다. 쉬봐를 숭배함으로써 우리는 집착에서 벗어나 대상과 관계의 속박으로부터 자유로운 그의 특성을 개발한다고 한다. 겉모습이 아니라 내적 실재를 인식하는 태도를 개발하고, 흔들리지 않는 확고함으로 자연의 변화를 지켜보며, 신의 의지를 받아들여 고통과 두려움에서 벗어나, 마음의 변화 과정을 바라본다고 한다.

2. 만뜨러mantrā와 다러니dhāranī

만뜨러는 '신령스러운 소리나 음절, 음가, 또는 신성한 말'을 뜻한다. '생각하다'란 뜻의 √man에서 파생된 단어로, 생각 또는 의미를 전달하는 기능을 내포하는데, 마음속에 무언가를 불러일으키는 언어적 수단으로서 영적인 힘을 발휘한다고 한다. 한자로는 진언眞言으로 번역된다. 학자들은 만뜨러의 사용이 기원전 1000년 이전에 시작되었고, 붸더 중기 시대(기원전 1000~500년)에 만뜨러는 시각적 도구의 사용과 혼합되었다고 생각한다. 『리그붸더 쌍히따Rigveda Saṃhitā』에는 10,552개의 만뜨러가 만덜러maṇḍala로 불리는 10권의 책으로 분류되어 있다고 한다.

힌두에서 가장 기본적인 만뜨러는 '쁘라너워 만뜨러praṇava mantra'로 알려진 '옴Om'이다. 여기서 쁘라너워praṇava는 생명 에너지praṇa를 조절하거나 생명을 탄생하게 하는 원초적인 힘을 뜻하고, 그래서 쁘라너워 만뜨러는 모

375 이 전통은 10세기에 까쉬미르 샤이뷔즘으로 이어진다. 이것은 실제적으로 오리써(Orissa)주와 머하라슈뜨러(Maharashtra)주에서도 번성한, 위대한 해석자 아비나워굽따(Abhinavagupta)에 의하여 뜨리꺼(Trika)라고 이름 지어진 범인도적 신앙 운동이다.

376 각주 352 쁘라땨빈냐(pratyabhijñā)를 볼 것

든 만뜨러들의 근원을 뜻한다. 왜냐면, 이 '옴'이 최상의 신 브람마가 자신을 처음으로 드러낸 소리이기 때문이라고 한다. 이러한 이유로 모든 힌두 기도에 시작과 끝을 알리는 소리이기도 하다. 이 '옴' 소리는 몸과 마음이 편안해지도록 돕는 반향을 몸에 일으킨다고 한다. 여주르 붸더 시대에서부터 최고의 만뜨러는 '옴'으로 알려져 있었고, 『붸더』의 만뜨러는 위대한 신들과 동등한 자격을 가진 절대적 위상을 가지고 있었다. 『빠딴잘리 쑤뜨러』에도 '옴'은 이슈워러自在神를 뜻한다. 위 그림은 인도 문자인 데뷔나거리Devanāgarī로 옴을 나타낸 것인데, 다른 문자마다 다양한 변형이 존재한다.

옴 문자

『리그 붸더』 제의서인 『아이떠레여 브람머너Aitareya Brāhmaṇa』에는 옴Om/Aum의 세 가지 음성학적 구성 요소가 A+U+M으로 창조와 유지, 파괴의 삼신의 삼위일체를 나타낸다고 해석하는데, 어떤 이유로 A가 창조를, U가 유지를, M이 파괴를 나타내는지 직관적으로 다가오지 않는다. 그렇지만 옴Om/Aum이 근원적 소리로서 의미를 지니고 있다면, 이것은 우리 한글 '옴' 자의 구성 요소 ○+ㅗ+□으로 설명이 가능하다. 드라마 「오징어 게임」에서 상징하는 ○△□도 마찬가지인데, ○은 정신계를, □은 물질계를, ㅗ 또는 △은 물질계로부터 정신계로의 방향을 나타내는 표식으로 볼 수 있다. 만약 중간의 ㅗ를 ㅜ로 방향을 바꾸면 '움'이 되어 정신계로부터 물질계로 씨앗이 심어지는 것을 나타내고, 이로부터 ㅗ로 다시 방향이 바뀌게 되면, 싹이 위로 자라 오르는 모습이 되어 물질계와 정신계의 대사를 나타내는 표식이 된다. △의 경우엔 그 반대가 ▽인데, 양쪽이 결합된 모습은 ┼나 ✡가 돼서 하늘과 땅이 연결되어 교환되고 있음을 나타낸다.

딴뜨러적인 만뜨러는 『브람머너Brāhmaṇa, 祭儀書』에 일찍이 발견되고 있는데, 만뜨러의 기능 중 하나는 제사의식을 장엄하고 신성하게 인가하는 것이다. 붸더 의식에서 각각의 만뜨러는 어떤 행위에 수반되어서, 사제가 의식을 효험 있게 하고 다른 사람들이 의식을 따르게 하는 안내로 작용한다. 그런데 당시에는 만뜨러 의식이 질병의 치유나 경쟁에서의 성공, 아니면 잃어버린 가축을 찾을 수 있도록 신의 가호를 비는 세속적인 목적으로 행해지는 일이 다반사였다면, 『뿌라너Purāṇa』와 대서사시가 쓰인 시대 이후 숭배와 공덕의 개념이 발전한 힌두교에서는 악업의 속죄와 신과의 영적 결합을 기원하고 윤회전생의 속박으로부터 벗어나는 초월적 구원이 목적이 되기도 한다.

하나의 만뜨러는 실재를 상징하는 기호라고 하는데, 인체의 미묘한 기관들과 만뜨러의 음절 사이에 신성한 에너지를 불러일으키는 불가사의한 상응관계가 있어서, 만뜨러로 그 상징에 상응하는 에너지를 일깨운다고 한다. 여기에는 각각의 신과 그에 상응하는 인체의 부위에 해당하는 씨앗 만뜨러bīja mantra가 있다고 한다.[377] 씨앗 만뜨러는 신의 이름으로부터 추출한 한 음절의 소리로 비음anusvāra으로 끝나면서 진동을 발생시켜 의식에 영향을 미치는 소리인데, 다른 만뜨러 앞이나 뒤에 붙여 새로운 만뜨러를 만들기도 한다.

이러한 만뜨러는 신성이 표출된 형상을 숭배하도록 입문시키는 것뿐만 아니라 남성과 여성의 성 에너지를 고양시켜 신비한 영적 능력을 성취하도록 하고, 악한 영향에서 보호하며 나아가 악령을 내쫓는 기능도 있다고 한다. 그러나 이러한 기능이 발휘되는 데는 소리의 진동과 음률만으로도 충분하므로 모든 음절이 의미를 지닐 필요는 없다고 알려지면서 대중적으로 성행하게 되었는데, 이를 돕는 수단으로 만뜨러 자빠japa라고 똑같은 만뜨러를 상서롭다고 여기는 수만큼 반복적으로 암송하는 방법이 발달한다. 가장 대중적인 숫자는 108로서 염주 알로 만든 목걸이를 도구로 사용하는데,

377 이에 대해서는 본서 '5장 요가의 생리학적 이해'에서 요가 생리학에 대한 설명을 확인하기 바란다.

수행자는 손가락으로 염주 한 알씩 굴리며 선택한 만뜨러를 읊어서 108번을 채운다. 그러나 단순한 만뜨러의 반복은 맹목적인 의식의 방임 상태로 몰고 갈 수 있는 위험이 있다고도 한다.

힌두 만뜨러 중 가장 보편적인 것으로 여겨지는 만뜨러는 가여뜨리Gāyatrī[378] 만뜨러로, 붸더의 태양 신 싸뷔뜨르Savitṛ에게 바쳐진 만뜨러다. 붸더 신화에서 싸뷔뜨르는 여신 아디띠Aditi의 아들인 12명의 아디뗘Āditya 중 한 명으로, 어둠을 물리치고 활기를 띠게 하는 태양의 일출을 나타내는 이름이다. 이 만뜨러는 후에 태양 숭배 전통의 써우러Saura파 전례에도 등장하고, 『바가왓 기따』 같은 경전에도 등장한다. "옴 부르 부와 스와하oṃ bhūr bhuvaḥ svāhā" 하고 시작하는 이 만뜨러는 인도에 배낭여행을 해 본 사람이라면 어디선가 들어 본 적이 있는 노래일 것이다.[379] 이 만뜨러에 대해서는 붓다께서도 언급한 적이 있는데, 『맛지마 니까여Majjhima Nikāya』 92번 『셀라경Sela Sutta』에 "싸뷔뜨리 만뜨러Sāvitri mantra가 운율 중에 제일이다."[380]라고 말씀하는 내용이 나온다. 하지만 이 말씀은 운율을 평가하신 것이지 내용에 대한 것이 아니므로, 여기에 어떤 신비한 힘이 있다고 해석할 수 있는 근거는 되지 못한다. 다만 부처님 시대에 이미 대중적으로 암송되던 만뜨러임을 알 수 있는 근거는 된다.

만뜨러를 설명하면서 그냥 지나칠 수 없는 것이 다러니dhāranī다. '간직하다, 유지하다'는 뜻의 동사 어근 √dhṛ 로부터 파생된 단어다. 이 어근으로

---

378 가여뜨리(Gāyatrī)는 브람마의 부인으로 지식과 교육의 여신이며 『붸더』의 어머니라고 한다. 그녀는 브람마 신의 힘의 원천이기에, 그녀 없이는 브람마는 창조를 할 수 없다고 한다.

379 관심 있는 분들은 유튜브에 가여뜨리 만뜨러(Gāyatrī Mantra)를 검색해서 들어 보시기 바란다. 원문은 "Oṁ Bhūr bhuva swaha Tat savitur varenyam bhargo devasya dhīmahi dhiyo yo naḥa pracodayāt."이고, 그 뜻은 "밝게 널리 퍼지는 공경하는 싸뷔뜨르, 빛나는 신께 함께 명상합시다. 그로 인해 우리의 앎이 밝아지길!"로 번역할 수 있다.

380 "불에 헌공하는 것이 제사 중에 제일이고, 싸뷔뜨리는 운율의 제일이다. 왕은 사람들 중에 제일이고, 바다는 강들 가운데 제일이다. 달은 별들 중에 제일이고, 태양은 빛나는 것들 중에 제일이다. 공덕을 바라면서 보시를 올리는 자들에게는 승가가 제일이다." 『맛지마 니까여』 3권(초기불전연구원) 참조

부터 다르머dharma 또는 담마dhamma라는 단어가 파생되기도 했다. 진리, 또는 한자로 법 법法 자를 뜻하는 다르머 또는 담마라는 단어는 고유한 특성svabhāva을 지니고 있다는 의미가 있는데, 이와 유사한 이유로 다러니도 영적인 치유의 힘을 지니고 있다고 믿어지는 운율이 있는 경문을 가리킨다. 불교 문학에서 다러니는 만뜨러를 포함하는 것으로서 진언眞言으로 한역하는데, 이것은 염불송경念佛誦經 즉 붓다의 가르침을 기리는 데 도움이 되도록 짜인 구절들을 암송하는 것으로, 줄임말로 염송念誦 또는 염불念佛이라고도 한다. 이러한 염송은 마음을 집중하는 데 도움이 되고 악업을 소멸시키는 수단이 된다고 하는데, 오늘날 내려오고 있는 다러니 중에는 붓다의 행적과 가르침을 기리기 위한 수단의 기능은 점차 사라지고 마음의 집중을 돕고 신비한 보호를 발휘하기 위한 것이 목적인 경우도 많다고 한다.

다러니는 이미 1세기경에 중국에서 유행했으며 한국과 일본으로도 전해졌는데, 재가불자들 사이에 일어난 다러니를 출판하고자 하는 욕구는 인쇄술을 발전시키는 계기가 되었다고 한다. 우리나라 불국사에서 1966년 발굴된 『무구정광대다러니경無垢淨光大陀羅尼經』은 8세기 초반에 제작된 것으로 세계에서 가장 오래된 목판인쇄물이라고 한다. 『다러니경』은 신라 승려 명효가 성덕왕 5년(706년)에 귀국하면서 국내에 전파했다고 하며, 석가탑에서 수습된 기록에는 탑이 742년(경덕왕 원년)에 건립됐다고 적혀 있다고 한다.

『천수경』의 핵심 부분인 '신묘장구대다러니神妙章句大陀羅尼, Nīlakaṇṭha Dhāraṇī[381]' 등에서 싼스끄리뜨어로 되어 있는 구절을 번역하지 않고 그대로 음역해 놓은 주된 이유는 운율과 음가를 통한 진동을 불러일으키는 데 주안점이 있었을 것으로 이해된다. 한국에서 통용되는 주문의 대명사인 "수리수리 마하수리"는 『천수경』의 가장 첫 시작인 정구업진언(淨口業眞言, 입으로 지은 업을 깨끗이 하

381 닐라깐터(Nīlakaṇṭha)는 원래 '검푸른 목'이라는 뜻으로 쉬붜(Śiva)를 뜻하는데, 이것이 6세기에 쓰인 『문수사리 근본 의궤(文殊師利 根本 儀軌, Mañjuśrīmūlakalpa)』에서는 가르침을 지키는 지혜로운 명왕(明王, Vidyārāja)의 이름으로 등장한다.

는 주문)에 나오는 내용이다. 대개는 뜻도 모르고 싼스끄리뜨어를 한자로 음사한 것을 그대로 암송하곤 하는데, 원문은 "슈리 슈리 머하슈리 쑤슈리 스와하Śrī śrī Mahāśrī Suśrī svāhā"로서, 그 뜻은 "잘 되고, 잘 되길, 아주 잘 되고, 더할 나위 없이 잘 되기를." 하고 바라는 것이다.[382]

그리고 경문 중간에 나오는 "옴 마니 반메 훔"은 '관세음보살 육자진언觀世音菩薩 六字眞言'이라고 부르는데, 싼스끄리뜨어 원문은 "옴 마니 빠드메 훔Oṃ maṇi padme hūṃ"이다. 여기서 옴Oṃ은 주문을 시작하는 신성한 음절이며, 마니maṇi는 구슬 모양의 보석을, 빠드메padme는 연꽃을, 훔hūṃ은 무언가를 기리는 신성한 음절인데, 의미가 있는 가운데 두 단어 중 빠드메padme가 장소를 나타내는 처소격으로 쓰여 "연꽃 속의 보석이여!"를 나타낸다. 연꽃은 진흙 속에서도 때 묻지 않은 맑은 꽃을 피우기에 속세에 물들지 않은 영적 성취, 곧 깨달음을 뜻한다. 그런데 마니 빠드메maṇi padme를 한 단어로 보아 마니빠드마maṇipadma, 즉 관세음보살觀世音菩薩, Avalokiteśvara의 별명 '보석연꽃'을 부르는 것이라고 보는 학자도 있다. 우리에게 『법화경法華經』으로 친숙한 『묘법연화경妙法蓮華經, Saddharma Puṇḍarīka Sūtra』과 『반야심경般若心經, Prajñāpāramitāhṛdaya Sūtra』 등 대승경전에는 다라니가 포함되어 있거나 끝맺음을 다라니로 하는 것이 보인다. 예를 들면 『반야심경』의 맨 마지막에 나오는 주문 "아제, 아제, 바라아제 바라승, 아제 모지사바하"도 다라니라고 할 수 있다. 원문은 '가떼 가떼 빠러가떼 빠러쌍가떼 보디 스와하gate gate pāragate pārasaṁgate bodhi svāhā'로서, 그 뜻은 '가고, 가고, 저쪽으로 가서, 저쪽에 완전히 도달하신 깨

382 동사 어근 슈리(Śrī)는 '태우다, 빛을 발하다'는 의미가 있는데, 여성 명사로서는 '우아함, 빛남, 아름다움, 풍요로움, 부유함' 등을 뜻한다. 이 단어는 '신성함, 성스러움'을 뜻하는 힌두 신화에 등장하는 신의 별명이기도 한데, 풍요의 여신 락슈미(Lakṣmī)나 코끼리처럼 복스러운 가네셔(Ganeśa)를 가리키기도 한다. 때문에 슈리(Śrī)는 악업을 불태우는 정화의 의미와 함께 복되고 좋다는 뜻을 지닌 단어다. 그래서 슈리 슈리 머하슈리(Śrī śrī Mahāśrī)는 '좋고, 좋고 아주 좋다'는 뜻이며, 쑤슈리(Suśrī)에서 쑤(su)는 한자 빼어날 수(秀)와 발음과 뜻이 똑같아서 '더할 나위 없이 좋다'는 뜻이며, 스와하(svāhā)는 역시 좋다는 뜻의 동사 어근 √su와 부르다는 뜻의 aha가 결합된 복합어로 '좋게 되길' 하고 바라는 말이다. 이것은 교회에서 기도 끝에 '아멘' 하고 마무리 하는 것과 같은 역할을 한다.

달음이여, 만세'로 번역할 수 있다. 다러니의 기원을 상좌부 불교의 빠알리 경전에 나오는 자신을 보호하기 위해 외우는 호신주護身呪에서 유추하기도 하는데, 이에 대해서는 뒤에 불교에서 발견되는 딴뜨러 원형들을 설명할 때 다시 이야기하기로 한다.

3. 만덜러maṇḍala와 얀뜨러yantra

4차원적인 소리를 2차원적 평면으로 집약시킨 것이 기하학적 도형의 만덜러maṇḍala와 얀뜨러Yantra라고 했는데, 우리에게 '만다라'로 친숙한 maṇḍala는 원래 '만덜러'로 발음되는 단어로서 문자적 의미는 둥근 원圓을 뜻한다. 다차원적인 우주를, 다양한 상징들을 기하학적으로 배열하여 시각적으로 나타낸 것이다. 이것은 명상의 수단이나 기도의 상징으로 사용되기도 한다.

만덜러는 구성 요소들의 공간적 배치를 고려하지 않을 수 없다. 우주의 다양한 측면을 나타내는 요소들이 적합하게 배열되었을 때, 밖에서 내부 중심으로 층층이 여러 차원의 영적인 여정을 나타내게 되기 때문이다. 만덜러의 가장 기본적인 형태는 원 안에 사각형을 품고 있는 것으로, 원 안의 구심점을 중심으로 각각의 부분들이 배치되어 있다. 힌두교에서 만덜러는 얀뜨러yantra라고도 부른다. 이 단어는 다러니dhāraṇī의 어근 √dhṛ와 유사하게 '유지하다, 지탱하다'는 의미의 √yam에서 파생된 단어로 신의 거주처를 나타내는 신비한 도구를 가리킨다. 가장 기본적인 모양은 사방에 T 자 모양의 입구가 있는 사각형이 원을 그 안에 품고 있는 모습이다. 마치 여러 층의 탑이나 피라미드처럼 중심으로부터 균형감 있게 방사상으로 펴져 나가는 모습으로 무의식 차원의 설계가 현실계에 투영되는 과정을 보여 준다.

원이 사각형을 품고 있든 사각형이 원을 품고 있든 간에 이러한 기하학적 도형을 통칭하여 만덜러maṇḍala, 즉 원圓이라고 할 때는 원이 무의식 또는 정신계를 상징하는 것으로 본다. 상대적으로 사각형은 물질계 또는 현상계를 나타낸다고 봐야 하고, '옴'자에 대한 설명에서 보았듯이 ⊥나 ⊤, △이나 ▽은 탑이나 피라미드의 출입구나 계단처럼 방향을 가리키는 것으로 해석할 수 있고, 양쪽이 결합된 ┼나 ✡은 하늘과 땅의 연결과 교환뿐만 아니라 생성과 해체, 그리고 卍, 卐, 亞, ❋, ⚛ 등의 변형으로 회전을 통한 변화와 확대 등을 상징하는 것으로 본다. 한자 문화권에서는 좌회전의 卍로 보편화되었지만, 인도에서는 우회전의 卐가 태양을 상징하는 길상의 표식 쓰워스띠꺼svastika라고 해서, 보다 보편적으로 사용하고 있다. 아래는 국립중앙박물관에 전시되어 있는 조선 후기 강화반닫이로 중앙에 卍자 모양의 장석이 보이고, 亞자를 변형시켜 도식화한 장석이 주위를 둘러싸고 있는 것이 보인다. 卍자형 장석으로는 재물이 계속해서 불어나기 바라는 바람과 상하좌우가 같은 亞자형 장석으로는 재물 및 건강 등을 지키고 보존하고자 하는 바람을 나타내려고 한 것으로 추정된다.

만덜러maṇḍala와 얀뜨러yantra는 종이나 천에 그려지기도 하고, 형형색색의 돌가루나 모래로 만들어지는데, 딴뜨러요가에서 발견되는 공통 요소 중 하

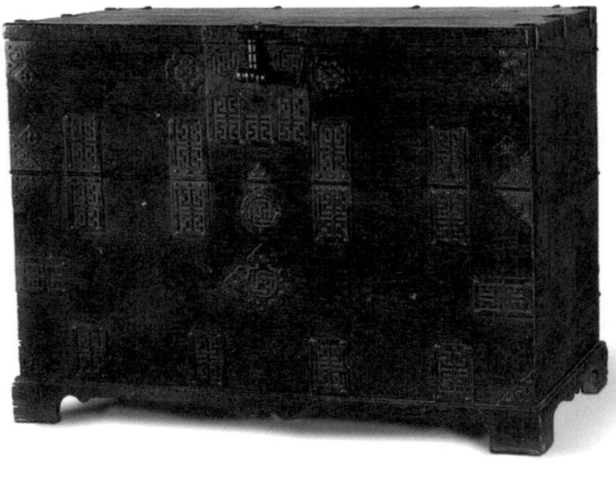

조선 후기 강화반닫이(국립중앙박물관)

나는 기하학적 도안뿐만 아니라 신의 모습을 이 도안 안에 형상화하는 것이다. 우주 창조의 전개 과정에서 활발하게 작용하는 힘이 씨앗 같은 음절에 의해 음성적으로 표출되는 것처럼 만덜러의 중심에 신의 모습이 시각적으로 상징화되는 것이다. 그래서 주신이 중앙에 자리 잡고[383] 다른 하위 존재들이 주위를 둘러싸게 된다.

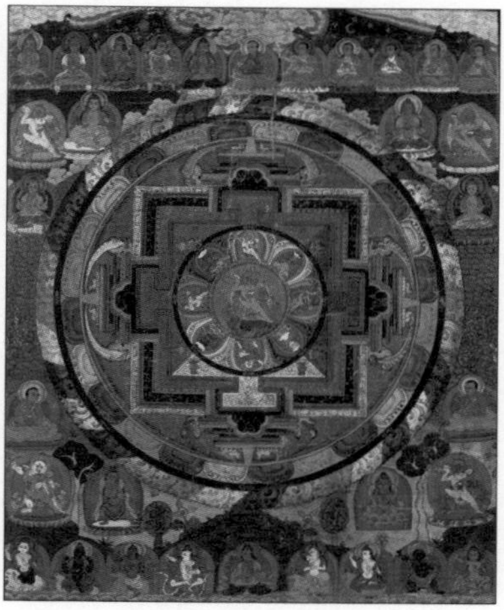

부처 중심 만덜러 그림

이러한 도상을 활용한 신과 자신의 동일시는 인간의 내면에 잠자고 있는 신적인 힘을 각성시키기 위한 것이라고 한다. 이러한 도안은 기본적으로 원과 사각형, 삼각형, 연꽃잎이나, 중앙에 빈두bindu로 구성되는데, 신의 모습이나 싼스끄리뜨어 음절의 씨앗 만뜨러를 그려 넣어 신성이나 우주적 힘을 나타내는 만덜러도 있고, 씨앗 만뜨러가 아니라 긴 문장의 다러니나 게송을 기하학적으로 배열한 것도 있다.

다음 왼쪽에 보이는 다러니는 싼스끄리뜨어로 쓰여 있지만 중국 불교의 다러니로 927년에 제작된 것이고,[384] 오른쪽 그림은 우리나라의 것으로, 신라의 고승 의상義湘, 625~702스님이 화엄 사상의 요지를 210자의 게송으로 압축하여 넣은 그림인 해인삼매도海印三昧圖의 주변을 10가지 바라밀을 형상화한 상징들로 나타낸 해인십바라밀도海印十波羅蜜圖다. 그런데 다러니나 게송의 형상화는 간직하고 유지하는 것이 목적이지만, 얀뜨러의 경우엔 우주의 전개와 회귀를 나타냄으로 얀뜨러를 상세하게 구성하여 수행한 후에 요기가 그 형상을 해체하는 과정을 거친다고 한다. 그렇게 함으로써 조건화된 마

383 불교에서는 본래의 붓다가 중앙에 위치한다.

384 Dharani — 위키피디아 참조

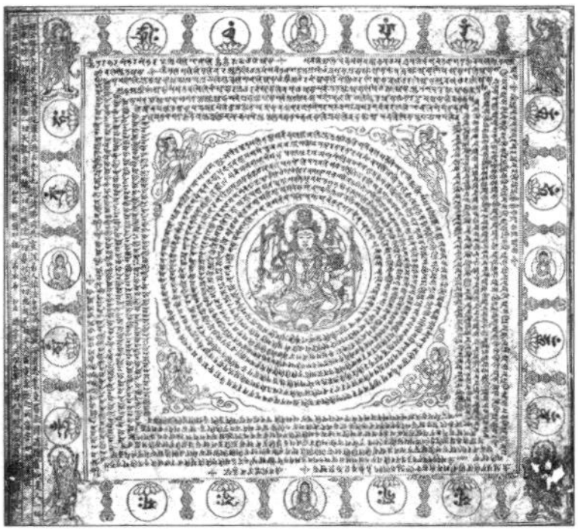 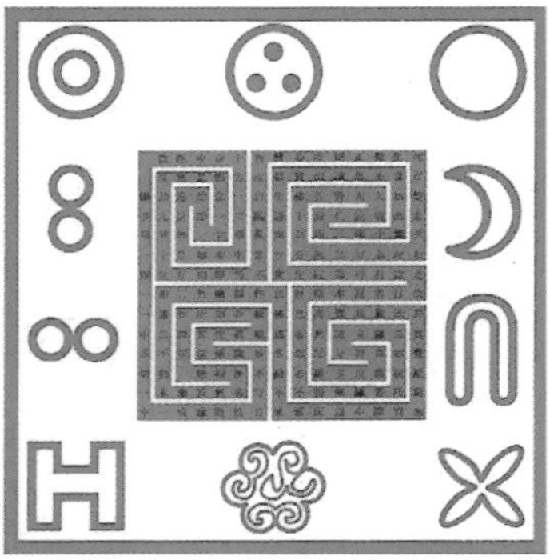

중국의 다라니(좌)와 한국의 해인십바라밀도(우)

음을 초월하고 주체와 객체 사이의 구별이 존재하지 않는 순수한 축복의 존재로 발전을 추구한다고 한다.

여기서 한 가지 더 이야기하고 넘어가야 할 것이 티베트 탱화thangka다. 탕카thangka라는 티베트어는 우리말의 두루마리에 해당한다. 탱화는 면이나 비단 같은 천에 불상이나 다른 여러 신이나 보살, 그리고 만덜러 등을 그려서 족자 형태로 말아서 보관하다가 종교 축제 같은 기간에 사원 벽에 전시할 수 있도록 만든 그림을 말한다. 여기에는 기하학적 도형보다는 붓다의 일화나 보살, 신장 등 신심을 북돋는 그림이 많다. 그 기원은 인도의 아잔타 동굴Ajanta Caves이나 비단길 통로이기도 한 중국 간서 지방의 둔황동굴 중 천불동 같은 동굴 사원에 그려져 있는 벽화에서 찾는데, 천불동 안에 있는 일명 도서관 동굴에서 천에 그려진 티베트 불화들이 불경 필사본 등과 같이 11세기에 봉인된 것이 발굴되었다. 이 그림들은 분명 티베트나 인도 스타일로 제작된 것으로, 당나라 시대에 해당하는 781~848년 사이에 제작되었다고 추정된다고 한다. 이후 벽화나 족자 형태의 티베트 그림은 인도-네팔과 중국의 한나라 양식의 영향을 받으며 발전하여 18세기에 중국에서 절정에 이르렀다고 한다.

4. 니야써nyāsa

니야써nyāsa의 문자적 의미는 '배치' 또는 '내려놓음'이다. 이것은 만뜨러를 암송하면서 몸의 각 부위마다 손을 대어 만뜨러를 몸에 놓는 것이다. 그럼으로써 수련자는 자신의 몸 안에 신성한 파동이 퍼지도록 해서 자신의 몸이 그 신과 동화되고자 한다. 수련 방법 중에는 몸의 각 부위에 50여 개의 싼스끄리뜨 자모음을 배치하는 마뜨리까Mātṛkā[385] 니야써가 있다. 자궁 또는 모체로 부르는 싼스끄리뜨의 자모음을 근원적 소리의 소산으로 여기기에 몸의 각 부위에 선택한 신Iśta-devata들의 생명력과 동화시킨다고 생각하는 것이다. 또 다른 예를 들자면, 슈리 뷔디야Śrī Vidyā파의 경전인 『요기니 흐리다여 딴뜨러Yoginī hṛdaya Tantra』에서 제시된 방법으로, 각각의 짜끄러cakra에 신들을 상징하는 해당 음절인 람laṃ, 봠vaṃ, 뢈raṃ, 염yaṃ, 험haṃ, 옴oṃ들의 진동을 해당 부위에서 느끼는 것이 있다. 이 수련은 절대의 침묵 속으로 용해될 때까지 점점 더 미세한 단계로 나아가기 위한 것이라고 한다.

태양 숭배 전통

힌두교 딴뜨러의 또 다른 종파로는 태양Sūrya 숭배 전통의 써우러Saura파와 쉬뷔의 아들 가네셔Ganeśa를 숭배하는 가너빠뗘Gāṇapatya파가 있다. 써우러파는 붸더 시대의 태양 숭배까지 거슬러 올라가는데, 붸더는 다른 인도-유럽

385 마뜨리까(Mātṛkā)는 여러 딴뜨러 경전에 자모음의 여신으로 알려져 있다. 그녀의 이름은 전통적으로 모체(母體)나 원천(yoni), 즉 모든 만뜨러, 모든 학문(Śāstra)들, 그리고 언어로 된 모든 것들의 원천이라고 한다. 이러한 설명은 그녀를 어머니(mātṛ)의 동의어로 사용하는 주석가들이 공동으로 제기하는 내용이다. 이 단어는 빠알리어로는 마띠꺼(mātika)라고 발음하는데, 모체나 원천의 의미에서 마치 씨를 뿌려 모를 키우는 모판처럼, 여러 가지 내용을 주제별로 한 번에 죽 훑어볼 수 있도록 간단명료하게 꾸며 놓은 일람표를 가리키며, 한자로는 논모(論母)로 옮긴다. 모체를 뜻하는 영어 matrix는 숫자나 기호 등을 가로 세로로 나열해 놓은 행렬을 가리키기도 하는데, 싼스끄리뜨어 Mātṛkā와의 연관성을 유추해 볼 수 있다.

전통처럼 태양신을 숭배하는 요소가 강하게 자리하고 있다. 다만 여기서 태양신은 태양만을 뜻하는 것이 아니라, 별자리들의 이동과 밝음과 어둠의 순환 속에서 태양의 불변성 등 천계天界를 대표적으로 나타내는 것이다. 써우러파는 태양신을 아디떠Āditya라고 부르는데, 『머하바러떠』 등의 서사시에는 미뜨러Mitra, 봐루너Varuṇa, 아리여먼Aryaman, 바가Bhaga, 뷔워스완Vivasvān, 다뜨르Dhātṛ 또는 닥셔Dakṣa, 암셔Aṃśa, 뿌션Puṣan, 써뷔뜨르Savitṛ, 뜨워슈뜨르Tvaṣṭṛ, 인드라Indra와 뷔슈누Viṣṇu까지 12명의 아디떠Āditya를 언급하기에, 뷔슈누도 태양신의 하나였음을 알 수 있다.

써우러Saura파의 태양 숭배는 기원 시작 무렵부터 6~7세기 사이 기간 동안 페르시아(이란)에서 인도로 이주해 온 이주민들에게 조로아스터교의 형태적 영향을 받았을 가능성이 있다고 한다. 써우러파의 태양 숭배는 나중에 불교나 자인교 같은 수행종교에도 투영되었다고 하는데, 티베트 금강승金剛乘, Vajrayāna에서는 써우러파의 만신전에 전사 여신으로 묘사된 마리찌Marīcī를 중심으로 한 태양 숭배가 드러난다고 하며, 티베트 불교의 깔러짜끄러Kālacakra 형식에도 싸우러파의 여러 가지 요소들이 포함되었다고 한다. 마리찌Marīcī는 한자로 마리지천摩利支天으로 음사하여 태양 빛을 의미하는 여자 보살로 받아들였는데, 나중에 일본에서 남자 전사로 전환되어 만화영화의 주인공으로 등장하기도 했다. 대승불교에서 일광보살日光菩薩, Sūryaprabha이 지장보살의 광명이 모든 곳에 고루 비치게 하는 것을 관장하며 무한한 공덕을 베푸는 일을 주재한다고 하고, 대일여래大日如來, Mahāvairocana가 붓다의 지혜가 태양처럼 광대무변함을 나타내는 법신이라고 하는 것에서도 태양 숭배의 요소가 반영되었음을 알 수 있다.

깔러짜끄러Kālacakra의 문자적 의미는 '시간kāla'의 '바퀴cakra'로 천계의 순환을 뜻한다. 금강승金剛乘, Vajrayāna이라는 인도-티베트 불교의 주된 수행 전통의 이름이기도 하다. 이 전통은 중관학파의 공空 사상의 영향을 받은 대

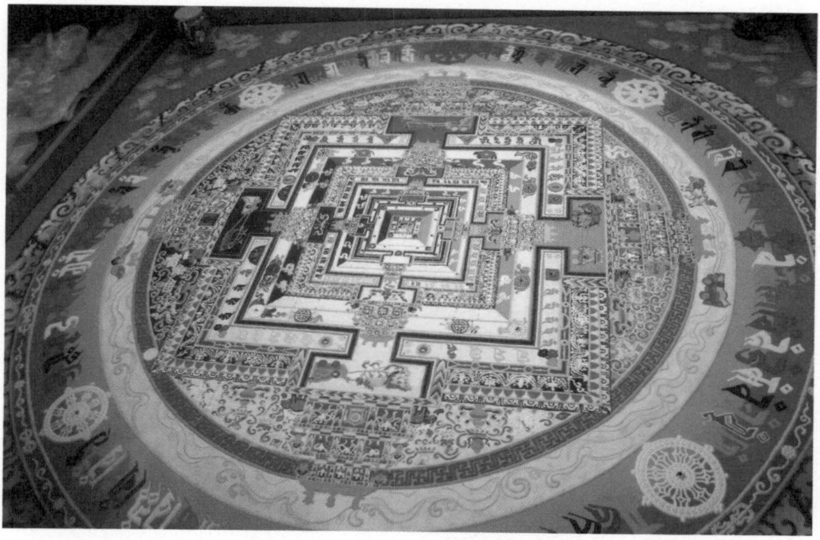

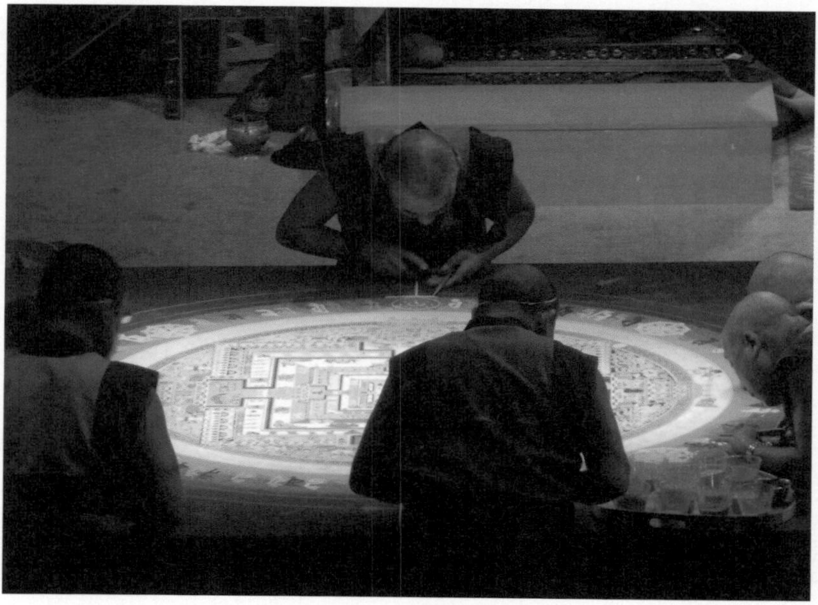

깔러짜끄러 만덜러와 그 제작 과정

승불교 일원론에 기초하지만, 뷔슈누파와 쉬뷔파, 그리고 쌍키여 철학까지 광범위한 영향을 받았다. 현대의 불교학 연구에 따르면, 이 전통의 싼스끄리뜨어 경전은 11세기 초반에 시작되었다고 한다. 깔러짜끄러는 티베트 불교에서 아직도 활발한 딴뜨러 전통으로서, 14대 달라이 라마인 텐진 갸초Tenzin Gyatso에 의한 대규모 입문식이 유명하다. 깔러짜끄러 딴뜨러 우주론에서는 윤회 세계가 수많은 여래장들과 오온이나 생성과 유지, 소멸 등을 나타내는 속성들로 구성되어 있다고 한다. 우주 전체가 중생들의 공동 업業, karma에 의해 발생하여 생기生氣, Vāyu를 불러일으켜서 다양한 물질들을 구성하고 중생들의 몸을 형성하는 원자들을 만들기도 하고 해체하기도 한다고 한다. 여기에는 여타 불교 문헌에서는 볼 수 없는 점성술이나 세상을 구원하는 메시아적인 개념들도 보인다.

깔러짜끄러 딴뜨러Kālacakra tantra는 행성들의 운행과 인간 몸의 호흡 작용을 통한 미세 에너지 쁘라너prāṇa의 순환을 암시한다. 이러한 외부 세계와 내부 세계 사이의 상응을 강조하는 것은 "밖에 있다시피, 몸 안에도 있다."[386]는 경구로 자주 표현되는데, 인체를 소우주로 보는 동양의학의 사상도 우주와 인간이 다르지 않다고 하는 일원론을 바탕으로 한다. 형형색색의 돌가루나 모래가루로 만드는 깔러짜끄러 만덜러Kālacakra maṇḍala도 이러한 사상을 도식화하여 표현하는 것이다. 이것은 뜨리뿌러 순더리를 도식화한 얀뜨러yantra의 모습과 유사하다.

386 "여타 바헤 떠타 데헤(yathā bāhye tathā dehe)"라는 구절은 11세기 초반의 밀교 문헌으로 '최상의 요가 딴뜨러(anuttara-yoga-tantra)'에 속하는 『깔러짜끄러 딴뜨러(Kālacakra-tantra)』에 나오는 구절이다. 이 딴뜨러는 인도에 가장 늦게 나타난 최상의 요가 딴뜨러라고 한다.

불교에서 발견되는 딴뜨러 원형들

간다러Gandhāra 유적지에서는 불교도와 힌두 수행자들이 해골을 들고 있는 일련의 작품이 발견되기도 하는데, 이는 인도 중세에 의식이 공유되었음을 짐작하게 한다. 깨달음을 성취한 붓다의 입장에서는 의례의식에 묶이지 말 것을 제자들에게 강조했지만, 깨달음을 아직 성취하지 못한 범부들에게는 신비한 힘을 발휘하는 주술적 요소가 강력한 의미로 다가왔을 것이다. 자신을 악으로부터 보호하고 복되고 길한 일이 일어나도록 하기 위해 주문을 외우는 주술의 개념이 초기불교 경전에서 발견된다. 빠알리Pāli 경전에서는 이러한 호신주護身呪를 빠릿떠paritta[387]라고 불렀다. 상좌부 전통에서 오늘날까지 폭넓게 암송되는 『보배경Ratana Sutta』[388]과 같은 경들이 여기에 포함된다. 일부 학자들에 의하면 불교가 약샤Yakṣa[389]와 나거Nāga[390]와 같은 자연의 정령 숭배집단에 의해서도 영향을 받았다고 본다. 약샤나 나거는 초기불교 경전에 자주 등장하는데, 그들은 안내자 또는 보호자로 나타나는 강력한 힘을 지닌 자연의 정령들이다. 꾸베러Kubera[391]와 같은 약샤Yakṣa는 마법적인 주술과 관련되어 있다. 그는 『아따나띠여경Āṭānāṭiya Sutta』[392]에서 불교 승가를 보호하는 주문을 제공했다고 전해진다. 이러한 정령들에는 수많은

387 '보호'를 뜻하는 단어로, 위험 또는 불운을 피하기 위해서 「자애경(自愛經, Mettā Sutta)」 등 불교의 수련과 관련된 어떤 구절과 경전을 암송하는 것이다.

388 「보배경」은 「경집(Sutta Nipāta)」과 「소송경(Khuddakapāṭha)」에 있는 법문이다.

389 물, 나무, 숲 등 자연과 관련된 광범위한 부류의 요정이나 정령들로서 대개 인자하지만 때때로 장난스럽거나 변덕스럽기도 하며 보물과 황폐, 때론 생식력과도 관련된다. 우리 민속의 도깨비와 유사하다.

390 나거(Nāga) 또는 나기(nāgī)는 문자적으로는 코브라 뱀을 뜻하며, 신화 속에서는 용(龍)을 뜻하기도 한다. 인도인들에게 뱀은 기독교 성경에 나오는 사악한 존재가 아니다. 지하 세계(pātāla)에 거주하는 반인반사(伴人伴蛇)의 신성한 영적 존재로, 경우에 따라 사람의 모습을 취하기도 한다.

391 꾸베러(Kubera)는 꾸붸러(Kuvera)로 불리기도 하는, 힌두 문화에서는 부의 신과 반신 약사의 왕인데, 불교에서는 사천왕 중 북쪽 방위를 수호하며 비를 다스리는 다문천왕(多聞天王, Vessavaṇa)과 이미지가 겹친다.

392 빠알리 경전 「장부경(Dīgha Nikāya)」의 32번째 경으로 악령으로부터 영적인 보호를 하는 시구가 그 내용인데, 사천왕 중 한 명인 다문천왕(多聞天王, Vessavaṇa)이 붓다 앞에서 읊었다고 한다. 이 경에는 사천왕이 다스리는 천국에 대한 묘사도 포함되어 있다.

약샤 여신yakṣiṇī들도 포함된다. 인도의 마드여 쁘라데쉬Madhya Pradesh주에 있는 싼치Sanchi와 바르후뜨Bharhut 같은 지역의 주요 불교 유적지 조각상에서 볼 수 있다.

밀교 경전에서는 딴뜨러 수행의 핵심적 특징인 만뜨러 사용을 합병시켰고, 대승불교의 진언승眞言乘, mantrayāna은 3세기경부터 만뜨러를 마음을 초월하고 훈련하는 주요한 수단으로 활용했다. 그런데 불교 딴뜨러 수행의 기본적 요소는 명상에서 신들을 시각화하는 것으로, 이러한 수련은 이미 딴뜨러 이전의 불교 경전에서도 발견되었는데, 늦어도 5세기의 『금광명경金光明經, Suvarṇaprabhāsa Sūtra』[393]에는 만덜러maṇḍala의 원형이라고 할 수 있는 내용이 포함되어 있다고 한다. 이 책의 2장에는 천상의 향기를 풍기고 신성한 보석과 녹주석으로 만들어진 거대한 대일여래大日如來 비로자나Vairocana가 나타나는 환상적 장면을 그리고 있는데, 이를 중심으로 네 분의 붓다들이 연꽃잎에 앉은 모습으로 사방에 나타나는 것이 묘사되어, 동쪽에는 아축여래阿閦如來, Akṣobhya가, 남쪽에는 보전여래寶田如來, Ratnaketu, 서쪽에는 무량수불無量壽佛, Amitayus이, 북쪽에는 천고뇌음여래天鼓雷音如來, Dundubhīśvara가 나타난다. 지혜를 갖춘 이 다섯 여래는 불교 딴뜨러에서 발전하여 나중에 삼신불三身佛로 이어지게 된다. 삼신불은 법신, 보신, 그리고 화신을 말한다. 법신法身, Dharmakāya은 진리 그 자체가 드러난 것으로 비로자나Vairocana를 가리킨다. 보신報身, Saṃbhogakāya은 선업의 과보로 태어난 부처라는 뜻인데, 중생 구제의 서원을 바탕으로 수행을 통해 깨달음을 성취한 부처로서 아미타불이나 약사여래(아축여래의 변형)가 해당한다. 화신化身, Nirmāṇakāya은 중생 구제를 위해 특정 시간과 장소에 나타난 부처로서 불공성취여래인 석가모니 부처를 가리킨다.

---

393 통일신라와 고려에서도 매우 존숭된 호국경전이라고 한다. 제5품 이하, 「사천왕품(四天王品)」 등의 품에서는 사천왕과 대변재천(大辨才天, Sarasvatī), 대공덕천(大功德天, Lakṣmī) 등의 여러 신들이 이 경을 신봉하고 있기 때문에, 이 경을 독송하고 강설하는 국왕과 백성을 수호하여 국난과 기아와 액병 등을 제거하고 국가의 안온과 풍년을 가져다준다고 한다. 신라에서 당나라의 침략 소식을 듣고 사천왕사(四天王寺)를 세운 것도 이 경의 「사천왕품」에서 근거한 것이라고 한다.

불교의 딴뜨러는 봐즈라야너Vajrayāna, 즉 금강승金剛乘 전통으로 대변된다. 불교의 여러 딴뜨러 전통은 아시아 전역에서 봐즈라야너뿐만 아니라 딴뜨러야너Tantrayāna, 만뜨러야너Mantrayāna, 비밀 집회를 뜻하는 구햐써마즈 딴뜨러Guhyasamāja Tantra 등과 같이 다른 이름들로 불린다. 인도-티베트 불교 전통은 티베트와 히말라야 지역에서 우세했는데, 8세기에 티베트에 전파되어 빠르게 두각을 나타냈다. 최근에는 티베트 불교의 딴뜨러 가르침이 티베트인 해외 이주자들에 의해 서양 세계로 전파되었다. 한편 네팔의 네와르 불교Newar Buddhism는 네와르 사람들에 의하여 카트만두 골짜기에서 여전히 실천되고 있다. 이 전통은 싼스끄리뜨 문헌을 아직도 여전히 유지하는 유일한 불교 전통이다. 불교 딴뜨러 수련과 텍스트들은 5~8세기에 발전되어 중국어로 번역돼 중국 불교 문헌으로 보존된 것들이 있다.

11장에서 붸단떠 철학을 논하던 것이, 12장에서는 뷔슈누 종파, 13장에서는 쉬붜 종파로까지 이어졌고, 이번 14장에서는 딴뜨러에 대해 설명하게 되었다. 그러다 보니 이야기가 딴뜨러 수행과 힌두 종파의 의식이 대승불교에 미친 영향까지 전개되었다. 실제적으로 힌두 종교 문화의 전파와 공유가 역사적으로 어떻게 일어났는지 그 흔적을 보게 된 것이다. 마치 유대교의 토양 위에서 그리스도가 출현하고 교회가 발생하여 동방정교회와 로마 가톨릭이 분리되고 개신교가 발흥하는 역사적 사건들이 펼쳐졌던 것처럼, 언어와 문화, 경제, 정치적 사건들까지 어우러져 펼쳐진 종교 문화 현상에 대한 이해를 넓히는 계기가 되기를 바랄 뿐이다. 지금은 원하는 정보를 찾으려면 찾을 수 있고 청탁을 구별하고자 하면 구별할 수 있는, 거의 모든 정보가 공개되는 인터넷 시대다. 유대교의 토양 위에 발전했다고는 했지만, 예수의 가르침을 이해하기 위해서는 『신약 성서』를 근간으로 해야 하는 것처럼, 붓다의 가르침을 이해하고자 하고 깨달음을 얻고자 한다면,

과연 붓다의 가르침은 힌두 종파의 가르침과는 무엇이 다른지, 오늘을 사는 우리가 발견할 가치는 무엇인지 확인하고, 우리는 그로써 무엇을 하고자 하는지 충분히 숙고할 필요가 있다고 본다.

15장

『바가왓 기따』의 사상과 까르마요가

힌두인들의 성전인 『바가왓 기따』의 내용을 요약하여 소개하고, 우리의 삶에서 자신에게 던져야 할 질문인 '결과에 집착하지 않는 평온한 마음의 행위를 어떻게 할 것인가?'를 '행위의 요가(까르머요가)'를 통해 제기한다.

『바가왓 기따』의 사상

시성 타고르Tagore에 의해 머하뜨마Mahātmā, 즉 '위대한 영혼'으로 불린 인도의 민족해방 운동가이자 사상가 간디Gandhi는 그의 모든 활동은 최고 의식의 의지에 따라 역할을 한 하나의 도구였으며, 그는 자신이 하는 행위의 단순한 목격자였을 뿐이라고 말했다. 비폭력적 불복종운동[394]을 주창하며 인도의 독립을 이끌었던 간디가 가르침에 빚지고 있다고 하는 『바가왓 기따Bhagavad Gītā』[395]는 인도의 종교 및 철학적 문헌 가운데 『우빠니셔드』 다음으로 중요한 것으로, 여러 세대에 걸쳐 대중적으로 받아들여지고 있는 인도인의 성전으로서 현존하는 봐이슈너뷔즘Vaiśnavism 문학을 대표한다.

총 18장으로 구성된 이 경전은 『머하바러떠Mahābhārata』의 한 부분으로서 상대적으로 후대에 삽입된 것인데, 저자 역시 성자 뷔야써Vyāsa로 알려져 있다. 이 성자 뷔야써는 시기가 1000년씩 차이가 나는 『붸더』와 『뿌라너』의 편찬자로 알려져 있어서 신화적이고 상징적 존재로 여겨진다. 그 뜻이 '편찬자'이기도 한 인도인의 성씨인 데다가 저작물을 위대한 성인에게 돌리는 인도인의 관습으로 인해, 여러 명의 편찬자가 각기 다른 부분들을 정리해서 편집했을 가능성도 배재하지 못한다. 때문에 『바가왓 기따』의 편찬 시기에 대해서는 다양한 의견이 존재하며, 일반적으로 기원전 2세기를 그 시기로 받아들인다. 19세기의 붸단떠 수행자인 뷔붸까넌더Vivekananda는 8세기의 아디 샹꺼러Ādi Śaṅkara가 『바가왓 기따』에 대해서 다각적이고 면밀한 해석을 하면서 이 책이 유명해지기 시작했다고 한다. 『바가왓 기따』는 『머하

394 간디 선생이 주도했던 Nonviolent resistance는 '무저항 비폭력 운동'으로 해석하면 안 된다. 어떠한 목적을 위해서도 폭력을 정당화할 수 없다는 인식이 바탕이기는 하지만, 잘못된 권력에 저항하라는 불복종 운동이자 혁명이기 때문이다.

395 Bhagavad Gītā는 bhagavat(신의)+gītā(노래)로서 끄리슈너(Kriśna)신이 아르주너(Arjuna) 왕자에게 펼친 가르침이 그 내용이다.

바러떠』의 제6권인 「비슈머 빠르워bhīṣma Parva」[396]에 들어 있는데 700개의 시구Ślōka가 18개의 장에 나뉘어져 있다. 각 시구마다 2줄로 구성되어 총 1400개 줄로 이루어져 있는데, 각 줄은 8개의 음절이 두 번 연속되는 구조로 운율과 라임을 맞출 수 있도록 이루어져 있다.

이 책은 역설적인 삶의 현장에서 괴로워하는 아르주너의 고뇌에 찬 질문과 끄리슈너의 답변을 통해, 인간 삶의 본질과 목적 등에 대한 철학적 혜안을 드러내는 내용을 담고 있다. 전쟁터에서 빤더워pāṇḍava, 즉 빤두Pandu의 다섯 아들 중 가장 뛰어난 아르주너Arjuna가 꺼우러워Kaurava, 즉 꾸루 왕조의 장자이자 큰 아버지인 드르떠라슈뜨러Dhṛtarāṣṭra의 아들들이자 자신에게는 사촌 형제들인 이들과 왕권을 두고 대치한 상태에서 왕국을 되찾기 위해 친척들과 친구들, 그리고 어린 시절의 스승들까지도 전쟁터에서 죽여야만 하는 절망적 상황에 직면하여 차라리 은둔자가 되려고 할 때, 뷔슈누의 인격화된 화신들 중 하나인 끄리슈너kriśna가 아르주너를 격려하면서 주고받는 대화를 시의 형식으로 엮은 것이다. 아르주너의 전차를 모는 마부이자 그의 정신적 지주인 끄리슈너가 아르주너로 하여금 왕자로서 수행해야 할 사회적 의무를 인식하고 물러섬 없이 전장에 나설 것을 확고하게 결심하도록 하는 내용으로 마무리된다.

이 책은 각 장마다 주제를 덧붙여 '요가'로 부른다. 삶의 다양한 상황들을 몸과 마음을 단련하도록 하는 요가로 본 것 같다. 18개의 장은 6개씩 세 그룹으로 나뉘어져 각각 행위의 요가Karma-Yoga, 신앙의 요가Bhakti-Yoga, 앎의 요가Jñāna-Yoga를 다루는데, 그렇다고 각 그룹마다 오직 하나의 요가만 다룬다는 것은 아니다. 다른 요가도 다루지만 해당 그룹에서 그에 대해 심도 깊게

396 비슈머(Bhīṣma)는 꺼우러워(Kaurava)의 총사령관으로 빗발치는 화살을 맞고 쓰러져 최후를 맞이하는 비운의 장수다. 최후의 순간, 비슈머의 몸을 관통한 여러 개의 화살이 침대처럼 그의 몸을 떠받치고 있는 것으로 유명하다. 『머하바러떠』 제6권의 명칭을 그의 이름으로 정함으로써, 『바가왓 기따』의 배경이 피비린내 나는 전장임을 나타낸다.

다룬다는 의미다. 각 장의 내용을 다음과 같이 간략히 살펴보자.

제1장 아르주너의 슬픔Arjuna viṣada Yoga

꾸루Kuru 벌판의 전쟁터에서 아르주너는 그의 전차를 모는 끄리슈너에게 진영을 살펴볼 수 있게 양편으로 갈라선 군대 사이로 마차를 몰도록 요청한다. 일촉즉발의 팽팽한 긴장감 속에 적진에 있는 친척과 친구들을 보면서 아르주너는 슬픔과 고뇌에 젖는다. 자신의 왕국을 탈환하기 위한 결전을 앞둔 아르주너는 인간적인 마음의 갈등을 고백한다. 무엇 때문에 싸워야 하는지 갈등하며 전쟁의 도덕성에 대하여 의문을 제기한다. 폭력을 포기하고 떠나는 것이 더 고귀한 것이 아닌지 스스로에게 질문한다. 이 주제는 전쟁에서 사람을 죽이는 것이 도덕적으로 정당한가에 대한 질문으로서, 역설적 상황에 맞닥뜨린 인간이 던지는 도덕적 가치에 대한 문제 제기다.

제2장 쌍키여 요가Sāṅkhya Yoga

아르주너가 전쟁에 참여하기를 주저할 때, 끄리슈너는 인간 영혼의 영원성과 불멸성을 설명하며 전쟁에 참여하도독 북돋운다. 싸운다는 것은 무사계급kṣatria의 의무로 정의를 위해 싸우는 것보다 더 좋은 것은 없다고 설득한다. 다양한 욕구를 채우기 위해 『붸더』의 가르침을 떠벌리며 제의를 실행하는 사람들은 흔들림 없는 확고한 마음을 지닐 수 없지만, 성공과 실패를 고르게 바라보는 요가의 마음 상태는 지성이 흔들림 없이 삼매에 확고해질 때 달성되니, 스스로 만족하여 괴로움과 즐거움에 혼란스럽지 않고, 탐욕과 공포와 분노에 흔들리지 않는 그러한 확고한 지혜를 획득하기 위해서는 해야 할 일, 즉 의무를 실천하고 그로 인한 결과를 기대하지 않아야 한다고 말한다. 이렇게 확고한 지혜sthitaprājña를 가지고 행동에 임하는 사람은 흔들리지 않는 평온에 이를 것이며, 그러한 사람은 마침내 모든 욕망이 뿌리 뽑힌 영혼의 완전한 고요를 달성하여, 죽음의 순간에 브람먼의 열반 상태에 도달한다고 설명한다.

이 장은 나머지 16개 장에 대한 개관을 제공하는데, 윤회전생과 영혼의 영원성 등 쌍키여 철학의 이론과 요가의 실천 이론들을 설명하기에 쌍키여 요가라는 표제가 붙어 있는 것 같다. 이 장의 마지막 19개 구절은 간디 선생이 영국의 식민지배 기간 동안 사회적 정의를 회복하기 위해 비폭력적 불복종 운동을 하는 동안 마음에 새기고 있던 구절이라고 한다. 이 구절들의 핵심은 확고한 지혜sthitaprājña, 스티떠쁘랏녀다. 어디에도 집착하지 않아서 좋든 싫든 어떤 것을 얻어도 기뻐하거나 싫어하지 않는 자의 지혜는 확고히 서 있으며, 거북이가 사방으로부터 말단을 거두어들이듯이 감관을 대상으로부터 거두어들일 때, 지혜는 확고히 서 있게 된다고 한다. 모든 존재들에게 밤인 그때에 감관을 다스리고 있는 사람은 깨어 있으며, 다른 모든 존재가 깨어 있을 때가 진리를 보는 성자에게는 밤이라고 한다.

제3장 까르머요가Karma-Yoga

해탈을 위한 길은 쌍키여Sāṅkhya를 따르는 이성적인 사람들을 위한 앎jñāna의 길과, 요가를 수행하는 실천적인 사람들을 위한 행위karma의 길이라는 두 가지 길이 있다. 그런데 끄리슈너는 어느 누구라도 태어나는 순간부터 행위하는 삶을 살아갈 수밖에 없고, 행위하지 않는다고 무위를 성취하는 것은 아니기 때문에, 행위를 안 한다고 훌륭한 것이 아니라 행위를 하더라도 행위의 결과에 대한 집착 없이 행위의 요가Karma-Yoga를 실천하는 사람이 더 훌륭하다고 말한다. 행위를 하지 않더라도 마음속으로는 감각 대상을 곱씹는 미혹된 자아는 위선자인 반면, 마음으로 감관을 다스리고 집착 없이 행위의 요가를 실천하는 사람은 뛰어나기 때문이다. 만족함으로부터 기쁨이 오기에, 자족하는 사람에게 사적인 목적을 가지고 해야 할 일이 있는 것은 아니지만, 결과가 아닌 행위 자체에 의미를 두고 행하는 옳은 행위를 신에게 바침으로써 자연의 순환을 돕는 신의 일을 대행하는 것이라고 말한다.

앎이 있는 자도 자신의 물질적Prakṛti 본성에 따라 행위를 하거늘, 본성을 억눌러서 해결될 일은 없다고 끄리슈너는 말한다. 그렇지만 감각기관에서 대상들에 대한 탐욕과 혐오가 일어나게 되니 거기에 휩쓸리지 말아야 한다고, 그렇지 않으면 장애가 될 것이라고 설명한다. 이에 아르주너는 '인간이 죄를 짓게 만드는 원인은 무엇인가?'라는 질문을 던지고, 끄리슈너는 라저스rajas 구나로부터 생겨난 욕망과 분노가 감각기관과 마음과 지성에 머물면서 인간의 지혜를 가리기 때문이라고 답한다. 때문에 감관을 먼저 다스리고 앎과 의식을 파괴하는 이 악을 제거해야 해야 한다고 말한다. 욕망은 감각기관을 통하여 작용하지만, 감관보다 높은 마음이 있고, 마음보다 높은 지성bhuddhi이 있지만, 순수자아Ātman가 지성bhudhi보다 더 우수하다는 것을 깨달아, 자신을 순수자아에 확고하게 하여 욕망을 파괴할 수 있다고 설명한다. 여기서 끄리슈너는 자의식ahaṃkāra에 현혹된 영혼이 자신을 자연prakṛti의 속성guṇa에 의해 휩쓸린 행위의 행위자로 간주하며 자연의 속성에 오도되어 그 속성과 행위에 대하여 집착을 형성한다는 쌍키여 이론에 근접한 설명을 하고 있다.

제4장 앎을 통한 행위 포기의 요가Jñāna-Karma-Saṃnyāsa Yoga

이 장은 앎을 통해 행위를 포기하는 요가에 대한 장이다. 끄리슈너는 이

불멸의 요가를 『웨더』에 등장하는 태양신 뷔워스완Vivasvān에게 가르쳐서 그의 아들이자 인류의 조상인 마누Manu에게 이어지고 이후 대를 이어 전수되다가 오랜 세월이 지나면서 이 전승이 끊어졌는데, 그것을 지금 아르주너에게 다시 이야기한다고 설명한다. 그런데 태곳적 인류의 조상과 자신과는 시간의 격차가 너무 커서, 이것을 어떻게 이해해야 하는지 혼란스러워하는 아르주너에게 끄리슈너는 자신의 신성을 드러낸다. 누구나 많은 생을 거쳐온 것을 자신은 알지만 아르주너는 알지 못한다고 말하며, 자신은 불멸의 자아이자 모든 존재의 주재자로 정의dharma가 쇠퇴하고 불의adharma가 넘칠 때마다 좋은 사람들을 보호하고 악한 행위를 하는 사람들을 소멸하기 위해 반복적으로 태어나는 존재라고 하며, 그에 관한 탄생과 행위의 신성함을 알아보는 이는 육체를 벗고 나면 다시 태어나지 않고 자신에게 온다고 말한다. 자신이 그랬듯이 행위의 결과에 대한 바람이 없어서 행위에 구속되지 않는 사람들은 악으로부터 해방될 것이라고 하며, 행위 속에서 행위하지 않음動中靜을, 행위하지 않음 속에서 행위靜中動를 보는 이는 지혜로운 사람으로 해야 할 일을 온전히 행한 요기라고 말한다. 행위의 결과에 대한 집착을 버리고, 항상 만족하여 의존적이지 않는 사람은 행위를 한다 할지라도 아무것도 행하지 않는 것이며, 아무것도 바라지 않고 마음과 몸을 다스리고 모든 소유를 놓아 버리고 오로지 육체적 행위만 행한다면 죄를 받지 않고 속박되지 않는다고 말한다.

끄리슈너는 제사yajña에 대해서도 이야기하는데, 불을 피워 브람마에게 공양을 바치는 것과 같이 모든 행위를 신에게 바치는 것에 대해 설명한다. 어떤 사람들은 재물을 바치고, 어떤 사람들은 고행을, 요가 수행을, 계행 서원을 한 요기들은 독송을 통해 얻은 앎을 바친다. 뿐만 아니라 청각 등의 감각기관들을 절제의 불에 바치고 소리와 같은 각각의 대상들을 해당 기관들의 불에 바치고, 모든 감각기관들의 작용과 호흡 작용을 앎이 불꽃처럼 타오르는 자신을 절제하는 요가의 불에 바친다. 호흡 수련을 최고의 목적으로 여기는 이들은 호흡의 흐름을 제어하며 날숨에 들숨을, 들숨에 날숨을 바치고, 어떤 이들은 음식을 절제하면서 호흡에 호흡을 바치는데, 이 사람들은 제사가 무엇인지 아는 이들로서 그러한 제사로 죄과가 소멸된다고 하며, 이 모든 제사가 행위로부터 생겨난 것임을 알라고 조언한다. 물질적인 제사보다 앎에 의한 제사가 보다 나으니, 모든 행위는 앎 속에서 완성된다고 한다. 타오르는 불길이 장작을 재로 만들듯이 앎의 불길은 모든 행위를 재로 만드는데, 이 세상에 이것보다 순수하게 정화하는 것은 없으니, 요가를 통해 행위를 놓아 버리고, 앎으로써 의심을 끊어 내고 스스로를 제어하는 이는 속박되지 않는다고 조언한다.

제5장 행위의 결과를 내려놓는 요가Karma-Saṃnyāsa Yoga

이 장은 '포기의 요가'와 '행위의 요가' 중 어떤 것이 더 나은지 묻는 아르주너의 질문으로 시작한다. 이에 대해 끄리슈너가 답을 하는데, 이 둘 다 해탈의 지복에 이르게 하지만 행위의 요가가 보다 낫다고 말한다. 혐오하지도 갈망하지도 않는 사람은 대립을 벗어나 속박으로부터 쉽게 벗어나기 때문에 속세를 버린 영원한 포기자sannyāsī라고 하며, 어리석은 자들은 쌍키여의 앎의 길과 요가의 행위의 길이 다르다고 말하지만, 현자들은 어느 것 하나라도 제대로 전념하는 사람은 같은 결과를 얻게 된다고 말한다고 하여 쌍키여와 요가를 포기saṃnyāsa와 행위karma를 통해 연결하여 설명한다. 그러나 포기는 행위의 요가 없이는 성취하기 어렵다고 하며, 요가에 전념하여 정신이 맑은 자는 자신을 극복하고 감관을 정복하여 만물과 자신이 하나임을 알기에 행위를 할지라도 때 묻지 않는다고 말한다. 진리와 하나가 되면 보고, 듣고, 만지고, 냄새 맡고, 먹고, 걷고, 숨쉬고, 잠자는 모든 행위를 하면서도 감각기관이 물질적 본성에 따라 감각의 대상에 작용할 뿐 이라고 생각하며, 모든 행위를 브람먼에게 내맡긴다는 것이다. 감각의 접촉으로부터 생겨난 즐거움은 괴로움의 원천으로 시작과 끝이 있기에 현자는 그런 것들에 기뻐하지 않으니, 내면에 행복과 기쁨이 있어서 그로부터 내면의 빛이 나는 요기는 브람먼의 열반에 이르러 브람먼과 하나가 된다고 한다.

제6장 자기 절제의 요가Ātma-saṃyama Yoga 또는 명상 요가Dhyāna Yoga

이 장의 표제는 편찬자에 따라서 자기 절제의 요가Ātma-saṃyama Yoga라고 하기도 하고 명상 요가Dhyāna Yoga라고도 한다. 끄리슈너는 앞 장에 이어서 행위의 결과에 연연하지 않고 해야 할 일을 하는 사람이 속세를 버린 포기자sannyāsin일 뿐만 아니라 요가 수행자라고 한다. 포기라 부르는 그것이 바로 요가임을 알라고 아르주너를 경책하는데, 세상에 대한 생각을 버리지 않고는 어느 누구도 요가 수행자가 될 수 없다고 말한다. 요가의 경지에 오르기를 원하는 사람에게는 행위가 그 수단이고, 요가의 경지에 오른 이에게는 생각이 가라앉은 고요한 상태śamaḥ가 그 수단이라고 말해지니, 감각의 대상들이나 행위에 대해 집착하지 않고 세상에 대한 모든 생각을 포기했을 때 요가의 경지에 오른 자라고 한다고 말한다. 그러곤 자기 절제를 통해 명상으로 나아가기 위한 준비 과정을 설명하는데, 가장 먼저 자기 스스로 자신을 높여야지, 낮추지 말라고 조언한다. 자기 자신이야말로 자신의 친구가 될 수도 있고 적이 될 수 있기 때문인데, 자신을 정복한 자에게는 자신이 친구지만, 자신을 정복하지 못한 자에게는 자신이 적과 같이 적대적이 될 것이라고 한다. 그러곤 평정심에 대해 이야기한다. 자신을 정복하여 평안해진 사람의 최상의 의식은 추위와 더위, 즐거움과 괴로움, 명예와 모욕 속에서도 마음이 집중되어 있고, 앎의 의식으로 충만한 자는 흔들림 없이 감관을 정복하여 수행에 전념해 있는 요기라고 하는데, 그에게는 흙과 돌과 황금이 하나와 같다. 마찬가지로 친구든 적이든, 중립적인 무관한 사람이든, 착하든 악하든 모두를 똑같이 여기는 사람은 뛰어난 자라고 한다.

그다음은 구체적으로 명상에 들어가기 위한 준비에 대해 설명한다. 요기는 한적한 곳에 머물며 스스로 몸과 마음을 다스려 바랄 것도 없고 소유할 것도 없이 항상 자신에게 침잠해야 한다고 한다. 너무 높지도 낮지도 않은 깨끗한 장소에 길상초Kuśa grass를 깔고 사슴 가죽을 덮고 천을 씌워 안정된 자리를 마련하고는, 그 자리에 앉아 마음과 감관의 작용을 다스리고 마음을 한곳에 집중하여 자신을 정화하는 요가를 수행해야 하는데, 몸과 머리와 목을 꼿꼿이 세우고 흔들리지 않게 확고하게 유지하면서, 주위를 두리번거리지 말고 자신의 코끝을 응시하며, 청정범행을 서약하고 두려움 없이 자신을 평온하게 지키며 마음을 다스려 내면의 신성에게 마음을 맞추고 몰입하여 앉아야 한다고 설명한다. 요가는 과식하거나 지나치게 적게 먹는 사람, 잠을 너무 많이 자거나 잠을 자지 않고 줄곧 깨어 있는 사람을 위한 것이 아니라고 하며, 알맞게 먹고 알맞게 쉬고 알맞게 일하고 알맞게 잠자고 알맞게 깨어 있는 사람에게 괴로움을 없애는 요가가 있는 것이라고 한다.

감각 너머에 있는 지극한 즐거움을 직관지를 통해 경험했을 때, 요기는 실상으로부터 떠나지 않고 머물기에, 그 어떤 것도 이보다 나을 수 없다고 생각하는 그것을 얻고 나면, 거기에 확고해져서 깊은 괴로움에도 흔들리지 않게 됨으로, 그것이 괴로움과의 연결을 단절하는 요가라고 하는 것을 알아야 할 뿐만 아니라, 주저하는 마음 없이 이 요가를 결연하게 수행해야 하며, 마음이 동요해서 불안정하게 방황할 때마다 자아의 영역으로 되돌려야 한다고 조언한다. 이렇게 요가로 자신을 다스린 자는 모든 것에서 자아를 보고 자아 안에서 모든 것을 보며, 모든 것을 평등하게 바라볼 뿐만 아니라 모든 곳에서 끄리슈너Krişna를 보며, 끄리슈너 안에서 모든 것을 보는 자를 끄리슈너는 떠나지 않으며, 그도 끄리슈너를 떠나지 않는다고 한다. 끄리슈너와 하나되어 모든 존재 안에 머무는 끄리슈너를 받드는 요기는 무슨 일을 하고 있든 간에 끄리슈너 안에서 살고 있는 것이라고 천명한다.

마음의 흔들림으로 인해 요가의 확고한 경지를 볼 수 없다고, 마음이 불안정하고 난폭하며 길들지 않았고 완고하기 때문에 통제하기 힘들다고 토로하는 아르주너에게, 그럼에도 마음은 수련abhyāsa과 무집착vairāgya으로 다스릴 수 있다고 격려한다. 믿음은 얻었으나 요가의 완성을 이루지 못한 일반인이 요가로부터 벗어나면 어떻게 되느냐는, 포기도 제대로 하지 못하고 행위도 제대로 하지 못해서 깨달음을 얻은 것도 아니고 천상의 복락을 얻지도 못하고 파멸하지 않겠느냐는 아르주너의 질문에 끄리슈너는 복 짓는 행위를 한 사람은 누구든 악도에 떨어지지 않기에 파멸은 있을 수 없다고 안심시킨다. 그런 사람은 요가에 실패했을지라도 선행을 행한 사람들이 사는 세계에 태어나 오래 머물다가 고결하고 복된 집안에 태어나게 되거나, 아니면 현명한 요가 수행자의 집안에 태어나서 완성을 향해 더욱 노력하게 된다고 설명한다.

제7장 앎과 깨달음의 요가Jñāna-Vijñāna Yoga

이 장의 표제는 앎과 깨달음의 요가지만, 끄리슈너가 설명하는 내용의 초점은 신앙요가에 맞추어져 있다. 첫 번째 그룹의 마지막 장인 6장에서는 행위의 요가Karma-Yoga를 심도 깊게 설명하면서 끄리슈너는 마지막 구절에서 믿음을 갖고 온 마음을 자신Kṛiṣṇa에게 맞추어 숭배하는 자가 최상의 요기라고 했는데, 이번 장에서 끄리슈너는 창조된 존재들의 특성과 자신과의 관계를 설명하면서 신앙 요가Bhakti-Yoga의 특성에 대해 설명한다. 여기서 그가 말하는 앎과 깨달음은 세상 사람들이 자신을 알아 볼 수 있는 지식과 깨달음이기 때문이다.

물질Prakṛti은 지수화풍공地水火風空의 5가지와 마음manas, 지성buddhi, 자의식ahaṃkāra의 8가지로 나뉘는데, 그러나 이것들은 낮은 물질이고 보다 고차원적인 생명 물질이 있어서 세상이 유지된다고 한다. 이러한 이중의 물질을 모태로 해서 모든 존재들이 생산되므로, 바가완Bhagavān[397] 자신이 세상의 생성과 소멸의 원인이며, 그 이상의 것은 없다고 말한다. 이 모든 세상이 물질Prakṛti의 세 가지 구나guṇa로 이루어져 현혹되어 있기에 그 너머에 있는 불멸의 그를 알지 못하지만, 그에게 완전히 자신을 맡기는 자는 이러한 마야Māyā를 넘어설 수 있다고 한다. 그를 믿고 따르는 사람들은 고통받고 있거나, 지식을 추구하거나, 부를 원하거나, 지혜를 갖춘 네 부류가 있는데, 그 중에 위없는 경지인 그Bhagavān에게 침잠해서 지혜를 갖춘 이가 가장 훌륭하다고 한다. 갈망과 혐오로부터 생겨난 양자대립의 미혹에 의해 세상 모든 존재가 정신을 못 차리지만, 복 짓는 행위들로 죄가 종식된 사람들은 대립의 미망으로부터 벗어나 확고한 믿음으로 그를 숭배한다. 늙음과 죽음으로부터 벗어나기 위해 그에게 귀의하여 노력하는 사람들은 브람마를 알고, 생명이 있는 모든 존재들Adhyātma과 행위Karma의 전 영역을 알며, 물질의 전 영역Adhibhūta과 신들의 전 영역Adhidaiva, 그리고 모든 존재의 마음속에 머무는 신성에 대한 최상의 제사Adhiyajña를 아는 이들은 죽음의 순간조차 흔들림 없는 마음으로 그Bhagavān를 아는 자들이라고 말한다. 여기서 그는 뿌루셔Puruṣa 자체를 뜻하며, 그에게 침잠해서 확고한 마음으로 그를 숭배한다는 것은 영적 추구의 최종 목표인 순수정신으로의 회귀를 뜻한다.

---

397 Bhagavān(빠알리어 Bhagavā)은 bhaga(행운, 부)+vat(지닌)로 구성된 형용사 Bhagavat의 주격 단수 명사로서 '복된 분, 은총이 가득한 분'이라는 뜻이다. 박띠(bhakti)와 같은 동사 어근 √bhaj(섬기다, 숭배하다)에서 파생된 단어로 이 의미를 살려 한자로는 존경받는 분이라는 의미에서 존자(尊者), 또는 세상의 존경을 받는 분이라는 의미에서 세존(世尊)으로 옮긴다. 불교에서는 부처님을 가리키지만, 여기에서는 끄리슈너를 가리키는 말이다.

제8장 불멸의 브람머 요가Akṣara-Brahma Yoga

이 장의 표제는 악셔러-브람머 요가Akṣara-Brahma Yoga다. 여기서 악셔러Akṣara는 '불멸'이라는 뜻도 있고 '음절'이라는 뜻도 있는 단어로, 궁극의 브람마를 가리키는 동시에 브람마를 소리로 나타내는 '옴Aum' 음절도 함께 나타내고 있다. 이 장은 앞 장의 마지막 구절에서 이야기된 브람머Brahma와, 생명이 있는 모든 존재들Adhyātma과 행위Karma, 물질의 전 영역Adhibhūta과 신들의 전 영역Adhidaiva, 그리고 모든 존재의 마음속에 머무는 신성에 대한 최상의 제사Adhiyajña가 어떠한 것인지, 그리고 죽음의 순간에조차 흔들림 없이 그를 알아 볼 수 있는지에 대한 아르주너의 질문으로 시작한다. 브람먼은 지고의 불멸자이며, 자기 자신이 최고의 개아個我, Adhyātma이면서 생명이 있는 모든 존재들로 드러나기도 하며, 모든 존재들이 그 특성대로 생성되도록 숨을 불어넣는 것이 그의 행위Karma라고 말한다. 물질의 전 영역Adhibhūta은 소멸하는 특성이 있고, 신들의 전 영역Adhidaiva은 순수정신 뿌루셔Puruṣa이며, 신성에 대한 최상의 제사Adhiyajña는 여기 이 몸 안에 내적 관찰자로서 있는 그를 숭배하는 것이라고 하고, 죽음의 순간에도 그를 기억하면서 몸을 벗는 자는 그와 같은 상태에 이르게 된다고 끄리슈너는 설명한다. 여기서 접두사 '아디Adhi'가 수직과 수평의 두 가지 의미로 적용되었는데, 수직적으로는 최고, 또는 최상의 의미를 전달하며, 수평적으로는 모두를 아우르는 전 영역의 의미를 전달한다. 그렇기 때문에 아디야뜨머Adhyātma는 브람먼이 드러난 최고의 개아를 지칭하는 것이기도 하고, 브람먼이 개체로 드러난 생명이 있는 모든 존재들을 의미하기도 한다.

『붸더』를 아는 사람들이 불멸이라 부르고, 탐욕으로부터 벗어난 구도자들이 들어가는, 청정범행을 닦으며 바라는 그 경지에 대해서도 설명하는데, 모든 감각의 문을 단속하고 마음은 심장에 두고, 생기生氣, prāṇa를 머리

꼭대기mūrdhni에 받아들이고, 요가의 집중 상태dhāraṇā에 들어가서, '옴Aum'이라고 하는 한 음절로 브람먼을 부르면서 그를 끊임없이 생각하며 몸을 벗으면서 떠나가는 자는 지고의 경지에 이른다고 설명한다. 이 장의 말미에는 힌두의 우주관을 볼 수 있는 내용이 묘사된다. 범천계Brahma loka로부터 모든 세상이 돌고 돌게 되어 있어서, 브람마의 낮과 밤이 바뀔 때마다 존재들의 생성과 소멸이 반복되며 나타났던 것이 드러나지 않는 상태avyakta로 되돌아가지만, 그보다 높은 또 다른 영원한 존재가 있어서, 이것은 모든 존재들이 소멸할 때도 소멸하지 않는다고 설명한다. 드러나지 않고 있는 불멸의 정신이자 음절akṣaraḥ이기도 한 궁극의 경지는 도달하면 되돌아오지 않는 곳, 바로 그가 머무는 지고의 거주처라고 한다.

제9장 위대한 지식과 비밀의 라저요가Rājavidyā-Rājaguhya Yoga

이 장의 주제는 라저뷔댜 라저구혀 요가Rājavidyā-Rājaguhya Yoga라고 하는 것으로, 왕Rāja의 권위로 상징되는 최고의 지식vidyā과 최고의 비밀guhya에 관한 요가다. 끄리슈너는 아르주너에게 직접적인 경험이 수반된 가장 비밀스러운 지식을 알려 주겠다고 하며 이 장을 시작한다. 이 지식은 앞 장에서도 설명했던 브람먼을 제대로 아는 지식이다. 브람먼은 속성이 없는 니르구너nirguṇa 브람먼으로 드러나지 않은 상태avyakta로도 존재하고, 경험적 존재로서 속성을 지닌 써구너saguṇa 브람먼으로 드러난 상태vyakta로도 존재한다. 드러나지 않은 상태avyakta의 니르구너nirguṇa 브람먼에 대한 지식이 숨겨진 비밀과 같은 것이라면, 드러난 상태vyakta의 써구너 브람먼은 직접적으로 경험될 수 있어서 이에 대한 지식을 갖추어야 한다고 한다. 그는 이 우주 전체에 드러나지 않은 모습으로 퍼져 있어서 모든 존재가 그 안에 존재하지만, 그가 그 존재들에게 속해 있지 않은 존재물들의 창조자라고 한다. 세상의 종말에 모든 것은 그의 근본물질Prakṛti로 용해되고, 새로운 세상이 시작될 때 그는 그것들을 다시 분출한다고 하니, 그는 우주의 어머니와 아버지요, 옴Aum이라는 음절이요, 세 가지의 『붸더』이자, 불멸의 씨앗이며, 모두의 귀의처라고 한다.

그러곤 그에 대한 헌신적인 숭배를 권유하는데, 오직 그만을 오롯이 생각하면서 공경하는 사람들은 항상 그와 연결되어 있어서, 그는 그들을 보호하고 필요한 것들을 채워 준다고 한다. 게다가 믿음을 가지고 다른 신을 숭배하는 자들조차도, 제대로 된 방법은 아니지만 실제로는 그를 숭배하는 것이라고 한다. 왜냐면 그는 모든 제사를 받아 즐기는 주인이기 때문인데, 그들은 진실로 그를 알지 못하므로 윤회의 세계로 떨어지게 된다고 한다. 세 가지 『붸더』의 가르침을 따르고, 쏘머soma[398] 술을 마시며 죄악을 닦아 내고 제사로 그를 숭배하며 천상 세계를 바라는 자들은 복된 인드라신의 세계에 이르러 신들이 천상에서 누리는 즐거움을 누리지만, 공덕이 다하면 다시 인간 세계로 되돌아오게 되니, 이렇게 『붸더』의 가르침을 따라 그에게 제사를 바친다 해도 천상 세계를 바라는 것도 세속적 욕망이기에 윤회 세계를 맴돌게 된다고 한다. 나뭇잎 하나라도, 꽃이든 과일이든 물이든 신심으로 바치면, 그는 사심 없는 순수한 사람들이 신심으로 바친 공양물을 즐긴다고 한다. 그러므로 무슨 일을 하든지, 무엇을 먹고 무엇을 봉헌하고 무엇을 나누든지, 어떤 고행을 하든지, 그 모든 행위를 그에게 바치라고 조언한다. 그리하면 좋고 나쁜 결과를 낳는 행위의 속박으로부터 벗어나게 되니, 포기의 요가에 확고해진 마음으로 자유로워진 사람은 그에게 이르러 멸망하지 않게 된다고 한다.

398 붸더 싼스끄리뜨어에서 쏘머(soma)는 문자적으로 '추출하다, 증류하다'의 의미가 있다. 어떤 식물의 줄기를 추출해서 증류해 만든 제사 의식에 사용되던 술을 뜻한다. 『리그 붸더』에서는 이 쏘머주를 마시면 불멸한다고 하여, 영생을 주는 암릿떠(amṛta)라고 하며, 인드라신이 악마와 싸우기 전에 엄청난 양을 마신 것으로 이야기된다.

제10장 권능을 폭넓게 드러내는 요가Vibhūti-Vistara-Yoga

끄리슈너는 신들도 현자들도 바가완Bhagavān의 기원을 알지 못하는데, 왜냐면 바가완이 그들 모두의 시초이기 때문이라고 한다. 그는 태어남도 시작도 없는 우주의 주재자로서, 이를 아는 자는 언젠가는 죽기 마련인 사람들 중에 미혹되지 않아 모든 죄로부터 벗어나게 된다고 한다. 모든 정신적 상태와 지성과 지식, 미혹되지 않음, 인내, 진실, 절제, 고요함, 즐거움, 괴로움, 생성과 소멸, 두려움과 두려움 없음, 비폭력, 평등, 만족, 고행, 나눔, 명예와 불명예 등은 그로부터 존재하는데, 이러한 그의 권능과 요가적인 신비한 힘을 실제로 아는 자는 부동의 요가로 의심의 여지없이 그에게 확고해져서 그가 모든 것의 기원으로서 그에 의하여 모든 것이 생겨났다는 것을 알고서 온 마음으로 숭배한다고 한다. 또한 항상 그와 연결되어 가득한 사랑으로 숭배하는 이들에게 그는 그에게 이를 수 있는 수단인 지혜의 요가Buddhi Yoga를 전해 준다고 한다. 그럼에도 아르주너는 다시 그의 권능vibhūti, 뷔부띠에 대해 질문하고 끄리슈너가 답변하는데, 그는 모든 사람의 가슴속에 머무는 영혼이며, 모든 존재의 시작과 중간과 끝이라고 한다. 그는 태양의 신들Āditya 중의 뷔슈누이며, 빛나는 모든 것 중의 태양이며, 별들 중의 달이며, 음성 중에 옴Aum이며, 움직이지 않는 것들 중의 히말라야이며, 싯다siddha[399] 중의 까삘러Kapila[400]라고 하는 등 비유를 나열하고, 이들은 수많은 권능들 중의 일부일 뿐 자신의 권능에는 끝이 없다고 말한다. 이 비유들 중에서 자신이 무기들 중 가장 강력한 천둥 번개이며, 암소 중 모든 소원을 들어주는 까머두끄Kāmadhuk이고, 악령들 중 악령이며, 모든 것을 앗아 가는 파

399 초자연적 능력을 갖춘 자들

400 고대 성자의 이름으로서 쌍키여 철학 체계의 창시자로 간주된다. 일부에서는 뷔슈누(Viṣṇu)와 동일시하기도 한다.

괴적인 죽음이며, 속이는 것들 중의 도박이며, 지배자들의 권력의 지팡이이고, 정복하려는 자들의 정당성과 명분이며, 승리이며, 결심이라고 하는 부분은 세속적인 모든 수단과 어두움까지도 그의 권능으로 하지 못할 것이 없다는 것을 드러내는 암시로서, 깔리Kālī나 두르가Durgā 여신을 연상시킨다.

제11장 우주적인 모습을 보는 요가Viśvarūpa-Darśana Yoga

이번 장의 표제는 뷔슈워루빠-다르셔너 요가Viśvarūpa-Darśana Yoga다. 여기서 뷔슈워Viśva는 '전체적인, 우주적인'의 의미가 있는 형용사지만, 어근 √viś가 '들어가다, 스며들다'의 의미가 있어서 브람먼의 속성 중 '무소부재無所不在', '편재遍在'의 의미를 내포한 단어다. 때문에 뷔슈워루빠Viśvarūpa는 '우주적인 모습'을 뜻하지만, 그 이면에는 어디에도 스며들어 어떤 모습으로도 나타날 수 있는 다양성의 의미도 함께 전달한다. 다르셔너Darśana는 '보다'는 의미의 어근 √dṛś에서 파생된 명사로 장면이나 형상을 보는 것을 뜻하는데, 인도 문화에서는 거룩한 신의 형상을 보거나 성자를 알현하는 것에서부터 가르침을 직접 목격하는 것, 즉 깨달음까지 의미하기도 한다.

앞 장에서 끄리슈너의 권능에 대한 설명을 들은 아르주너는 마침내 그를 최고의 존재Puruṣa-uttama로 받아들이게 되고, 끄리슈너가 그의 인간적인 모습이 아니라 신성한 모습을 보여 주기를 간절히 바란다. 이에 끄리슈너는 "수백 수천의, 가지각색으로 드러나는 신성한 나의 모습을 보라."며 그의 요청을 받아들여, "그대의 눈으로는 나를 볼 수 없어서, 신성한 눈을 그대에게 주니, 나의 신성한 요가의 능력을 보라."고 하고는 다양한 모습을 드러낸다. 수많은 입과 눈을 지닌 기이한 모습으로 수많은 천상의 장식으로 치장하고, 여러 가지 천상의 무기를 들고 천상의 화환과 옷을 걸치고, 신성한 향을 바르고, 사방으로 얼굴을 향한 온갖 기이함으로 이루어진 무한한 신성의 모습을 보여 준다. 아르주너는 끄리슈너의 몸 안에서 모든 신들과 다양한 존재들의 무리를 보고, 기이한 모습으로 드러나는 다양한 모습을 보지만, 그의 끝도 중간도 시작도 볼 수 없으니, 하늘과 땅 사이 공간과 사방이 그로 가득 차 있어서 이렇게 놀랍도록 기이하고 무시무시한 그의 모습을 보고 삼계가 전율한다고 한다. 놀라움으로 가득 찬 아르주너는 두려워진 내면의 자아가 평온을 찾을 수 없다고 고백한다. 아르주너가 끄리슈너의 모습 속에서 전장에 있는 모두가, 적진에 있는 사촌들과 적장들뿐만 아니라 아군의 으뜸가는 전사들 또한 무시무시한 송곳니가 뻗어 나 있는 그의 입 속으로 급속히 빨려 드려가는 장면을 보았기 때문이다. 이에 끄리슈너는 세상을 파괴해야 하는 때가 되어서 세상을 거두어들이기 시작했기에 아르주너가 없더라도 적진에 정렬해 있는 전사들은 이미 죽은 목숨과 다름없다고 하며 두려워하지 말고 전쟁에 나가 적들을 물리치고 명예를 회복할 것을 권한다. 적들은 언제든 끄리슈너 자신에 의해 죽게 될 것이니, 아르주너는 그의 단순한 수단일 뿐임을 강조한다.

아르주너는 이전에 보지 못한 그의 신비한 모습을 보고 나니 마음이 흥분되고 두려움에 전율한다고 하며 이전의 친근한 모습을 보여 달라고 요청하고, 바가완(여기서 끄리슈너)은 자신의 요가의 힘으로 그의 지고한 형상을 보여 주었음을 밝힌다. 이것은 아르주너가 써마디samādhi 상태에서 영원한 태초의 빛으로 가득한 지고의 형상을 본 것으로 짐작할 수 있다. 바가완은 『붸더』 경전이나 고행, 나눔이나 제사 등으로 자신의 모습을 보는 것은 불가능하다고 덧붙이고는 다시 친근한 모습으로 되돌아와 두려워하는 아르주너를 위로하면서, 바가완을 위해 행위하고, 바가완을 지고의 목적지로 알며, 헌신하고, 집착하지 않으며, 모든 존재에 대해 원한이나 적대감을 버린 자만이 바가완에게로 갈 수 있다고 설명한다.

제12장 신앙의 요가Bhakti-Yoga

이 장의 표제는 박띠요가Bhakti-Yoga다. 아르주너는 끄리슈너에게 귀의하여 그를 숭배하는 자들과 드러나지 않은 불멸의 존재akṣara를 숭배하는 자들 사이에 누가 더 요가를 잘 아는 사람인지 묻는데, 끄리슈너는 그에게 마음을 집중하여 끊임없이 연결되어 지극한 믿음으로 그를 숭배하는 이들이 최고의 요기라고 답한다. 물론 규정할 수 없으며 드러나지 않고 무소부재하며 불가사의하고 변함없고 움직이지 않으며 늘 같은 불멸의akṣara 브람마를 숭배하는 자들로서 감각기관들을 완전히 다스리고 모두에게 평등하며 모든 존재의 행복에 기뻐하는 자들도 그에게 오기는 오지만, 육신을 지닌 자들이 드러나지 않은 대상에 도달하기는 어렵기 때문이라고 덧붙인다. 사실 이 부분은 창조주와 피조물 간의 이원론에 바탕을 둔 신앙을 강조하기 위해 불이론不二論, advaita, 즉 범아일여로 대표되는 일원론적 수행의 권위를 격하시킬 수 있는 비난의 경계선적 표현으로 보인다. 불멸의akṣara 브람마를 숭배하는 자라는 표현을 제외하면 감각기관들을 완전히 다스리고 모두에게 평등하며 모든 존재의 행복에 기뻐하는 자들이라는 표현은 다분히 붓다의 가르침을 따라 수행하는 불제자들을 연상시키기도 한다.

그는 계속해서 그를 지고의 존재로 여겨 자신의 모든 행위를 바치고, 오로지 요가에 전념하여 그에게 명상하며 공경하는 이들은 그가 곧 죽음과 윤회의 바다로부터 구원할 것이라고 말한다. 하지만 그에게 마음을 확고하게 집중할 수 없다면, 지속적인 요가 수행abhyāsa을 통하여 그에게 이르기를 바라라고 하며, 그것조차 할 수 없다면 그를 위하여 행위하는 것을 최우선으로 삼으라고 한다. 만약 이것초자도 할 수 없다면, 모든 행위의 결과를 버리고tyāga 그의 요가에 의지하여 자신을 제어할 것을 역설한다. 왜냐하면 앎이 지속적인 요가 수행abhyāsa보다 낫고, 앎보다는 명상이 낫지만, 명상보다도 행위의 결실을 떨쳐 버리면 그 즉시 평온이 뒤따르기 때문에 더 수승하다고 부연한다. 그러곤 그가 사랑스럽게 여기는 자들의 특성을 나열하는데, 모든 존재에 대해 증오심이 없으며, 자애로움과 연민이 있으며, '나'도 없고 '내 것'도 없으며, 괴로움과 즐거움에 평등하며, 인내하는 사람, 늘 만족하는 요기로서, 굳은 결심으로 자신을 다스리며, 마음과 지성을 바쳐 그를 숭배하는 사람은 그에게 사랑스러운 자라고 한다. 이렇게 이상적인 수행자의 특성을 나열하는 마지막 여덟 개의 시구는 다시 한 번 바라밀Pāramitā을 개발하며 자기정화의 수행을 하고 있는 불제자들의 덕성을 연상시키는데, 이러한 덕목들은 신앙인이든 수행자이든 누구나 개발해야 할 덕성이라는 점에 대해서는 이견의 여지가 없어 보인다.

제13장 육체와 정신을 식별하는 요가Kṣetra-Kṣetrajña-Vibhāga Yoga

이 장의 표제는 끄쉐뜨라-끄쉐뜨럿녀-뷔바거 요가Kṣetra-Kṣetrajña-Vibhaga Yoga다. 여기서 끄쉐뜨라Kṣetra는 문자적으로 '영역' 또는 '벌판'을 뜻하며 함축적으로 '영혼 또는 정신의 토대가 되는 일시적이고 부패하기 쉬운 육체'를 의미한다. 끄쉐뜨럿녀Kṣetrajña는 이 영역, 즉 '몸에 대해 아는 자'라는 뜻으로 '불멸의 영혼'을 의미한다. 뷔바거Vibhāga는 '차이'와 '다름'을 뜻하는 단어로, 종합하자면 이 표제는 '육체와 정신의 다름을 식별하는 요가'라는 뜻이다.

끄리슈너는 지수화풍공의 5대 원소와, 자의식과 지성, 드러나지 않은 질료Prakṛti, 10개의 감각기관과 행동기관, 그리고 하나의 마음과 다섯 가지 감각 대상으로 쌍키여 철학의 스물네 가지 구성 요소tattva을 언급하면서 갈망과 혐오, 즐거움과 괴로움, 물질적 요소들의 결합, 의식, 확고함으로 드러나는 끄쉐뜨라Kṣetra 즉 몸의 특성을 설명하고, 최고의 정신Adhyātma이 모든 생명체들에 전개되는 진실을 항상 인식하고, 진실을 아는 것은 윤회로부터 벗어나기 위한 목적으로 하는 것이라는 통찰이 진정한 앎이며, 이와 다른 것을 무지라 한다고 설명한다.

그러곤 쁘라끄르띠Prakṛti와 뿌루셔Puruṣa는 둘 다 시작이 없는 것이며, 이 두 가지로부터 생성된 구나guṇa의 변화로부터 갈망과 혐오 등의 양태와 온갖 기질과 품성들이 생겨난다는 것을 알아야 한다고 하며, 물질Prakṛti로 인하여 원인과 결과의 법칙이 야기되고, 정신Puruṣa이 물질에 머물면서 그로부터 생겨난 속성guṇa들을 즐기기 때문에 고통과 즐거움을 경험하는 것인데, 이러한 속성guṇa과의 접촉으로 인해 좋거나 나쁜 조건에 태어나게 된다고 설명한다. 이 몸 안에 있는 최고의 정신Puruṣa은 관찰자이자 허락하는 자, 유지자이자 누리는 자, 대자재천大自在天이자 궁극의 자아라고 하는데, 이렇게 정신Puruṣa과 물질Prakṛti, 그리고 속성guṇa들을 아는 자는 다시 태어나지 않는다고 한다. 누군가는 명상dhyāna을 통하여 자신 안에서 자아Ātman를 보기도 하고, 누군가는 쌍키여 요가Sāṅkhya Yoga를 통해서, 또 누군가는 까르머요가Karma-Yoga를 통하여 이것을 알게 됨으로써 다시 태어나지 않게 되지만, 또 다른 어떤 이들은 들어서 알고 숭배하고 헌신함으로써도 죽음을 극복한다고 한다.

제14장 세 가지 속성을 식별하는 요가Guṇa-traya-vibhāga Yoga

이 장의 표제는 구나-뜨라여-뷔바거 요가Guṇa-traya-vibhāga Yoga인데, 쁘라끄르띠Prakṛti가 지니고 있는 구나guṇa들, 즉 쌋뜨워sattva, 라저스rajas, 따머스tamas라고 하는 세 가지 물질적 속성들의 차이를 식별하는 요가다. 여기서 끄리슈너는 앞 장에 이어서 정신Puruṣa과 물질Prakṛti의 차이를 세 가지 구나에 따른 경험을 예를 들어서 설명한다. 끄리슈너는 브람먼으로 알려진 자연의 최초 기원인 마허뜨Mahat[401]가 바가완이 씨앗을 던지는 자궁yoni이라고 한다.

이 마하뜨는 정신과 물질이 만난 최초의 우주적 지성, 개체의식으로 분화되기 전의 우주의식을 뜻한다. 이 자궁 안에서 시공간을 비롯한 모든 존재들이 태어나는데, 그가 이 자궁에 씨를 주는 아버지라고 하는 것이다.

그리고 그는 물질로부터 생겨난 세 가지 속성sattva, rajas, tamas들이 정신을 몸에 얽어맨다고 한다. 티 없이 순결하여 밝은 빛을 내는 쌋뜨워sattva는 즐거움과 지혜에 대한 집착과 동일시로 인해 정신을 육신에 얽어매고, 갈애와 집착으로부터 생겨나 불타는 열정을 본성으로 하는 라저스rajas는 행위에 대한 집착으로 인해 정신을 육신에 얽어매고, 무지로부터 생겨난 무겁고 둔함을 나타내는 따머스tamas는 육체를 지닌 모두를 그와 동일시하도록 미혹시키는 것으로 부주의와 게으름과 졸음으로 얽어맨다고 한다. 그러곤 그들의 미래 세계에서의 결과를 설명하는데, 쌋뜨워sattva의 선한 행위에는 티 없이 순결하고 밝은 결과가, 불타는 열정의 라저스rajas에는 괴로운 결과가, 무겁고 둔한 따머스tamas는 무지의 결과가 있게 된다고 한다. 끄리슈너는 이러한 속성들 외에는 다른 행위자가 없음을 알고 이 속성들보다 더 높은 존재를 알 때, 그의 상태에 이르게 된다고 하며, 육신의 원인이 되는 이 세 가지 속성을 초월하여 태어나 늙고 죽는 모든 괴로움으로부터 벗어나 불멸에 이른다고 하며, 또한 변함없이 신앙의 요가로 그를 숭배하는 자도 속성들을 초월하여 브람먼이 되기에 적합하다고 한다.

제15장 최고 정신의 요가Puruṣa-uttama Yoga

이 장의 표제는 뿌루셔-웃따머 요가Puruṣa-uttama Yoga다. 연음으로 뿌루쇼따마puruṣottama라고 부르는 이 단어는 '최고의 정신'이라는 뜻이며, 여기서는 바가완을 가리킨다. 이 장에서는 봐이슈너워 신앙Vaiśnava Bhakti 전통에서 끄

401 본서 '3장 쌍키여 철학의 이해'에서 세상의 전변과 회귀에 대한 설명 참조

리슈너 신학에 대해 설명하는데, 속성을 지니고 세상에 드러난 신의 본성에 대해 논하면서 바가완은 윤회saṃsāra를 다음과 같이 윤회의 나무와 비교한다. 뿌리를 위에 두고, 가지는 아래로 뻗는, 그 잎사귀는 『붸더』의 찬가로 이루어진, 이 불멸의 나무를 아는 자는 『붸더』를 아는 자라, 위아래로 뻗은 그 가지들은 구나를 먹고 자라며, 감각 대상으로 싹으로 틔우며, 아래로도 뻗친 뿌리는 인간 세계의 행위와 연결되어 있다고 한다. 그러나 이 윤회의 나무는 무집착의 가공할 만한 도끼로 잘라내야 한다. 그러고는 태초의 뿌루쇼따마puruṣottama에 귀의하여, 오만과 망상에서 벗어나, 집착과 허물을 제거하고, 욕망이 그쳐서, 즐거움과 괴로움이라는 이원성의 대립으로부터 벗어나, 어리석지 않은 자들이 불멸의 상태로 나아가니, 태양도, 달도 불도 비출 수 없는 바가완이 최상의 안식처라고 한다. 세상에는 두 가지 정신이 있는데, 변화하는 것kṣara과 변하지 않는 것akṣara으로, 모든 존재들의 몸은 변화하지만 거기에 깃든 정신은 변하지 않는다. 하지만 이 둘과는 다른 최고의 정신uttama Puruṣa이 있으니, 바로 최고의 개아paramātman로서 삼계에 스며들어 유지하는 불멸의 자재천自在天이다. 그는 변화하는 것들을 초월하고 변화하지 않는 것들보다도 우월하기에 세상과 『붸더』에서 최고의 정신puruṣottama으로 알려져 있다고 한다. 이 말은 그가 물질뿐만 아니라 다른 정신Ātman들 모두를 넘어서 있다는 뜻이며, 그를 나타내기 위해 사용한 최고의 개아paramātman과 최고의 정신puruṣottama은 동의어임을 알 수 있다.

제16장 선악을 식별하는 요가Daivāsura-Sampad-Vibhāga Yoga

이 장의 표제는 다이봐수러-쌈빳-뷔바거 요가Daivāsura-Sampad-Vibhāga Yoga다. 신Daiva과 악마Asura의 특성을 식별하는 요가로서, 신성을 드러내는 미덕과 악마를 드러내는 악덕을 열거하면서 미덕은 행복으로 인도하고 악덕은 고통으로 이끄는 두 가지 종류의 인간 본질에 대하여 상세하게 설명한다. 두려움이 없이 당당하고, 티 없이 맑고, 깨달음을 얻기 위한 앎의 요가에 확고하며, 순수한 마음으로 나눔을 실천하고, 감관을 다스리며, 제사를 지내고, 경전 공부를 하며, 고난을 감수할 줄 알고, 몸과 마음이 올곧고, 폭력을 삼가며, 진실되고, 화내지 않고, 포기할 줄 알고, 평화롭고 고요하며, 비방하지 않고, 생명체들을 가엽게 여기고, 탐착하지 않고, 온화하며, 부끄러워할 줄 알고, 경솔하지 않으며, 밝고 활력 넘치며, 인내심 있고, 강건하며, 순결하며, 악의가 없고, 오만하지 않는 것들이 성스럽게 태어난 사람들의 특성이라고 한다. 그러나 위선과 자만과 오만, 분노와 무례함, 그리고 무지는 악하게 태어난 사람들의 특성으로, 선함은 해탈로 이끌지만 악함은 속박으로 이끈다고 한다. 악한 성향의 사람들은 해야 할 행위와 하지 말아야 할 행위를 알지 못하며, 순결함도, 바른 행실도, 진실됨도 알지 못한다. 그들은 인과를 부정하고 하찮은 지혜를 가지고 충족되지 않을 욕망을 추구하면서 그것을 최고의 목표라고 확신한다. 욕망을 충족하기 위해 재산을 축적하고, 남들을 업신여기며, 자선을 베푸는 행위조차도 자만심을 키우며, 거짓된 마음으로 제사를 지내고, 욕망과 분노에 자신을 맡긴 채 자신과 타인의 몸 안에 있는 바가완을 멸시하고 증오하는데, 바가완은 이같이 사악한 자들을 윤회 속에서 악마의 자궁 속으로 계속해서 내던지니, 그들은 바가완에게 이르지 못하고 더욱 더 저차원의 길을 가게 된다고 한다. 특히 쾌락kāma과 분노krodha와 만족을 모르는 욕망lobha은 지옥의 문을 여는 것으로서, 이 세 가지를 버릴 수 있는 이만이 지고한 목적에 이를 수 있다고 강조한다.

제17장 세 가지 믿음을 식별하는 요가Śraddha traya-Vibhāga Yoga

오직 믿음으로 숭배하는 것이 어떤 것인지에 대해 묻는 아르주너의 질문에 믿음은 세 가지 종류가 있는데, 그것은 신들을 숭배하는 밝은sattvic 것, 약샤Yakṣa와 락샤rakṣa[402]를 숭배하는 활동적rajasic인 것, 수많은 생물들의 귀신preta[403]을 숭배하는 어두운tamasic 것이라고 한다. 끄리슈너는 마찬가지로 먹는 음식āhāra과 제사yajña와 신구의身口意로 행하는 금욕적 수련tapas, 나눔의 실천dāna 등을 세 가지 구나와 연결시켜 설명한다. 이러한 것은 세 가지 구나로부터 영향을 받은 사람의 특성에 따라 달라진다고 한다. 제사든 금욕적 행위든 나눔이든 간에 결과에 대한 어떠한 기대나 보상을 바라지 않고 행해질 때 진실한 것으로 부른다고 한다. 이 장에서는 사람의 종교적 믿음과 숭배하는 신의 특성은 타고난 천성에 달려 있다는 것을 드러낸다.

제18장 해탈과 포기의 요가Mokṣa-Saṃnyāsa Yoga

이 장의 표제는 해탈과 포기에 대한 가르침이다. 이 장은 『바가왓 기따』의 마지막 장으로, 앞선 장들의 가르침인 행위의 요가Karma-Yoga, 신앙의 요가Bhakti-Yoga, 앎의 요가Jñāna-Yoga를 요약하여 제시한다. 아르주너는 포기saṃnyāsa와 단념tyāga의 차이가 무엇인지 질문한다. 싼냐서saṃnyāsa라는 단어는 포기라는 의미에서 속세를 떠나는 출가를 뜻하는 단어이기도 하다. 끄리슈너는 포기saṃnyāsa는 욕망으로부터 비롯된 일을 떠나는 것이고, 단념tyāga은 행위에 대한 결과를 놓아 버리는 것이라고 대답하며 가르침을 시작한다. 이것은 행위에 대한 결과를 포기하면서 행동karma-phala-tyaga하라는 가르침을 재강조하는 것으로 보인다. 내면의 신성을 숭배하고yajña, 나눔dāna을 실천하며, 신구의身口意로 행하는 금욕적 수련tapas은 영혼의 정화를 위하여 포기해서

402 약샤(Yakṣa)는 반신의 요정이나 정령이라고 알려져 있으며, 락샤(rakṣa)는 밤에 돌아다니는 장난스럽거나 변덕스럽기도 한 도깨비와 유사하다.

403 배고픈 귀신으로 알려져 있다. 이것은 힌두이즘에서 초자연적 존재로 묘사되는 유형에 대한 싼스끄리뜨 이름이다.

는 안 되는 것이며, 이러한 행위들도 결과에 대한 기대나 집착 없이 행해져야 한다고 조언한다. 의무dharma를 포기하는 것은 무지한 것으로서 욕망에 의하여 야기되는 것이지만, 의무를 결과에 대한 기대나 집착 없이 행하는 것은 선함으로부터 야기되는 것이라고 한다. 살아 있는 존재로서 모든 행위를 포기하는 것은 불가능하지만, 포기해야 하는 것은 행해진 행동에 대한 결과일 뿐이라는 것이다. 그러고는 ① 앎jñāna, ② 행위karma, ③ 행위자karte, ④ 지성buddhi, ⑤ 확고함dhṛta, ⑥ 즐거움sukha을 구나guṇa의 구분에 따라 세 가지로 아래와 같이 설명한다.

① 앎jñāna

모든 개별적인 존재들 중에서 불멸하는 하나의 통합된 존재를 보는 앎은 쌋뜨워적인sattva 것이고, 모든 존재들 속에서 각종의 다양한 상태를 개별적으로 보는 앎은 라저스적인rajas 것이며, 하나의 결과가 마치 전부인 양 집착하는 이성적이지도 못하고 근거도 없는 편협한 앎은 따머스적인tamas 것이라고 한다.

② 행위karma

부여된 일에 마음이 들러붙지 않도록 해서 갈망하지도 혐오하지도 않고 대가를 바라지 않고 행하는 절제된 행위는 쌋뜨워적인sattva 것이고, 이기심으로 욕심을 채우기 위해 애를 써서 행하는 행위는 라저스적인rajas 것이며, 결말이나 손실, 남에게 해를 끼치는 것과 자신의 능력을 고려하지 않고 무지로 저지른 행위를 따머스적인tamas 것이라고 한다.

③ 행위자karta

집착에서 벗어나 자기를 내세우지 않고, 굳셈과 열정으로 가득 차서 성공과 실패에 영향을 받지 않는 행위자는 쌋뜨워적sattva이라 하고, 탐욕에 물들어 행위의 결과를 좇는 욕심쟁이로 남에게 해를 끼칠 만큼 악랄하고 불순하며 기쁨과 슬픔에 휘둘리는 행위자는 라저스적rajas이라 하고, 경망스럽고 저속하고 뻣뻣하며 기만적이고 정직하지 못하고 게으르고 무기력하고 미루적거리는 행위자는 따머스적tamas이라 한다.

④ 지성buddhi

행위의 길과 포기와 단념의 길, 해야 할 일과 하지 말아야 할 일, 두려운 것과 두렵지 않은 것, 무엇이 속박이고 무엇이 해탈인지 아는 지성은 쌋뜨워적sattva이라 하고, 옳은 일과 옳지 않은 일, 해야 할 일과 하지 말아야 할 일을 그릇되게 아는 지성을 라저스적rajas이라 하며, 어둠에 덮여 옳지 않은 것을 옳은 일이라고 생각하고 모든 일을 거꾸로 보는 지성은 따머스적tamas이라 한다.

⑤ 확고함dhṛta

요가로 마음과 호흡과 감관의 기능을 다스려서 흔들림 없이 확고해질 때 그것을 쌋뜨워적sattva이라 하고, 결과를 좇아서 옳은 일이든 쾌락이든 재산이든 대단한 집착심으로 강하게 움켜잡는 확고함은 라저스적rajas이며, 잠과 두려움, 슬픔과 좌절, 허영을 버리지 못하는 어리석은 확고함은 따머스적tamas이라 한다.

⑥ 즐거움sukha

처음에는 독약 같으나 결국에는 감로와 같은 즐거움은 쌋뜨워적인sattva 것으로 자아를 이해하는 고요한 기쁨으로부터 생겨난 것이고, 감관과 대상의 접촉으로 발생하여 처음에는 감로와 같으나 결국에는 독약과 같은 즐거움은 라저스적rajas이며, 처음부터 끝까지 자아를 미혹시켜 졸음과 게으름과 부주의로 생겨난 즐거움은 따머스적tamas이라 한다.

땅이든 어디든 하늘의 신들 중에서도 쁘라끄르띠로부터 생겨난 이 세 가지 구나로부터 자유로운 것은 없다고 한다. 심지어 사제 계급Brāhmaṇa, 무사 계급Kṣatriya, 상인 계급Vaiśya, 하인 계급Śūdra의 행위들은 천성적으로 타고난 구나에 따라 구분된 것으로, 자신의 행위에 헌신함으로써 기쁨을 얻는 자는 성공을 거두게 된다고 한다.

모든 존재가 그로부터 생성되어 퍼져 있는 바로 그를 자신의 의무를 다함으로써 공경하면 인간은 성공하게 되며, 불합리해 보일지라도 자신의 의무를 행하는 것이 타인의 의무를 잘 수행하는 것보다 낫고, 천성에 따라 주어진 의무를 행하면 죄를 짓지 않는다고 한다.[404] 결함이 있더라도 타고난 행위를 저버리지 않아야 한다고 조언한다. 어디에서나 초연한 지성으로 자신을 이길 수 있으며 갈망이 없어진 이는 포기로써 무위無爲의 절정에 도달하게 되니, 마음으로 모든 행위를 그에게 맡기고 그에게 전념하며 이해력 있는 요가에 의지하여 그를 항상 생각하라고 조언한다. 그를 생각하는 자는 그의 은총으로 모든 난관을 극복하겠지만, 자의식에 의지하여 싸우지 않겠다고 생각한다면 그것은 그릇된 결심일 뿐, 너의 본성은 나서도록 몰아붙일 것이라고, 무지로 인해 하지 않고자 해도 본성적으로 타고난 행위에 묶여 있어서 어쩔 수 없이 그 행위를 하게 될 것이라고 단언한다. 끄리슈너는 아르주너에게 모든 존재의 심장에 머무르고 있는 자재신自在神, Īśvara에게 귀의하면, 그의 은총으로 완전한 평화와 영원의 안식처에 이르게 될

404 이 구절의 원문은 śreyān svadharmo viguṇaḥ paradharmāt svanuṣṭhitāt | svabhāvaniyataṃ karma kurvan na apnoti kilbiṣaṃ || 인데, 여기서 뷔구너(viguṇa)라는 단어는 주어 스워다르모(svadharmo, 자신의 의무)를 꾸미는 형용사로 '구나(guṇa)가 없는, 속성이 드러나지 않는'에서 '장점이나 가치가 없는, 이도 저도 아닌, 잘못된, 불합리한' 등의 의미로 이해하는 것이 다음 구절에서 행위(karma)를 수식하는 도셔(doṣa, 흠 또는 결함)와 일관된 의미를 전달한다.

것이라고 말한다. 바가완에게 자신의 온 마음을 바치는 헌신자가 되어, 그를 숭배하고 복종하는 것에 대하여 설명하며, 그렇게 함으로써 그에게 이르게 된다고 알려 준다. 아르주너는 마침내 무지가 소멸되고, 의심이 사라졌으며 확고해져서 그의 말씀을 따라 행하겠다고 고백한다.

까르머요가란?

까르머karma는 싼스끄리뜨어 '~하다'는 의미의 동사 어근 √kṛ에서 파생된 명사로 '행동'을 의미한다. 그러나 행위의 요가Karma-Yoga는 특별한 종류의 행위를 의미하는 것이다. 그것은 행위 속에서 자유를 찾기 위한 것으로, 이기적인 동기를 초월한 행위를 뜻한다. 뻬더 시대에는 희생제yajñā를 통해서만 천국에 갈 수 있다고 믿었지만 『바가왓 기따』에서는 우리가 살아가며 행하는 모든 행위에서 결과에 집착하지 않음으로써 해탈을 달성할 수 있는 길을 제시한다. 이것은 세속적인 삶을 포기한 출가 수행자만을 위한 것이 아니라, 세속적인 삶의 현장에서 일상을 살아가고 있는 모두를 위한 가르침이다. 까르머요가Karma-Yoga가 가르치는 행위의 예술은 자신에게 주어진 의무를 행하는 동안에 어떠한 결과에도 집착하지 않고 마음의 균형을 유지하는 것이다. 이렇게 누구라도 결과에 집착하지 않고 자신의 의무를 다할 수 있다면, 그것이 바로 '싼냐서saṃnyāsa'가 가리키는 진정한 의미에서 세속의 포기, 출가라는 것이다.

폭력을 행사해야만 하는 전쟁으로부터 도망치고 싶은 아르주너의 마음은 세속의 포기, 즉 싼냐서sanyāsa의 개념과 비교되기도 한다. 그러나 세속적인 것을 포기하고 개인적 선을 추구하고자 하는 마음은 사회의 구성원으로서 공동의 선을 추구해야 하는 입장에서는 회피가 될 수 있다. 『바가왓 기따』에서는 사회적 의무를 공동의 선을 증진하는 것으로 인식하며 사회적 정의를 실현하기 위해 개인적 바람을 버리고 공동의 선을 추구해야 한다고 가르친다. 그러한 의무들은 행위에 뒤따르는 결과가 어떻게 되든지 간에 그에 대한 생각을 하지 말고 그저 행해야 하는 것으로, 초연한 마음으로 객관적으로 행해야 한다고 한다. 행위의 예술은 행함이 없는 행위, 즉 행위 속의 무위를 말한다. 『바가왓 기따』에서 말하는 무위란 마음의 행위에 국한된다. 모든 행동의 근원적 원천은 마음이다. 집착 없이 행동을 할 때 마음은 순수한 상태를 유지하기에 이러한 마음은 행동 속에서 더렵혀지지 않는다. 까르머의 법칙을 작동시켜서 윤회의 바퀴를 굴리는 행위는 오직 집착으로 행하는 것들이다. 집착이라는 불순물로부터 완전히 자유로운 마음은 사물을 있는 그대로 완벽하게 드러내는데, 존재와 만물에 평등한 태도는 초연함을 완성시킨 결과다. 집착하지 않음으로써 세상사에 초연한 마음가짐을 개발하는 것은 모든 과정들에서 객관적인 관찰자의 견지를 유지하는 하나의 관건이 된다.

그러나 우리는 공동의 선과 개인적인 선의 상호연관에 대해 질문을 하지 않을 수 없다. 『바가왓 기따』는 자신이 선택한 행위가 아니라, 자신에게 부여된 의무를 완수해야 한다고 가르치고 있으며, 그것도 세습되는 신분 제도 아래에서 주어진 사회적 의무를 완수할 것을 요구하고 있기 때문이다. 태생에 의한 구분을 따라 부여된 사회적 의무를 완수할 것을 주장하고 있는 내용은 당시 인도의 사회 질서를 유지하기 위한 전체주의적 패러다임을 개인에게 강요하고 있는 것으로 보인다. 왜냐면 18장 41절에서 각 계급에 따른 행위들은 천성적으로 타고난 구나에 따라 구분된 것이라고 하며, 이어지는 문장에서 각 계급에 따른 행위들을 나열하고 있는데, 사제 계급에는 그에 걸맞은 고상한 특성들을 본성적인 행위로 규정하고, 아르주너가 속한 무사 계급에는 그에 걸맞은 임전무퇴의 군인 정신과 지배자적 기질 등의 특성들을, 상인 계급에는 농사, 목축, 상업을, 하인 계급에는 타인을 위한 봉사를 본성적인 행위svabhāvajam karma로 규정하고 있기 때문이다. 군인의 길은 비포장도로이니 자갈이 밟히든 가시가 박히든 무소의 뿔처럼 앞으로 나가라고 군인 정신을 함양하는 말을 할 수 있겠지만, 이 논리를 그대로 하위 계급에 적용하면 당신은 천성이 하인이니 묻지도 따지지도 말고 상위 계급을 섬겨야 한다는 강요가 되고 만다. 이 책의 핵심적인 가르침인 행위karma가 18장 47절과 48절에서는 자연의 법칙에 따른 의무dharma로 전환되어, 불이 연기에 덮여 있듯이 어떤 일도 결함이 없는 일은 없기 때문에 불합리해 보일지라도 자신의 의무svadharma를 이행하는 것이 타인의 의무를 잘 수행하는 것보다 낫다고 이야기하고 있는 장면은 『바가왓 기따』, 신성한 가르침 속에 인간의 지배 욕구가 삽입되어 들어간 듯한 인상을 남긴다. 그럼에도 불구하고, 『바가왓 기따』가 신성한 가르침으로써 우리에게 전달하고자 하는 핵심은 무엇일까? 인간 존재는 행위의 성질에 의하여, 더 정확히는 의도에 의하여 좌우된다고 붓다는 말한다.

"일체의 경험은 마음이 선행하고, 마음이 주도하여 만들어 내는 것,
더럽혀진 마음으로 말하거나 행동하면, 그로 인해 고통이 뒤따르게 되니,
우마의 발굽을 뒤따르는 수레바퀴처럼.

일체의 경험은 마음이 선행하고, 마음이 주도하여 만들어 내는 것,
순수한 마음으로 말하거나 행동하면, 그로 인해 행복이 뒤따르게 되니,
떠나지 않는 그림자처럼."[405]

405 Mano pubbaṅgamā dhammā mano seṭṭha manomayā, Manasā ce paduṭṭhena bhasati vā karoti vā, Tato naṃ dukkhaṃ anveti cakkam'va vahato padaṃ |
Mano pubbaṅgamā dhammā mano setthā manomayā, Manasa ce pasannena bhāsati vā karoti va, Tato naṃ sukhaṃ anvetichāyā'va anapāyinī. || 「법구경(dhammapāda)」 1장 1~2절

그런데 『바가왓 기따』는 의도를 명분 삼아서, 행위로부터 물러나지 말라고 경책한다. 분명 신구의身口意 세 가지 행위 중에 의意가 중요하겠지만, 자신을 깨끗이 유지하겠다고 시궁창을 청소하며 몸을 더럽히는 것을 꺼리지 말라는 것이다. 『바가왓 기따』가 이야기하는 까르머요가, 즉 행위의 예술은 궤도를 벗어난 세상을 올바르게 세우려는 행위의 정당성을 부각시킨다. 이것은 수행자들도 세상의 복지를 위한 역할을 게을리해서는 안 된다는 의미로 이해되기도 한다. 그런데 여기에는 바른 의도로 공익을 위해 행한 행위는 언젠가는 되돌아와 자신의 발전을 위해 밀어 주는 원동력이 된다고 하는 절대선絶對善에 대한 확신과 일희일비一喜一悲하지 않는 부동의 평정심으로 진심을 다해 행위를 하되 그로부터 초연할 수 있는 정신적 태도가 수반되어야 하는 것이다. 자신이 무슨 일을 어떠한 목적으로 하고 있는지 분명히 알아차리며, 자의식으로부터 비롯된 갈등을 극복하고, 지금 여기에서 마주하고 있는 상황 속에서 신의 도구로서, 자연의 섭리를 실행하는 도구가 되어 일을 한다는 인식은 전장에 나가 있는 군인이나 흉기를 든 폭도를 상대하고 있는 경찰에게만 적용되는 것이 아니라, 매 순간 자신과의 싸움을 치르고 있는 우리 모두가 마음에 새기고 있어야 하는 훈련이다. 까르머요가를 수행하는 동안 상호 작용 속에서 감정이 어떻게 마음속에 일어나고 사라지는지를 알아차리게 되면 평정심을 개발하는 명상의 단계로 나아가는 초석이 된다. 어떻게 행위할 것인가에 대한 해답으로서의 까르머요가Karma-Yoga는 올바른 인식의 획득을 적합하게 하는 앎의 요가Jñāna-Yoga를 돕는 것으로 보인다. 왜냐하면 행동은 지혜와 실천을 통해서 완성되기 때문이다. 이와 같이 행위의 요가는 앎의 요가와 분리해서 이해할 수 없는데, 이와 더불어 신앙을 바탕으로 자신의 모든 행동을 절대선을 위해 내어 맡기는 박띠요가Bhakti-Yoga의 숭고함도 해탈의 길에서 서로를 보완하는 영적인 길로 제시하고 있다.

『바가왓 기따』는 나라여너Nārāyaṇa[406]와 관련된 유신론적 가르침으로, 창조주인 신은 이 세계에 조율이 필요할 때까지는 세상사에 관여하지 않고 관찰자로서 지켜보기만 한다. 그러나 인간은 단순히 행동하지 않는다고 행동으로부터 자유로워지는 것은 아니다. 행위하지 않고 삶의 현상을 지속할 수 없을 뿐만 아니라, 행동을 하지 않고 있다고 하더라도 구나의 특성에 의해서 야기되는 무의식적 활동은 인간을 계속 이 세계에 맴돌게 하기 때문이다. 명상의 일차적 목적이 아무런 행위도 하지 않는 것이라면, 무의식적 반응이 가라앉는 단계에까지 도달해야 하는 것이며, 그렇지 않다고 하면 결과에 대한 어떠한 기대나 바람도 없이 부동의 평정심으로 행위를 해야 하는 것이다. 그러나 『바가왓 기따』에서 명상은 신과의 신비적인 결합을 위한 도구로서, 그 대상은 끄리슈너이기에 요기가 열반을 획득하는 것은 바로 그의 은총을 통해야만 하는 한계를 드러낸다. 인격신이며 신비 체험의 원천인 끄리슈너는 초기 『우빠니셔드』의 형이상학적인 브람먼과 동일시되고 있다. 브람먼과의 합일의 결과인 무한한 축복은 요기에게 모든 존재 속의 아뜨먼과 아뜨먼 속의 모든 존재를 보여 주며, 전능한 신의 의식이 되거나, 신에 대한 최고의 사랑을 실현함으로써 신Bhagavān으로의 완전한 앎으로 인도되어 그에게 흡수되기 때문이다. 따라서 『바가왓 기따』에서의 열반은 개인의 영혼과 끄리슈너 사이의 완전한 합일을 의미한다. 모든 행위를 브람먼에게 바쳐져야 한다는 헌신의 실천은 신의 의지를 관철시키는 것이 행위의 유일한 목적이 된다.

인도인에게 『바가왓 기따』는 마치 기독교인에게 『성경』처럼 삶의 지혜와 힘을 주는 성서라고 한다. 그런데 이 책의 배경이 되는 사건은 처참한

---

406 『바가왓 기따』에서는 나라여너(Nārāyaṇa)가 우주의 스승이자 최고의 신이다. 『바거워떠 뿌라너(Bhāgavata Purāṇa)』에서는 브람마는 라저스 구나(rajas-guṇa)의 신으로 나라여너에게서 부여받은 창조의 역할을 수행할 뿐, 14개의 세상 창조를 주관하는 최상의 신 나라여너가 쌋뜨워 구나(sattva-guṇa)의 신 뷔슈누로 현현하여 우주를 보존하고 유지한다. 나라여너는 따머스 구나(tamas-guṇa)의 신 깔라그니 루드러(Kālāgni Rudra)로 현현하여 세상 끝에 우주를 소멸시킨다고 한다.

살육의 현장이다. 깨달음을 이야기하기에는 받아들이기 힘든 너무나 역설적인 상황이다. 그런데 조금만 눈을 돌리면 우리 주변에도 끊임없이 역설적인 상황들은 계속해서 벌어지고 있다. 그러한 상황들 속에서 "나라면 어떻게 하겠는가?" "당신이라면 어떻게 하겠는가?" 하고 질문을 던지게 만드는 힘이 이 책에 있는 듯하다.

부록

싼스끄리뜨어 발음 해설

싼스끄리뜨어는 로마자로 발음을 표기하기 위해 아래와 같은 발음구별 부호가 정착되었다.

자모음은 총 48(50)자로, 모음 15개와 자음 33(35)개가 있다.

<모음 15개>

a, ā, i, ī, u, ū, ṛ, ṝ, ḷ(ḹ), e, ai, o, au, aṃ, aḥ

싼스끄리뜨어 모음표

	홑 글자	로마자 표기	음성 기호	홑 글자	로마자 표기	음성 기호
후음 kaṇṭhya	अ	a	/ə/	आ	ā	/a:/
구개음 tālavya	इ	i	/i/	ई	ī	/i:/
순음 oṣṭhya	उ	u	/u/	ऊ	ū	/u:/
설전음 mūrdhanya	ऋ	ṛ/r̥	/r/	ॠ	ṝ/r̥̄	/r:/
치음 dantya	ऌ	ḷ/l̥	/l/	(ॡ)	(ḹ/l̥̄)	/l:/
구개후음 kaṇṭhatālavya	ए	e/ē	/e:/	ऐ	ai	/aj/
순후음 kaṇṭhoṣṭhya	ओ	o/ō	/o:/	औ	au	/aw/
자음에 따른 이음변화	अं	aṃ/aṁ	/ə̃/	अः	aḥ	/əh/

모음 a, i, u, ṛ, ḷ은 단음이고, ā, ī, ū, ṝ, (ḹ)은 장음이다. e, ai, o, au는 복모음으로 e와 o는 복자음 앞이 아니면 길게 발음한다.

예) Deva, Mettā; Loka, Poṭṭhabbā

- a는 영어 'what'에서처럼 짧게; ā는 'farmer'에서처럼 길게 발음한다.
- i는 'mint'에서처럼 짧게; ī는 'see'에서처럼 길게 발음한다.
- u는 'put'에서처럼 짧게; ū는 'pool'에서처럼 길게 발음한다.
- ṛ는 혀를 말아 올려 짧게 '르'하고 혀를 떨며 나는 설전음이고, ṝ는 '우르~'하고 길게 떨며 나는 설전음이다.
- ḷ는 영어의 l처럼 '을'하고 짧게 소리 나는 설치음이고, (ḹ)는 고대 베딕 싼스끄리뜨에 나오는 길게 소리 나는 설치음이다.

<자음 33(35)개>

후음: k(꺼), kh(커), g(거), gh(거ㅎ), ṅ(응어)

구개음: c(쩌), ch(처), j(저), jh(저ㅎ), ñ(녀)

권설음: ṭ(떠), ṭh(터), ḍ(더), ḍh(더ㅎ), ṇ(너)

설치음: t(떠), th(터), d(더), dh(더ㅎ), n(너)

순음: p(뻐), ph(퍼), b(버), bh(버ㅎ), m(머)

싼스끄리뜨어 자음표

	파열음 sparśa								
발성	무성음aghoṣa						유성음ghoṣa		
기식음	약기식음alpaprāṇa			강기식음mahāprāṇa			약기식음alpaprāṇa		
후음	क	*ka*	꺼	ख	*kha*	커	ग	*ga*	거
구개음	च	*ca*	쩌	छ	*cha*	처	ज	*ja*	저
권설음	ट	*ṭa*	떠	ठ	*ṭha*	터	ड	*ḍa*	더
치음	त	*ta*	떠	थ	*tha*	터	द	*da*	더
순음	प	*pa*	뻐	फ	*pha*	퍼	ब	*ba*	버

접근음(반모음): y(여), r/ḷ(러), l(을러), v(뷔), h(허)

마찰음: ś(셔), ṣ(으셔), s(써), kṣa(윽셔), jña(은녀)

- kh(커), gh(거ㅎ), ch(처), jh(저ㅎ), h(허) 등의 기식음氣息音은 앞에 오는 무기음 뒤에 숨을 강하게 뱉어 내며 발음한다. 그러므로 th발음은 영어 'three[θri:]'보다는 'Thai'나 'Thailand'처럼 '터~ㅎ' 하고 발음하고, ph도 'photo['foʊtoʊ]'보다는 'uphill'처럼 '퍼~ㅎ'로 발음한다.

- 권설음 ṭ(떠), ṭh(터), ḍ(더), ḍh(더ㅎ), ṇ(너)는 혀끝을 말아 올려 입천장에 붙였다 떼며 발음하고, 설치음 t(떠), th(터), d(더), dh(더ㅎ), n(너)는 혀끝을 윗니에 붙였다 떼며 발음한다.

- 비음 ṅ(응어)은 한글의 'ㅇ' 받침처럼 발음하고 ñ(녀)는 스페인어 señor처럼 혀뿌리를 뒤로 바짝 당겨 발음하며 ṃ(비음 받침)은 ṅ(응어)처럼 비음화되어 'hung'이나 'ring'에서처럼 모음 뒤에 받침으로 기능한다. v는 연음 v나 w처럼, 그리고 l

파열음 sparśa			비음 anunāsika			근접음 antastha			마찰음 ūṣman/saṃgharṣhī		
유성음ghoṣa									무성음aghoṣa		
강기식음mahāprāṇa			약기식음alpaprāṇa						강기식음mahāprāṇa		
घ	*gha*	거ㅎ	ङ	*ṅa*	응어	ह	*ha*	허			
झ	*jha*	저ㅎ	ञ	*ña*	읂녀	य	*ya*	여	श	*śa*	셔
ढ	*ḍha*	더ㅎ	ण	*ṇa*	너	र	*ra*	러	ष	*ṣa*	ㄲ셔
ध	*dha*	더ㅎ	न	*na*	너	ल	*la*	을러	स	*sa*	써
भ	*bha*	버ㅎ	म	*ma*	머	व	*va*	뷔			

는 모음 ḷ처럼 설치음으로서 혀를 말아 발음하는데 거의 복합음 '를(rl)'처럼 발음한다. ś(셔)는 영어의 shine[ʃaɪn]처럼 발음하고 ṣ(으셔)는 성대를 살짝 누르며 내는 소리다. 이 외에 복자음으로 사용 빈도가 높아 다른 자음처럼 사전에 등록되어 있는 kṣa(윽셔), jña(즌녀)가 있는데, kṣa(윽셔)는 k+ṣa로서 성대를 닫았다가 폭발적으로 열며 k가 앞 모음의 받침처럼 작용하며 내는 마찰음이고, jña(즌녀)는 j+ña로서 j가 앞 모음의 받침처럼 작용하며 내는 구개음이다.

- aṃ은 뒷소리 또는 종속음anusvāra이라고 해서 비음을 나타내는 표시인데, 연음법칙에 따라서 뒤따르는 자음이 후음이냐 구개음이냐 권설음이냐 치음이냐 순음이냐에 따라서 각각에 딸린 비음 소리로 변화하며, 모음과 마찰음 /ś/ /ṣ/ /s/ /h/ 앞에서 ㅇ받침처럼 발음한다. 문자로 표기할 때는, 연음법칙을 따라서 뒤따르는 자음의 비음으로 표기하기도 하고, 예를 들면 aṅga로, 그렇지 않으면 뒷소리 aṃ 그대로 aṃga로 표기하기도 한다.

- aḥ는 방출음, 기식음Visarga이라고 해서 '허' 하고 바람소리를 나타내는 표시인데, 뒤따르는 자음에 따라서 발음이 다르게 변화한다. aḥ는 뒤따르는 자음에 따라, 〈꺼〉, 〈커〉 앞에서 발음되는 후음 기식음jihvāmūlīya과 또는 〈뻐〉, 〈퍼〉 앞에서 발음되는 순음 기식음upadhmānīya이 있다. 예를 들면 tava pitāmahaḥ kaḥ?(네 할아버지가 누구시냐?) pakṣiṇaḥ khe uḍḍayante(새들이 하늘을 난다.), bhoḥ pāhi(주님, 저를 구해 주세요.), 그리고 tapaḥ phalam(고행의 결과) 등이 있다.

- 방출음, 기식음Visarga 발음 끝에 /r/이나 /s/로 이음 변화하기도 한다. /-s/는 2인칭 주격 단수 접미사이기도 하다.

• 단어가 ḥ로 끝나는 경우(aḥ/āḥ를 제외하고), r을 제외한 유성음의 경우, 즉 a/ā, i/ī, u/ū, e/ai, o/au, ṛ/ṝ, ḷ/ḹ, g/gh, j/jh, ḍ/ḍh, d/dh, b/bh, n/m/ṅ/ñ/ṇ, y/v/l/h 앞에서 r로 변환되어 발음된다.

• 단어가 ḥ로 끝나는 경우(aḥ/āḥ를 제외하고), r 앞에서 ḥ 앞의 모음이 단음인 경우 장음으로 확장되며 ḥ는 소실된다.

• 무성음과 마찰음 앞에서,
단어 끝에 오는 ḥ는 c/ch 앞에서 구개 마찰음 (ś)로 변환된다.
단어 끝에 오는 ḥ는 ṭ/ṭh 앞에서 반전 마찰음 (ṣ)로 변환된다.
단어 끝에 오는 ḥ는 t/th 앞에서 치 마찰음 (s)로 변환된다.

• k, kh, p, ph, ś, ṣ, s 앞에 오는 기식음Visarga은 연음법칙을 적용하고도 뒤의 발음이 변화하지 않는 경우, 기식음(ḥ의 발음)이 뒤따르는 k, kh 발음과 만날 때는 같은 후음으로 연화되는 지봐물리여Jihvāmūlīya 법칙을 따르고, p, ph 발음과 만날 때는 같은 순음으로 연화되는 우빠드마니여Upadhmānīya 법칙을 따르고, 뒤따르는 ś, ṣ, s 발음과 만날 때는 각각의 소리에 따라서 구개마찰음이나, 반전(권설) 마찰음, 치 마찰음으로 변환되어, 따로 발음되거나 복합어의 경우엔 함께 발음된다.

<이 책에서의 싼스끄리뜨어 표기 안내>

1. a 발음은 장음 ā와 구분하기 위해 '어'로 발음해야 한다. 특히 단어 끝에 오는 a 발음은 '어'로 표기했다. 이것은 자음으로 끝나는 외국어도 모음을 덧붙여 발음하는 한국인의 발음 습관상(예 finish -휘니쉬~이) '아'로 표기할 경우 장음 ā로 발음하는 문제를 방지하기 위해서다. 다만 복자음 앞뒤에 와서 짧게 발음되거나, 이미 '아'로 표기가 정착되어 있는 단어는 그대로 표기했으며, 두 번째 음절에 장음 '아'가 오는 경우엔 첫 단음 'a'는 '어'로 표기하기로 했다.

   예) Ātman – 아뜨먼, Veda – 붸더, Gorakṣa – 고락셔, Yoga – 요가
   karma – 까르머, dharma – 다르머, mahādeva – 머하데붜, samādhi – 써마디

2. 그 외 모음의 단음과 장음도 현행 한글 표기법에는 달리 구분하여 표기할 방법이 없으므로, 로마자 표기를 보고 주의하기 바란다.

   예) gītā – 기따

3. 모음 ṛ는 혀를 말아 올려 'ㄹ' 하고 혀를 떠는 설전음인데, 이 소리를 내는 것이 불편한 유럽인들은 모음 '이'를 추가하여 표기하기도 한다.

   예) saṃskṛt(쌍스끄르뜨)가 영어식으로 sanskrit(싼스끄리뜨)로 표기하는 것이 정착되었다. amṛta(암릇떠)→amrita(암릿떠), ṚgVeda(르그붸더)→RigVeda(리그붸더), Kṛiṣṇa(끄르슈너)→Kriṣṇa(끄리슈너)

4. ṭ(떠), ṭh(터), ḍ(더), ḍh(더ㅎ), ṇ(너)의 권설음과 t(떠), th(터), d(더), dh(더ㅎ), n(너)의 치음도 다르게 표기할 방법이 없으므로, 로마자 표기를 보고 주의하길 바란다.

5. 복자음의 경우, 앞에 오는 자음은 앞 음절의 받침 역할을 한다.

예) pratyakṣa – 쁘러띡셔, tattva – 땃뜨워

6. ya는 yā와 구별하기 위해 항상 '여'로 표기했다. 이것도 한국인 발음 습관상 분명히 yā로 발음하는 것을 방지하기 위한 것이다.

예) yathābhūta – 여타부떠

7. V 발음은 원순모음 U와 음성학적으로 연결된 반모음으로 문법학자 빠니니Pāṇini 전통에서는 치순음으로 규정하는데, 아랫입술 중간이 윗니와 만나서 나는 소리로서, r과 모음 앞에서는 영어의 v처럼 '붜'로, 자음이나 모음이 그 앞에 올 때는 w처럼 '워'로 발음되는 경향을 표기에 반영하였다. 그러나 이것은 어디까지나 표기상의 구분일 뿐, 실제 발음에서는 '붜'와 '워'가 섞인 발음을 하기에 '붜'와 '워'의 선택은 실제 발음에 가까운 것을 택했다.

예) Veda – 붸더, viloma – 뷜로머, tvam – 뜨웜, dve – 드웨, sve – 스웨
evaṃ – 에웜, Bhagavad – 바가왓, kaivalya – 까이뷜려, Viveka – 뷔붸꺼

8. ś(셔)와 ṣ(으셔)도 현행 한글 표기법에는 달리 구분하여 표기할 방법이 없으므로, 로마자 표기를 보고 주의하기 바란다.

9. S 발음은 어두에서는 'ㅆ'로, 중간에서는 'ㅅ'으로 표기하는데, SS의 경우에는 앞의 S가 앞 모음의 받침으로 들어간다. 반면 어두라 할지라도 S 뒤에 복자음이 붙는 경우엔 'ㅅ'으로 표기했다.

예) Sāṅkhya – 쌍키여, Sūtra – 쑤뜨러, Svādhiṣṭhana – 스와디슈터너
Smṛti – 스므르띠

이 책은 공동 저자인 나의 아내 이정수 박사와 함께 인도 뿌네Pune라는 도시에서 10여 년 동안 인도 철학과 싼스끄리뜨어, 빠알리어를 공부하면서 세계적인 하타요가의 거장 아엥가Iyengar 선생님께 요가를 배우고, 고엥까Goenka 선생님께서 가르치시는 우바킨U Ba Khin 선생님 전통의 위빳사나를 꾸준히 수련해 온 내용의 집약이라고 말할 수 있습니다.

어릴 적 나는 막연하게 인도는 붓다가 출현한 곳으로 영적이고 정신문화가 발달한 고대 국가라는 이미지를 갖고 있었습니다. 요가나 명상에 대해서도 막연하게 뭔가 신비한 능력을 개발하는 영적 수행 방법으로 생각했었습니다.

사실 구도의 시작은 방황이라고 하는 것이 맞는 것 같습니다. 모르기 때문에 찾아 헤매는 것이죠. 그런데 들어서도 모르고, 보아서도 모르고, 해 봐도 모를 수 있는 것이 수행인 듯합니다. 이것은 마치 등산이라고는 동네 뒷산만 몇 번 다녀온 사람이 갑자기 히말라야를 등반하겠다고 하는 것과 다를 바 없습니다. 무엇을 어디서부터 준비해야 하고, 체력은 어떻게 길러야 하고, 현지 상황에 대해서는 어떻게 정보를 구하고, 안내인은 어떻게 섭외하고 등등, 모든 것이 낯설고 어렵고 힘듭니다. 무엇보다도 히말라야를 등반한다는 것이 어떤 것인지 도무지 감이 잡히지 않을 때도 있습니다.

인도인 선생님에게 싼스끄리뜨어를 처음 배울 때가 생각납니다. 한글의 두 배나 되는 자모음 개수도 그렇지만, 명사뿐만 아니라 형용사, 부사도 어미 변화를 합니다. 동사도 인칭과 시제, 법法 등에 따라 다양하게 변화하는데, 그 문법 체계가 전체적으로 조망되지 않고 단어 하나하나 배우고 있는 나 자신을 보면서, 마치 허허벌판 사막에 주저앉아 모래알이 몇 개인지 세고 있는 기분이 들던 기억이 납니다.

아마도 요가나 명상에 관심을 가지고 공부와 수행을 해 본 분들은 알 것입니다. 막상 설명하려고 하면 무엇을 어디서부터 어떻게 이야기해야 할지 막막해지는 경험을 했을 것입니다. 몸을 다루는 하타요가를 수행하면서, 몸을 다루는 이 운동이 어떻게 정신 수양에 도움이 된다고 하는지 설명할 수 없거나, 명상을 하면서도 이것이 해탈로 이끄는 바른 방법인지 확신이 서지 못하는 경우가 있을 것입니다.

요가라는 이름 아래, 명상이라는 이름 아래, 종류도 많고 방법도 다양하고, 게다가 신비주의적 요소들까지 부풀려져서 제각기 다른 이야기들을 하고 있는 것이 그야말로 모래알 세는 것처럼 막연하게 느껴질 수 있습니다. 아마도 여기엔 인도 문화의 다양성이 주된 이유가 되는 것 같습니다. 다양한 인종과 종교, 문화가 다양한 정치·경제적 현실 속에서 생동감 있게 변화하면서 역사 문화적으로 다양한 흔적을 남겼기 때문입니다. 또 하나 중요한 이유는 문화적 차이와는 별개로 원래 내적 체험이라는 것이 말로는 설명하기 어려운 모호함이 있는 데다가, 그 체험이 히말라야 정상까지 올라가는 다양한 경로들에 대한 설명이라면, 이 또한 종합하기가 쉽지 않기 때문입니다.

그럼에도 불구하고, 요가라고 하는 것에, 명상이라고 하는 것에 일관되게 적용되는 본질이라고 할 만한 것이 있지 않을까요? 만약 이 핵심을 꿰뚫어 볼 수만 있다면, 수많은 다양성 속에서, 모든 방법을 다 알지는 못해도, 요가가 무엇이고 명상이 무엇인지 이야기할 수 있을 것입니다.

빠딴잘리의 『요가 쑤뜨러Yoga Sūtra』를 공부해 본 분들이라면, 그 내용의 난해함 때문에 알 것 같으면서도 모르겠다는 경험을 여러 번 하셨을 겁니다. 싼스끄리뜨어라고 하는 생소한 고대 언어 때문이기도 하지만, 체험의 영역을 인식의 영역으로 끌어내기는 정말로 어렵기 때문이고, 바꿔서 말하자면 체험이 바탕이 되지 않으면 제대로 된 이해를 하기가 쉽지 않기 때문입니다.

『요가 쑤뜨러』를 제대로 이해하려면 몸을 다루는 하타요가 수련만이 아니라 명상 수행을 통한 내적 체험이 바탕이 되어야 합니다. 여기에 위빳사나 수행이 싼스끄리뜨어와 빠알리어, 힌두교와 불교 등의 차이에도 불구하고, 내적 체험에 대한 밝은 빛을 비추는 도움을 주었습니다. 히말라야 정상에 올라 다양한 경로들을 내려다본 붓다라는 위대한 스승의 가르침이 체계적으로 전수되어 내려오는 이론과 실천이 바탕되어 있기 때문입니다.

물론 어떤 이들은 힌두의 명상법을 불교의 명상법이라는 수단을 통해 이해하려 했다고 이치에 맞지 않는다고 비판할 수도 있을 것입니다. 그러나 여기에는 몇 가지 타당한 현실적인 이유가 있습니다. 우선 『요가 쑤뜨러』에 제시되는 힌두 명상법에 대한 체계적인 학적 자료와 수행법을 접하기 어려웠습니다. 삼매三昧에 대해서도 『청정도론清淨道論』 등 불교에 전해지는 내용에 상응할 만한 자료들을 만나기 어려울 뿐만 아니라, 간혹 그 내용들이 있다고 해도 파편처럼 여기저기 흩어져 있기 일쑤였습니다. 그리고 가장 중요한 이유는 아무리 보아도 빠딴잘리의 『요가 쑤뜨러』가 붓다의 가르침이 인도 수행계에 일대 혁신을 일으키고 난 후에 힌두 수행자들이 반성적으로 그들의 용어로 명상 체험을 편집한 것인 듯한 인상을 지울 수 없다는 것입니다. 여기에는 다시 몇 가지 이유가 있는데, 『요가 쑤뜨러』가 붓다의 가르침이 이미 활발하게 전승된 시기를 지나 기원전 1~2세기부터 기원후 2세기 사이에 편찬된 것으로 여겨지고 있으며, 붓다의 가르침이 마치 히말라야 정상을 여러 번 다녀온 산악인의 설명처럼 명확한 것에 비해, 『요가 쑤뜨러』의 내용들은 그 내용을 준거로 "나도 비슷한 경로를 타고 어디까지 가 봤는데." 하고 설명하듯 그 명확성이 떨어진다는 점입니다.

『요가 쑤뜨러』 편찬 시기를 기원전 1~2세기부터 기원후 2세기 사이로 폭넓게 보는 것은 이 책이 한 명의 저자에 의해 일목요연하게 한 번에 쓰인 내용이 아니라, 여기저기 흩어져 있는 내용들이 여러 사람에 의해 모아지고 종합되고 정리되었음을 의미합니다. 내용을 종합하고 정리하는 데는 내적 경험을 설명할 수 있는 용어에 대한 기준이 필요한데, 개체적 자아 뿌루셔Puruṣa와 그를 넘어서 있는 신神, 이슈워러Īśvara의 존재를 가정하는 등 유신론적 내용을 제외하면, 빠알리어로 기록된 불교의 수행 용어를 그와 유사한 싼스끄리뜨어로 사용한 듯한 인상을 지울 수 없었습니다. 여기에 무엇보다도 중요한 이유는, 위빳사나 수행으로 내적 체험에 대한 이해가 이론을 통해서 체계적으로 뒷받침되는 단계에서는, 『요가 쑤뜨러』에서 이야기하고 있는 내적 체험들을 보다 더 명확하게 이해할 수 있었다는 것입니다. 어떤 내용이 수행에 본질적이고, 어떤 내용이 그렇지 않고 부가된 내용인지 구분이 가능하기도 했습니다.

이렇듯 요가와 위빳사나, 싼스끄리뜨어와 빠알리어 양쪽을 이해하는 것은 상호 보완되는 부분이 적지 않았습니다. 일례로 위빳사나 스승님이신 고엥까 선생님께서는 쌍카라Saṅkhāra라는 단어를 자주 사용하시는데, 불교 일반에서는 '형성된 것들'이란 의미를 갖고 있습니다. 모든 '조건 지어진 현상들'이나 '조건 짓는 작용'을 가리키는 용어인데, 심리적으로는 기질이나 성향을 의미합니다. 오온五蘊에서는 행온行蘊, Saṅkhāra-khanadha으로 '심리 현상들'을 뜻하고, 12연기에서는 '의도적 행위'로, 그리고 신身·구口·의意 삼행三行은 상황에 따라 '작용'으로도 이해합니다.[407]

고엥까 선생님께서는 이 단어를 '정신적 반응'이나 '잠재성향', 또는 '마음의 심층에 쌓인 축적물'이라는 의미로도 사용하십니다. 여기에는 『요가 쑤뜨러』에 나오는 연관 단어인 쌍스까러saṃskāra와 봐써나vāsanā [IV. 8, 24]의 차이를 이해하는 것이 도움이 됩니다. 왜냐면 쌍스까러는 잠재성향으로서 '조건 짓는 작용'을 가리키고, 봐써나는 '마음의 심층에 쌓인 축적물'로서 '잠재인상'을 의미하기 때문입니다. 고엥까 선생님께서는 봐써나라는 단어보다는 쌍카라Saṅkhāra라는 단어를 상황에 따라 이 두 가지 의미로 사용하시는데, 이렇게 봐써나라는 단어를 이해함으로써 고엥까 선생님께서 사용하시는 용어의 의미를 더욱 폭넓게 이해할 수 있는 장점이 있습니다. 아울러 이미 알려져 있는 『바가왓 기따』를 비롯한 경전의 문장들이 위빳사나 수행의 관점에서 수행에 도움이 되는 살아 있는 법문으로 활용되고 있음을 발견하게 됩니다.

이 책 중에서 요가 전반에 관한 내용들에는 이정수 박사의 석·박사 논문들과 그 논문들을 준비하면서 모은 자료들이 사용되었습니다. 불교의 이해와 싼스끄리뜨어와 빠알리어로 된 문장 확인과 『요가 쑤뜨러』 및 『바가왓 기따』 문장 등의 한글 번역은 함께 작업하였습니다. 또한 인도 철학 전반과 문화, 역사, 종교에 대한 이해에는 두 사람이 함께 인도에서 십여 년을 공부하면서 몸으로 보고 느낀 내용들이 뒷받침되었습니다.

우리를 가르침으로 이끈 인연들과 스승님들, 그리고 지난한 세월을 꾸준히 기다려 주고 지지해 준 가족들과 친구들, 도반님들에게 고마운 마음이

407 『초기불교 이해』(각묵스님) p.127~128

올라옵니다. 무엇보다도 맨땅에 헤딩하듯 들이댄 청춘 둘을 조건 없이 받아 주고 성장하게 해 준 어머니와 같은 인도에 감사드립니다.

2023년 9월
이동환 두 손 모음

참고 문헌

<해외>

Annie Besant·Bhagavan Das, *The Bhagavad Gītā*, The Theosophical Publishing House, Madrasa(1997)

Bangali Baba, *Yoga Sutra of Pantanjali with the Commentary of Vyasa*, Motilal Banarsidass Publishers, Delhi(1996)

Bibek Debroy & Dipavali Debroy, *The Puranas I&II, III*, D. K. Publishers Distributors (P) LTD, Delhi(1994)

C. T. Kenghe, *Yoga As Depth-Psychology&Para-Psychology*, Bharata Manisha, Varansi(1975)

Chandradhar Sharma, *A Critical Survey of Indian Philosophy*, Motilal Banarsidass Publishers, Delhi(1997)

David Frawley, *Yoga&AyurVeda*, Motilal Banarsidass Publishers, Delhi(1999)

E. H. Johnston, *Early Samkhya*, Motilal Banarsidass Publishers, Delhi(1974)

Geeta S. Iyengar·Rita Keller·Kerstin Khattab, *Iyengar Yoga for Motherhood*, Sterling Publishing, New York(2010)

Georg Feuerstein, *Encyclopedic Dictionary of Yoga*, Unwin Paperbacks, Lodon(1990)

Georg Feuerstein, *The Yoga tradition*, Bhavana Books&Prints, Delhi(2002)

I. P. Sachdeva, *Yoga&Depth Psychology*, Motilal Banarsidass Publishers, Delhi(1978)

John Dowson, *Hindu Mythology&Religion*, Rupa&Co, Delhi(2000)

K. Nārāyaṇaswami Aiyar(Trans.), *A translation of Yoga Vasistha Laghu*(the smaller), Alpha Editions

Kashi Nath Upadhyaya, *Early Buddhism and The Bhagavadgītā*, Motilal Banarsidass Publishers, Delhi(1998)

L. K. Taimni, *The Science of Yoga*, The Theosophical Publishing House, Madras(1993)

M. Hiriyana, *Outlines of Indian Philosophy*, Motilal Banarsidass Publishers, Delhi(1994)

M. Hiriyana, *The Essentials of Indian Philosophy*, Motilal Banarsidass Publishers, Delhi(1995)

M. R. Yardi, *The Yoga of Pantanjali*, Bhandarkar Oriental Research Institute, Pune(1996)

Margaret and James Stutley, *A Dictionary of Hinduism*, British Library Cataloguing in Publication, Lodon(1977)

Mouni Sadhu, *Samadhi, The Super Consciousness Of the Future*, GeoRge Allen & Unwin LTD, Lodon

Pancham Sigh(Trans.), *The Hatha Yoga Pradipika*, Mushiram Manoharlal Publishers, Delhi(1997)

Pandit A. Mahadeva sastri, *The Yoga Upanisads with the Commentary of Sri Upanisad-Brahmayogin*, The Adyar·Library and Research centre, Madras(1968)

Patrick Olivelle(Trans.), *The Early Upanisads*, Oxford University Press, New York(1998)

Philosophica Literary Research Department(Ed.), *Yoga Kosa*, Kaivalyadhama S.M.Y.M. Samiti, Lonavla(1991)

Piyadassi Thera, *The Buddha's Ancient Pathe*, Buddhist Publication Society, Kandy(1996)

R. G. Bhandarkar, *Vaisnavism, Saivism and Minor Religious System*, Bhandarkar Oriental Research Institute, Pune(1982)

R. K Sharma Bhagwan Das, *Caraka Saṃhitā*(Critical Exposition Based On Cakrapani Datt's AyurVeda Dipika) (Set of 7 Volumes), Chowkhamba Sanskrit Series Office(2016)

R. Puligandla, *Fundamentals of Indian Philosophy*, University Press of America Lanham, New York·London(1985)

Rai Babadur Srisa Cbandra Vasa(Trans.), *Gheranda Saṃhitā*, Mushiram Manoharlal Publishers, Delhi(1996)

Rai Babadur Srisa Cbandra Vasa(Trans.), *Siva Saṃhitā*, Mushiram Manoharlal Publishers, Delhi(1996)

Rama Prasada(Trans.), *Patanjali's Yoga Sutras with the Commentary of Vyasa and The Gloss of Vachaspati Misra*, Munshiram Manoharal Publishers, New Dheli(1978)

Robert C. Lester, *Ramanuja On The Yoga*, The Adyar Library and Research centre,

Madras(1976)
S. N. Tandon, *A Re-Appraisal Of Patanjali's Yoga Sutra*, Vipassanā Research Instittute, Igatpuri(2007)
S. Radhakṛiṣṇan, *Indian Philosopy I & II*, Oxford University Press, Delhi(1996)
S. Radhakṛiṣṇan, *The Principal Upanisads,* Harper Collins Publishers India, Delhi(2001)
Shiv Kukar, *Samkhya-Yoga Epistemology*, Eastern Book Linkers, Delhi(1984)
Swami Digambarji·M. L. Gharote(Ed.), *Gheranda Saṃhitā*, Kaivalyadhama S.M.Y.M. Samiti, Lonavla(1997)
Swami Digambarji·Pt. Raghunatha Shastri Kokaje(Ed.), *Hathapradipika of Svatmarama*, Kaivalyadhama S.M.Y.M. Samiti, Lonavla(1998)
Swami Nikhilananda(Trans.), *Vedanta Sara of Sadananda Yogindra*, Adivaita Ashrama Publication department, Calcutta(1997)
Swami Satyananda Saraswati, *Four Chapters On Freedom*(commentary On Yoga Sutras of Pantanjali), Bihar School of Yoga, Bihar(1989)
Swami Satyananda Saraswati, *Kundalini Tantra*, Bihar School of Yoga, Bihar(1996)
Swami Satyananda Saraswati, *Yoga Nidra*, Bihar School of Yoga, Bihar(1998)
Swami Sivananda Radha, *Kundalini Yoga*, Motilal Banarsidass Publishers, Delhi(1992)
Swami Viṣṇuswaroop(Trans.), *Goraksha Saṃhitā*, Divine Yoga Institue, Kathumandu
The Adyar and Research Centre, *The Hathapradipika of Svatmarama, with the Commentray Jyotsna of Brahmanda and English Translation*, The Theosophical Publishing House, Chennai(2000)
Vinod Verma, *Patañjali and Āyurvedic Yoga*, Motilal Banarsidass Publishers, Delhi(2001)
Walpola Rahula, *What the Buddha taught*, Gordon Fraser, Lodon(1978)

<국내>

Bruce W. Scotton·Allan B. Chinen·John R.Battista/김명권·박성현·권경희·김준형·백지연·이재갑·주혜명·홍혜경(역), *자아초월 심리학과 정신의학*, 학지사, 2008

Gary Kraftsow/조옥경(역), *웰니스를 위한 비니요가*, 학지사, 2011

M. Hiriyana/김형준(역), *강좌 인도철학*, 예문서원, 1994

M. 엘리아데/정위교(역), *요가: 불멸성과 자유*, 고려원, 1989

Ruth A. Bear(편저)/안희영·김재성·박성현·김영란·조옥경(역), *마음챙김에 근거한 심리치료*, 학지사, 2009

Vishwanath Prasad Varma/김형준(역), *불교와 인도사상*, 예문서원, 1996

각묵 스님, *초기불교 이해*, 초기불전연구원, 2010

곽미자, *요가니드라 워크북*, 한국요가출판사, 2010

곽미자, *요가심리치료 쁘라띠야하라*, 에듀컨텐츠휴피아, 2011

교양교재편찬위원회-철학분과위원회, *철학개론*, 서울대학교출판부, 1993

권석만, *현대 이상심리학*, 학지사, 2010

길희성, *인도철학사*, 민음사, 1994

김선근, *베단따 철학*, 불광출판부, 서울(1990)

김세곤·현정환, *인간심리의 이해*, 공동체, 2010

나카무라 하지메/김용식·박재권(공역), *인도사상사*, 서광사, 1983

냐나포니카/송위지(역), *불교 선수행의 핵심*, 시공사, 1999

다카사키 지키도/이지수(역), *유식입문*, 시공사, 1997

대림스림·각묵스님(역), *아비담마 길라잡이 1, 2*, 초기불전연구원, 2019

데이비드 프롤리, 김병채·정미숙(역), *요가와 아유르베다*, 슈리 크리슈나다스 아쉬람, 2018

데이비드 호킨스/박윤정(역), *치유와 회복*, 판미동, 2016

라다크리슈난/이거룡(역), *인도철학사 1, 2, 3, 4*, 한길사, 1999

라마나 마하리쉬/이호준(역), *나는 누구인가* 청하, 1987

리사 펠드먼 배럿/최호영(역), *감정은 어떻게 만들어지는가?* 생각연구소, 2019

문을식, *바가바드 기따*, 서강대학교출판부, 2012

비야사/정승석(역), *요가수트라 주석*, 소명출판, 2010

서광 스님, *치유하는 유식 읽기*, 공간, 2013

스리 스와미 싸치다난다/김순금(역), *빠딴잘리의 요가쑤뜨라*, 동문선, 2006

스와미 싸띠아난다 사라스와띠/싸띠아난다 요가아쉬람출판위원(역), *꾼달리니 딴뜨라*, 한국요가출판사, 2008

스와미 싸띠아난다 사라스와띠/싸띠아난다 요가아쉬람출판위원(역), *딴뜨라 명상*, 한국요가출판사, 2012

스와미 싸띠아난다 사라스와띠/싸띠아난다 요가아쉬람출판위원(역), *아사나 쁘라나야마 무드라 반다*, 한국요가출판사, 2007

스와미 싸띠아난다 사라스와띠/싸띠야난다 요가아쉬람출판위원(역), *요가니드라*, 한국요가출판사, 2009

스와미 싸띠아상가난다/싸띠아난다 요가아쉬람출판위원(역), *땃뜨와 슛디*, 한국요가출판사, 2010

아보 도오루/조성훈(역), *내 몸 안의 의사, 면역력을 깨워라*, 21세기북스, 2004

월폴라 라훌라/진철승(역), *붓다의 가르침*, 대원정사, 1988

윤기봉·김재천(편역), *힌두 탄트라 입문*, 여래, 2014

이장호·정남운·조성호, *상담심리학의 기초*, 학지사, 2006

임선영·신군수(편), *기초인체해부생리학*, Essay, 2012

임승택(역), *빠띠삼비다막가 역주*, 가산불교문화연구원, 2001

임승택, *바가바드 기타*, 경서원, 1998

정태혁, *인도철학*, 학지사, 1995

정화, *나와 가족 그리고 가까운 이들을 그냥 좋아하기*, 북드라망, 2020

정화, *삶의 모습을 있는 그대로*, 장경각, 1996

조나단 베이더/박영길(역), *샹까라의 베단따 철학과 명상*, 여래, 2011

카나쿠라 엔쇼/문을식(역), *인도철학의 자아사상*, 여래, 1994

켄 윌버/조옥경(역), *켄 윌버의 통합심리학*, 학지사, 2010

크리스토퍼 거머·로널드 시걸·폴 풀턴(편저)/김재성(역), *마음챙김과 심리치료*, 무우수,

2009
크리스티안 노스럽/강현주(역), *여성의 몸 여성의 지혜*, 한문화, 2011
크리스티안 노스럽/이상춘(역), *폐경기 여성의 몸 여성의 지혜*, 한문화, 2015
크리스틴 콜드웰/김정명(역), 몸으로 떠나는 여행, 한울, 2016
피야닷시/한경수(역), *붓다의 옛길*, 시공사, 1996

도판 출처

1장

뻐슈뻐디 씰 | Wikimedia Commons

12장

간다라 불상 | Miguel Hermoso Cuesta | Wikimedia Commons
뷔슈누와 10명의 화신들 | Wikimedia Commons
수직의 삼선을 그린 뷔슈누 신봉자 | Ksssshl | Wikimedia Commons
수평의 삼선을 그린 쉬뷔 신봉자 | Pierre-Emmanuel BOITON | Wikimedia Commons

13장

쉬뷔 링거 | 저자 제공
너떠라저 청동상 | Wikimedia Commons
바러뜨나띠얌 | Shutterstock
시뷔 | Shutterstock
까일라쉬산 | Ondřej Žváček | Wikimedia Commons
가네셔 | 저자 제공
까일라쉬 사원 | 저자 제공
앙코르와트 사원 | Kheng Vungvuthy | Wikimedia Commons

14장

써러스워띠 | Wikimedia Commons
관음보살 | flickr
락슈미 | Shutterstock
빠르워띠 | Shutterstock
랄리떠 | Ckvicky1992 | Wikimedia Commons
깔리 | Wikimedia Commons
두르가 | Wikimedia Commons
아르더나리 그림 | Wikimedia Commons
아르더나리 조각상 | Wikimedia Commons

조선 후기 강화반닫이 | 국립중앙박물관
만덜러 | Wikimedia Commons
다러니 | Wikimedia Commons
깔러짜끄러 만덜러 그림 | Quinn Comendant | flickr
깔러짜끄러 만덜러 작업 사진 | flickr

요가 인문학

1판 1쇄 펴냄 2023년 10월 27일
1판 2쇄 펴냄 2024년 2월 28일

지은이 | 이정수 · 이동환
그린이 | 정원교
발행인 | 박근섭
책임편집 | 강성봉
펴낸곳 | 판미동

출판등록 | 2009. 10. 8 (제2009-000273호)
주소 | 135-887 서울 강남구 도산대로 1길 62 강남출판문화센터 5층
전화 | **영업부** 515-2000 **편집부** 3446-8774 **팩시밀리** 515-2007
홈페이지 | panmidong.minumsa.com

도서 파본 등의 이유로 반송이 필요할 경우에는 구매처에서 교환하시고
출판사 교환이 필요할 경우에는 아래 주소로 반송 사유를 적어 도서와 함께 보내주세요.
06027 서울 강남구 도산대로 1길 62 강남출판문화센터 6층 민음인 마케팅부

© 이정수 · 이동환, 2023. Printed in Seoul, Korea
ISBN 979-11-7052-341-3 04510(요가 인문학)
ISBN 979-11-7052-343-7 04510(set)

판미동은 민음사 출판 그룹의 브랜드입니다.